T0156064

Onder redactie van:
Koen Milisen
Lieven De Maesschalck
Ivo Abraham

Verpleegkundige zorgaspecten bij ouderen

Onder redactie van
Koen Milisen
Lieven De Maesschalck
Ivo Abraham

Verpleegkundige zorgaspecten bij ouderen

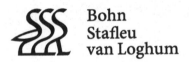

Bohn
Stafleu
van Loghum

Houten, 2016

Derde (ongewijzigde) druk, Bohn Stafleu van Loghum, Houten 2016

ISBN 978-90-368-1244-3   ISBN 978-90-368-1245-0 (eBook)
DOI 10.1007/978-90-368-1245-0

© 2016 Bohn Stafleu van Loghum, onderdeel van Springer Media
Alle rechten voorbehouden. Niets uit deze uitgave mag worden verveelvoudigd, opgeslagen
in een geautomatiseerd gegevensbestand, of openbaar gemaakt, in enige vorm of op enige
wijze, hetzij elektronisch, mechanisch, door fotokopieën of opnamen, hetzij op enige andere
manier, zonder voorafgaande schriftelijke toestemming van de uitgever.

Voor zover het maken van kopieën uit deze uitgave is toegestaan op grond van artikel 16b
Auteurswet j° het Besluit van 20 juni 1974, Stb. 351, zoals gewijzigd bij het Besluit van 23 au-
gustus 1985, Stb. 471 en artikel 17 Auteurswet, dient men de daarvoor wettelijk verschuldigde
vergoedingen te voldoen aan de Stichting Reprorecht (Postbus 3060, 2130 KB Hoofddorp).
Voor het overnemen van (een) gedeelte(n) uit deze uitgave in bloemlezingen, readers en
andere compilatiewerken (artikel 16 Auteurswet) dient men zich tot de uitgever te wenden.

Samensteller(s) en uitgever zijn zich volledig bewust van hun taak een betrouwbare uitgave
te verzorgen. Niettemin kunnen zij geen aansprakelijkheid aanvaarden voor drukfouten en
andere onjuistheden die eventueel in deze uitgave voorkomen.

NUR 870
Basisontwerp binnenwerk: Martin Majoor, Arnhem
Illustraties p. 141: Marlou de Leeuw (l), Ad van Horssen (r)

Bohn Stafleu van Loghum
Het Spoor 2
Postbus 246
3990 GA Houten

www.bsl.nl

Medewerkers

Prof.dr. I. Abraham
Gegradueerd verpleegkundige en doctor in de Verplegingswetenschap
President & CEO, The Epsilon Group, USA en hoogleraar Verplegingsweten-
schap, University of Virginia en New York University, USA

H. Arnauts
Gegradueerd verpleegkundige
Hoofdverpleegkundige dienst Spoedgevallen, Universitaire Ziekenhuizen Leu-
ven, België

Ch. Aubry
Gegradueerd verpleegkundige en licentiate in de Verplegingswetenschap
Coördinator vaardigheidsonderwijs, faculteit Geneeskunde, Katholieke Universi-
teit Leuven, België

I. De Becker
Gegradueerd verpleegkundige en licentiate in de Criminologische Wetenschappen
Datamanager medische registraties, Onze Lieve Vrouw Ziekenhuis, campus
Asse, België

J. Beullens
Licentiaat in de Psychologie
Wetenschappelijk medewerker, Onderwijskundige dienst, faculteit Geneeskun-
de, Katholieke Universiteit Leuven, België

I. Bossuyt
Gegradueerd verpleegkundige en licentiate in de Medisch-Sociale Wetenschappen
Verpleegkundig specialist Palliatieve Zorg, Universitaire Ziekenhuizen Leuven,
België

Prof.dr. R. Bouwen
Organisatiepsycholoog en doctor in de Psychologie
Centrum voor Organisatie- en Personeelspsychologie, faculteit voor Psychologie en Paedagogische Wetenschappen, Katholieke Universiteit Leuven, België

N. Cannaerts
Gegradueerd verpleegkundige en licentiate in de Medisch-Sociale Wetenschappen
Verpleegkundige Palliatief Support Team, Universitaire Ziekenhuizen Leuven, België

Dr. T. Defloor
Gegradueerd verpleegkundige en doctor in de Sociale Gezondheidswetenschappen
Onderzoeker Verplegingswetenschap, Faculteit Geneeskunde en Gezondheidswetenschappen, Universiteit Gent, België

Prof.dr. H. Delooz
Arts-anesthesioloog en doctor in de Medische Wetenschappen
Professor emeritus, Katholieke Universiteit Leuven; Gasthoogleraar, Vrije Universiteit Brussel, België

K. Denhaerynck
Gegradueerd verpleegkundige en licentiaat in de Verplegingswetenschap
Wetenschappelijk medewerker, Centrum voor Ziekenhuis- en Verplegingswetenschap, faculteit Geneeskunde, Katholieke Universiteit Leuven, België

Dr. A. Devreese
Doctor in de Motorische Revalidatie en in de Kinesitherapie
Fysische Geneeskunde en Revalidatie Universitaire Ziekenhuizen Leuven, België; Wetenschappelijk medewerker departement Revalidatiewetenschappen, faculteit Lichamelijke Opvoeding en Kinesitherapie, Katholieke Universiteit Leuven, België

F. Dobbels
Licentiate in de Psychologie
Wetenschappelijk medewerker, Centrum voor Ziekenhuis- en Verplegingswetenschap, faculteit Geneeskunde, Katholieke Universiteit Leuven, België; Psycholoog, afdeling Cardiale Revalidatie en Harttransplantatie, Universitaire Ziekenhuizen Leuven, België

Prof.dr. C. Gastmans
Ethicus en doctor in de Godgeleerdheid
Docent, Centrum voor Biomedische Ethiek en Recht, faculteit Geneeskunde, Katholieke Universiteit Leuven, België; Ethisch adviseur, Caritas-Verbond der Verzorgingsinstellingen, Brussel, België

Prof.dr. S. De Geest
Gegradueerd verpleegkundige en doctor in de Medisch-Sociale Wetenschappen, optie Verplegingswetenschap
Directeur Institute of Nursing Science, University of Basel, Zwitserland

Prof.dr. J. Godderis
Psychiater en doctor in de Medische Wetenschappen
Gewoon hoogleraar, faculteit Geneeskunde, Katholieke Universiteit Leuven, België

S. De Haes
Gegradueerd verpleegkundige en licentiaat in de Verplegingswetenschap
Regionaal verantwoordelijke, Wit-gele Kruis van Antwerpen, België

M. Hagens
Gegradueerd verpleegkundige en licentiaat in de Verplegingswetenschap
Handelsvertegenwoordiger, dienst Technische orthopedie, Distrac, België

S. Hazenbosch
Gegradueerd verpleegkundige, licentiaat in de Medisch-Sociale Wetenschappen en postgraduaat in de Bedrijfskunde
Directeur RVT Paradijs en RVT Sint Elisabeth, Lier, België

Dr. T. Jaarsma
Gediplomeerd verpleegkundige en doctor in de Gezondheidswetenschappen
Principle investigator en programmacoördinator COACH Cardiologie, Academisch Ziekenhuis Groningen, Nederland

C. Jans
Gegradueerd verpleegkundige en licentiaat in de Verplegingswetenschap
Verpleegkundige, Luzerner Höhenklinik Montana, Zwitserland

M. Judong
Gegradueerd verpleegkundige en licentiaat in de Verplegingswetenschap
Zorgcoördinator, Ziekenhuis Oost-Limburg, Genk, België

Prof.dr. F. Lammertyn
Socioloog en doctor in de Sociale Wetenschappen
Gewoon hoogleraar, faculteit Sociale Wetenschappen, Katholieke Universiteit Leuven, België

L. De Maesschalck
Gegradueerd verpleegkundige en licentiaat in de Verplegingswetenschap
BAMA-coördinator verpleegkunde, Katholieke Hogeschool Kempen, departement Gezondheidszorg, HI Sint-Aloysius, Lier, België

B. Man
Gegradueerd verpleegkundige en licentiaat in de Verplegingswetenschap
Directeur RVT Wintershove, Ieper, België

D. Manhaeve
Gegradueerd verpleegkundige en licentiaat in de Verplegingswetenschap
Wetenschappelijk medewerker, The Epsilon Group, Heverlee, België

Prof.dr. K. Milisen
Gegradueerd verpleegkundige en doctor in de Sociale Gezondheidswetenschappen, optie Verplegingswetenschap
Docent, Centrum voor Ziekenhuis- en Verplegingswetenschap, Faculteit Geneeskunde, Katholieke Universiteit Leuven, België; Verpleegkundig specialist, dienst Geriatrie, Universitaire Ziekenhuizen Leuven, België

Ph. Moons
Gegradueerd verpleegkundige en licentiaat in de Verplegingswetenschap
Assistent, Centrum voor Ziekenhuis- en Verplegingswetenschap, faculteit Geneeskunde, Katholieke Universiteit Leuven, België; Verpleegkundig specialist, dienst Congenitale Cardiologie, Universitaire Ziekenhuizen Leuven, België

D. Nevelsteen
Gegradueerd verpleegkundige en licentiate in de Medisch-Sociale Wetenschappen
Ziekenhuishygiëniste, Monica VZW, Antwerpen, België

Dr. S. Opdebeeck
Licentiaat in de Sociologie en doctor in de Sociale Wetenschappen
Projectleider, LUCAS, Katholieke Universiteit Leuven, België

Prof.dr. W. Pelemans
Internist-geriater, geaggregeerde van het Hoger Onderwijs
Buitengewoon hoogleraar, faculteit Geneeskunde, Katholieke Universiteit Leuven, België; Diensthoofd Geriatrie, Interne geneeskunde, Universitaire Ziekenhuizen Katholieke Universiteit Leuven, België

C. Rogier
Gegradueerde in de Sociale Verpleegkunde en licentiaat in de Medisch-Sociale Wetenschappen
Directeur, VZW De Hazelaar, Kontich, België

Dr. M. Schuurmans
Gegradueerd verpleegkundige en doctor in de Verplegingswetenschap
Verpleegkundig hoofd Zorgeenheid Geriatrie, onderzoeker Verplegingswetenschap, UMC Utrecht, Nederland

Prof.dr. W. Sermeus
Gegradueerd verpleegkundige en doctor in de Maatschappelijke Gezondheidszorg
Hoogleraar, Centrum voor Ziekenhuis- en Verplegingswetenschap, Katholieke Universiteit Leuven, België

N. Spruytte
Licentiaat in de Psychologie
Wetenschappelijk medewerker, LUCAS, Katholieke Universiteit Leuven, België

E. Steeman
Gegradueerd verpleegkundige en licentiate in de Medisch-Sociale Wetenschappen
Assistent, Centrum voor Ziekenhuis- en Verplegingswetenschap, Katholieke Universiteit Leuven, België

Prof.dr. Ch. Van Audenhove
Klinisch psycholoog en doctor in de Psychologie
Hoofddocent, LUCAS, Academisch Centrum voor Huisartsgeneeskunde, faculteit Geneeskunde, Katholieke Universiteit Leuven, België

J. Van Uytsel
Gegradueerde in de Sociale Verpleegkunde en in de Boekhouding
Algemeen directeur, RVT Sint-Mathildis, Boechout, België

Prof.dr. E. Vandermeulen
Arts-anesthesioloog en doctor in de Medische Wetenschappen
Medisch coördinator Operatiekwartier en hoofd Acute Pijntherapie, dienst Anesthesiologie, Universitaire Ziekenhuizen Leuven, België

E. Vandevelde
Gegradueerd verpleegkundige en licentiaat in de Verplegingswetenschap
Verpleegkundige, Hôpital Antoine Béclère, Cedex, Frankrijk

L. Van de Ven
Licentiaat in de Psychologie
Klinisch gerontopsycholoog, Universitaire Ziekenhuizen Leuven, België

A. Van Wesenbeeck
Gegradueerd verpleegkundige en licentiaat in de Verplegingswetenschap
Coördinator Kwaliteitszorg, VZW RVT Onze Lieve Vrouw van Antwerpen, België

Woord vooraf

Een boek over verpleegkundige zorgaspecten bij ouderen: een luxe of absolute noodzaak?

In de eerste plaats een luxe, aangezien de internationale literatuur reeds heel wat onderzoek en innovatieve zorgprogramma's beschrijft die de kwaliteit van leven van de oudere persoon in het algemeen, en de geriatrische patiënt in het bijzonder, ten goede komen.

In de tweede plaats een absolute noodzaak. Weinig informatie uit de internationale literatuur bereikt immers de gezondheidswerkers 'in het veld'. Verschillende oorzaken spelen hierin een rol, uiteenlopend van onbegrijpelijk taalgebruik (zowel gebruik van een vreemde taal als wetenschappelijk taalgebruik) tot desinteresse en onderwaardering. De afgenomen aantrekkingskracht van het verpleegkundig beroep in het algemeen en de ouderenzorg in het bijzonder, is hier zeker niet vreemd aan.

Hoewel dit boek in de eerste plaats tracht bij te dragen tot de professionalisering van de verpleegkundige beroepsgroep met betrekking tot de ouderen- en geriatrische zorg, zullen ook andere (para)medische zorgaspecten aan bod komen. De diverse specialismen en achtergronden van de verschillende auteurs en co-auteurs van dit boek staan hiervoor garant. Interdisciplinaire zorg of beter nog, geïntegreerde kwaliteitszorg voor ouderen, dient vandaag de dag immers meer dan ooit gepromoot.

Deze uitgave biedt een 'state-of-the-art' overzicht van de kernaspecten in de klinische ouderen- en geriatrische zorg van vandaag. In ieder hoofdstuk wordt op basis van de recente onderzoeksliteratuur de meest relevante, theoretische en praktische informatie geboden ter ondersteuning van een kwalitatief hoogstaande zorg (evidence-based caring). De meerwaarde van een wetenschappelijk gefundeerd handelen in de ouderen- en geriatrische zorg vormt de rode draad door het boek.

Het boek is gericht op de ruime groep van zorgverleners in de ouderen- en geriatrische zorg. Meer in het bijzonder ligt de focus op de verpleegkundigen die vanuit de klinische praktijk, het management of het onderwijs willen bijdragen tot een professionele zorg aan de oudere persoon.

Onze speciale dank gaat uit naar alle medewerkers aan dit boek, maar zeker ook – en dit niet in de laatste plaats – naar de kritische lezer die deze informatie verder zal verspreiden en gebruiken in zijn werksituatie. Wij kijken alvast uit naar zijn reacties.

zomer 2002
Koen Milisen
Lieven De Maesschalck
Ivo Abraham

Inhoud

3 Management van de zorg voor ouderen 55

W. Sermeus, S. De Haes, R. Bouwen, S. Hazenbosch, C. Rogier, J. Van Uytsel

Deel 2 Verpleegkundige zorg voor ouderen met medisch-heelkundige problemen 69

4 Postoperatief pijnmanagement bij ouderen 71

K. Milisen, M. Hagens, M. Judong, N. Cannaerts, E. Vandermeulen

Deel 1
Algemene zorgaspecten

1 Zorg voor ouderen: een visie vanuit de professionele zorgverlening[1]

K. Milisen, I. Abraham, L. De Maesschalck

Samenvatting

In dit hoofdstuk zal de professionele zorgverlening aan ouderen worden toegelicht vanuit een verpleegkundig standpunt, maar waarbij rekening wordt gehouden met het interdisciplinaire zorgkarakter. Na een overzicht van de veranderingen in de Belgische en Nederlandse demografie zal worden ingegaan op het doel van de ouderenzorg. Verder zullen het stereotype van verouderen, de verschillen in leeftijd en individu, het belang van het onderzoek, de langetermijn- en acute zorg en de integratie van beide aan bod komen. Dit alles wordt beschreven in een ruim denkkader waarin naast de demografische evoluties ook rekening wordt gehouden met andere belangrijke wijzigingen of ontwikkelingen zoals epidemiologische verschuivingen, kennisexplosie en introductie van nieuwe technologieën, veranderingen in de preferenties van de consumenten in de gezondheidszorg, wijzigingen in levensstijl, cultuur en socio-economische veranderingen en de confrontatie met beperkte financiële middelen.

Leerdoelen

Na bestudering van dit hoofdstuk kan de lezer:
- de demografische evolutie en de perspectieven voor de toekomst schetsen;
- de verschillende doelstellingen van de ouderenzorg toelichten;
- de noodzaak schetsen tot een correct inzicht in het concept 'verouderen';
- een aantal voorstellen ten aanzien van verantwoord ouderenbeleid formuleren.

---

1 Deze tekst is met toestemming overgenomen (en aangepast) uit: Milisen K, Abraham I. Zorg voor ouderen: een visie vanuit de professionele zorgverlening. Tijdschrift voor Geneeskunde 2002;58(5):303-14.

1.1 INLEIDING

Het standpunt over de professionele zorgverlening dat hier wordt toegelicht is er één dat vertrekt vanuit onze eigen professionele (verpleegkundige) achtergrond. Het veelvuldig contact met het praktijkveld alsook onze ervaring met het klinisch onderzoek en onderwijs in de geriatrische verpleegkunde en ouderenzorg vormen onze belangrijkste inspiratiebronnen. Uiteraard kan en zal in deze problematiek niet worden voorbijgegaan aan het interdisciplinaire zorgkarakter. Verder wijzen we erop dat deze visie er slechts één is uit duizenden, die kan en moet worden aangevuld door andere. Bepaalde aspecten in deze visie zullen trouwens niet nieuw zijn, maar de bespreking ervan is bedoeld als leidraad en achtergrond voor nieuwe uitdagingen in de zorg voor ouderen.

1.2 DEMOGRAFISCHE VERANDERINGEN

1.2.1 Toegenomen levensverwachting

Volgens de gegevens van het Nationaal Instituut voor de Statistiek in België (NIS 2000) was de levensverwachting in 1998 bij geboorte iets meer dan 78 jaar, terwijl deze in 1960 net geen 71 jaar bereikte. De levensverwachting van de vrouw is daarbij groter dan van de man. Volgens de sterftetabellen 1996/1998 mag een man van 60 jaar hopen nog 19 jaar te leven, terwijl voor een vrouw de waarschijnlijke levensduur op deze leeftijd 24 jaar is (NIS 2000).

In Nederland kent men gelijksoortige cijfers. De levensverwachting in 2000 bij de geboorte bedraagt 75,3 jaar voor mannen en 80,6 jaar voor vrouwen, terwijl deze nog respectievelijk 71,2 en 75,5 jaar bedroeg in 1961 (CBS 2000). Eenmaal de leeftijd van 50,5 jaar bereikt, mag de Nederlandse man waarschijnlijk nog 27,1 jaar verwachten en de vrouw nog 31,8 jaar.

1.2.2 Afname van de jonge bevolking

Verder voorspellen de nationale Belgische gegevens van het NIS dat het absolute aantal mensen in de leeftijdsgroep 59 jaar en jonger gestaag afneemt wanneer men de prognose van de cijfers vanaf het jaar 2000 tot het jaar 2050 bekijkt (respectievelijk gaande van 7.994.286 naar 6.829.900: een afname van 9,8%). De grootste afname, proportioneel gezien, tekent zich hierbij vooral af in de leeftijdsgroep van 20 tot 59 jaar, gaande van 54,4% (5.566.810 mensen) in het jaar 2000 naar 47,5% (4.754.685 mensen) in het jaar 2050: een afname dus van 6,9%.

Hoewel men voor deze leeftijdsgroep in Vlaanderen en Wallonië afzonderlijk weinig verschil in proportionele afname (respectievelijk een afname van 8% en 6,2%) voorspelt, zal er voor het Brussels Gewest slechts een afname van 2,1% zijn.

In Nederland wordt een gelijksoortige evolutie verwacht, maar deze is minder scherp. Volgens het CBS (2000) zullen de effecten pas vanaf 2030 voelbaar zijn. De evolutie van de -45-jarigen toont dit aan. In 1999 waren dat er 9.843.000 en hun aantal daalt tot 9.149.000 in 2050. De grootste daling wordt verwacht in de leeftijdsgroep 20- tot 44-jarigen: van 6.003.000 naar 5.343.000.

1.2.3 Vergrijzing van de bevolking

In contrast hiermee voorspelt men een stijging van het aantal mensen van 60 jaar en ouder in geheel België, gaande van 21,8% (2.235.034 mensen) in het jaar 2000 naar 31,7% (3.170.445 mensen) in het jaar 2050. Dit betekent dus een toename van 9,9%, of anders uitgedrukt: het aantal mensen dat de leeftijd van 60 jaar en ouder bereikt zal in 2050 bijna de helft zijn van het aantal mensen van 59 jaar en jonger. Wat hier vooral opvalt is dat binnen de groep van 60-jarigen en ouder de 'oudste' ouderen, met name de groep van 90 jaar en ouder, verdrievoudigd zal zijn. De percentages gaan hier van 0,6 (57.993 mensen) +90-jarigen in het jaar 2000 naar 2,1 (211.419 mensen) in het jaar 2050.

Voor Vlaanderen en Wallonië afzonderlijk worden ook hier weer dezelfde tendensen voorspeld, met in het bijzonder een stijging voor de groep van 60 jaar en ouder van respectievelijk 10,9% en 9,8% en een meer dan driedubbele stijging voor de leeftijdscategorie van 90 jaar en ouder (gaande van respectievelijk 0,5% naar 2,2% en van 0,5% naar 2%). Voor het Brussels Gewest echter voorspelt men voor de groep van 60 jaar en ouder in de periode 2000-2050 niet zulk een drastische toename ten opzichte van de totale bevolking (slechts 3,1%), maar toch een verdubbeling van de leeftijdscategorie 90 jaar en ouder, gaande van 0,8% naar 1,6%.

In Nederland voorspelt men een stijging van het aantal mensen van 65 jaar en ouder, gaande van 13,6% (2.155.000 mensen) in het jaar 2000 naar 22,2% (3.821.000 mensen) in het jaar 2050: een toename dus van 8,6%. Wat hier ook weer opvalt is dat binnen de groep van 60-jarigen en ouder, de 'oudste' ouderen, in het bijzonder de groep van 80 jaar en ouder, meer dan verdubbeld zal zijn. De percentages gaan hier van 3,2 (503.000 mensen) +80-jarigen in het jaar 2000 naar 7,75 (1.337.000 mensen) in het jaar 2050. Dit fenomeen noemt men de 'vergrijzing van de vergrijzing'.

1.3 WAT IS HET DOEL VAN OUDERENZORG?

Mensen worden ouder en ook gezonder ouder. Niet alleen de gemiddelde levensduur stijgt, maar ook het aantal jaren dat mensen in relatief goede gezondheid leven neemt toe. Desalniettemin wordt geschat dat tussen 65 en 74 jaar ongeveer de helft van de mensen lijdt aan een zekere beperkende chronische ziekte (Khaw 1999). Deze proportie van mensen met een chronische ziekte stijgt in de hogere leeftijdsgroepen. Van den Boer-Van den Berg (1997) stelt de vraag: is 'zo oud mogelijk worden' het doel van de ouderenzorg? Of moet men naast het absolute aantal jaren dat mensen leven rekening houden met de kwaliteit van leven op hogere leeftijd? Met andere woorden: levensverwachting wordt het best benaderd als 'kwaliteit' van levensverwachting.

Is het niet beter ervoor te zorgen dat de ouderen zo gezond mogelijk oud worden (Van den Boer-Van den Berg 1997)? De gezondheid van de bevolking wordt onder meer bepaald door een aantal preventieve maatregelen met betrekking tot huisvesting, sociaal netwerk, cultuur, opleiding, inkomen, medische zorg en gezondheidsgedrag. Het is een belangrijke oefening na te denken welke preventieve maatregelen we moeten ontwikkelen en implementeren om de gezondheid van de ouder wordende bevolking te verbeteren. Richtinggevend hierbij is de hoge prevalentie van chronische aandoeningen, veelal ten gevolge van een ongezonde levenswijze op jongere leeftijd, die aangeeft dat er nog ruimte voor verbetering is in de preventieve gezondheidszorg bij de jongere bevolkingsgroepen. In die zin kunnen we Van den Boer-Van den Berg (1997) volgen die stelt dat preventieve maatregelen eigenlijk te laat komen. Ouderenzorg zou moeten kunnen voortbouwen op effectieve preventieve gezondheidsprogramma's die reeds op jongere leeftijd starten en waarbij die aspecten die op hogere leeftijd aan belang winnen speciale aandacht krijgen.

Van den Boer-Van den Berg (1997) becommentarieert een andere mogelijke doelstelling van de ouderenzorg, namelijk het bevorderen van het totale welzijn. Hoewel het gerechtvaardigd is het totale welbevinden van ouderen te verbeteren (dit zou logischerwijze resulteren in minder beroep doen op zorg) lijkt deze doelstelling te hoog gegrepen. Het realiseren van deze doelstelling zou de zorgvraag sterk doen toenemen, wat in een tijd van schaarste te veel middelen zou vragen om aan te voldoen. Bij schaarse middelen dienen er immers keuzes te worden gemaakt. Tevens kan men de bedenking opperen dat de zorgvraag, zij het gebaseerd op het bereiken van totaal welzijn of het bereiken van andere doelstellingen, geen garantie biedt voor een evenwichtige verdeling van de middelen over alle ouderen. Hoofdzakelijk de mondige ouderen die zorg vragen zullen worden gehoord. De zwakke, onmondige zorgbehoevende ouderen zouden deze boot wel eens kunnen missen (Van den Boer-Van den Berg 1997).

Deze reflecties brengen ons tot een meer haalbare doelstelling van ouderenzorg die ook wij samen met andere auteurs ondersteunen, namelijk het zo lang mogelijk actief en zelfstandig blijven (Van den Boer-Van den Berg 1997; Lothian & Philp 2001; Andrews 2001). Deze doelstelling vloeit voort uit waarden zoals vrijheid en zelfbeschikking (Van den Boer-Van den Berg 1997). Deze waarden zijn niet alleen belangrijk voor jongeren maar ook voor ouderen, denk bijvoorbeeld maar aan het zelfstandig wonen en de problemen die gerelateerd zijn aan de beslissing tot institutionalisering.

Wanneer men opteert voor deze doelstelling (dit impliceert onder andere zo lang mogelijk thuis wonen) is het belangrijk dat men toch nog ruimte laat voor hen die wegens gezondheidsproblemen niet meer actief en niet meer zelfstandig kunnen zijn (Van den Boer-Van den Berg 1997). Het streven naar succesvol ouder worden mag niet resulteren in intolerantie voor normale fysiologische processen die met het ouder worden gepaard gaan (zie infra). Ook in samenhang hiermee moet men voorzichtig zijn bij het volledig centraal stellen van het principe van vrijheid en zelfstandigheid en ouderen tegen elke prijs in de thuissituatie te laten. Trouwens, deze gedachtegang kan ook economisch geïnspireerd zijn, namelijk dat thuiszorg voor de maatschappij een goedkopere optie is dan dure geïnstitutionaliseerde zorg (verzorgingshuis- of zieken-huiszorg) (Van den Boer-Van den Berg 1997). De vraag doet zich echter voor of dit argument behouden blijft als thuis bijna continu dure en zeer belastende professione-le maar ook niet-professionele zorg (mantelzorg) dient te worden gegeven. Bij finan-ciële motieven is het niet denkbeeldig dat het belang van de zorgvrager (zowel de oudere als zijn familie) uit het oog verloren wordt (Van den Boer-Van den Berg 1997).

Van den Boer-Van den Berg (1997) bepleit de morele vooruitgang als uitgangs-punt voor een ouderenzorg die als doelstelling heeft het zolang mogelijk actief en zelfstandig blijven. Zij geeft aan dat deze specifieke ouderenzorg een morele uitda-ging stelt aan de maatschappij, waar behoefte heerst aan menselijkheid en menslie-vendheid. Vooruitgang in menselijkheid betekent meer erkenning van de inherente waardigheid, autonomie en intrinsieke waarde van de mens in elke fase van zijn of haar leven. Van vooruitgang in menslievendheid is sprake wanneer mensen gevoeli-ger zijn voor pijn en lijden van anderen en openstaan voor de behoeften van ouderen.

Beide principes dienen daarbij in wetten, gebruiken en praktijken tot uiting te komen (Van den Boer-Van den Berg 1997). Nochtans heeft de huidige westerse maatschappij hierin nog een lange weg te gaan. Zo wijzen Lothian en Philps (2001) op verschillende internationale onderzoeksverslagen die een alarmerend beeld schetsen van ouderen die vaak op onaanvaardbare wijze (gevoelloos en oneerbiedig) behandeld en verzorgd worden door zorgverleners. Er is dus behoefte aan een milde samenleving waarin naast zelfbeschikking ook een plaats wordt gegeven aan solidariteit, waarbij het niet alleen gaat om het gezamenlijk dragen van (zorg)kosten, maar vooral om echte solidariteit onder ouderen en tussen generaties (Van den Boer-Van den Berg 1997). Zorg voor elkaar is een taak die iedereen in de samenleving tot de zijne mag en moet rekenen. Mensen, en vooral ouderen, hebben niet alleen fysieke (bijvoorbeeld voeding en huisvesting) maar vooral ook psychische behoeften (emotionele warmte en persoonlijke aandacht) (Van den Boer-Van den Berg 1997).

Ter afsluiting van deze paragraaf kan worden gesteld dat de voornaamste doelstel-ling van de ouderenzorg is het zolang mogelijk zelfstandig en actief blijven, met een reële kijk op de zorgsituatie en het adequaat in kaart brengen van de zorgnoden. Hierbij dienen menslievendheid en menselijkheid een continue inspiratiebron te vormen.

1.4 NOODZAAK TOT HERZIENING VAN OUDERENZORG

Uitgaande van de verschillende aspecten van de doelstelling van ouderenzorg kan men nu een aantal voorstellen voor verantwoord ouderenbeleid formuleren. Hiervoor is echter een radicale herziening van het concept verouderen en ouderenzorg nood-zakelijk (Fulmer & Abraham 1998).

1.4.1 Het onwenselijke stereotype van 'verouderen'

Veroudering is een normaal vaststaand fenomeen dat bij iedereen plaatsvindt en somatische en niet-somatische veranderingen met zich meebrengt. Niet alleen in de gemeenschap, maar ook in de cultuur van professionele zorgverlening worden deze veranderingen nog steeds te negatief beschouwd. Een geobserveerde achteruitgang bij een oudere mens wordt vaak te snel aan het 'verouderingsproces' toegeschreven, terwijl het in feite om een (detecteerbaar en vaak controleerbaar) ziekteproces gaat. Verder bestaat er een zeker stereotype waarin ouderen vaker als minder competent worden beschouwd in vergelijking met jongeren. Het verminderd functioneren na het zestigste levensjaar ten aanzien van wat men noemt de 'veranderlijke' intelligentie of de intelligentie die men nodig heeft om bijvoorbeeld nieuwe taken te leren, wordt vaak ten onrechte geassocieerd met ziekte dan wel met een normale cognitieve achteruitgang ten gevolge van de veroudering zelf.

Ook ouderen zijn in staat om te leren, zelfs op zeer hoge leeftijd. Wat hen echter onderscheidt van de jongeren is niet zozeer de mogelijkheid om te leren, dan wel de tijd. Met andere woorden: ouderen hebben meer tijd nodig om nieuwe dingen te leren (Dowd e.a. 1997a). Dit impliceert dat ouderen meer tijd nodig hebben om de gevolgen van achteruitgang of ziekten te overwinnen, maar zegt niet dat ouderen het intellect missen om zich aan te passen in een veranderende omgeving (Posner 1995; Wilkinson 1996). Veroudering is met andere woorden geen bijproduct van een ziekte of afwijking van de 'normale' gemiddelde leeftijdsstandaard, maar een nieuwe levensfase die eigen uitdagingen, mogelijkheden en verantwoordelijkheden met zich meebrengt (Fulmer & Abraham 1998).

1.4.2 Het belang van verschillen in leeftijd en individu

In de professionele zorgverlening dient een leeftijdssensitief perspectief te worden gehanteerd dat mogelijkheden creëert voor nieuwe zorgopties bij personen die 65 jaar oud zijn versus hen die 75 jaar of ouder zijn (Fulmer & Abraham 1998). In een Canadees onderzoek (Rosenberg & Moore 1997) wordt trouwens aangegeven dat het merendeel van de oudere bevolking in goede gezondheid verkeert of alleszins een perceptie van goed welbevinden heeft, door onder andere een aanpassing aan hun gezondheidstoestand. Er is echter een deel van de ouderen, vooral de 75-80-jarigen en ouder, bij wie de incidentie van verschillende chronische ziekten en prevalentie van invaliditeit verhoogt met de leeftijd. Deze aandoeningen kenmerken zich voorname-lijk door multipele pathologie, niet-specifieke symptomen, secundaire complicaties en behoefte aan intensieve revalidatie (Tonks 1999), met als bekendste voorbeelden ziekten van het spier-skeletsysteem, cardiovasculaire ziekten, dementie en sensori-sche achteruitgang (Khaw 1999).

Bij ouderen bestaat er dus een onderscheid in twee groepen: ten eerste de ouderen die gezond zijn van lichaam en geest, meestal de jongere ouderen of senioren en in de tweede plaats de kwetsbare ouderen met een slechte gezondheid die hulpbehoevend zijn wat betreft activiteiten zoals persoonlijke hygiëne en huishoudelijke taken, vaak de oudere ouderen of hoogbejaarden.

Hoewel het nuttig kan zijn het begrip 'oud' te verdelen in categorieën omwille van een zekere leeftijdsgerelateerde vatbaarheid voor specifieke aandoeningen, kunnen er geen scherpe grenzen worden getrokken. Door de maatschappelijke veranderingen, verhoging van de levensverwachting en verandering van de levensstijl zullen de grenzen van deze categorieën blijven verschuiven. Ouder worden is een individueel plaatsvindend proces dat afhangt van de persoon zelf, zijn geschiedenis en omgeving (Boelens 1996). Er bestaan verschillen in de beleving van gezondheid en ziekte, waarin vooral het gevoel 'controle' te hebben over het leven een belangrijke rol speelt en niet zozeer de leeftijd op zichzelf. Hierbij kan de vraag worden gesteld of leeftijd voor het overheidsbeleid het meest aangewezen criterium is. Leeftijd veronderstelt namelijk een homogeniteit in een groep mensen die niet altijd aanwezig is (Van den Boer-Van den Berg 1997).

1.4.3 Onderzoek als basis voor goede ouderenzorg

Uit onderzoek en literatuur zijn weinig gegevens beschikbaar over hoe zorg kan variëren van cohort tot cohort na het zestigste levensjaar, hoewel men in de afgelopen twee decennia meer en meer inspanningen heeft verricht om vanuit onderzoek een goede basis te creëren voor de noodzakelijke praktijkwijzigingen (Fulmer & Abraham 1998). Als vroeger een oudere persoon incontinent was, werd vaak onmiddellijk geopteerd voor de plaatsing van een blaaskatheter. Als een persoon verward was, werd hij gefixeerd en met medicatie behandeld. Als een oudere persoon weigerde te eten plaatste men een maagsonde.

Vandaag de dag is het bekend dat deze klinische handelingen meestal fout zijn. Recent onderzoek heeft aangetoond dat bijvoorbeeld krachtoefeningen met een hoge intensiteit een positief effect hebben op de functionele onafhankelijkheid en op de kwaliteit van leven bij hoogbejaarde ouderen (Brill e.a. 1998). Of dat een multidisciplinair interventieprogramma dat zich richt op vroegtijdige herkenning en behandeling van delirium bij geriatrische patiënten met een heupfractuur de omkeerbaarheid van dit syndroom bevestigt (Milisen e.a. 2001). Een andere recente studie geeft aan dat de laagste incidentie van decubitus bij risicobejaarden in verzorgingshuizen niet bereikt wordt bij de algemeen aanvaarde wisselligging om de twee uur, maar door een minder arbeidsintensief wisselliggingsschema om de vier uur, dit in combinatie met het gebruik van een visco-elastische matras (Defloor 2000).

Ouderenzorg is effectiever dan voorheen omdat we hebben geleerd dat verschillende 'geriatrische' syndromen niet zomaar getolereerd behoeven te worden.

Zoals echter reeds eerder gezegd staat het onderzoek in de ouderenzorg nog in zijn kinderschoenen en is er meer behoefte aan deze op evidentie gebaseerde zorg (Fulmer & Abraham 1998). Implementatie van onderzoeksbevindingen in de praktijk krijgt echter niet altijd voorrang op de ingeburgerde routineprocedures en vertrouwde handelingen in de zorg, zelfs wanneer ze minder arbeidsintensief zijn. Anderzijds moet men zich afvragen of de traditionele 'outcome' parameters zoals overleving, functionele capaciteit en ontslagbestemming wel tot de echte essentie van ouderenzorg behoren (Nolan 1997). Hoe dan ook, in de komende jaren zou de overheid de studie naar veroudering boven aan de agenda moeten plaatsen, met aandacht voor onderzoek binnen en tussen alle disciplines.

1.4.4 Uitdaging van de langetermijnzorg

Het zorgonderzoek dient zich vooral te richten op de langetermijnzorg. De uitdaging voor de nieuwe eeuw houdt de ontwikkeling van nieuwe zorgsystemen in die toelaten dat ouderen, ondanks ernstige chronische ziekten, kwetsbaarheid en cognitieve stoornissen, (zoveel mogelijk) zelfstandig kunnen functioneren zonder overmatige afhankelijkheid van residentiële of institutionele zorg (Mechanic 1999).

In Vlaanderen woont ongeveer 85% van de 75-plussers thuis van wie 35% alleen en 30% nog samen met de partner woont. Ongeveer 15% van hen doet een beroep op de residentiële zorg, maar dit cijfer zal toenemen ook wanneer ouderen voor langere perioden in hun leven gezond en energiek blijven. Vooral de serviceflats zijn zeer begeerd. De zelfredzaamheid van bewoners van serviceflats ligt relatief hoog en is gemiddeld hoger dan bij de thuiswonende ouderen die een beroep doen op gezinshulp. Toch wordt de populatie in de residentiële sector ouder en gaat een steeds zwaarder zorgprofiel vertonen, vooral in de verzorgingshuizen en RVT's (Ministerie van de Vlaamse Gemeenschap 2000).

Op dit moment bestaan er al strenge normen voor opname in een RVT en zijn het vooral 'frêle' of 'kwetsbare' ouderen die worden opgenomen. Het zijn ouderen met meerdere interacterende medische en sociale problemen, die kwetsbaar zijn ten aanzien van algemene stressveroorzakende factoren en die afhankelijk geworden zijn of een hoog risico hebben van afhankelijkheid (Rockwood 1997). Dit kan worden voorgesteld in een balans (figuur 1-1), waarbij vooral het aspect van onafhankelijk functioneren in de maatschappij belicht wordt. Wanneer de positieve eigenschappen de negatieve overtreffen zijn er geen problemen van kwetsbaarheid en zal de oudere zelfstandig kunnen functioneren (Powell 1997). Wil men aan preventie doen, dan zullen het onderzoek en ook de praktijk zich moeten richten op die risicofactoren die kunnen leiden tot deconditionering. Voorbeelden hiervan zijn acute ziekten die worden behandeld met bedrust, acuut verlies van mobiliteit, fysieke beperkingen, aanwezigheid van depressie, aanhoudende vermoeidheid, afhankelijkheid en insufficiënte voeding (De Saar 2000).

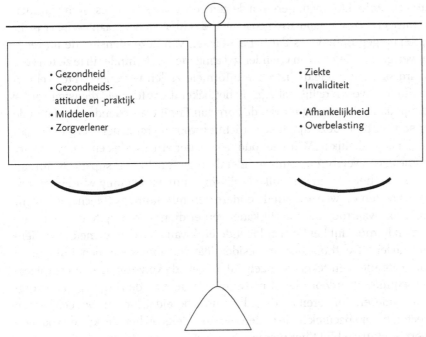

- Gezondheid
- Gezondheids-
  attitude en -praktijk
- Middelen
- Zorgverlener

- Ziekte
- Invaliditeit

- Afhankelijkheid
- Overbelasting

Figuur 1-1 Ondersteunende en bedreigende factoren
voor het behoud van een oudere in de gemeenschap
Bron: Rockwood 1997.

Verder zal men rekening moeten houden met sociale en culturele trends die deze zorg op lange termijn zullen beïnvloeden en bemoeilijken (Mechanic 1999). Ouderen zullen in de toekomst meer economische zekerheid hebben dan vandaag en vroeger en zij zullen ervoor kiezen zolang mogelijk alleen thuis te wonen. Dit kan de zorgvoorziening bij gezondheidsproblemen bemoeilijken. Ook het verminderd aantal huwelijken en het toegenomen aantal echtscheidingen zullen de bevolkingsgroep van alleenstaande ouderen doen toenemen. Gezien de hogere levensverwachting van de vrouw ten opzichte van de man en het feit dat vrouwen meestal met oudere mannen huwen, zal de gemiddelde gehuwde vrouw haar echtgenoot met tien of meer jaar overleven.

Verder zal door onder andere de afgenomen gezinsgrootte, de toegenomen deelname van de vrouw aan het arbeidsmilieu en de geografische mobiliteit (ook bij vrouwen met kinderen) het behoud van het traditionele 'zorgen voor' worden bemoeilijkt. Informele zorg is nog steeds een belangrijk, zoniet het belangrijkste aspect van langetermijnzorg, maar met de afname hiervan in het vooruitzicht dienen alternatieve thuiszorg/gemeenschapsstructuren te worden ontwikkeld en getest.

Het idee dat deze alternatieve vormen van dienstverlening die zich richten op het behoud van onafhankelijk functioneren in de gemeenschap kostenbesparend kunnen zijn, is een intrigerende en populaire gedachte die echter moeilijk aantoonbaar is. Er bestaat daarbij de gegronde vrees dat het aanbieden van deze diensten de nu reeds schaars aanwezige familieleden en vrienden zal aanzetten zich minder in te zetten voor de zorg, waardoor de formele diensten de informele zullen vervangen. Hoewel een zekere substitutie onvermijdelijk zal zijn, is het bekend dat formele diensten eerder aanvullend zijn dan een vervanging van de zorg van familie en vrienden en dat in de mate dat er substitutie is deze tijdelijke verlichting voor de informele zorg meer dan waarschijnlijk noodzakelijk is. Wanneer ouderen echter ernstig ziek en verzwakt zijn, kan de opname in een verzorgingshuis minder duur en functioneel superieur zijn aan thuiszorg, maar bij het nemen van zulke beslissingen moet rekening worden gehouden met de behoeften en wensen van de ouderen en hun families (Mechanic 1999).

Een probleem waarmee men in dit kader verder dient rekening te houden is de steeds afnemende mogelijkheid om voldoende en kwaliteitsvolle formele zorgdiensten aan te bieden. De thuiszorg en residentiële instanties kampen immers in toenemende mate met een tekort aan degelijk opgeleide verzorgenden en verpleegkundigen en kunnen daardoor niet of nauwelijks ingaan op de zorgvragen en zorgbehoeften van ouderen. Jongeren zijn steeds minder bereid te kiezen voor een beroep in de zorgsector, meer specifiek in de ouderensector. Zelfs bij hen die kiezen voor een opleiding verpleegkunde blijkt het merendeel van de studenten niet bereid om later als verpleegkundige op een afdeling of zorgdienst met overwegend ouderen te werken (Beullens & Martens 2000). Vanuit de overheid dient dringend aandacht te worden gegeven aan deze toenemende problematiek.

1.4.5 Acute zorg extra aandachtspunt?

De zorg voor ouderen is in de ziekenhuissector een deel geworden van bijna iedere professionele werker in de gezondheidszorg (behalve dan voor hen die werken in de pediatrische en obstetrische zorg). Echter, veel van deze ziekenhuiswerkers (en vooral zij die werken op niet-geriatrische diensten) hebben een ouderwetse en onaangepaste visie op 'zorgen voor ouderen' en missen vaak de vereiste kennis en kunde om de optimale zorg te kunnen verlenen. Ouderen worden zoals eerder aangegeven vaak gezien als zwak en kwetsbaar en dit puur vanwege hun ouderdom.

In het sociale aftakelingsmodel (figuur 1-2) van Kuypers en Bengtson (1984) wordt aangegeven hoe ouderen in een cyclus kunnen terechtkomen die hen in een rol van 'aangeleerde hulpeloosheid' brengt, gebaseerd op de wijze waarop zij worden waargenomen door anderen. Dit doet zich vooral voor wanneer ouderen in een omgeving terechtkomen waarbij hun (functionele) capaciteiten niet meer voldoen aan de vraag die dat nieuwe milieu stelt, bijvoorbeeld tijdens een verblijf in een ziekenhuis. In dit ziekenhuis zijn de dagelijkse routine, het voedsel, de technische apparatuur en

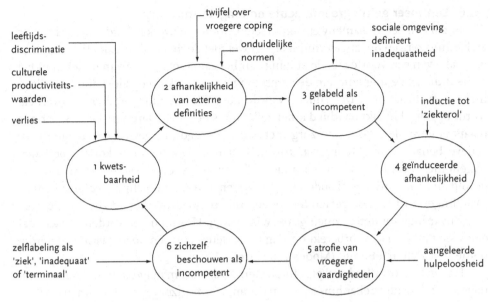

Figuur 1-2 *Sociaal aftakelingsmodel*
Bron: Kuypers en Bengtson 1984.

gebruikte terminologie ongewone aspecten, die zelfs de meest eenvoudige basis-activiteiten nog ingewikkelder maken. De nadruk ligt daarbij vaker op behandeling van de acute ziekte dan op herstel van het premorbide functioneren. De oudere wordt meer afhankelijk van het ziekenhuispersoneel en verliest zijn functionele capaciteiten (Dowd & Steves 1997).

Er is een absolute behoefte aan paradigmaverschuiving van 'ziektemanagement' naar 'gezondheidspromotie' in deze acute zorg. Hier nog meer dan in de zorg voor ouderen in het algemeen zal het concept van verouderen als zijnde een onvermijdelijke achteruitgang moeten worden vervangen door een visie die normale leeftijdsveranderingen van abnormale achteruitgang en gezondheid van ziekte onderscheidt. Het doel kan zeker niet altijd volledig herstel zijn, maar eerder hulp bij aanpassing aan beperkingen door een integratie van functionele revalidatie in het dagelijks leven. Chronische ziekten bij ouderen kunnen daarbij op dezelfde manier worden bekeken als diabetes mellitus bij een patiënt van tien jaar: chronisch, maar volledig controleerbaar met aangepaste gezondheidseducatie, ondersteuning en opvolging. Aangezien de meeste ziekten bij ouderen chronisch van aard zijn, dient het doel van de behandeling te worden overwogen vanuit verschillende complexe perspectieven. Er zal dus een grote behoefte zijn aan een interdisciplinair team dat zorg biedt aan oudere patiënten met multipele problemen die aan het strikt medisch domein voorbijgaan en meer specifiek de sociale en psychosociale problematiek raken (Fulmer & Abraham 1998).

1.4.6 Een meer geïntegreerde acute en langetermijnzorg

Er zal een betere samenwerking moeten worden bewerkstelligd tussen de acute ziekenhuiszorg en de langetermijnzorg (zowel met de thuis- als residentiële zorg). Er is sprake van een voortdurende stijging van het aantal opnamen van ouderen in het ziekenhuis en de toename van de vergrijzing zal de druk op de ziekenhuizen alleen maar doen toenemen. De reductie van de hospitalisatieduur die door de overheid wordt opgelegd maakt daarbij dat het ziekenhuis de laatste jaren meer en meer een plaats is geworden van acute zorg met een korte ligduur, gewijd aan diagnose en actieve behandeling (Moons e.a. 1999). Patiënten worden voor kortere perioden opgenomen waardoor er steeds minder tijd overblijft voor herstel en revalidatie. Als gevolg hiervan worden veel ouderen opgenomen in verzorgingshuizen of residentiële instellingen met hogere kosten terwijl ze, mits ze goed voorbereid zouden worden, terug naar huis zouden kunnen gaan (Wise 1997). Hierbij moet worden bedacht dat een vroegtijdig en onvoorbereid ontslag bij ouderen ook een hoger risico van heropname met zich meebrengt (Moons e.a. 1999).

Hoewel de overheid via proefprojecten zoals casemanagement en ontslagmanagement de acute ziekenhuissector en de langetermijnzorg meer tot samenwerking aanzet en daardoor de continuïteit van zorg bevordert, zal een verdergaande integratie van gezondheids- (of medische) en sociale zorgbehoeften van doorslaggevend belang zijn. Zorgbehoeften, en zeker die van ouderen, kunnen immers niet zonder meer in aparte hokjes worden ingedeeld. Bijvoorbeeld het verstrekken van maaltijden (wat onder sociale thuiszorg valt) heeft een zeer duidelijke impact op de algemene gezondheidstoestand en kwaliteit van leven van een persoon (McCormack 1998). Er is een verantwoordelijkheid van de acute zorg die niet stopt aan de poort van het ziekenhuis, maar die in de langetermijnzorg verder kan worden uitgewerkt.

Geriatrische consultatieteams kunnen zich via een interdisciplinaire aanpak richten op geriatrische syndromen in de langetermijnzorg, zoals functionele achteruitgang, vallen, depressie of urine-incontinentie (Shah e.a. 1997). Een recent onderzoek (Davies e.a. 2000) toonde bijvoorbeeld aan dat gericht verpleegkundig assessment op een spoedgevallenafdeling bepaalde cohorten van patiënten met een exacerbatie van chronisch obstructief longlijden kan identificeren, die mits onder een adequate interdisciplinaire begeleiding vanuit het ziekenhuis, thuis kunnen worden behandeld en verzorgd in plaats van in het ziekenhuis te worden opgenomen.

Een ander noemenswaardig voorbeeld waarin het belang wordt aangetoond van uniforme behandeling van chronische problematiek (zowel preventie als care en cure) over de ziekenhuis- en interdisciplinaire grenzen heen is het project 'Behandelingsteam chronische wonden: samenwerking zonder grenzen' (Neyens e.a. 2000). Voor de behandeling en verzorging van hoogbejaarden met drukletsels (decubitus) wordt een klinisch verzorgingspad gebruikt dat tot stand is gekomen door overleg tussen de afdelingen geriatrie van een ziekenhuis enerzijds en de thuiszorgorganisaties en langetermijnzorginstanties anderzijds, met als doel de zorg voor deze patiëntengroep beter te sturen in functie van outcome, proces, kwaliteit en kosten.

Een beter gestroomlijnde acute en langetermijnzorg zou ertoe kunnen leiden dat enerzijds de langetermijnzorg haar traditionele verantwoordelijkheid behoudt voor de zorg van kwetsbare ouderen van wie de toestand stabiel is en die niet méér nodig hebben dan sociale en persoonlijke zorg. Anderzijds zou een proactieve specialistische supervisie kunnen worden gegeven aan de meest invalide personen met chronische, instabiele, multipele en complexe pathologie (Black & Bowman 1997). Hierbij dienen echter realistische doelstellingen te worden geformuleerd met een duidelijk plan om deze doelstellingen te halen. Het doel is hier dus zeker niet 'zo oud mogelijk worden', maar 'zo waardig mogelijk oud worden' en dit kan alleen plaatsvinden wanneer rekening wordt gehouden met de wensen en noden van patiënt, familie en gemeenschap.

Het (interdisciplinair) globaal medisch dossier (GMD) bij complexe zorgsituaties van ouderen zou in deze integratie van acute en langetermijnzorg een belangrijke rol kunnen spelen. De regelgeving alsook het gebruik en de ontwikkeling van het GMD dienen echter nog nader te worden bijgestuurd voor optimaal gebruik (De Lepeleire e.a. 2000). Daarnaast dient ook te worden gedacht aan het gebruik van telematica en telemedicine, instrumenten die een vlotte communicatie kunnen garanderen tussen alle betrokkenen, inclusief de patiënten zelf (bijvoorbeeld patiënteneducatie en/of gedragsinterventies, monitoring van patiëntenparameters). In dit kader wordt reeds een eerste aanzet gegeven door het project 'Chronic: emerging healthcare services in the information society', waarin onder anderen thuiszorgpatiënten met congestief hartfalen door middel van teleconsulting (24 u/dag) en door middel van een 'home hub' (computer thuis) actief worden gevolgd. Deze monitoring thuis heeft als doel exacerbaties in een vroegere fase te detecteren in vergelijking met de spontane rapportage van symptomen (Decramer 2000).

1.5 BESLUIT

In een wereld waar niet alleen het aantal ouderen toeneemt, maar ook het aantal chronisch zieke ouderen, is het van uitermate groot belang dat wordt nagedacht en stilgestaan bij de betekenis van verouderen en zorg voor ouderen. Dit is niet alleen een taak voor de professionele zorgverlener, maar voor iedereen die in aanraking komt met ouderen, inclusief de overheid. De overheid zal meer moeten investeren om 'menswaardige' omstandigheden te creëren voor ouderen die niet voor zichzelf kunnen zorgen en/of niet voor zichzelf kunnen opkomen: dit geldt niet alleen voor ouderen maar voor alle mensen (Van den Boer-Van den Berg 1997). Daarbij is meer behoefte aan opwaardering van professionele en niet-professionele gezondheidszorgwerkers die zorg bieden dan aan een gezondheidszorg die voortdurend wordt gedomineerd door economische belangen en die voortgedreven lijkt te zijn door de behoefte alles in termen van efficiëntie en effectiviteit uit te drukken (Henderson 1980).

'Human care' is inderdaad gelijkwaardig aan 'cure', zeker omdat genezing op oudere leeftijd vaak een onbereikbaar medisch en moreel ideaal is (Van den Boer-Van den Berg 1997). Inadequate 'cure' betekent vaak een verkwisting van schaarse middelen en niet alle ouderen wensen of zweren bij een volledige gezondheid en onafhankelijkheid. Er dient dus te worden gezocht naar een balans tussen haalbare en wenselijke gezondheid. De uitdaging van de traditionele geneeskunde, gebaseerd op ziekte en behandeling, schept een nieuwe focus op de relationele aspecten van het humanisme (Fulmer & Abraham 1998): geen zorg gekenmerkt door betutteling en oeverloos doorbehandelen, maar een zorg die aansluit bij het verleden en heden van de oudere mens en waarin ruimte is voor compassie, begrip en vooral respect.

Ouderenzorg moet vooral neerkomen op deskundigheid met bescheidenheid, tijd, aandacht en interesse voor de zorgvrager, alsmede een moreel besef waarin vrijheid wordt verbonden met verantwoordelijkheid, zelfbeschikking met solidariteit en zelfrespect met respect voor anderen (Van den Boer-Van den Berg 1997). Het pleiten voor 'care' als een essentiële humane waarde en een even waardevolle benadering als 'cure' is een taak die de professionele zorgverlening uitermate ter harte dient te nemen. Indien deze boodschap niet overkomt, indien het management en de politieke en maatschappelijke wereld deze visie niet onderschrijven, zal de zorg voor ouderen hieronder lijden. Het is deze boodschap bij uitstek die men in het achterhoofd dient te houden bij alle discussies van vandaag en morgen over ouderenzorg.

LITERATUUR

Andrews GR. Care of older people: promoting health and function in an ageing population. BMJ 2001;322:728-9.

Beullens J, Martens T. De attitude tegenover ouderen bij verpleegkundestudenten en de invloed van een ziekenhuisstage daarop: een veldonderzoek. Verpleegkunde 2000;15(2):74-80.

Black D, Bowman C. Community institutional care for frail elderly people: time to structure professional responsibility. BMJ 1997;315:441-2.

Boelens AM. Kwaliteit van ouderenzorg: een literatuurstudie naar aspecten van kwaliteit van zorg voor ouderen binnen algemene ziekenhuizen [proefschrift]. Groningen: Rijksuniversiteit Groningen 1996.

Boer-Van den Berg JMA van den. Naar een meer menslievende ouderzorg: een ethische reflectie. Tijdschr Gerontol Geriatr 1997;28:204-8.

Brill PA, Probst JC, Greenhouse DL, e.a. Clinical feasibility of a free-weight strength-training program for older adults. J Am Board Fam Pract 1998;11(6):445-51.

Centraal Bureau voor de Statistiek (CBS), Voorburg/Heerlen, Nederland, 2000. http://www.cbs.nl/nl/cijfers/kerncijfers/index.htm, geraadpleegd op 5 september 2000.

Davies L, Wilkinson M, Bonner S, Calverley PMA, Angus RM. Hospital at home versus hospital care in patients with exacerbations of chronic obstructive pulmonary disease: a prospective randomised controlled trial. BMJ 2000;321:1265-8.

Decramer M. Medische consumptie en thuiszorg bij COPD en congestief hartfalen. Voordracht gehouden op 'Ontslagmanagement: een brug tussen ziekenhuis en thuismilieu', 26 oktober 2000, Universitaire Ziekenhuizen Leuven, Leuven.

Defloor T. Drukreductie en wisselhouding in de preventie van decubitus [proefschrift]. Gent, Rijksuniversiteit Gent, 2000.

De Lepeleire J, Heyrman J. De toenemende vergrijzing en verzilvering: het belang van het globaal medisch dossier voor de zestigplusser. Tijdschr Geneesk 2000;56(19):1362-7.

De Saar V. Het belang van het concept 'frailty' in de zorg voor de geriatrische patiënt [paper]. Leuven, Katholieke Universiteit Leuven, 2000.

Dowd SB, Steves AM. Caring for the older patient, Part III: ethical issues in gerontology. J Nucl Med Technol 1997a;25:171-8.

Dowd SB, Steves AM, Durick D. Caring for the older patient, Part I: the relationship of theory to practice. J Nucl Med Technol 1997b;25:24-32.

Fulmer T, Abraham IL. Rethinking Geriatric Nursing. Nurs Clin North Am 1998;33(3):387-94.

Henderson V. Reserving the essence of nursing in a technological age. J Adv Nurs 1980;5:245-60.

Khaw K. How many, how old, how soon? BMJ 1999;319:1350-2.

Kuypers JA, Bengtson VL. Perspectives on the older family. In: Buinn WH, Hughston GA (eds). Independent aging: family and social system perspectives. Rockville, MD: Aspen Publications 1984.

Lothian K, Philp I. Care of older people: maintaining the dignity and autonomy of older people in the healthcare setting. BMJ 2001;322:668-70.

McCormack B. Community care for elderly people: will improve only when there are national standards and explicit funding. BMJ 1998;317:552-3.

Mechanic D. The changing elderly population and future health care needs. J Urban Health 1999;76(1):24-38.

Moons P, Steeman E, Wouters B, e.a. Effectiviteit van ontslagmanagement in de Belgische gezondheidszorg: onderzoeksresultaten uit de algemene ziekenhuizen. Acta Hospitalia 1999;4:45-56.

Milisen K, Foreman MD, Abraham IL, e.a. A nurse-led interdisciplinary intervention program for delirium in elderly hip fracture patients. J Am Geriatr Soc 2001;4:523-32.

Ministerie van de Vlaamse Gemeenschap. Vlaamse Regionale Indicatoren 1999 [Rapport], 2000.

Nationaal Instituut voor de Statistiek (NIS), Ministerie van Economische Zaken, België. Bevolkingsstatistieken. www.statbel.fgov.be/figures/society/d22 nl.htm, geraadpleegd op 1 maart 2000.

Neyens M, Peeters G, Tombeur M. Behandelingsteam chronische wonden: samenwerking zonder grenzen? Het belang van supramurale en interdisciplinaire samenwerking bij de behandeling van hoogbejaarden met drukwonden. Hartmann Verpleegprijs 2000.

Nolan M. Gerontological nursing: whither now? J Clin Nurs 1997;6:423-4.

Posner RA. Aging and old age. Chapter one: what is aging and why? Chicago, University of Chicago 1995.

Powell C. Frailty: help or hindrance? J R Soc Med 1997;90(Suppl. 32):23-6.

Rockwood K. Medical management of frailty: confessions of a gnostic. Can Med Assoc J 1997;157(8):1081-4.

Rosenberg MW, Moore EG. The health of Canada's elderly population: current status and future implications. Can Med Assoc J 1997;157(8):1025-32.

Shah PN, Maly RC, Frank JC, e.a. Managing geriatric syndromes: what geriatric assessment teams recommend, what primary care physicians implement, what patients adhere to. J Am Geriatr Soc 1997;45:413-9.

Tonks A. Medicine must change to serve an ageing society: eradicate age discrimination and increase resources. BMJ 1999;319:1450-1.

Wilkinson JA. Psychology 5: implications of the ageing process for nursing practice. Br J Nurs 1996;5(18):1109-13.

Wise J. Commission calls for rethink on care of elderly people. BMJ 1997;315:1036.

2 Van multidisciplinaire naar interdisciplinaire samenwerking in de ouderenzorg

Ch. Aubry, J. Beullens

Samenvatting

De toename van de complexiteit van de zorg vereist de gezamenlijke aanpak van verschillende medische maar ook paramedische disciplines. In de ouderenzorg bestaat deze behoefte reeds langer. In de dagelijkse praktijk worden de begrippen multi- en interdisciplinariteit op verschillende wijze geïnterpreteerd en vormgegeven. Tijdens een interdisciplinair overleg zal een integratie plaatsvinden: de verschillende actoren ontwikkelen en volgen samen een gemeenschappelijk zorgplan voor de patiënt. Naast een aantal voordelen worden ook verschillende hindernissen ervaren in het interdisciplinair team: weinig tijd door de grote werkdruk, grote teams, de verscheidenheid in patiëntenpopulatie, rolonduidelijkheid en niet te vergeten een gebrekkige communicatie- en organisatiestructuur kunnen in één adem worden genoemd. Indien de samenwerking goed wordt voorbereid en aan een aantal voorwaarden wordt voldaan, zullen de kwaliteit van zorg voor de patiënt en de arbeidstevredenheid bij de verschillende hulpverleners toenemen. Aandacht voor interdisciplinariteit tijdens de opleiding zal deze evolutie nog meer bevorderen.

Leerdoelen

Na bestudering van dit hoofdstuk kan de lezer:

- het verschil tussen de begrippen multi- en interdisciplinariteit aangeven;
- de voordelen en de problemen zoals ervaren bij interdisciplinaire samenwerking herkennen;
- enkele voorbeelden van interdisciplinaire samenwerking in de ouderenzorg bespreken;
- voorwaarden noemen om tot een effectieve samenwerking te komen;
- het belang van een goede communicatiestructuur uitleggen;
- het begrip competentiemanagement uiteenzetten.

2.1 INLEIDING

De gezondheidszorg in het algemeen en de verpleegkundige zorg in het bijzonder ondergaan momenteel een snelle verandering. De evolutie van de medische technologie en de daarbijhorende complexiteit van zorg laat de bestaande verticale structuur niet meer toe. Waartoe deze evolutie echter zal leiden, ligt nog niet geheel vast maar er treedt al wel een aantal tendensen op de voorgrond. Op beleidsniveau vertrekt men vanuit de overtuiging dat de gezondheidswerkers uit hun gesepareerde hokjes moeten komen. Het is duidelijk dat zich nieuwe vormen van samenwerking ontwikkelen.

Interdisciplinair overleg kan antwoorden bieden op de complexe situaties waarin een patiënt zich bevindt, ook in de thuiszorg. Een van de kenmerken van interdisciplinariteit is complementariteit in de hulpverlening. Dit is trouwens een middel om een zorg te realiseren die beter afgestemd is op de volledige zorgbehoefte van de patiënt. Ook de behoefte aan een betere afstemming tussen de verschillende beroepsgroepen komt tot uiting in de klacht die patiënten formuleren over de zorgverlening: de verschillende actoren in het proces spreken elkaars taal niet, met als gevolg dat de patiënt een gebrek aan continuïteit en afstemming ervaart.

Deelname aan interdisciplinair overleg wordt door gezondheidswerkers in de huidige praktijk als bedreigend ervaren, terwijl dit eigenlijk een verrijking van het vak inhoudt: het ontmoeten van anderen, ieder met een eigen deskundigheid, teneinde vanuit een specifieke invalshoek naar de situatie van de patiënt te kijken om tot de best mogelijke zorg voor die patiënt te komen.

De geriatrische zorg beantwoordt reeds geruime tijd aan dit interdisciplinaire profiel. Ze wordt gekenmerkt door multipathologie en dus ook multiproblematiek. Het is dan ook het zorgdomein bij uitstek waarbij interdisciplinariteit als vanzelfsprekend wordt aanvaard door alle betrokkenen. In de Verenigde Staten heeft 'The Task Force on Resident Training in Geriatrics Interdisciplinary Team Care of the American Geriatrics Society Education Committee' aanbevelingen uitgewerkt teneinde curricula te ontwikkelen waarbij de focus ligt op interdisciplinariteit (Counsell e.a. 1999). Bovendien toont onderzoek aan dat interdisciplinaire aanpak de kwaliteit van de zorg kan optimaliseren (Covinsky e.a. 1997; Molinari e.a. 1999; Kresevic 1998; Baggs e.a. 1992).

Op een geriatrische afdeling in een algemeen ziekenhuis heeft wekelijks een teamvergadering plaats met een vertegenwoordiging van de verschillende disciplines. In de praktijk kan een teamvergadering verschillende vormen aannemen naargelang de samenstelling, de doelstelling en de leiding van de vergadering. In de meeste gevallen wordt de vergadering geleid door de verantwoordelijke arts die de andere medewerkers aan het woord laat zodat men zich een volledig beeld van de betrokken patiënt kan vormen. Ook praktische afspraken worden tijdens dit overleg gemaakt. De mate waarin de verschillende participanten inbreng hebben is heel wisselend: dit gaat van informatieverstrekking tot volwaardige inbreng in het beslissingsproces. En het brengt ons meteen tot de kern van de zaak: wat wordt verstaan onder multidisciplinaire en interdisciplinaire aanpak?

2.2 WAT BETEKENEN MULTIDISCIPLINAIRE EN INTERDISCIPLINAIRE SAMENWERKING?

2.2.1 Multidisciplinair

Multidisciplinair betekent dat verschillende disciplines eenzelfde aspect van de realiteit benaderen, elk vanuit een eigen standpunt en perspectief, met een eigen taal en logica. Zo kunnen verschillende facetten van dezelfde werkelijkheid naast elkaar verduidelijkt worden. Verschillende disciplines werken naast elkaar, maar functioneren afzonderlijk. Ze stellen een behandelingsplan op voor de patiënt maar werken niet samen om een omvattend zorgplan te ontwikkelen (Kresevic & Holder 1998).

De ervaring leert ons dat de invulling van multidisciplinariteit erg kan verschillen:
- een chirurg kan bijvoorbeeld een aantal opdrachten delegeren aan andere disciplines: zo zal de verpleegkundige de wondzorg voor zijn rekening nemen en de fysiotherapeut behartigt de motorische revalidatie van de patiënt. De arts heeft de eindverantwoordelijkheid en de beslissingsbevoegdheid en de anderen vervullen binnen dit kader een aantal taken;
- voor anderen is multidisciplinair overleg een middel om zicht te verkrijgen op de verschillende aspecten van een patiënt. Praktische afspraken worden gemaakt zodat niets uit het oog wordt verloren.

2.2.2 Interdisciplinair

Interdisciplinair betekent dat elke discipline een uniek perspectief bijdraagt aan de gezamenlijke vergadering en meewerkt aan de ontwikkeling en uitvoering van een gemeenschappelijk zorgplan. De interdisciplinaire teamleden delen de verantwoordelijkheid voor de doeltreffendheid en resultaten daarvan. De verschillende disciplines interageren met elkaar; ze bevragen elkaars uitgangspunten, perspectieven, taal en logica; ze exploreren en tasten zo elkaars grenzen, mogelijkheden en beperkingen af. Enerzijds verrijken ze elkaar op die wijze, anderzijds leidt deze interactie tot een verdere uitdieping van de eigen discipline. Zo krijgen ook mogelijke samenwerkingsverbanden een concretere vorm. Interdisciplinariteit vooronderstelt multidisciplinariteit. Interdisciplinariteit is echter meer dan de loutere optelsom van de bijdrage van de verschillende disciplines: hierbij heeft een integratie plaats.

Dit is natuurlijk vrij algemeen geformuleerd. In de gezondheidszorgliteratuur (Harden 1998; Parsell & Bligh 1998) wordt de term 'interdisciplinarity' nogal eens gebruikt voor:
- een team of groep personen die behoren tot verschillende disciplines met ver-

schillende en complementaire vaardigheden maar met gemeenschappelijke doelstellingen en waarden;

■ verschillende disciplines die samenwerken aan een gemeenschappelijke benadering van een klinisch of managementprobleem;

■ coöperatie tussen verschillende beroepsgroepen in het voordeel van de cliënt of taak.

Deze beschrijvingen omvatten verschillende sleutelelementen in het debat: 'verschillend maar complementair met gemeenschappelijke waarden en doelstellingen, namelijk het welzijn van de patiënt'. We voegen hier meteen aan toe: 'indien deze aanpak echt vereist is om de doelstelling te bereiken'. Inderdaad, samenwerking is moeilijk en kan leiden tot conflicten. Bovendien is het niet gemakkelijk het samen vergaderen van enkele mensen gedurende een uur te motiveren in een tijd waar kostenbeheersing bovenaan het verlanglijstje van het management staat. De patiënt moet er 'beter' van worden en dit moet worden bewezen.

Het wordt stilaan duidelijk dat de begrippen multi- en interdisciplinariteit uiteenlopend worden geïnterpreteerd. Misverstanden kunnen worden vermeden doordat men steeds duidelijkheid schept over wat er wordt bedoeld.

2.3 SAMENSTELLING VAN HET INTERDISCIPLINAIRE TEAM

Heel wat hulpverleners leveren een of andere bijdrage in het kader van de zorgverlening aan ouderen. Een eerste netelig probleem dat moet worden opgelost is welke disciplines in het interdisciplinair team vertegenwoordigd zullen zijn. Sommige geïnteresseerde disciplines in een vroeg stadium uitsluiten kan de toekomstige teamwerking belemmeren doordat ongenoegen wordt veroorzaakt en dat kan de toekomstige relaties binnen en buiten het team beïnvloeden (Robertson 1992).

Abraham e.a. (1994) wijzen op het belang van het multidisciplinaire assessment bij patiënten met de ziekte van Alzheimer waarin zowel de verpleegkundige, neuropsychologische, psychiatrische, neurologische, geriatrische als de fysische inbreng een rol spelen. Vormen de disciplines die staan voor deze deelaspecten samen het team?

De samenstelling van het team in de ouderenzorg hangt wellicht af van het zorgniveau (eerste, tweede of derde lijn) en van de soort problemen (somatische, psychologische of sociale). Hoe dan ook, de samenstelling van het team is een delicate zaak en een verkeerde beslissing kan een hypotheek leggen op de kwaliteit van de zorg aan ouderen.

2.4 MOGELIJKE VOORDELEN EN HINDERNISSEN BIJ DE SAMENWERKING

Interdisciplinaire samenwerking kan een hele reeks voordelen bieden (tabel 2-1). Om tot interdisciplinaire samenwerking te komen dient echter een aantal hindernissen te worden omzeild en belemmeringen geneutraliseerd (tabel 2-2). Andere problemen zijn: weinig tijd door de grote werkdruk, te grote teams, verschillende patiëntenpopulaties, rolonduidelijkheid, onenigheid over behandelingen tussen verschillende beoefenaars van eenzelfde beroepsgroep (Poulton & West 1993; Pringle 1992; Reid & David 1994) en niet te vergeten de organisatiestructuur (Zwarenstein & Reeves 2000; West & Poulton 1997).

Ruyters en Stevens (1992) beschrijven in hun onderzoek het verband tussen een aantal variabelen die van invloed kunnen zijn op de beleving van de werksituatie door verpleegkundigen en de tevredenheid van verpleegkundigen over de samenwerking met artsen. Rolduidelijkheid blijkt de belangrijkste voorspeller voor de tevredenheid over de samenwerking met artsen. Deze conclusie impliceert dat het streven naar een open communicatiestructuur, waarbinnen de invulling van taken en rollen bespreekbaar gesteld wordt, bevorderend is voor de samenwerking tussen disciplines. Hierbij is een belangrijke rol weggelegd voor het management. Ook de mate waarin verpleegkundigen autonomie ervaren in hun werk is een belangrijke voorwaarde om te komen tot een positief oordeel over de samenwerking met elkaar.

De verticale opdeling van het gezondheidszorglandschap verklaart het karakter van de huidige opleidingen: iedereen wordt opgeleid om zijn taak aan te kunnen. Samenwerking krijgt tijdens de opleiding weinig aandacht. De evolutie van de wetenschap en technologie en de toegenomen complexiteit maken het steeds moeilijker 'alles te kunnen'. Toch koesteren veel gezondheidszorgwerkers nog de illusie van alwetendheid. Als deze houding tijdens de opleiding wordt meegegeven spreekt het bijna vanzelf dat er van interdisciplinariteit op de werkvloer geen werk wordt gemaakt.

De ervaring met interdisciplinaire workshops aan de Faculteit Geneeskunde van de KU Leuven, waarin studenten huisartsgeneeskunde en studenten verpleegkunde samen een casus bespreken, bevestigt dit. De studenten geneeskunde ontdekken tijdens deze gevalsbespreking de competentie van de verpleegkundigen. Zij reageren hierop echter met de vraag hoe die kennis zelf te verkrijgen, terwijl het erkennen van de complementariteit hier meer op zijn plaats zou zijn.

Ook de overheid in België is verantwoordelijk voor het ontbreken van overlegstructuren. De financieringsmechanismen belemmeren interdisciplinariteit. In een systeem waar de financiering hoofdzakelijk prestatiegericht is, worden de verschillende disciplines niet aangemoedigd tot overleg. Integendeel, dat is tijdverlies omdat het financieel niet loont, ook al zouden efficiëntie en zorgresultaat erdoor worden bevorderd.

2.5 VOORWAARDEN VOOR EEN EFFECTIEVE SAMENWERKING

Een belangrijke factor die de samenwerking beïnvloedt is de *kwaliteit van de communicatie*. Met communicatie bedoelen we: 'alle gedrag dat plaatsvindt tussen

Tabel 2-1 Mogelijke voordelen van een interdisciplinaire samenwerking

1	Toegenomen begrip voor samenwerking
2	Verhoogd wederzijds vertrouwen en respect
3	Toegenomen inzicht in de stadia die leiden tot de ontwikkeling van samenwerkingsverbanden
4	Verandering in attitudes tegenover de samenwerking tussen gezondheidswerkers
5	Verhoogde arbeidstevredenheid onder de gezondheidswerkers die de samenwerking genegen zijn
6	Optimale patiëntenzorg
7	Toegenomen functionele toestand van de patiënt bij ontslag
8	Verhoogde productiviteit, verhoogde doeltreffendheid van de interventies
9	Werken met collega's die de samenwerking waarderen, koesteren en genegen zijn
10	Toegenomen professionele ontwikkeling
11	Gedeelde kennis en ervaring
12	Optimale steun en terugkoppeling (validering, tweede mening)

Bron: Makaram 1995.

Tabel 2-2 Mogelijke hindernissen voor een interdisciplinaire samenwerking

1	Beperkte kennis van elkaar
2	Beperkte kennis van het bereik van elkaars beroepsactiviteiten
3	Unilaterale relaties
4	Machtsstrijd, conflict
5	Competitie
6	Verstoorde communicatie
7	Religieuze gezindheid en klinische setting
8	Verschillende gewoonten, belangstellingspunten, verplichtingen
9	Urenroosterconflict

Bron: Makaram 1995.

personen waarbij sprake is van overbrenging van informatie in de ruimste zin van het woord' (De Ridder 1997). De Ridder constateerde in een onderzoek bij thuisverpleegkundigen dat zij deze communicatieproblemen niet alleen als een rationeel maar ook als een emotioneel probleem ervaren.

Gepubliceerde praktijkervaringen tonen aan dat er diverse factoren zijn die de communicatie tussen de huisarts en de verpleegkundigen zowel positief als negatief kunnen beïnvloeden (De Ridder 1997).

A *Structureel overleg* is een uitdrukking van bereidheid en motivatie tot wederzijds contact. Indien overleg slechts plaatsvindt bij zeer ernstige problemen spreekt men van gelegenheidsoverleg. Het samenzijn rond ernstige problemen is vaak zeer emotioneel geladen en dit vormt op zijn beurt een belemmering tot constructief overleg. Deze negatieve ervaringen beïnvloeden de motivatie tot samenwerking vervolgens weer negatief, zodat de bereidheid tot samenwerken opnieuw in het gedrang komt.

Voldoende tijd en ruimte vrijmaken, ondanks de loonderving, getuigt van een hoge verwachting van de samenwerking: anderen worden erkend als volwaardige gesprekspartner waardoor hiërarchische verhoudingen vervagen. Dit structureel over-leg komt de verstandhouding ten goede: partners leren elkaar beter kennen waardoor de communicatie wordt bevorderd. Dit groeiproces zal de verstandhouding bij emo-tioneel beladen onderwerpen ten goede komen.

B *Duidelijke taken en verantwoordelijkheden* zijn bevorderlijk voor een goede commu-nicatie. Voldoende rolduidelijkheid voorkomt immers misverstanden en beperkt het nodige overleg tot een minimum. Het kennen van elkaars competentie en het kunnen vertrouwen op elkaar is hierbij van essentieel belang. Tot op de dag van vandaag wordt de samenwerking tussen artsen en verpleegkundigen gezien als de traditionele gezinsconstellatie: de arts-vader, de verpleegkundige-moeder en de patiënt-kind. Er is behoefte aan een nieuw relatiepatroon. De rijkdom aan competenties en vaardig-heden van alle hulpverleners moet bij elkaar worden gebracht teneinde gezondheids-problemen op te lossen. Deze benadering van de taakverdeling brengt de patiënt in focus: zijn terechte plaats (Salvage 2000).

C *Vertrouwen in eigen deskundigheid* is ook een belangrijk aandachtspunt. De domi-nantie van één discipline wordt vaak in de hand gewerkt door de andere. Een gezonde dosis zelfvertrouwen en geloof in eigen kunnen verschaft een constructieve dosis assertiviteit. We streven hier niet naar een doorgedreven afbakening van het eigen domein: flexibiliteit en aanpassing blijven pluspunten. Shidler (1998) onderzocht hoe beslissingen over het levenseinde van patiënten totstandkomen. Haar bevindingen bevestigen het vermoeden dat, ook al is er niet in formeel overleg voorzien, beïnvloe-ding van de beslissing mogelijk blijft door de overdracht van de wensen van de patiënt aan de personen die rechtstreeks betrokken zijn bij de beslissing. Verpleegkundigen hebben de plicht de problemen waarmee de patiënt tobt helder te formuleren bij artsen en andere hulpverleners, ook al wordt hun mening niet altijd formeel gevraagd.

D *Negatieve communicatie-ervaringen* moeten worden uitgepraat, waarbij vooroorde-len en misverstanden uit de weg kunnen worden geruimd. Het benadrukken van positieve ervaringen helpt relativeren. Voldoende frustratietolerantie is een 'must' in de gezondheidszorg.

Een nieuwe trend in het 'Human Resources Management' is het *competentiema-nagement*. Een bedrijf moet flexibel kunnen inspelen op veranderende verwachtingen van klanten, veranderende technologie enzovoort. Dit vereist polyvalente medewer-kers, maar ook polyvalentie kent haar grenzen. Vandaar de tendens teams samen te stellen waarbij de competentie van elke deelnemer maximaal benut wordt. Dit vraagt een individuele verscheidenheid in de groep en vooral een respect voor eenieders bijdrage. Elke individuele bijdrage wordt zichtbaar en onontbeerlijk. Eenheid in doelstelling staat in deze filosofie voorop en de verscheidenheid aan middelen wordt beschouwd als een meerwaarde.

Ook in de gezondheidszorg is dit concept mogelijk. De verschillende disciplines werken aan een gemeenschappelijke doelstelling met eigen middelen, ieder vanuit een eigen invalshoek. Dit heeft tot resultaat complementariteit ten dienste van het welzijn van de hulpvrager. In een onderzoek naar de specifieke bijdrage van palliatieve zorg (Cannaerts e.a. 1999) werd geconstateerd dat patiënten worden gerustgesteld wanneer zij ervaren dat iedereen 'in dezelfde richting kijkt'. Zij ervaren weliswaar een grote diversiteit in stijl en aanpak, maar de eenheid wordt bereikt door de eenheid in doelstelling. Deze kan door middel van goed overleg totstandkomen.

2.6 INTERDISCIPLINAIRE OPLEIDING (IDO)

Ten onrechte veronderstelt men dat de hiervoor besproken samenwerking spontaan tot stand zal komen in het werkveld. Structurele en organisatorische factoren zullen de ontwikkeling naar teamwerk vaak verhinderen (Mackay 1995). Cable (1999) beschrijft in zijn onderzoek naar 'critical incidents' de moeilijkheden die men ondervindt tijdens het overleg met anderen. Hij besluit dat de individuele attitude hierbij zeer bepalend is. De attitude ten aanzien van anderen kan misschien worden gewijzigd door tijdens de opleiding de andere zorgverleners te leren kennen, te ervaren wat de inbreng van die anderen is ten aanzien van de patiënt en elkaars taal te leren begrijpen. Ook de World Health Organization benadrukt de behoefte aan het samen leren en samenwerken voor gezondheid (WHO 1988).

De term interdisciplinaire opleiding (IDO) wordt gebruikt om verschillende situaties te beschrijven. De WHO (1988) heeft het begrip interdisciplinaire opleiding als volgt gedefinieerd: 'Het proces waarbij een groep studenten (of professionelen) van de gezondheidszorgopleidingen met een verschillende opleidingsachtergrond samen leren gedurende beperkte perioden tijdens hun opleiding, met interactie als belangrijke doelstelling. Leren samenwerken, teneinde preventieve, curatieve, rehabilitatie en andere diensten te bieden'.

Ook Areskog (1988) benadrukt de behoefte aan IDO. Hij startte in 1986 (na enkele jaren plannen en toepassingen in proefprojecten) zes nieuwe programma's voor de opleidingen verpleegkunde, ergotherapeuten, laboranten, artsen, fysiotherapeuten en sociaal werkers. Al deze studenten starten samen in het eerste jaar met een interdisciplinaire cursus 'mens en samenleving'. Het doel van deze cursus is een gemeenschappelijke basis te leggen voor teamwerk en het bieden van kennis over de beïnvloeding van de gezondheid door milieufactoren en de relatie tussen de mens, de samenleving en de gezondheid. De studenten van deze verschillende disciplines worden, indien dat nuttig is voor een specifiek patiëntenprobleem, opnieuw samengebracht tijdens het verloop van de opleiding. Er is ook een 'training ward' opgericht waar laatstejaarsstudenten uit de verschillende disciplines samen voor een aantal patiënten zorgen. Sindsdien zijn er ook elders initiatieven ontplooid (Carpenter 1995; Goble 1994; Greene 1996).

De WHO spreekt in haar definitie terecht over 'studenten of professionelen'. Inderdaad draagt IDO ook vruchten af bij bestaande teams van professionelen in de gezondheidszorg. Het LOTUS-project ('Learning Opportunities for TeamS', Pirie 1999) is hiervan een goed voorbeeld. Dit project vindt zijn oorsprong in het Verenigd Koninkrijk en werd opgenomen in het Leonardo da Vinci-programma van de Europese Commissie. België, Italië en Spanje zijn hierin partners geworden. De doelstelling van LOTUS is het realiseren en evalueren van relevante, voortgezette professionalisering bij interdisciplinaire teams in de eerstelijnsgezondheidszorg. Met de hulp van een begeleider definieert het team gemeenschappelijke opleidingsbehoeften. De grote winst hiervan is dat het team samengroeit in een bepaald domein en hierbij aanzienlijke vooruitgang boekt in de kwaliteit van de geleverde zorg. De bijkomende oefening in overleg en samenwerking heeft uiteraard ook een gunstig effect op de andere werkzaamheden.

Als deze aanpak heilzaam blijkt in de eerste lijn kan dit zeker zijn diensten bewijzen in de geriatrische zorg. In de Verenigde Staten ziet men het volgende initiatief: 'Multidisciplinary Education in Geriatrics & Aging' (MEGA, 2001). Dit project biedt leermodules met basisconcepten van geriatrische zorg aan studenten uit verschillende opleidingen in de gezondheidszorg. De modules bevatten informatie over relevante veranderingen bij het normaal verouderingsproces, geriatrische evaluatie, veelvoorkomende problemen bij ouderen en hoe adequaat om te gaan met deze problemen. De informatie wordt aangepast aan elke betrokken discipline. Na het doorlopen van deze modules zal de student in staat zijn problemen te identificeren die door andere disciplines moeten worden aangepakt en zal op deze manier beter verwijzen.

2.7 AANGEPASTE SAMENWERKINGSVORMEN IN DE GERIATRISCHE ZORG

Hoewel tot op heden de evidentie dat interdisciplinariteit in de eerste plaats de patiënt ten goede komt nog niet gegeven werd, lijdt het geen twijfel dat de hulpverleners er zelf beter van worden. Een verhoging van de arbeidstevredenheid en de meer efficiënte ondersteuning behoren tot de voordelen (Richards e.a. 2000). In de geriatrische zorg wordt dit reeds geruime tijd onderkend. Het is echter een hele uitdaging de effectiviteit van samenwerking te verhogen. Er wordt een aantal strategieën aangereikt die teamwerk bevorderen: workshops (Poulton & West 1993), 'vision sharing' (Atkinson & Hayden 1992) en interdisciplinaire opleiding (Irvine 1993).

Aan de hand van de voorwaarden tot effectieve samenwerking komt hierna een aantal spelregels aan de orde.

2.7.1 Duidelijke taken en verantwoordelijkheden

Duidelijke taken en verantwoordelijkheden formuleren is bevorderlijk voor een goede communicatie. Het accent moet liggen op toewijzing in plaats van op delegatie van opdrachten. Delegeren veronderstelt een ondergeschiktheid van de ene professional ten opzichte van de andere en versterkt het hiërarchisch karakter van het team. Toewijzing respecteert de specifieke inbreng van ieder lid van het team en bevordert de professionele autonomie. Uiteraard moet hierbij de integratie van de verschillende disciplinaire inbreng gewaarborgd blijven (Richards e.a. 2000). Elke discipline beschrijft vanuit haar specifieke invalshoek de visie op ouderenzorg en de middelen waarover ze beschikt om dit doel te bereiken. Deze visies worden samengebracht in een document. Per patiëntengroep (bijvoorbeeld hartfalen, CVA, diabetes, COPD, dementie, enzovoort) wordt een 'klinisch pad' uitgewerkt waarbij de specifieke inbreng per beroepsgroep aan bod komt. Deze documenten worden in een jaarlijkse vergadering geactualiseerd en worden aan elk nieuw personeelslid voorgelegd en toegelicht.

Het probleem van incontinentie bij ouderen bijvoorbeeld illustreert goed wat wordt bedoeld met een effectieve interdisciplinaire aanpak. Maloney en Cafiero (1999) beschrijven de implementatie van een incontinentieprogramma vanuit een multidisciplinaire benadering. Reeds in de eerste fase wordt de interventie per discipline bij de beoordeling van de incontinentie geprogrammeerd. De behandeling die daarop volgt wordt sterk geïndividualiseerd. Aangezien vele behandelingsplannen berusten op mobiliteit, vakbekwaamheid, dieetmaatregelen, aangepaste medicatie en zelfzorgvermogen wordt een interdisciplinaire samenwerking onontbeerlijk.

2.7.2 Structureel overleg

Structureel overleg is een uitdrukking van de bereidheid en motivatie tot wederzijds contact. De wekelijkse teamvergadering verloopt volgens een uitgewerkt plan. De plaats, het tijdstip, de doelstelling en de duur van de vergadering zijn voor iedereen bekend. Het proces van de vergadering is vooraf vastgelegd:

■ Wie neemt deel aan de vergadering: alle verpleegkundigen, de hoofdverpleegkundige, de verantwoordelijke verpleegkundige aan wie bepaalde patiënten worden toegewezen?

■ Wie neemt de leiding: de verantwoordelijke arts of wordt een beurtrol gehanteerd?

■ Wie maakt het verslag, wat is de structuur van het verslag (methodisch handelen, opvolgingspunten, evaluatiecriteria)? Worden alleen de besluiten genoteerd met de naam van de persoon die de zaak volgt?

■ Wordt een agenda opgesteld zodat de deelnemers zich kunnen voorbereiden, of worden alle patiënten systematisch nagegaan?

2.7.3 Vertrouwen in eigen deskundigheid

Vertrouwen in eigen deskundigheid is een ander belangrijk aandachtspunt. Het uitschrijven van eigen visie en middelen geeft een beeld van de specifieke klinische competentie. Het zelfvertrouwen groeit naarmate men beter voorbereid aan een overleg deelneemt. Goede communicatie begint binnen de discipline: ook daar biedt overleg de garantie tot een vlotte samenwerking.

2.7.4 Expliciteren van ervaringen

Ervaringen moeten worden geëxpliciteerd. In vergaderingen wordt de behoefte aan 'ventileren' regelmatig ervaren. Ook al moet hiervoor ruimte worden gemaakt, daar mag het niet bij blijven: ervaringsgericht leren krijgt alleen een kans wanneer er reflectie op gang komt.

2.7.5 Het aanwenden van competentiemanagement

De wetenschappelijke en technologische vooruitgang hebben een hoge mate van specialisatie teweeggebracht, maar tegelijkertijd verwachten werkgevers flexibiliteit en polyvalentie van hun medewerkers. Dit kent grenzen. Zoals reeds vermeld vormt specialisatie geen beperking indien de competentie van eenieder goed aangewend wordt. Een goede leidinggevende 'empowert' zijn medewerkers en benut ieders talenten optimaal. Een en ander dient openlijk te worden besproken zodat ieders specifieke taak en verantwoordelijkheid voor het gehele team duidelijk zijn. Het zijn niet zozeer de gelijkenissen waarop wordt gefocust, het zijn de individuele verschillen die het samenwerken lonend maken en die dus zorgvuldig in kaart moeten worden gebracht (Davies 2000).

2.8 BESLUIT

Interdisciplinair samenwerken is niet langer een optie maar een plicht. In een teamsport ervaart men dat de kracht van een ploeg afhangt van het coachingsproces. Het gaat hierbij om meer dan de som van de verschillende talentvolle spelers, het is meer dan multidisciplinair samenwerken. Er moet een duidelijke strategie worden opgesteld in functie van de tegenstander en alle spelers moeten hun plaats en rol kennen. Deze beeldspraak is perfect van toepassing op een team in de geriatrische zorg en de voorwaarden tot een effectieve samenwerking zijn voorbeelden van het coachingsproces. De voorbereiding tot interdisciplinaire samenwerking zal eveneens in grote mate het resultaat 'tijdens de wedstrijd' beïnvloeden.

De effectiviteit van de vergaderingen hangt af van de mate waarin rollen en afspraken duidelijk zijn. Het overleg moet tot een minimum worden beperkt. Het hoofddoel is het samen vastleggen van de doelstellingen voor elke individuele patiënt. Uiteraard is de patiënt de belangrijkste protagonist in het totale proces. De patiënt is de expert (Grealish 1996): hij alleen kan oordelen over de kwaliteit van zijn leven, over het welzijn zoals hij het ervaart.

LITERATUUR

Abraham IL, Holroyd S, Snustad DG, Manning CA, Brashear HR, Diamond PT, Thompson-Heisterman AA. Multidisciplinary assessment of patients with Alzheimer's disease. Nurs Clin North Am 1994;29:113-28.

Areskog N-H. The need for multiprofessional health education in undergraduate studies. Med Educat 1988;22:251-52.

Atkinson C., Hayden J. Strategies for success. BMJ 1992;304:4188-90.

Baggs JG, e.a. The association between interdisciplinary collaboration and patient outcomes in a medical intensive care unit. Heart & Lung 1992;21(1):18-24.

Cable S. Multiprofessional education. In: A practical handbook for medical teachers, Harden J, Dent J (eds). London: Ballière Tindall 1999.

Cannaerts N, Dierckx de Casterlé B, Grypdonck M. Palliatieve zorg: zorg voor het leven. Gent: Story, 2001.

Carpenter, J. Interprofessional education for medical and nursing students: evaluation of a programme. Med Educat 1995;29:265-72.

Counsell SR, e.a. Curriculum recommendations for resident training in geriatrics interdisciplinary team care. JAGS 1999;47:1145-8.

Covinsky KE, e.a. Do acute care for elders units increase hospital costs? A cost analysis using the hospital perspective. J Am Geriatr Soc 1997;45:729-34.

Davies C. Getting health professionals to work together. BMJ 2000;320:1021-2.

De Ridder D. Communicatie tussen thuisverpleegkundige en huisarts. Kontakt 1997;19(73):4-7.

Goble R. Multiprofessional education in Europe, in: Leathard A. Going interprofessional. Working together for health and welfare. London: Routledge 1994.

Grealish, L. Beyond Hippocrates: ethics in palliative care. Int J Palliat Nurs 1997;3(3):151-5.

Greene RJ, Cavell GF, Jackson SHD. Interprofessional clinical education of medical and pharmacy students. Med Educat 1996;30:129-33.

Harden RM. Multiprofessional education: effective multiprofessional education: a three-dimensional perspective. Medical teacher 1998;20(5):402-8.

Irvine D. General Practice in the 1990s: a personal view on future developments. Br J Gen Pract 1993;43:415-8.

Kresevic D, e.a. A patient-centered model of acute care for elders. Nurs Clin North Am 1998;33:3515-21.

Kresevic D, Holder C. Interdisciplinary care. Acute Hospital Care 1998;14(4):787-98.

Makaram S. Interprofessional cooperation. Med Educat 1995;29(Suppl 1):65-9.

Maloney C, Cafiero M. Implementing an incontinence program in long-term care settings. A multidisciplinary approach. J Gerontol Nurs 1999; June:47-52.

Molinari J, e.a. A multidisciplinary ethics teaching conference on a geropsychiatric service. The Gerontologist 1999;39:1.

Multidisciplinary Education in Geriatrics and Aging (MEGA) Retrieved 22 May 2001 from the World Wide Web: cpmcnet.columbia.edu/dept/dental/Dental-Educational-Software/Gerontology-and-Geriatric-Dentistry/introduction.html.

Parsell G, Bligh J. Educational principles underpinning successful shared learning. Medical teacher 1998;20(6):522-9.

Pirie Z. LOTUS blossoms and looks to Europe. CAIPE Bulletin 1999;16(Spring):7.

Poulton BC, West MA. Effective multidisciplinary teamwork in primary health care. J Advanced Nursing 1993;18(6):918-25.

Pringle M. The developing primary care partnership. BMJ 1992;302:624-6.

Reid T, David A. Community nursing practice management and teamwork. Nursing Times 1994;90:42-5.

Richards A, e.a. Skill mix between nurses and doctors working in primary care-delegation or allocation: a review of the literature. Int J Nursing Studies 2000;37:185-97.

Robertson D. The roles of health care teams in care of the elderly. Fam Med 1992;24:136-41.

Ruyters RFM, Stevens FCJ. Organisatiestructuur, rolduidelijkheid, arbeidssatisfactie en het oordeel van verpleegkundigen over de samenwerking met artsen. Verpleegkunde 1992/1993;2:106-14.

Salvage J, Smith R. Doctors and nurses: doing it differently. BMJ 2000;320:1019-20.

Shidler S. A systemic perspective of life-prolonging treatment decision making. Qualitative Health Res 1998;8(2):254-69.

West MA, Poulton BC. A failure of function. Teamwork in primary health care. J Interprofessional Care 1997;11;205-16.

World Health Organization. Learning together to work together for health. Report of a WHO study on multiprofessional education for health personnel. WHO Technical Report Series 769. Geneva: WHO 1988.

Zwarenstein M, Reeves S. What's so great about collaboration. BMJ 2000;320:1022-3.

3 Management van de zorg voor ouderen

W. Sermeus, S. De Haes, R. Bouwen, S. Hazenbosch, C. Rogier, J. Van Uytsel

Samenvatting

Zorgmanagement dekt een brede waaier van methoden om de zorg op een systematische, geïntegreerde wijze te kunnen aanbieden. Voorbeelden zijn casemanagement en klinische paden, waarbij het kan gaan om het management van zorg voor één patiënt of voor een groep van patiënten. In dit hoofdstuk wordt via het 'service profit chain'-model van Heskett e.a. een referentiekader gecreëerd om de meerwaarde van het management van de zorg bij ouderen te verhelderen. De ontwikkeling en implementatie van een bewonersgericht ontbijtconcept in drie verzorgingshuizen wordt gebruikt als praktisch voorbeeld om de concepten en methoden van het management van de zorg bij ouderen toe te lichten.

Leerdoelen

Na bestudering van dit hoofdstuk heeft de lezer inzicht in:
- de concepten en methoden van het management van de zorg;
- de relatie tussen zorgmanagement en instellingsmanagement;
- de meerwaarde van het management voor de klinische ouderenzorg;
- het 'service profit chain'-model van Heskett e.a. en in de wijze hoe voor een afgebakende patiëntendoelgroep een concreet zorgconcept op een systematische wijze wordt vertaald in organisatie en systemen.

3.1 INLEIDING

Management wordt vaak uitsluitend geassocieerd met managers. Niets is minder waar. Management is een wijze van omgaan met complexiteit. Door doelen te stellen, te plannen, te organiseren en te evalueren reduceert men het niveau van onzekerheid en verkrijgt men meer greep op de processen.

In dit hoofdstuk wordt dieper ingegaan op het management van de zorg. Zorgmanagement dekt een brede waaier van methoden om de zorg op een systematische, geïntegreerde wijze te kunnen aanbieden. Voorbeelden zijn casemanagement en klinische paden die betrekking hebben op het management van zorg voor één patiënt of een groep van patiënten. Om de meerwaarde van het zorgmanagement aan te duiden wordt hier gebruikgemaakt van het 'service profit chain'-model van Heskett e.a. (1997). Er is immers nog een hele weg af te leggen tussen het initiële idee en de uiteindelijke realisering ervan. Het is enigszins te vergelijken met een bever en een hert die samen de Hooverdam bewonderen. Wanneer het hert vraagt of de bever deze heeft gebouwd, antwoordt deze dat deze specifieke constructie niet van hem is, maar dat hij wel het concept ervoor heeft bedacht. Of zoals Willem Elsschot het formuleerde: 'Tussen droom en daad staan wetten in de weg en praktische bezwaren, en een weemoedigheid die niemand kan verklaren'.

De ontwikkeling en implementatie van een bewonersgericht ontbijtconcept in drie verzorgingshuizen (De Haes 2000) wordt gebruikt als voorbeeld om de principes van zorgmanagement toe te lichten.

3.2 HET 'SERVICE PROFIT CHAIN'-MODEL VAN HESKETT E.A. (1987): DE THEORIE

Het 'service profit chain'-model van Heskett e.a. (1987) is ontwikkeld binnen de wereld van de marketing, in casu de marketing van diensten. In het Nederlands wordt dit aangeduid als ketenzorg (Devries & Hiddema 2000). Vertrokken wordt vanuit de verwachtingen van de cliënt, in casu de patiënt, waarbij volop het accent wordt gelegd op het dienstverlenend karakter van de relatie patiënt-hulpverlener. Het element 'keten' verwijst naar het feit dat heel wat mensen bij dit proces betrokken kunnen zijn, hetgeen de nodige afspraken en afstemming vraagt.

Management in de dienstensector vereist een heel andere managementbenadering dan traditioneel in de industrie gebruikelijk is. De industriële sector wordt gekenmerkt door de transformatie van ruwe materialen en grondstoffen naar afgewerkte producten. Hoe dit transformatieproces optimaal kan verlopen is door Henry Ford in het begin van de vorige eeuw in detail beschreven. Succesfactoren zijn standaardisatie en schaaleffecten ('economy of scale'). Door standaardisatie is het mogelijk het productieproces verregaand op te splitsen en alle onderdelen apart te vervaardigen. Standaardisatie maakt het immers mogelijk om deze verschillende onderdelen later opnieuw in elkaar te passen. Door de verschillende onderdelen op grote schaal te vervaardigen, wordt het bovendien mogelijk de kostprijs drastisch te reduceren.

De dienstensector daarentegen wordt gekenmerkt door interactieprocessen. De cliënt vraagt dat aan zijn specifieke behoeften wordt tegemoetgekomen en hij heeft weinig boodschap aan een gestandaardiseerde aanpak. De cliënt wenst bovendien een geïntegreerde benadering waarbij een vertrouwenspersoon een centrale rol vervult.

Een verregaande opsplitsing waarbij een reeks van specialisten ieder hun eigen taak verrichten wordt niet steeds gewaardeerd. Cliënten wensen immers een globale en geen gefragmenteerde benadering van hun probleem. Wanneer slechts een deelaspect wordt belicht leidt dit vaak tot ontevredenheid. Van dienstenorganisaties worden globale benaderingen en oplossingen verwacht. Téboul (1999) noemt dat de 'economy of scope', daarbij verwijzend naar het brede spectrum van aangeboden diensten.

Dit onderscheid vraagt een andere managementbenadering. Daar waar in de industriële sector een sterke sturing vanuit de directie noodzakelijk is voor een coherente productontwikkeling ligt in de dienstensector het succes bij de medewerkers. Deze hebben een hoge graad van autonomie en verantwoordelijkheid nodig om flexibel te kunnen en mogen inspelen op de behoeften en verwachtingen van hun cliënten.

Heskett e.a. (1997) tonen aan dat deze benadering ook financieel gunstig uitpakt. Patiënten die tevreden zijn over de dienstverlening dragen de naam en de faam van de desbetreffende organisatie via mond-tot-mondreclame uit en zorgen voor een gestaag aanbod en een stabiele financiële situatie.

Hoe kan men dit realiseren? Heskett e.a. (1987) ontwikkelden hiervoor het volgende vierstappenmodel: focus, concept, organisatie en systemen.

3.2.1 Focus: afbakening van de doelpopulatie

Het falen van vele organisaties komt vaak voort uit een gebrekkige kennis en afbakening van de doelpopulatie. Men mikt op een zeer breed publiek waardoor men geconfronteerd wordt met een brede waaier van problemen. Het gebrek aan focus heeft zijn impact op de volgende fases in het model. Omwille van de diversificatie is er geen duidelijk concept en zijn de organisatie en systemen op dusdanige wijze ontworpen dat men alle situaties moet aankunnen. Hierdoor is de aanpak vaak oppervlakkig en onvoldoende diepgaand. Een sterke focus is vaak een succesfactor voor dienstverlenende organisaties. Voorbeelden van focus binnen de ouderenzorg kunnen zijn: de valide alleenstaande oudere, de dementerende oudere, de zorgbehoeftige oudere met een sterk sociaal netwerk, de zorgbehoeftige oudere met kinderen met dubbel inkomen, enzovoort. Homogeniteit in het verwachtingspatroon voor elk van deze mogelijke doelgroepen bepaalt de verdere afbakening en diepgang.

3.2.2 Ontwikkeling en formulering van het concept

Wat heeft men als zorginstelling te bieden? Waarin verschilt deze zorginstelling van andere zorginstellingen? Het concept moet dusdanig worden uitgewerkt en voorgesteld dat het de doelpopulatie kan aanspreken. Voor eenzelfde doelgroep zijn immers verschillende benaderingen mogelijk. Stel dat men focust op de populatie van valide alleenstaande ouderen, dan zijn verschillende zorgconcepten mogelijk die telkens een ander deel van deze doelpopulatie zullen aanspreken. Laten we twee zorgconcepten met elkaar bij wijze van voorbeeld vergelijken.

1 Zorgconcept A wil de eenzaamheid doorbreken door het aanbieden van een sociale gemeenschap. Dit zal vooral mensen aantrekken die op zoek zijn naar gezelligheid samen met anderen.

2 Zorgconcept B is gericht op het aanbieden van ondersteuning in huishoudelijke taken (maaltijden, schoonmaken, wassen, enzovoort) met een verregaand respect voor rust en privacy.

Het is duidelijk dat beide concepten niet alleen andere doelgroepen aanspreken, maar ook een andere organisatie en zelfs een andere infrastructuur zullen vereisen. Het is niet evident om beide concepten (die quasi elkaars tegenpolen zijn) volwaardig in eenzelfde instelling te realiseren. Toch is dit, met de nodige creativiteit, wellicht mogelijk. De uitbreiding naar andere doelgroepen en zorgconcepten zal de realisatie evenwel steeds moeilijker zo niet onmogelijk maken. Op termijn moet deze aanpak leiden tot keuzes waarbij men zich focust op één duidelijk zorgconcept dat consequent wordt gerealiseerd.

Deze benadering is vergelijkbaar met het ruime aanbod van vakantieformules: sommige reisorganisatoren richten zich op gezinsvakanties, anderen meer op avonturiers, nog weer anderen op meerwaardezoekers. Sommige formules zijn als het ware verbonden met de naam van een reisoperator (bijvoorbeeld het concept van de Club Med). Deze formules spreken bepaalde gezinnen aan en stoten andere weer af. Het belangrijkste aspect is dat bij deze concepten helder naar de verschillende doelgroepen en zorgverleners wordt gecommuniceerd. Hierdoor zullen bepaalde potentiële cliënten zich niet aangesproken voelen, terwijl anderen er zich wellicht perfect bij zullen thuisvoelen. Het verblijf in een zorginstelling kan voor een bewoner rampzalig zijn wanneer het zorgconcept niet aansluit bij de eigen verwachtingen. De praktijk leert echter dat dit maar al te vaak voorkomt vanwege een onvoldoende duidelijke gecommuniceerde focus en gedifferentieerd zorgconcept.

3.2.3 Uitwerking van de organisatie

Hierbij worden de rollen voor de verschillende medewerkers vastgelegd. Tijdschema's (wie doet wat wanneer) worden vastgelegd. In concept A (het creëren van een sociale gemeenschap voor valide ouderen) start de dag waarschijnlijk met een gemeenschappelijk ontbijt, of via gemeenschappelijk uitgevoerde stretching- en gymoefeningen. De instelling organiseert kaart-, bingo- en andere clubactiviteiten. Regelmatig zijn er uitstapjes en worden er gezellige feestavonden georganiseerd. De ouderen worden betrokken bij de bereiding van maaltijden, klusjes, schoonmaakroutine. Hierdoor ontstaat een gevoel van saamhorigheid, van gemeenschappelijke verantwoordelijkheid. De tijdsbesteding wordt als zinvol beschouwd. De ouderen participeren in sterke mate in het beleid van de instelling. Omwille van deze keuzes is de personeelsbezetting beperkt en hooggekwalificeerd.

In concept B (een hotelformule voor valide ouderen) is er bediening voor de maaltijden. De kamers worden schoongemaakt. De bewoners hebben een grote mate van vrijheid wat betreft het alleen of gemeenschappelijk eten, deelname aan het gevarieerde aanbod van uitstapjes en andere initiatieven. Het eigen tijdschema van de bewoner wordt maximaal gerespecteerd. Omwille van deze keuzes zal de personeelsbezetting duidelijk meer uitgebreid zijn en lager gekwalificeerd ten aanzien van alle huishoudelijke en onderhoudsfuncties.

3.2.4 Ondersteuning van de organisatie met de noodzakelijke systemen

Hierbij wordt verwezen naar infrastructuur, mensen, materiële voorzieningen, informatiesystemen, en dergelijke. In de instelling volgens concept A staan gemeenschappelijke leefruimten centraal. De bewoners hebben bijvoorbeeld geen tv op hun kamer, maar er staat wel een toestel in de verschillende leefruimten, waarbij er afspraken zijn welke kanalen er te zien zijn. In de gemeenschappelijke eetzaal staan grote tafels voor zes tot acht personen. Om de ouderen maximaal te laten participeren is erin geïnvesteerd de functionele ruimten voor hen toegankelijk te maken. De keuken heeft een antislipvloer en al het keukenmateriaal is solide. Elektrische apparaten zijn sterk beveiligd (bijvoorbeeld koffiezetapparaten schakelen zichzelf na verloop van tijd automatisch uit). Er is voldoende gereedschap aanwezig om de tuin te onderhouden (voldoende harken, schoffels enzovoort).

In de instelling volgens concept B staat de kamer van de bewoner centraal. Deze is met maximaal comfort ingericht. Zo heeft elke oudere een eigen tv-toestel. Een aansluiting voor hoofdtelefoon is aangewezen om geluidsoverlast ten opzichte van de medebewoners tot een minimum te beperken. Er is een gemeenschappelijke eetzaal, maar de tafels zijn geschikt om alleen of met enkele anderen de maaltijd te gebruiken. Het materiaal voor onderhoud is aangekocht voor professioneel gebruik en maximale efficiëntie. De bewoners wordt de mogelijkheid geboden om tegen gereduceerde prijzen abonnementen op kranten en tijdschriften te nemen, echter wel op individuele basis.

De bovenstaande vier stappen tonen duidelijk aan dat een ander concept leidt tot een andere organisatie. Het zal duidelijk zijn dat met gelijk welke organisatie niet ook gelijk welk concept kan worden gerealiseerd.

3.3 CONCREET VOORBEELD: OPERATIONALISERING VAN EEN BEWONERSGERICHT ONTBIJTCONCEPT (DE HAES 2000)

Aan de hand van de operationalisering van een bewonersgericht ontbijtconcept voor licht dementerende ouderen in drie Vlaamse verzorgingshuizen wordt het model van Heskett toegelicht. De aanpak heeft zeker beperkingen. Uiteraard is het ontbijt slechts één element in de totale benadering van de bewoner. Men kan het ontbijtconcept niet losmaken van het totale concept en de totale organisatie.

3.3.1 Focus: afbakening van de doelpopulatie

De beoogde doelpopulatie in de drie instellingen zijn de licht dementerende ouderen. Deze groep werd onderscheiden op basis van de Mini-Mental State Examination (MMSE) en het oordeel van de hoofdverpleegkundige. In de praktijk viel de keuze meestal op een afdeling voor demente ouderen.

In de eerste instelling vond het onderzoek plaats op een afdeling van 36 bewoners. Op deze afdeling kwamen tien bewoners voor het project in aanmerking. De gemiddelde MMSE-totaalscore was 10,6 (spreiding: 5-15), een score die wijst op de aanwezigheid van een ernstig cognitief deficiet bij de bewoners. Zes bewoners konden mits voorbereid zelfstandig eten. Eén bewoner had gedeeltelijke hulp nodig en de drie overige bewoners werden (in principe) gevoerd.

In de tweede instelling namen twee afdelingen met 26 bewoners deel aan het onderzoek. Van hen kwamen acht bewoners in aanmerking. De gemiddelde MMSE-totaalscore bedroeg 20 (spreiding: 13-29), een matig cognitief deficiet bij de meeste bewoners. Vijf bewoners konden zelfstandig eten. Twee bewoners konden mits voorbereid zelfstandig eten en één bewoner had gedeeltelijke hulp nodig.

In de derde instelling participeerden twee afdelingen met respectievelijk 72 bewoners aan de studie. In totaal werden 24 bewoners in de studie geïncludeerd. De gemiddelde MMSE-totaalscore was 11 (spreiding: 3-22), een cognitief deficiet variërend van matig tot ernstig. Drie bewoners konden zelfstandig eten. Achttien bewoners konden dit met voorbereiding en drie bewoners hadden gedeeltelijke hulp nodig.

Dementerende bewoners vragen speciale zorg gedurende de maaltijd. Vaak vertonen zij storend gedrag: onvermogen om het bestek te herkennen en te gebruiken, grijpen naar eten, non-food voorwerpen eten, eenzijdige voorkeur voor zoet voedsel, moeilijk de aandacht houden bij de maaltijd, voortdurende tongbewegingen, vasthouden of verzamelen van voedsel in de mond, voedsel uitspuwen, geen tekenen van honger of verzadiging vertonen (Athlin e.a. 1987). Onderzoek heeft aangetoond dat gepast maaltijdgedrag bij dementerende ouderen in belangrijke mate wordt onderhouden door omgevingsfactoren, zoals de wijze waarop de tafel is gedekt of de sociale acceptatie van zijn tafelgenoten (Osborn e.a 1992; Van Ort e.a. 1992; Davies e.a 1980). Het is duidelijk dat licht dementerenden een afgebakende populatie ouderen vormen, voor wie een geëigende aanpak kan worden uitgewerkt.

3.3.2 De huidige organisatie

In de instellingen werd geen expliciet ontbijtconcept gehanteerd. Door een analyse van de organisatie krijgt men zicht op het impliciete zorgconcept. In de eerste instelling wordt 's nachts reeds gestart met de voorbereiding van het ontbijt. De verpleegkundige met nachtdienst smeert de boterhammen voor de bewoners in de instelling die dit zelf niet meer kunnen doen. Zij maakt hierbij gebruik van voedingskaarten waarbij rekening wordt gehouden met keuze en zelfzorgvermogen van de bewoners. Indien een bewoner op de kamer eet, worden alle benodigdheden op een dienblad geplaatst en afgedekt met plasticfolie. Het ontbijt van de bewoners die in de gemeenschappelijke eetzaal ontbijten wordt per afdeling op één dienblad klaargezet. Deze nachtelijke voorbereiding neemt ongeveer drie uur in beslag.

Omstreeks acht uur 's morgens wordt de ontbijtkar door het huishoudpersoneel naar de afdeling gebracht. De bewoners die het ontbijt op de kamer gebruiken, worden het eerst bediend. Dit geldt zowel voor de valide bewoners als voor de zwaar hulpbehoevenden die gevoerd worden. Van de bewoners eet 70% op de kamer. De groep van licht dementerende ouderen (tien bewoners) ontbijt in de gemeenschappelijke eetzaal. Zij worden snel gewassen en aangekleed en naar de eetzaal gebracht. Indien mogelijk zitten zij aan tafel. Indien zij bed- of stoelgebonden zijn worden ze in een stoel gezet en krijgen een eettafeltje voor zich.

Elk van de bewoners krijgt een groot servet om waarna het ontbijt wordt geserveerd. Iemand van de zorgverleners houdt toezicht op deze groep. In de mate van het mogelijke worden de bewoners gestimuleerd om zelfstandig te eten. Daarbij is echter heel wat verbale aanmoediging nodig. De stoelgebonden bewoners vragen veel extra hulp. Het ontbijt wordt voortdurend gestoord door de activiteiten van het onderhoudspersoneel dat reeds met schoonmaken is gestart, door de medicatieverdeling en door het uitdelen van dranken. De aanwezige zorgverleners moeten vaak hun activiteit onderbreken voor het beantwoorden van de telefoon, het halen van extra koffie en dergelijke. Rond negen uur is het ontbijt afgerond.

In de tweede instelling starten per afdeling een of twee personeelsleden om zeven uur 's ochtends met de voorbereiding van de ontbijtkar. Zij smeren de boterhammen aan de hand van een uitgebreide keuzelijst per bewoner. Zij smeren en beleggen de boterham, verwijderen de korsten en alles wordt netjes op een dienblad geschikt. Andere taken zijn het persen van sinaasappelen, koken van melk, vullen van thermoskannen met koffie of heet water voor thee. Dit neemt ongeveer 40 minuten in beslag. Op een van de afdelingen wordt ondertussen een aantal bewoners reeds verzorgd en nadien aan tafel gezet in de gemeenschappelijke zithoek van de afdeling. Op de andere afdeling wordt niemand vóór het ontbijt gewassen en eet iedereen in zijn kamer. Op beide afdelingen eten de meeste bewoners in bed aan een eettafeltje. Een minderheid staat op en eet aan de tafel in de kamer. De zwaar hulpbehoevende bewoners worden gevoerd. De gedeeltelijk afhankelijke bewoners worden geholpen en verbaal aangemoedigd. Ook in deze instelling is het ontbijt omstreeks negen uur afgerond en kan met de hygiënische verzorging worden gestart. De globale indruk is dat het ontbijt druk en luidruchtig verloopt.

In de derde instelling is het verloop van het ontbijt gelijk aan dat in de tweede instelling. Omstreeks halfacht starten twee personeelsleden met de voorbereiding van het ontbijt. Op basis van de ontbijtlijst worden de boterhammen gesmeerd en zoveel mogelijk belegd op maat van de bewoners (met/zonder korsten, pletten, doorsnijden, enzovoort). Het ontbijt wordt per bewoner op een dienblad geschikt. Omstreeks acht uur wordt opgediend. Alle bewoners eten op hun kamer. De meesten eten in bed. De zorgverleners lopen van kamer tot kamer om assistentie bij het ontbijt te verlenen. Vanwege de aard van de problematiek (een meer dementerende en hulpbehoevende populatie) is er veel aandacht voor medicatie-inname, slikproblemen en ondervoeding. Ook op deze afdeling is het ontbijt een druk moment op de afdeling. Om negen uur is het ontbijt achter de rug en start men met de verzorging.

In deze derde instelling heeft het animatieteam het initiatief genomen om eenmaal per week samen met een vaste groep van maximaal vijf tot zes (dementerende) bewoners te ontbijten. Dit gebeurt in een aparte huiselijk ingerichte living waar de bewoners gewassen en gekleed naartoe worden gebracht. Het doel van deze ontbijtgroepen is een sociale activiteit te creëren waarbij bijzondere aandacht wordt besteed aan het stimuleren van de zelfredzaamheid. De ontbijttafel wordt door de begeleidster op een huiselijke manier gedekt (met tafelkleed, broodmandjes, koppen en schotels, een servet). Van de meest valide bewoners wordt verwacht dat zij zelf hun beleg kiezen, hun brood smeren en beleggen en zelfstandig opeten. Het komt voor dat de 'betere' bewoners hulp bieden aan hun meer hulpbehoevende medebewoners. Er speelt aangepaste achtergrondmuziek. De begeleidster eet gewoon met de bewoners mee en stimuleert hen over dagelijkse dingen te praten. De 'betere' bewoners ruimen achteraf mee af en doen gezamenlijk de afwas.

3.3.3 Ontwikkeling van een ontbijtconcept

De beschrijving van de organisatie leert ons iets over het achterliggende ontbijtconcept. Het ontbijt duurt zo kort mogelijk. Binnen een uur hebben alle bewoners ontbeten. Bewoners die wat trager zijn of er wat moeite mee hebben, worden gevoerd en worden geholpen waardoor het sneller verloopt. Het streven naar efficiëntie is een duidelijk kenmerk van de drie instellingen. Een tweede kenmerk is dat het ontbijt hoofdzakelijk wordt beschouwd als een fysiologisch gebeuren en niet als een zingevende activiteit waar men naar uitkijkt of van geniet (Gastmans 1998). Signalen hiervan zijn het eten op de kamer en (meestal) in bed, de beperkte tijdsduur, het voortdurend gestoord worden. Een derde kenmerk is dat de bewoner de activiteit ondergaat: de zorgverlener voert duidelijk de regie. Het is niet duidelijk hoe vaak keuzelijstjes worden aangepast. De keuze op de dag zelf ('ik heb vandaag eens zin in iets anders') wordt niet steeds gerespecteerd. De zorgverlener bepaalt in belangrijke mate wie waar, wat, hoe lang en hoe eet (bijvoorbeeld brood met of zonder korsten).

Dit ontbijtconcept reflecteert zich in de organisatie, maar eveneens in de systemen. In sommige instellingen is er geen gemeenschappelijke eetruimte. Bewoners eten in bed aan eettafeltjes zoals bedlegerige patiënten dit in ziekenhuizen doen. Het eetgerei, met uitzondering van drinkbekertjes, is zelden aangepast aan de functionele handicap van de oudere. Hulpverleners bieden hulp wanneer de bewoner niet zelfstandig kan eten, eerder dan op zoek te gaan naar aangepaste hulpmiddelen.

Een verandering van dit ontbijtconcept is alleen mogelijk als de organisatie en systemen worden aangepast. Het experiment met de ontbijtgroepen in instelling drie is hiervoor tekenend. Op initiatief van het animatieteam is een nieuw ontbijtconcept geformuleerd. Doordat dit naast de bestaande organisatie plaatsvindt en niet geïntegreerd is, vraagt dit veel energie en komt het in gedrang wanneer een van de initiatiefnemers niet aanwezig is.

De directies van de instellingen besluiten een nieuw ontbijtconcept te laten ontwikkelen dat meer rekening houdt met de bewoner. Het moet de bewoner zowel naar plaats, tijdstip, tijdsduur, spijs en drank voldoende keuzemogelijkheden geven. Het ontbijt moet een volwaardig geïntegreerd onderdeel van de dag van de bewoner zijn. Het ontbijt is een collectief gebeuren: samen tafelen moet voor de bewoners een plezierige, verrijkende en een zelfredzaamheid en sociale interactie stimulerende activiteit zijn (Declercq 1989; Davies 1980).

Uit het onderzoek van Davies en Snaith blijkt dat de bewoner-bewonerinteractie significant stijgt wanneer bewoners gezamenlijk aan een tafel gedekt met broodmandjes en koffiekannen de maaltijd gebruiken. Eetproblemen komen minder frequent voor bij een positieve maaltijdomgeving (Sandman 1988). Het belangrijkste aspect van dit ontbijtconcept is dat hierin de bewoners centraal staan.

3.3.4 Organisatie en systemen van een bewonersgericht ontbijtconcept

Zoals blijkt uit de probleemstelling is het niet voldoende om een (nieuw) bewonersgericht ontbijtconcept te bedenken. Het is noodzakelijk dat het concept wordt vertaald in organisatie en systemen. Dit verloopt voor elke instelling verschillend.

In de eerste instelling wordt in samenspraak met het keukenpersoneel de ontbijtkeuze uitgebreid. Naast het beleg van de dag (honingkoek, perensiroop, platte kaas, smeerkaas) wordt afwisselend een extra kaas- en vleessoort aangeboden. Op zondag komen sandwiches en rozijnenbrood op de menukeuze. Op het menu worden meer melkproducten geplaatst. De gesmeerde boterhammen maken plaats voor broodmandjes die in de eetzaal op de tafel worden gezet. Sommige boterhammen zijn al gesmeerd voor de bewoners die dit moeilijk zelf kunnen. Een variëteit aan beleg wordt aangeboden. De meer valide bewoners kunnen ervoor kiezen zelf hun boterhammen te smeren.

Aan de bewoners die op de kamer eten wordt een keuze van beleg voorgesteld. Deze boterhammen worden 's nachts voorgesmeerd en bewaard in brooddozen.

In de voormiddag wordt meer tijd voor het ontbijt vrijgemaakt. De bewoners kunnen zelf het tijdstip van opstaan kiezen, waarbij ze een beroep kunnen doen op de zorgverleners als zij hulp nodig hebben bij wassen en aankleden. Daarna gaan ze naar de gemeenschappelijke eetzaal voor hun ontbijt.

Voor de valide ouderen wordt in de instelling een ontbijtbuffet ingericht waar de bewoners tussen acht uur en halftien kunnen ontbijten. De bediening vindt plaats door het personeel. Er wordt voorzien in een gezellige maaltijdomgeving en uitgebreide spijskeuze.

In instelling twee wordt de voorbereiding op het ontbijt verlegd van de afdeling naar de centrale keuken. Voor de licht dementerende ouderen van beide afdelingen wordt een collectief ontbijt georganiseerd in een gemeenschappelijke eetzaal. Deze maaltijdomgeving krijgt een huiselijke inrichting met een vrolijk gekleurd tafelkleed, het gebruik van een mooi servies, stoffen servetten, broodmandjes, ruime keuze van beleg. Om acht uur start een groep van acht bewoners met het ontbijt. Deze bewoners zijn op de afdeling reeds gewassen en gekleed. Zij worden opgewacht en begroet door twee maaltijdbegeleidsters. De bewoners verrichten kleine taken zoals het neerleggen van bestek op tafel en het vouwen van servetten. De bewoners krijgen een vaste plaats toegewezen op basis van vriendschappelijke of echtelijke relaties, handicap, interesses en dergelijke. De bewoners worden aangemoedigd zoveel mogelijk zelf hun boterhammen klaar te maken of een gesprek aan te knopen. Na de maaltijd wordt gezamenlijk afgeruimd en afgewassen. De maaltijdbegeleidster schrijft over elke bewoner een dagelijks verslag: eetlust, gedrag, sociale contacten. Deze gegevens worden doorgegeven aan de afdeling.

In de derde instelling is ervoor geopteerd om voor de licht dementerende bewoners een gezamenlijk ontbijt te organiseren in de centrale living. Hiervoor is de afdelingskeuken verplaatst tot vlak naast de centrale living om redenen van toezichtmogelijkheid, begeleiding en efficiëntie. Om 7.30 uur starten twee personeelsleden met de voorbereiding van het ontbijt. De tafels worden gedekt.

Op de afdeling worden ongeveer vijftien bewoners gewassen en aangekleed zodat zij aan het ontbijt kunnen deelnemen. De bewoners worden op basis van hun zelfvoedingsvermogen in drie vaste groepen aan de ontbijttafel uitgenodigd.

De ontbijttafel van de meest valide groep wordt voorzien van broodmandjes en schotels met broodbeleg. De bewoners smeren zelf hun boterhammen. De minder valide bewoners worden door een logistieke medewerker geholpen en gestimuleerd. De bewoners mogen in hun eigen tempo ontbijten. Af en toe neemt het animatieteam ook deel aan het ontbijt, wat voor extra begeleiding zorgt.

3.3.5 Aanpak

Uiteraard hangen de resultaten ook samen met de strategie van verandering. In de meeste instellingen is gekozen voor een leerstrategie (Bouwen & Fry 1991). Hiervoor werd in elk van de instellingen een intern veranderingsteam opgestart. Het uitgangspunt was dat de controle en het bestuur van het project zo laag mogelijk in de organisatie zouden liggen. Het team bestond uit directieleden, afdelingshoofden, animatoren, hoofden van facilitaire diensten (keuken, onderhoud, administratie) en in één geval een arts en opnameverantwoordelijke. De heterogene samenstelling van het team maakte het mogelijk dat de reorganisatie vanuit verschillende invalshoeken kon worden benaderd. Aan geen van de instellingen was een diëtist verbonden, hetgeen als een nadeel werd ervaren.

Om het leervermogen voldoende groot te maken werd aan het team een actieve rol toegekend, waarin zelfsturing en initiatief een belangrijke plaats innamen. De opdracht van de teamleden was niet alleen om het veranderingsproject te concipiëren, maar ook om het in de dagelijkse praktijk vorm te geven, hun collega's erbij te betrekken zodat een klimaat werd gecreëerd waarin de reorganisatie van het maaltijdgebeuren geleidelijk doorgevoerd en verankerd werd.

De ervaring leert dat het interne veranderingsteam voldoende tijd en mogelijkheden moet krijgen om zich de problematiek eigen te maken en overtuigd te geraken van de noodzaak van het veranderingsproces. Deze benadering vraagt bovendien een goede procesbegeleiding: voortdurend moeten de doelstellingen en rollen worden bewaakt. Naast leerstrategieën steken vaak andere strategieën de kop op zoals een expertstrategie wanneer een van de participanten het allemaal 'beter' blijkt te weten, of een machtsstrategie wanneer de participanten het gevoel hebben dat een van de leidinggevenden een bepaalde oplossing wil doordrukken. Het veranderingsteam moet zich voortdurend bewust zijn van de belangrijke rol die het vervult ten opzichte van de andere teamleden. Een voortdurende open communicatie is belangrijk bij de realisering van een zo groot mogelijk draagvlak en betrokkenheid bij alle participanten.

3.3.6 Resultaten

In de eerste instelling was het verschil in organisatie het meest markant. Het verzorgend team ervoer deze werkorganisatie als zeer positief. De zorgverlening verliep meer geïntegreerd door een persoonlijke aanpak van verzorging en ontbijt. Het was rustiger op de afdeling. De zorgverleners merkten ook op dat de licht dementerende bewoners opvallend meer eetlust vertoonden en onderling converseerden. De personeelsleden waren meer tevreden met de infrastructuur van de ontbijtomgeving, de personeelsbezetting tijdens het ontbijt, de bewoner-hulpverlenerinteractie, organisatie en werkdruk. Zij vonden dat het ontbijt meer huiselijk, rustiger en uitnodigend verliep en de integratie van andere dagactiviteiten bevorderde. Door de positieve resultaten werd ook op andere afdelingen met de invoering van dit concept gestart.

In instelling twee waren de effecten minder opvallend. Men vond het positief dat de maaltijdbegeleiding steeds door dezelfde personen werd uitgevoerd. Er werden geen significante verschillen ervaren qua huiselijke sfeer, stimulerende ontbijtomgeving en bewoner-hulpverlenerinteractie. Er waren kleine verschillen tussen beide participerende afdelingen. Zo werd op afdeling B de werkdruk door de invoering van het nieuwe ontbijtconcept als lager ervaren. Dit bleek niet het geval te zijn op afdeling A.

In de derde instelling waren er vrij grote verschillen tussen beide afdelingen. Terwijl afdeling A weinig verschillen ervoer ten aanzien van de vorige werkorganisatie was dit niet het geval op afdeling B. Op afdeling B vonden de zorgverleners dat het ontbijt meer aansloot bij de vroegere thuissituatie. Er werd meer gestimuleerd tot een hogere voedselinname. Op afdeling B was men meer tevreden met de nieuwe organisatie. Op beide afdelingen was er geen sprake van een daling in werkdruk: er kwam vooral meer druk te liggen op de hygiënische verzorging. De zorgverleners hadden het gevoel dat het ontbijt meer tijd in beslag nam dan vroeger.

3.3.7 Evaluatie

De evaluatie van de implementatie vond plaats na één maand en kwam duidelijk te vroeg. Sommige instellingen of afdelingen zaten nog middenin het veranderingsproces. Een evaluatie na zes maand en een jaar is wenselijk. De groep van licht dementerende ouderen is een moeilijke doelgroep. Omwille van de behoefte aan structuur en houvast mag en kan het veranderingsproces niet te snel of te bruusk verlopen. Anderzijds is het niet steeds wenselijk om tijdens het proces veranderingen door te voeren.

De vertaling van het concept naar organisatie en systemen is in de verschillende instellingen op een andere manier geschied. In de eerste plaats geeft dit aan dat het globale concept niet steeds even eenduidig is, of aansluit bij de globale visie van de instelling: 'Wie zijn wij en waarvoor staan we?' Een voorbeeld is de instelling die de valide bewoners betrekt bij het dekken en afruimen van de tafels. Het is niet ondenkbaar dat sommige bewoners of ook zorgverleners de zin hiervan niet zien of hiermee problemen hebben ('nu laten ze bewoners al werken') wanneer het globale zorgconcept niet duidelijk is of wanneer bepaalde activiteiten er niet rechtstreeks bij aansluiten. Hoe duidelijker het concept en hoe consequenter hiernaar wordt gehandeld, hoe meer dit zal leiden tot tevredenheid van zorgverleners en bewoners.

Een tweede constatering is dat het ontbijtconcept maar één element is in de totale verzorging van de bewoners. Veranderingen in het concept en de organisatie hebben hun weerslag op andere elementen van de verzorging. Een voorbeeld dat in elk van de instellingen naar voren komt is het effect op de hygiënische verzorging. Een ander voorbeeld is de organisatie van de keuken. In de eerste instelling zijn de kok en het keukenpersoneel het sterkst bij het veranderingsproject betrokken: voorbereiding van het ontbijt, centrale eetzaal, aanbieden van ontbijtbuffet.

Een verandering in concept leidt tot een verandering in organisatie en functies. 'Job-redesign' (Hackman & Oldman 1975) is een van de meest concrete effecten bij veranderingsprocessen. Een voorbeeld hiervan is de weerslag op de activiteit van bestaande teams. In instelling twee heeft de reorganisatie van het ontbijt bijvoorbeeld geleid tot een wijziging van de tijdschema's van de onderhoudsploeg. In instelling drie heeft het animatieteam zich geïntegreerd in een systeem dat nu dagelijks wordt gevolgd. Er is geen afzonderlijke 'ontbijtgroep' meer, maar alle dagen ontbijten alle bewoners in groepsverband. De dagen dat de animator dit ontbijt mee begeleidt zijn bedoeld om dit ontbijt nog beter te verzorgen. De zorgverleners vinden hun bijdrage zeer belangrijk in functie van goede bewoner-bewonerinteractie, verbetering van de fijne motoriek en dergelijke. Dit vraagt van het animatieteam echter dat men vroeger in de instelling aanwezig is: dit vraagt weer een verandering in de organisatie en een andere indeling van de ochtendactiviteit, die weer haar weerslag heeft op andere bewonersgroepen. Het is duidelijk dat men rekening moet houden met deze consequenties, wil men evolueren naar een langdurig standhoudende en evenwichtige oplossing.

3.4 BESLUIT

Zorgmanagement is de operationalisering van een zorgconcept naar organisatie en systemen. Het zorgconcept komt tot stand op basis van klinische inzichten, aangevuld met de verwachtingen van bewoners en hun familie. Het concept moet dusdanig worden uitgewerkt dat het de bewoners aanspreekt en tegelijkertijd toelaat dat klinische doelstellingen worden gerealiseerd. Zodra het zorgconcept voldoende is uitgerijpt kan dit worden vertaald in organisatie en systemen. De vertaling in organisatie impliceert een verdeling van rollen, taakafspraken, relaties. Deze moet op haar beurt worden ondersteund door de noodzakelijke systemen: infrastructuur, materiaal, middelen, tijd, enzovoort.

Uit het in dit hoofdstuk beschreven project blijkt dat naarmate het zorgconcept helderder wordt geformuleerd en consequenter wordt vertaald in organisatie en systemen de resultaten, zowel met betrekking tot bewoners als medewerkers, duidelijk beter zijn. Dit is de essentie van het management van de zorg voor ouderen: een goede afstemming tussen klinische besluitvorming en organisatie leidt uiteindelijk tot een betere zorg.

LITERATUUR

Athlin E, Norberg A. Caregivers' attitudes and interpretations of the behaviour of severily demented patients during feeding in a patient assignment care system. Int J Nursing Studies 1987;24 (2):145-53.

Bouwen R, Fry R. Organizational innovation and learning: four patterns of dialogue between the dominant logic and the new logic. International Studies in Management and Organization, M.E. Sharpe Inc 1991;21(4):37-51.

Davies A, Snaith P. The social behaviour of geriatric patients at mealtimes: an observational and an intervention study. Age and Ageing 1980;9:93-9.

De Haes S. De ontwikkeling en implementatie van een bewonersgericht ontbijtconcept in drie rust- en verzorgingstehuizen. Licentiaatsverhandeling medisch-sociale wetenschappen KU Leuven, 2000.

Declercq C. Verpleegkundige aspecten bij het voeden van hulpbehoevende ouderen in een instelling. Verpleegkunde 1989;3:117-27.

Devries G, Hiddema U. Management van patiëntenstromen. Reeks Medicus en Management. Houten/Zaventem: Bohn, Stafleu Van Loghum, 2000.

Gastmans C. Meals in nursing homes: an ethical appraisal. Scand J Caring Sci 1998;12:231-7.

Hackman J, Oldman G. A new strategy for job enrichment. California Management Review 1975;18(4).

Heskett J. Lessons in the service sector. Harvard Business Review 1987;March-April:117-26.

Heskett J, Sasser W, Schesinger L. The service profit chain: how leading companies link profit and growth to loyalty, satisfaction and value. New York: Free Press 1997.

Osborn C, Marshall M. Promoting mealtime independence. Geriatric Nursing 1992;13:254-6.

Sandman P, e.a. Verbal communication during meals in five institutionalised patients with Alzheimer-type dementia. J Advanced Nursing 1988;13:571-8.

Téboul J. Le Temps des Services: une nouvelle approche de management. Paris: Editions d'Organisation 1999.

Van Ort S, Phillips L. Feeding nursing home residents with Alzheimer's disease. Geriatric Nursing 1992;13:249-53.

Deel 2
Verpleegkundige zorg voor ouderen met medisch-heelkundige problemen

4 Postoperatief pijnmanagement bij ouderen

K. Milisen, M. Hagens, M. Judong, N. Cannaerts, E. Vandermeulen

Samenvatting

Acute postoperatieve pijn is een onaangename sensorische en emotionele ervaring, die bij gehospitaliseerde ouderen vaak inadequaat wordt behandeld, met heel wat negatieve gevolgen voor het revalidatieproces. Zowel oorzaken die liggen bij de ouderen zelf (onder andere cognitieve en communicatiestoornissen) als bij de hulpverleners (onder andere onvoldoende kennis en misvattingen over pijn) blijken hierbij een rol te spelen. Vooral een moeilijke en vaak niet uitgevoerde pijndetectie en het niet aangeven of melden van pijn door de ouderen zelf belemmeren een effectief postoperatief pijnmanagement. Naast het onderscheiden van acute en chronische pijn en een bespreking van de verschillende oorzaken en gevolgen van ineffectief pijnmanagement zullen in dit hoofdstuk het systematisch gebruik van aangepaste screeningsinstrumenten en de noodzaak van juiste kennis en een correct gebruik van postoperatieve pijnmedicatie bij ouderen worden behandeld.

Leerdoelen

Na bestudering van dit hoofdstuk heeft de lezer inzicht in:
- onderscheid tussen acute en chronische pijn;
- oorzaken en gevolgen van ineffectief postoperatief pijnmanagement bij ouderen;
- de noodzaak tot systematische pijndetectie en kennis van het gebruik van de specifieke screeningsinstrumenten bij ouderen;
- kennis van het gebruik en toepassing van postoperatieve pijnmedicatie die is aangepast aan de specifieke noden van ouderen.

4.1 INLEIDING

Pijn is een onaangename sensorische en emotionele ervaring (AGS Panel on Chronic Pain in Older Persons 1998). Pijn is volledig subjectief en bijgevolg weet alleen de betrokkene zelf hoeveel pijn hij ervaart (Lloyd & McLauchlan 1994). Hij is met andere woorden diegene die het meeste weet over zijn pijn en bijgevolg de expert ter zake (McDonald & Sterling 1998).

Wanneer men spreekt over pijn dient een onderscheid te worden gemaakt tussen acute en chronische pijn. Acute pijn is plots optredende pijn. Het is een kortdurende gewaarwording die hetzij zeer tijdelijk en vluchtig, hetzij langer aanhoudt maar na behandeling van het oorzakelijk letsel reversibel is. Acute pijn houdt in de regel minder dan drie maanden na het uitlokkende proces aan (Vandermeulen & Van Aken 1994). Acute pijn is meestal het gevolg van: *1* een trauma, zoals na een sportblessure, verbranding of ongeval, *2* een ziekte zoals migraine, jicht of myocardinfarct en *3* een behandeling, zoals een operatie, tandextractie of diagnostische procedures (Donovan 1990). Het meest bekende voorbeeld van acute pijn bij ouderen is de pijn die zich voordoet bij de orthopedische chirurgie, waarbij ingrepen ten gevolge van heupfracturen 60% van het totaal uitmaken. Acute pijn is bij deze patiëntenpopulatie een van de meest evident aanwezige klinische bevindingen (Broos e.a. 1998). Verder vertonen vooral geriatrische patiënten met depressieve symptomen een hoger risico van pijn gedurende de hospitalisatieperiode (Williams & Schulz 1988; Desbiens e.a. 1996).

De primaire verantwoordelijkheid voor de behandeling van acute pijn in het ziekenhuis en meer specifiek postoperatieve pijn ligt bij de medische en de verpleegkundige staf (Lander 1990). Onderzoek toont echter aan dat veel geriatrische patiënten postoperatief onnodig lijden, zelfs wanneer analgetica gebruikt worden (Ketuvuori 1987). Behalve het feit dat patiënten niet onnodig behoeven te lijden heeft een persisterende pijntoestand ook een negatieve invloed op de postoperatieve morbiditeit en mortaliteit. Het onvolledig of niet behandelen van acute postoperatieve pijn kan een vertraging veroorzaken in het helingsproces, het herstel van een normale longfunctie en de mobilisering van de patiënt in het algemeen, en de oudere patiënt in het bijzonder, met als gevolg een verhoogde kans op pulmonale complicaties en tromboembolieën (Vandermeulen & Van Aken 1994).

Chronische pijn is daarentegen pijn die langer dan drie maanden na de uitlokkende gebeurtenis aanhoudt, voortschrijdende pijn die langer duurt dan het verwachte helingsproces (Vandermeulen & Van Aken 1994) of anderszins persisterende pijn die niet behandelbaar is met routine-pijncontrolemethoden (AGS Panel on Chronic Pain in Older Persons 1998). In sommige gevallen is dit soort pijn geassocieerd met een chronische aandoening (bijvoorbeeld kanker, reuma) of een definitief letsel (bijvoorbeeld amputatie). Het betreft hier een afzonderlijk klinisch syndroom dat volledig losstaat van symptomatische acute pijn. Door zijn lange evolutie wordt chronische pijn een echte ziekte op zichzelf, die zich zelfstandig ontwikkelt ongeacht de oorzaak ervan. Chronische pijn komt het meeste voor in de vorm van artritis (Helme & Allen 1992) en wordt bij ouderen vaak gerelateerd met depressie (Parmelee e.a. 1991), verminderd sociaal leven, slaapstoornissen, verminderde mobiliteit (Magni e.a. 1993) en toegenomen gezondheidskosten (Lavsky-Shulan e.a. 1985).

Chronische pijn is dan ook een frequent voorkomend probleem zoals blijkt uit de volgende gegevens. Ongeveer 18% van de ouderen gebruikt geregeld (twee- tot driemaal per week) pijnmedicatie (AGS Panel on Chronic Pain in Older Persons 1998). Het voorkomen van chronische pijn bij ouderen is bovendien tweemaal zo hoog als bij jongeren. Prevalentiecijfers van chronische pijn variëren van 25% tot 50% bij thuiswonende ouderen en kunnen oplopen tot 85% bij ouderen opgenomen in verzorgingshuizen (Fulmer e.a. 1996). Van deze laatste groep wordt geschat dat 45% tot 80% wordt onderbehandeld voor pijn (AGS Panel on Chronic Pain in Older Persons 1998).

4.2 INEFFECTIEF PIJNMANAGEMENT BIJ OUDEREN

Zoals hiervoor aangegeven, wordt zowel acute als chronische pijn bij ouderen vaak inadequaat behandeld. Verschillende oorzaken liggen aan de basis van deze slechte pijncontrole in de geriatrie.

4.2.1 Verkeerde opvattingen van zorgverleners over pijn

Zorgverleners kunnen verkeerde opvattingen hebben over pijnperceptie bij ouderen en over neveneffecten van analgetica tot het niet beoordelen van pijn als potentieel probleem bij geriatrische patiënten. Onderzoeksgegevens tonen aan dat eenderde van de verpleegkundigen van mening is dat pijn een normaal verschijnsel is dat hoort bij het ouder worden. Dit leidt ertoe dat pijn bij ouderen wordt genegeerd als een probleem dat behandelbaar is. Bovendien zijn sommige verpleegkundigen er nog steeds van overtuigd dat het gebruik van opioïden zoals morfine altijd ademhalingsdepressie veroorzaakt (ouderen zijn veel gevoeliger voor narcotica dan jongeren), dat ouderen minder pijn percipiëren dan jongeren en dat ouderen een hoger analgetisch effect ervaren (Closs 1996).

Hoewel het mogelijk is dat ouderen hun pijn anders beleven en uiten dan jongeren (Van Kleef 1999) is er nog steeds geen wetenschappelijke evidentie beschikbaar die voorgaande veronderstellingen onderbouwt. Bijgevolg kunnen deze mogelijk verkeerde opvattingen ertoe leiden dat oudere patiënten te weinig pijnmedicatie krijgen. Anderzijds kan een gebrek aan kennis bij verpleegkundigen over het gebruik van opioïden en analgetica in het algemeen bijvoorbeeld leiden tot psychische afhankelijkheid van deze medicatie bij de patiënt (McCaffery e.a. 1990; Brockopp 1993). Onvoldoende kennis van de nevenwerkingen van opioïden, zoals constipatie, sedatie, duizeligheid en delirium is een factor die het pijnmanagement verder negatief kan beïnvloeden.

4.2.2 Verkeerde opvattingen van ouderen over pijn

Oudere patiënten hanteren ook zelf opvattingen waarvan bewezen is dat ze verkeerd zijn. Ten gevolge van deze opvattingen gaan ouderen minder snel pijnklachten rapporteren (Brescia e.a. 1990). Zo menen ouderen dat 'goede' patiënten niet klagen over pijn, dat het rapporteren van pijn de arts en verpleegkundige afleidt van de werkelijke behandeling, dat pijn een duidelijk teken is van een verslechtering van de aandoening en dat het gebruik van pijnmedicatie leidt tot verslaving (Ward e.a. 1993). Bovendien willen ouderen vaak niet 'tot last' zijn en verdragen ze door een eerder 'stoïcijnse' houding hun klachten gemakkelijker dan jongere patiënten. Men kan dan ook beter de vraag stellen: 'Hoe voelt u zich?' dan 'Hebt u pijn?' en 'Wilt u iets tegen de pijn?' Deze laatste twee vragen laten de patiënten gemakkelijker toe hulp af te wijzen ongeacht hoe zij zich voelen (Closs 1996). Pijn wordt bovendien door oudere patiënten vaak anders uitgedrukt in termen van zwakte of vermoeidheid (Duggleby & Lander 1994).

4.2.3 Pijncontrole bij ouderen: een complexe zaak

De pijncontrole wordt bemoeilijkt door de fysiologische en farmacologische veranderingen bij ouderen (leeftijdsgerelateerde veranderingen in absorptie, metabolisme, distributie en excretie), door de polyfarmacie en een verhoogd voorkomen van neveneffecten ten gevolge van pijnmedicatie en andere medicatie. Door de aanwezigheid van multipele aandoeningen bij de geriatrische patiënten is de oorzaak van de pijn vaak onduidelijk en niet eenduidig. Er kunnen meerdere pijnbronnen aanwezig zijn wat de beoordeling en de behandeling van de pijn bemoeilijkt.

4.2.4 Moeilijke pijnrapportage

Niet zelden wordt men bij geriatrische patiënten geconfronteerd met cognitieve stoornissen en communicatiemoeilijkheden die een goede pijnbeoordeling in de weg staan. De pijnrapportage vermindert met de toename van cognitieve achteruitgang, waardoor patiënten met ernstige cognitieve achteruitgang minder frequent en minder intense pijn rapporteren (Parmelee e.a. 1993). Slechts 25% van de oudere patiënten kan communiceren in die zin dat ze kunnen meewerken en intacte cognitieve functies bezitten om hun pijn duidelijk te rapporteren (Wary & Doloplus groep 1998). Vooral factoren zoals afasie, mechanische beperkingen, verminderd bewustzijn, sensorische beperkingen, depressie, geheugenverlies en niet-coöperatief gedrag (bijvoorbeeld gedragsstoornissen) kunnen het detecteren van pijn bij ouderen in het gedrang brengen (Ferrell e.a. 1990). Toch kunnen deze ouderen, ondanks alle negatieve factoren, evenzeer pijn ervaren (Parke 1998). Men kan bij deze patiënten beroep doen op informatie van derden, maar onderzoek heeft uitgewezen dat outsiders de pijnklachten van de ouderen vaak onderschatten (Cartwright 1993).

4.3 INVLOED VAN PIJN OP HET POSTOPERATIEVE COGNITIEF FUNCTIONEREN

Terwijl reeds vooraf bestaande cognitieve stoornissen bij ouderen (bijvoorbeeld dementie) het pijnmanagement negatief kunnen beïnvloeden, kan een inadequaat pijnmanagement op zijn beurt van invloed zijn op cognitief disfunctioneren bij ouderen. Dit probleem doet zich vooral voor bij inadequate acute pijnbestrijding postoperatief hetgeen kan leiden tot voorbijgaande cognitieve stoornissen, beter bekend als het postoperatief delirium (voor meer informatie over delirium zie hoofdstuk 9). Hoewel het postoperatief delirium vaak een multifactoriële etiologie kent, speelt het delirogene effect van zowel onvoldoende pijnverdoving als het gebruik van bepaalde analgetica een belangrijke rol (Milisen e.a. 1998).

Zoals reeds eerder aangegeven denken sommige verpleegkundigen dat ouderen opioïden niet goed verdragen, of er is bij ouderen vaak sprake van ondermedicatie voor pijn omdat men twijfelt een hogere dan de minimumdosis van een analgeticum toe te dienen. Ouderen zijn inderdaad gevoeliger voor opioïden en niet-steroïde ontstekingsremmende farmaca (NSAID's), die cognitieve stoornissen zoals delirium in de hand kunnen werken (Carter e.a. 1996; DeMaagd 1995; Francis 1996; Pasero & McCaffery 1996). Aan de andere kant behoeven ouderen niet nodeloos te lijden en moeten er dus maatregelen worden genomen zoals het reduceren van de initiële dosis opioïden of het gebruik van zwakke opioïden (bijvoorbeeld codeïne of tramadol) in combinatie met niet-opioïden (bijvoorbeeld paracetamol/propacetamol). Ook het preventief gebruik van analgetica, waarbij men door middel van premedicatie met niet-opioïden de postoperatieve behoefte aan opioïden vermindert, dient bij oudere chirurgische patiënten te worden overwogen. Onderzoek bij chirurgische patiënten heeft aangetoond dat toediening van pijnmedicatie volgens een vast schema ('rond-de-klokdosering') de behoefte aan analgetica doet afnemen (Buck & Paice 1994; Pasero & McCaffery 1996). Het systematisch toedienen van pijnmedicatie kan daarenboven een oplossing bieden voor onderrapportage van pijn bij ouderen.

Er is dus gebrek aan een effectieve controle van postoperatieve pijn om de incidentie van postoperatief delirium bij ouderen te reduceren. Het in figuur 4-1 beschreven medicatieschema bestaande uit zwakke opioïden in combinatie met niet-opioïden heeft zijn waarde reeds bewezen in een multifactorieel interventieprogramma voor delirium bij oudere heupfractuurpatiënten (Milisen e.a. 2001). Meer gedetailleerde informatie over de verschillende soorten analgetica komt verderop in dit hoofdstuk aan de orde.

4.4 DETECTIE VAN PIJN

Zoals reeds aangegeven wordt detectie van pijn vaak gehinderd door het subjectieve karakter van pijn, door cognitieve en communicatiestoornissen bij de oudere en door gebrek aan kennis bij verpleegkundigen en misvattingen rond pijnperceptie en leeftijd.

Ook is het onderzoek naar pijnbeoordelingsmethoden en pijncontrole bij ouderen verwaarloosd. Er is wel een variëteit aan pijnbeoordelingsmethoden beschikbaar (o.a. de McGill-pijnschaal, Melzack 1975; visueel-analoge pijnschaal, Herr e.a. 1998)

Dag van operatie en dag 1 en 2 postoperatief:
- oplaaddosis tramadol (3 mg/kg IV over 20 min. in mini-infuus)
- tramadol in onderhoudsinfuus (6-8 mg/dag/kg en max. 13 mg/kg/dag)
- propacetamol 3 × 2000 mg/dag IV (indien lichaamsgewicht <70 kg)
- propacetamol 4 × 2000 mg/dag IV (indien lichaamsgewicht >70 kg)

Dag 3 en 4 postoperatief:
- tramadolcapsules of -druppels 4 × 3 mg/kg/dag (max. 12 mg/kg/dag)
- paracetamol 3-4 × 1000 mg/dag PO (max. 60 mg/kg/dag PO)

Dag 5 en 6 postoperatief:
- paracetamol 3-4 × 1000 mg/dag PO (max. 60 mg/kg/dag PO)

Vanaf dag 7 postoperatief:
Pijnmedicatie naar behoefte van patiënt

Figuur 4-1 *Medicatieschema voor postoperatieve behandeling van pijn bij oudere (>65 jaar) heupfractuurpatiënten*

maar deze zijn niet gevalideerd bij ouderen. Bovendien zijn deze instrumenten vaak conceptueel moeilijk en verhinderen gehoorsdeficit, visuele en motorische stoornissen soms het gebruik van deze instrumenten.

Ondanks al deze belemmeringen dient postoperatieve pijnevaluatie op een systematische en gestandaardiseerde manier plaats te vinden en daartoe gebruikt men het best een instrument dat kort, bondig en eenvoudig van aard is.

4.4.1 Meetinstrumenten die bruikbaar zijn bij ouderen

Een geschikt instrument voor gebruik bij ouderen is de 'Verbal Rating Pain Scale' (VRpS), ook de 'Verbal Descriptor Pain Scale' (VDpS) genoemd. Zulk een schaal biedt een aanvaardbaar gemiddelde tussen een maximum aan informatie en gebruiksvriendelijkheid (Vandermeulen & Van Aken 1994). Deze schaal geeft een keuze uit een aantal woorden met de volgende mogelijkheden: geen, matige, ernstige of onhoudbare pijn. De volgende vijf categorieën worden ook gebruikt: geen, lichte, hinderlijke, uitgesproken, vreselijke of afgrijselijke pijn (Wary & Doloplus groep 1998). Het systeem is dus eenvoudig en men kan alleen kiezen tussen vastliggende maar eerder ruw gedefinieerde categorieën. Dit instrument kan goed worden gecombineerd met analgesie 'op vraag' via een algoritme (figuur 4-2).

Toch kunnen de categorieën van pijn met de VRpS moeilijk te onderscheiden zijn bij patiënten met cognitieve stoornissen. Bij deze patiëntengroep wordt in toenemende mate gebruikgemaakt van faciale expressies als indicatoren van pijn. Bepaalde uitdrukkingen blijken geassocieerd te zijn met bepaalde soorten pijn. Prkachin (1992) beschreef vier kenmerken als resultaat van pijn, namelijk het fronsen van de wenkbrauwen, het vernauwen van de orbita, de contractie van de levatorspier en het sluiten

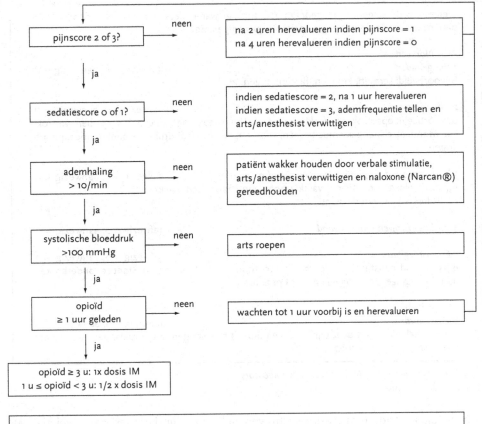

pijnscore

0 = geen pijn
1 = matige pijn
2 = ernstige pijn
3 = onhoudbare pijn

sedatiescore

0 = wakker
1 = slaperig
2 = slapend, maar wakker te maken
3 = slapend en niet of moeilijk wakker te maken

Figuur 4-2 Postoperatieve analgesie 'op vraag' via een algoritme
Pijn-, sedatiescore en ademhalingsfrequentie worden systematisch om de vier uur postoperatief gemeten. Indien de pijnscores voldoende hoog zijn (pijnscore ≥ 2), de patiënt voldoende wakker is (sedatiescore ≤ 2), er een adequate ademhaling en hemodynamische stabiliteit zijn en de laatste dosis opioïd meer dan drie uur geleden werd toegediend, mag opnieuw een dosis opioïd worden toegediend. Indien de laatste dosis opioïd meer dan één uur geleden, doch minder dan drie uur geleden werd toegediend, mag slechts de helft van de initiële opioïddosis worden toegediend. Indien de pijnstiller minder dan één uur geleden werd toegediend, moet worden gewacht tot dat uur volledig voorbij is. Het te gebruiken opioïd en de desbetreffende doses worden door de verantwoordelijke anesthesist voorgesteld. Het schema bevat ook een aantal maatregelen die in probleemsituaties zijn aangewezen. De handtekeningen onderaan het document maken het een permanent geldig medisch voorschrift.
Bron: Vandermeulen 1999-2000.

Welke van de volgende pijngedragingen (ook al waren deze kortstondig) vertoonde de patiënt tijdens de door u gegeven verpleegkundige zorg?

A   Non-verbaal
1 Pijngeluiden   (afwezig = 0, aanwezig = 1)
Bijvoorbeeld: kermen, kreunen, huilen, hijgen, zuchten

2 Pijngrimassen   (afwezig = 0, aanwezig = 1)
Bijvoorbeeld: opgetrokken wenkbrauwen, dichtgeknepen ogen, gespannen lippen, vertrokken mond, op elkaar geklemde tanden, verwrongen gelaatsuitdrukking, pijnkrampen, pijnrillingen

3 Vastklampen door pijn bij manipulatie of mobilisering   (afwezig = 0, aanwezig = 1)
Bijvoorbeeld: grijpen naar of vastklampen aan hekjes, bed, nachtkastje
of ondersteunen van de wond

4 Krabben/wrijven aan de wond   (afwezig = 0, aanwezig = 1)

5 Onrust/agitatie   (afwezig = 0, aanwezig = 1)
Bijvoorbeeld: constante of onderbroken verandering van houding, constante of onderbroken handbewegingen, onmogelijk om stil te zitten

B   Verbaal
6 Pijnwoorden   (afwezig = 0, aanwezig = 1)
Bijvoorbeeld: 'au', 'dit doet pijn', vloeken tijdens bewegingen of uitdrukkingen van protest zoals 'stop', 'dat is genoeg'

Figuur 4-3 De Checklist of Non-verbal Pain Indicators
Bron: Feldt e.a. 1998.

van de ogen. Andere auteurs beschreven gelijksoortige kenmerken zowel na het uitlokken van pijn door een pijnprikkel als bij patiënten met pijn (Prkachin & Mercer 1989; Craig e.a. 1991). Herkenning en beschrijving van deze verschijnselen kunnen leiden tot de ontwikkeling van een meer formeel beoordelingsinstrument dat bruikbaar is bij patiënten met cognitieve stoornissen (bijvoorbeeld dementie) of ouderen die om welke reden dan ook niet in staat zijn hun pijn voldoende te uiten.

Een voorbeeld van zo'n observatieschaal is weergegeven in figuur 4-3: de 'Checklist of Nonverbal Pain Indicators' (CNPI), ontwikkeld door Feldt e.a. (1998). Hij wordt ingevuld op basis van observatie door een verpleegkundige. De CNPI werd afgeleid van de University of Alabama Pain Behavior Scale (UAB) (Richards e.a. 1982) die, op basis van literatuur aangaande pijngedragingen bij chronische pijn en dementie, een goede face validiteit heeft (Baker e.a. 1996; Parmelee 1996; Simons & Malabar 1995). De gesommeerde score (lopend van 0 tot 6), verkregen op basis van het aantal geobserveerde gedragingen, geeft de pijnintensiteit weer. Hierbij betekent een hogere score meer pijn en een lagere score minder pijn. Hoewel de CNPI een hoge interbeoordelaarsbetrouwbaarheid (0,93) heeft, dient nog verder onderzoek naar het gebruik van deze schaal bij ouderen plaats te vinden (Feldt e.a. 1998).

Een laatste en veelbelovend instrument dat is ontwikkeld voor pijncontrole bij ouderen is de Doloplus-schaal (figuur 4-4). Hierbij wordt de pijn beoordeeld door middel van de observatie van de somatische, de psychomotorische en de psychosociale weerspiegeling van de pijn. De initiële 15-item versie van deze schaal werd bewerkt tot een meer bruikbare 10-item versie, waarbij ieder item wordt gescoord van 0 tot 3 en een totaalscore van 30 duidt op maximale pijn. Hoewel deze schaal eenvoudig en gemakkelijk toepasbaar is (mits met inachtneming van de gebruiksaanwijzing), is ook hier verder onderzoek nodig om deze schaal te valideren (Wary & Werkgroep Doloplus 1998; Wary & Collectif Doloplus 1999).

Figuur 4-4 Doloplus-schaal (evaluatie van het pijngedrag bij ouderen)

Gedragsobservatie				
SOMATISCHE IMPACT				
1 *Somatische klachten*:				
geen klachten	o	o	o	o
enkel klachten op verzoek	1	1	1	1
occasioneel spontane klachten	2	2	2	2
continu spontane klachten	3	3	3	3
2 *Antalgische houding in rust*:				
geen antalgische houding	o	o	o	o
de persoon vermijdt occasioneel bepaalde houdingen	1	1	1	1
constante en doeltreffende antalgische houding	2	2	2	2
constante ondoeltreffende antalgische houding	3	3	3	3
3 *Bescherming van pijnlijke regio's*:				
geen bescherming	o	o	o	o
bescherming op verzoek waarbij het verdere onderzoek of de verzorging niet gehinderd wordt	1	1	1	1
bescherming op verzoek waarbij elk onderzoek of elke verzorging verhinderd wordt	2	2	2	2
bescherming in rust, zonder enig verzoek	3	3	3	3
4 *Mimiek*:				
gebruikelijke mimiek	o	o	o	o
mimiek die pijn lijkt uit te drukken op verzoek	1	1	1	1
mimiek die pijn lijkt uit te drukken, zonder enig verzoek	2	2	2	2
constante uitdrukkingsloze en ongewone mimiek (atonische, verstarde, nietszeggende blik)	3	3	3	3
5 *Slaap*:				
gewone slaap	o	o	o	o
problemen bij het inslapen	1	1	1	1
frequent wakker worden (motorische agitatie)	2	2	2	2
slapeloosheid met weerslag op de waakfases	3	3	3	3

Figuur 4-4 Doloplus-schaal (evaluatie van het pijngedrag bij ouderen) (vervolg)

PSYCHOMOTORISCHE IMPACT				
6 Toilet en/of kleding:				
capaciteiten ongewijzigd	o	o	o	o
capaciteiten weinig afgenomen (voorzichtig maar volledig)	1	1	1	1
capaciteiten sterk verminderd: toilet en/of aankleden zijn moeilijk en incompleet	2	2	2	2
toilet en/of aankleden onmogelijk, de patiënt verzet zich tegen elke poging	3	3	3	3
7 Bewegingen:				
capaciteiten ongewijzigd	o	o	o	o
actieve capaciteiten beperkt (de patiënt vermijdt bepaalde bewegingen, vermindert zijn loopafstand)	1	1	1	1
actieve en passieve activiteiten beperkt (zelfs met hulp vermindert de patiënt zijn bewegingen)	2	2	2	2
bewegen onmogelijk, elke mobilisering leidt tot tegenstand	3	3	3	3
PSYCHOSOCIALE IMPACT				
8 Communicatie (verbaal en non-verbaal):				
ongewijzigd	o	o	o	o
intensiever (de persoon trekt op ongewone wijze de aandacht)	1	1	1	1
verminderd (de persoon isoleert zich)	2	2	2	2
afwezigheid of afweer van elke communicatie	3	3	3	3
9 Sociale leven:				
gewone deelname aan verschillende activiteiten (maaltijden, animatie, therapeutische ateliers, ontvangst van bezoek, enzovoort)	o	o	o	o
deelname aan verschillende activiteiten, alleen op verzoek	1	1	1	1
gedeeltelijke weigering om deel te nemen aan verschillende activiteiten	2	2	2	2
weigering van elke vorm van sociale omgang	3	3	3	3
10 Gedragsstoornissen:				
gewoon gedrag	o	o	o	o
herhaalde gedragsstoornissen op verzoek	1	1	1	1
permanente gedragsstoornissen op verzoek	2	2	2	2
permanente gedragsstoornissen (zonder enig verzoek)	3	3	3	3
SCORE				

Verklarende woordenlijst
Mimiek: het gelaat lijkt de pijn uit te drukken door bepaalde trekken (grimasserend, vertrokken, atonisch) en zijn blik (gefixeerd, leeg, afwezig, tranend).
Bewegingen: evaluatie van de pijn bij de bewegingen; verandering van houding; verplaatsing; lopen, alleen of met hulp.
Somatische klachten: de patiënt uit zijn pijn via woorden, gebaren of schreeuwen; tranen; gekerm.
Antalgische houding in rust: ongebruikelijke lichaamshouding om de pijn te voorkomen of te verlichten.

Figuur 4-4 Doloplus-schaal (evaluatie van het pijngedrag bij ouderen) (vervolg)

Bescherming van pijnlijke regio's: de patiënt beschermt een of meerdere zones van zijn lichaam door een defensieve houding of bepaalde gebaren.
Verzoek: om het even welke vraag (benadering van een verzorger, mobilisering, verzorging, en dergelijke).

Raadgevingen voor gebruik
Beoordeel in multidisciplinair team en integreer familie of andere hulpverleners die de patiënt kennen.
Ken de score nul toe in het geval van een onaangepast item (bijvoorbeeld item 7 voor een bedlegerige patiënt in foetale houding).
In geval van twijfel: aarzel niet om een aangepaste therapeutische antalgische test uit te voeren.
Vergelijk de scores van verschillende patiënten niet.
Herevalueer tweemaal per dag tot sedatie van de pijn.
Herevalueer vervolgens systematisch dagelijks, waarbij een curve van de score verstandig en significant kan zijn.
De schaal beoordeelt de pijn en niet depressie, afhankelijkheid of cognitieve functies.
Doe niet systematisch een beroep op de Doloplus, maar gebruik deze schaal slechts als auto-evaluatie uitgesloten is (bijvoorbeeld door gebruik van VDpS) of in geval van twijfel.

Bron: Wary & Werkgroep Doloplus 1998; Wary & Collectif Doloplus 1999.

4.5 BEHANDELING VAN POSTOPERATIEVE PIJN

Naast het gebruik van een adequate methode om pijn bij ouderen te detecteren dienen verpleegkundigen ook kennis te hebben van het gebruik van bestaande pijnmedicatie.

In het algemeen kan men stellen dat de behandeling van postoperatieve pijn bij geriatrische patiënten een geïndividualiseerde benadering vereist die op regelmatige tijdstippen dient te worden bijgestuurd (Fulmer e.a. 1996). Geriatrische patiënten zijn zeer gevoelig voor nevenwerkingen en hoge doseringen zeker wanneer gebruik wordt gemaakt van multipele medicatie (DeMaagd 1995). De hoeveelheid toe te dienen medicatie verschilt naargelang het soort analgeticum, de toedieningswijze, mogelijke combinaties van analgetica en naargelang de individuele behoefte van de patiënt. Zo zullen het lichaamsgewicht en de leeftijd van de patiënt in zekere mate de hoeveelheid bepalen (Leysens 1999). Verder moet gebruik van benzodiazepinen vermeden worden aangezien deze de pijn niet verlichten, tenzij ze wordt veroorzaakt door spierspasmen. Daarenboven kan een verkeerd gebruik van benzodiazepinen bij geriatrische patiënten vaak een weerslag hebben op het centrale zenuwstelsel, waardoor delirium, oversedatie en afhankelijkheid in de hand worden gewerkt (DeMaagd 1995).

Als verdere toelichting op de postoperatieve pijnbehandeling bij geriatrische patiënten volgt hierna een overzicht van de meest gebruikte pijnmedicatie.

4.5.1 Niet-opioïden
NSAID's (niet-steroïde ontstekingsremmende farmaca)

NSAID's hebben een ontstekingsremmende, antipyretische en/of analgetische werking. Het analgetische werkingsmechanisme berust op de inhibitie van het cyclo-oxygenase-enzym (COX) dat een essentiële rol speelt in de synthese van prostaglandinen (Donovan 1990; Vandermeulen & Van Aken 1994). Prostaglandinen maken de perifere zenuwuiteinden gevoeliger en spelen een rol bij de opvang en de geleiding van pijninformatie in de ontstekingszone. Een blokkering van het COX-enzym zal dus onrechtstreeks leiden tot een vermindering van de pijnsensatie.

NSAID's oefenen een deel van hun pijnstillende werking uit via het centrale zenuwstelsel. Ook remmen ze de door neutrofielen en lymfocyten gemedieerde ontstekingsreactie. Ze reduceren de opioïdenbehoefte en een combinatie van opioïden en NSAID's geeft een betere kwaliteit van analgesie dan opioïden alleen (Moote 1992).

Wanneer een combinatie wordt gemaakt van NSAID's en opioïden kunnen lagere doses van elk individueel analgeticum worden toegediend. Zo is enerzijds het totale pijnstillend effect minstens even groot (additioneel effect) of zelfs groter (synergistisch effect) dan de som van de afzonderlijke effecten. Anderzijds vermindert de incidentie van nevenwerkingen. Dit principe wordt multimodale of gebalanceerde pijntherapie genoemd (Vandermeulen 1999-2000). Onderzoek heeft verder aangetoond dat wanneer NSAID's preoperatief aangewend worden (preventief analgeticagebruik) de analgeticabehoefte postoperatief kan worden verminderd (Pasero & McCaffery 1996).

NSAID's kunnen voldoende zijn voor de behandeling van milde tot matige postoperatieve pijn bij ouderen, alsook bij chronische pijn ten gevolge van inflammatoire en degeneratieve aandoeningen van het spier-skeletsysteem (Donovan 1990).

De middelen die voornamelijk worden gebruikt zijn: acetylsalicylzuur (Aspirine®, Aspegic®, Aspro®, Perdolan®), ibuprofen (Brufen®, Ibu-Slow®), diclofenac (Cataflam®, Voltaren®), indometacine (Indocid®), ketoprofen (Rofenid®), tenoxicam (Tilcotil®) en piroxicam (Feldene®, Brexine®) (Vandermeulen 1999-2000).

NSAID's moeten met voorzichtigheid worden toegediend bij geriatrische patiënten omdat een hogere leeftijd een kritische factor is voor het optreden van NSAID-geïnduceerde renale toxiciteit, waarbij bijvoorbeeld nefritis kan ontstaan (Laitinen e.a. 1992). Om deze reden worden NSAID's met lange halveringstijden zoals piroxicam meestal vermeden en kan men beter gebruikmaken van NSAID's met een korte halveringstijd zoals ibuprofen (Brufen®, Nurofen®) en ketorolac (Taradyl®). De indicatiestelling dient zeer scherp plaats te vinden en dosis en behandelingsduur moeten bij geriatrische patiënten zoveel mogelijk worden beperkt. Er worden bij voorkeur geen hoge doses NSAID's gebruikt bij ouderen. Tevens is het wenselijk dat combinaties van NSAID's worden vermeden (Pasero & McCaffery 1996).

De meeste neveneffecten zijn terug te brengen op de inhibitie van de cox-1-enzymen (deze komen voor in alle normale cellen en weefsels) en dus ook bij de prostaglandinesynthese (Pasero & McCaffery 1996; Vandermeulen & Van Aken 1994). Prostaglandinen oefenen namelijk een beschermende functie uit op het maag-darmslijmvlies en de nieren en ze zijn essentieel voor de functie van bloedplaatjes. Vooral bekend zijn de gastro-intestinale ulceraties waarbij het klachtenpatroon kan variëren van vage maagklachten en dyspepsie tot en met gastroduodenale ulceraties met bloedingen (Buck & Paice 1994). Verder kunnen stoornissen in de bloedplaatjesfunctie en nierfunctie optreden, die in extreme gevallen leiden tot stollingsstoornissen en nierinsufficiëntie. Ten slotte kunnen allergische en anafylactische reacties optreden, bijvoorbeeld uitslag, urticaria, bronchospasmen en shock (Vandermeulen & Van Aken 1994).

Vrij recent zijn ook cox-2-inhibitoren op de markt gekomen, bijvoorbeeld rofecoxib (Vioxx®). Aangezien cox-2-enzymen alleen voorkomen in cellen van ontstoken weefsels werken deze middelen veel selectiever (ter hoogte van de ontsteking) en zouden ze minder bijwerkingen met zich meebrengen.

Paracetamol en propacetamol

Paracetamol is een niet-narcotisch analgeticum en heeft zowel een analgetische als een antipyretische werking (geen ontstekingsremmende werking) die qua intensiteit en duur vergelijkbaar is met die van acetylsalicylzuur (Bradley 1991). Paracetamol oefent voornamelijk zijn werking uit ter hoogte van het centrale zenuwstelsel en heeft weinig tot geen perifeer pijnstillend effect. Welke mechanismen hiervoor verantwoordelijk zijn is nog niet duidelijk. Dit soort medicatie is eveneens aangewezen voor de behandeling van postoperatieve pijn bij geriatrische patiënten, op voorwaarde dat doses hoger dan 60 mg/kg/24 uur worden vermeden (Vandermeulen 1999-2000).

Paracetamol is het geneesmiddel van eerste keuze bij ouderen omdat het een uitstekende globale tolerantie heeft. Het beïnvloedt het bewustzijn niet, oefent geen invloed uit op de bloedstolling en induceert geen enkele vorm van afhankelijkheid. Het brengt geen risico met zich mee van respiratoire depressie en veroorzaakt weinig tot geen irritatie van de gastro-intestinale tractus (Leysens 1999). Dit soort medicatie wordt bij geriatrische patiënten bij voorkeur toegediend vanaf het begin, zelfs al vóór de heelkundige interventie (preventief analgeticagebruik) (Vandermeulen 1999-2000). De meest gebruikte vormen paracetamol zijn: Perdolan Mono®, Efferalgan® en Dafalgan® (Vandermeulen 1999-2000). Er is ook een 'prodrug' van paracetamol op de markt gebracht die intraveneus kan worden toegediend, namelijk propacetamol (Prodafalgan®). Een prodrug is een voorloper van een bepaalde stof die, eenmaal in het lichaam, wordt gemetaboliseerd tot zijn actieve vorm (in dit geval paracetamol). Van deze prodrug blijft slechts de helft over als actief geneesmiddel.

Paracetamol en propacetamol worden vaak gebruikt als eerste stap bij de bestrijding van acute pijn (Vandermeulen & Van Aken 1994). Wanneer dit niet volstaat, kan men overschakelen op een combinatie van paracetamol en een zwak opioïd (bijvoorbeeld codeïne of tramadolhydrochloride [Contramal®]) (Vandermeulen 1999-2000). Deze combinatie is effectiever dan wanneer beide medicamenten afzonderlijk gebruikt zouden worden en kan succesvol zijn omdat codeïne inwerkt op de zones die betrokken zijn bij de transmissie van pijnprikkels. Echter, in combinatie met codeïne kan chronisch gebruik in de hand worden gewerkt en daarom is dus voorzichtigheid geboden. Bij gebruik van te grote doses paracetamol worden de normale ontgiftings-processen in de lever overbelast en wordt een groot deel van de substantie omgezet in een cytotoxische metaboliet. Hierdoor kunnen icterus en soms fatale levernecrose optreden.

4.5.2 Opioïden

Opioïden zijn actief op de opioïdreceptoren: meestal μ-receptoren, die een belang-rijke rol spelen in de postoperatieve pijntherapie. In zowel de hersenen als in het ruggenmerg komen μ-receptoren voor, waar ze de transmissie van pijnprikkels blokkeren door een reductie van prikkelbaarheid van de cellen te veroorzaken. Ter hoogte van de (hypo)thalamus veroorzaakt dit mechanisme analgesie. Hetzelfde mechanisme is ook werkzaam ter hoogte van de dorsale hoorn van het ruggenmerg wanneer opioïden epiduraal of spinaal worden toegediend. Opioïden dragen dus bij tot een inhibitie van de pijngeleiding in het ruggenmerg. Recent werden ook opioïd-receptoren ontdekt ter hoogte van perifere zenuwuiteinden (bijvoorbeeld in de knie). Deze receptoren zijn vooral actief bij ontsteking (Vandermeulen & Van Aken 1994).

Voorbeelden van zwakke, intermediaire en sterke opioïden

De meest bekende (en gebruikte) zwakke opioïden zijn: codeïne (Dafalgan-Codeïne®, een mengpreparaat van paracetamol met codeïne) en tramadol (Con-tramal®). Voorbeelden van sterke opioïden zijn: piritramide (Dipidolor®), morfine (Morfine®, MS-Contin®) en buprenorphine (Temgesic®) (Fulmer e.a. 1996, Vander-meulen 1999-2000). Daarnaast bestaan er ook intermediaire opioïden zoals meperi-dine (Demerol®) of pethidine (Dolantine®) en tilidine (Valtran®) (Vandermeulen & Van Aken 1994).

Nevenwerkingen en toediening van opioïden

Ademhalingsdepressie, sedatie, misselijkheid, braken en constipatie zijn dosis-gebonden nevenwerkingen van opioïden (Bridenbaugh 1992). Urineretentie en jeuk zijn niet-dosisgebonden nevenwerkingen van opioïden. Bij geriatrische patiënten kunnen nevenwerkingen reeds optreden bij toepassing van normale doses. De alge-mene toedieningsregel bij geriatrische patiënten is te starten met een lage dosis (bijvoorbeeld 25% tot 60% van de normale dosis) en langzaam op te bouwen (bijvoor-beeld met stappen van 25%).

De gouden standaard ten aanzien van de postoperatieve pijnbestrijding bestaat nog steeds uit intramusculaire of intraveneuze toediening van een vooropgestelde dosis opioïd op vaste tijdstippen (Vandermeulen 1999-2000). Bij geriatrische patiënten is intraveneuze toediening echter beter dan intermitterende intramusculaire toediening, omdat deze groep patiënten vaak minder spiermassa en vetweefsel heeft dan jongere patiënten (Fulmer e.a. 1996; Pasero & McCaffery 1996). Bovendien worden op die manier al te grote variaties in plasmaconcentratie van opioïden vermeden.

Een nadeel bij de intraveneuze toediening van opioïden is echter dat wanneer analgesie wordt bereikt de patiënt nog verder opioïden toegediend krijgt (Pasero & McCaffery 1996). Aangezien de intensiteit van postoperatieve pijn niet constant is, kan dit ertoe leiden dat de concentratie van de toegediende medicatie niet in verhouding staat tot de behoefte van de patiënt (Leysens 1999). Bovendien duren de effecten langer en zijn sterker bij geriatrische patiënten, gezien de leeftijdgerelateerde veranderingen in absorptie, metabolisme, distributie en excretie (Fulmer e.a. 1996). Een nauwe observatie van de patiënt en titratie van de hoeveelheid opioïden voor elke patiënt afzonderlijk is dan ook absoluut noodzakelijk. Titratie moet plaatsvinden op basis van de respons van de patiënt op de pijnmedicatie en de nevenwerkingen ervan. Regelmatige controle van het bewustzijn en de ademhaling van de patiënt zijn hierbij aangewezen (Leysens 1999).

De Patient Controlled Analgesia (PCA) en Patient Controlled Epidural Analgesia (PCEA) zijn methoden om de analgetische behoefte beter af te stellen op de postoperatieve pijn. Deze methoden stellen de patiënt in staat zichzelf bolussen analgetica toe te dienen op het moment dat hij/zij dit zelf nodig acht. De arts bepaalt de hoeveelheid van de bolus en het minimuminterval tussen twee toedieningen ('lockout time'). Er werd reeds aangetoond dat deze methode bruikbaar is voor ouderen, maar artsen aarzelen om dit middel voor te schrijven omdat het adequate gebruik ervan soms moeilijk duidelijk te maken is aan geriatrische patiënten (Pasero & McCaffery 1996), vooral bij ouderen met cognitieve stoornissen.

Om bovengenoemde nadelen van intraveneuze en PCA/PCEA-toedieningsmethoden te omzeilen lijkt tramadol een ideaal middel om bij ouderen toch een goede kwaliteit van postoperatieve pijnanesthesie te bereiken via een continu intraveneus infuus, in combinatie met systematisch toegediende niet-opioïde analgetica (figuur 4-1) (Vandermeulen 1999-2000).

4.6 BESLUIT

Ouderen zijn de snelst groeiende bevolkingsgroep en er zullen meer en meer ouderen in ziekenhuizen worden opgenomen voor chirurgische ingrepen. Ondanks dit gegeven zijn de ouderen de minst goed beschreven populatie wat betreft postoperatieve pijnbestrijding. Er is absoluut behoefte aan een verbetering van dit aspect in de zorgverlening aan ouderen, waarbij in de eerste plaats een systematisch en ge-standaardiseerde pijndetectie (met gepast meetinstrument) wordt gehanteerd en ten tweede een correcte behandeling wordt gestart die op maat van de oudere is toege-sneden.

De onderstaande twaalf algemene principes vormen een basis voor artsen en verpleegkundigen die betrokken zijn bij de pijncontrole van ouderen (Ferrell 1991; Closs 1994).

1 Vraag steeds naar pijn.

2 Wanneer men ouderen vraagt naar pijn moet men steeds factoren als mogelijke stoïcijnse reacties, cognitieve stoornissen en andere communicatieproblemen mee overwegen.

3 Aanvaard het antwoord van de ouderen over hun pijn en de intensiteit ervan. Het is belangrijk dat men pijnklachten accepteert als waar, ook bij cognitief gestoorde patiënten.

4 Onderschat nooit het potentieel effect van chronische en acute pijn op de algeme-ne toestand en op de levenskwaliteit van de patiënt.

5 Wees volledig in de pijnbeoordeling. Een accurate diagnose zal tot een effectieve behandeling leiden.

6 Neem geen afwachtende houding aan.

7 Mobiliseer de patiënt zowel fysiek als psychosociaal. Betrek hem in de therapie.

8 Start medicatie met een lage dosis en verhoog deze langzaam. Anticipeer op de neveneffecten.

9 Anticipeer op angst en depressie omdat ze de pijn nog kunnen verergeren.

10 Herevalueer de respons van de patiënt op de pijnbehandeling. Pas de therapie aan om de levenskwaliteit van de patiënt en zijn functionele toestand te maximaliseren.

11 Zowel de medische als de verpleegkundige zorgverleners moeten op de hoogte zijn van de neveneffecten van analgetica. De angst voor ademhalingsdepressie moet worden weggenomen zodat deze zeker geen oorzaak kan zijn van inadequate analge-sie.

12 Men kan ook gebruikmaken van niet-medicamenteuze strategieën in de pijn-behandeling zoals relaxatie. Jammer genoeg is er weinig evidentie beschikbaar als leidraad bij het gebruik van dergelijke strategieën in het algemeen en bij ouderen in het bijzonder.

LITERATUUR

AGS Panel on Chronic Pain in Older Persons. The management of chronic pain in older persons. J Am Geriatr Soc 1998;46:635-51.

Baker A, Bowring L, Brignell A, e.a. Chronic pain management in cognitively impaired patients: a preliminary research project. Perspectives 1996;20:4-8.

Bradley JD. Comparison of an anti-inflammatory dose of ibuprofen, an analgesic dose of ibu-profen and acetaminofen in the treatment of patients with osteoartritis of the knee. N Engl J Med 1991;325(2):87-91.

Brescia FJ, Adler D, Gray G, e.a. Hospitalized advanced cancer patients: a profile. J Pain Symptom Manag 1990;5(4):221-7.

Bridenbaugh PO. Postoperative pain relief: does the technique matter? Supplement to Anest Analg 1992;35-8.

Brockopp DY. Acute postoperative pain management in the elderly. J Gerontol Nurs 1993;19(11): 31-7.

Broos PLO, Janzing H, Reynders P, e.a. Heupfracturen. Leuven: Universitaire Ziekenhuizen Leuven 1998.

Buck M & Paice JA. Pharmacologic management of acute pain in the orthopaedic patient. Orthop Nurs 1994;13(6):14-23.

Carter GL, Dawson AH, Lopert R. Drug-induced delirium: Incidence, management and prevention. Drug Saf 1996;15(4):291-301.

Cartwright A. Dying when you're old. Age Ageing 1993;22:425-30.

Closs SJ. Pain in elderly patients: a neglected phenomenon? J Adv Nurs 1994;19:1072-81.

Closs SJ. Pain and Elderly Patients: A Survey of Nurses' knowledge and Experience. J Adv Nurs 1996;23:237-42.

Craig KD, Hyde SA, Patrick CJ. Genuine, suppressed and faked facial behavioural exacerbation of chronic low back pain. Pain 1991;46(2):161-71.

DeMaagd G. High-risk drugs in the elderly population. Geriat Nurs 1995;16(5):198-207.

Desbiens NA, Wu AW, Broste SK, e.a. Pain and satisfaction with pain control in seriously ill hospitalized adults: findings from the support research investigations. Crit Care Med 1996;24:1953-61.

Donovan MI. Acute pain relief. Nurs Clin North Am 1990;25(4):851-60.

Duggleby W & Lander J. Cognitive status and postoperative pain: Older adults. J Pain Symptom Manage 1994;9:19-27.

Feldt KS, Ryden MB, Miles S. Treatment of pain in cognitively impaired compared with cognitively intact older patients with hip-fracture. J Am Geriatr Soc 1998;46:1079-85.

Ferrell BA, Ferrell BR, Osterweil D. Pain in the nursing home. J Am Geriatr Soc 1990;38:409-14.

Ferrell BA. Pain Management in Elderly People. J Am Geriatr Soc 1991;39(1):64-73.

Francis J. Drug-induced delirium: Diagnosis and treatment. CNS Drugs 1996;5(2):103-14.

Fulmer TT, Mion LC, Bottrell MM. Pain management protocol. Geriat Nurs 1996;17(5):222-7.

Helme RD & Allen F. Use of medications in a community based elderly population. Report to the Australian Council for the Ageing 1992.

Herr KA, Mobily PR Kohout FJ, e.a. Evaluation of the faces pain scale for use with elderly. Pain 1998;14:29-38.

Ketuvuori H. Nurses' and patients' conceptions of wound pain and the administration of analgesics. J Pain Symptom Manag 1987;2(4):213-8.

Kleef M van, Vreeling FW. Pijn en pijnbehandeling, een basaal onderwijscurriculum. Maastricht: Universitaire Pers Maastricht 1999.

Lander J. Clinical judgements in pain management. Pain 1990;42:15-21.

Laitinen J, Nuutinen LS, Puranen J, e.a. Effect of a non-steroidal anti-inflammatory drug, diclofenac, on haemostasis in patients undergoing total hip replacement. Acta Anaesthesiol Scand 1992;36(5):486-9.

Lavsky-Shulan M, Wallace RB, Kohout FJ. Prevalence and functional correlates of low back pain in the elderly: the Iowa 65+ rural health study. J Am Geriatr Soc 1985;33:23-8.

Leysens G. Effect van een nieuw pijnschema in combinatie met bijscholing van verpleegkundigen op postoperatieve pijn en pijnbestrijding bij orthopedische patiënten [proefschrift]. Leuven: Katholieke Universiteit Leuven 1999.

Lloyd G & McLauchlan A. Nurses' attitudes towards management of pain. Nursing Times 1994;90(43):40-3.

Magni G, Marchetti M., Moreschi C. Chronic musculoskeletal pain and depressive symptoms in the national health and nutrition examination: I. Epidemiologic follow-up study. Pain 1993;53:163-8.

McCaffery M, Ferrell B, O'Neil-Page ED, e.a. Nurses' knowledge of opioid analgesic drugs and psychological dependence. Cancer Nurs 1990;13(1):21-7.

Mcdonald DD, Sterling R. Acute pain reduction strategies used by well older adults. Int J Nurs Studies 1998;35:265-70.

Melzack R. The McGill Pain Questionnaire: major properties and scoring methods. Pain 1975;1:277-99.

Milisen K, Foreman MD, Godderis J, e.a. Delirium in the elderly: nursing assessment and management. Nurs Clin North Am 1998;33(3):417-39.

Milisen K, Abraham IL, Foreman MD, De Geest S, Godderis J, Vandermeulen E, Fishler B, Delooz H, Spiessens B, Broos PLO. A nurse-led interdisciplinary intervention program for delirium in elderly hip fracture patients. J Am Geriatr Soc 2001;49(5):523-32.

Moote C. Efficacy of nonsteroidal anti-inflammatory drugs in the management of postoperative pain. Drugs 1992;44(Suppl 5):14-29; discussion 29-30.

Parke B. Gerontological nurses' ways of knowing: realising the presence of pain in cognitively impaired older adults. J Gerontol Nurs 1998;24(6):21-8.

Parmelee PA, Katz IR, Lawton MP. The relation of pain to depression among institutionalized aged. J Gerontol 1991;46:15-21.

Parmelee PA, Smith B, Katz IR. Pain complaints and cognitive status among elderly institutionalized residents. J Am Geriatr Soc 1993;41:517-22.

Parmelee PA. Pain in cognitively impaired older persons. Clin Geriatr Med 1996;12:473-87.

Pasero CL & McCaffery M. Pain in the elderly. Am J Nurs 1996;96(10):39-46.

Richards JS, Nepomuceno C, Riles C, e.a. Assessing pain behavior: the UAB pain behavior scale. Pain 1982;14:393-8.

Prkachin KM. The consistency of facial expressions of pain: a comparison across modalities. Pain 1992;51:297-306.

Prkachin KM & Mercer SR. Pain expression in patients with shoulder pathology: validity, properties and relationships to sickness impact. Pain 1989;39:257-65.

Simons W & Malabar R. Assessing pain in elderly patients who cannot respond verbally. J Adv Nurs 1995;22:663-9.

Vandermeulen E & Van Aken H. Acute postoperatieve pijntherapie. Tijdschr Geneesk 1994; 50(13):1067-78.

Vandermeulen E. Naar een ziekenhuis met minder pijn. Basismodules A en B: Algemene aspecten van medicamenteuze pijnbehandeling. Opleidingsaanbod voor UZLeuven-medewerkers. Academiejaar 1999-2000.

Ward SE, Goldberg N, Miller-McCauley V, e.a. Patient-related barriers to management of cancer pain. Pain 1993;52:319-24.

Wary B, Werkgroep Doloplus. Pleidooi voor de evaluatie van de pijn bij bejaarde personen. In: Belgian Pain Society. Pijn en de derde leeftijd. Jaarlijkse vergadering 1998;3:9-20.

Wary B, Collectif Doloplus: une échelle pour évaluer la douleur. Soins Gérontol 1999;19:25-7.

Williams AK & Schulz R. Association of pain and physical dependency with depression in physically ill middle-aged and elderly persons. Phys Ther 1988;68:1226-30.

5 Hartfalen bij ouderen

T. Jaarsma, S. De Geest

Samenvatting

Hartfalen is een complex klinisch syndroom dat in toenemende mate voor-komt, in het bijzonder bij ouderen. Met betrekking tot diagnostiek, behande-ling en zorg is een aantal belangrijke aspecten te beschrijven waarbij de geriatrische patiënt met hartfalen extra aandacht nodig heeft. Vanwege de moeilijkheid van het stellen van de diagnose 'hartfalen' en specifieke pro-blemen bij de diagnostiek bij ouderen komt zowel over- als onderdiagnostiek veel voor. Ook bestaan er specifieke problemen bij de dosering van medicatie voor oudere patiënten met hartfalen en vormen de bijwerkingen van medicatie voor hartfalen en interacties met andere medicijnen vaak een noodzaak tot extra alertheid bij deze kwetsbare patiëntengroep. Problemen met medicatie kunnen zorgen voor verslechtering van de gezondheidstoestand van de patiënt en leiden tot een opname in het ziekenhuis. Andere oorzaken van de frequente heropnamen van patiënten met hartfalen zijn onder andere: onvoldoende voorlichting, therapieontrouw, het ontbreken van sociale ondersteuning, ina-dequate ontslagplanning en onvoldoende nazorg. Verpleegkundigen kunnen een grote rol spelen in zorgprogramma's die gericht zijn op het veranderen van deze factoren. Op deze wijze kunnen heropnamen worden voorkomen en kan de kwaliteit van leven van patiënten met hartfalen worden verbeterd.

Leerdoelen

Na bestudering van dit hoofdstuk heeft de lezer inzicht in:

- epidemiologie en etiologie van hartfalen in de ouder wordende bevolking;
- aspecten van diagnostiek en therapie bij geriatrische patiënten met hartfalen die van belang zijn voor het verpleegproces;
- 'state of the art' van (verpleegkundige) zorg bij geriatrische patiënten met hart-falen.

5.1 INLEIDING

Hoewel het klinische verschijnsel 'hartfalen' al meer dan 2000 jaar wordt herkend, krijgt het pas sinds de laatste twintig jaar de verdiende aandacht als een belangrijk volksgezondheidsprobleem (Garg e.a. 1993). In de westerse wereld is hartfalen een van de meest voorkomende hart- en vaatziekten en is het de enige cardiovasculaire aandoening met stijgende incidentie en prevalentie. De prevalentie van hartfalen stijgt ongeveer van 1% bij mensen tussen de vijftig en zestig jaar tot meer dan 10% bij mensen ouder dan tachtig jaar (Mosterd e.a. 1999).

De incidentie van hartfalen bij ouderen is hoog en stijgt exponentieel met het toenemen van de leeftijd. In een Nederlands onderzoek naar de incidentie van hartfalen wordt een incidentie van 13,2 per 1000 persoonjaren (pj) beschreven. De incidentie neemt toe van 2,1 per 1000 pj bij patiënten in de leeftijd van 55-64 jaar tot 43,4 per 1000 pj bij patiënten van 85 jaar en ouder. Ook in andere landen worden dergelijke cijfers beschreven (Luchi e.a. 1991; Ho e.a. 1993; Cost 2000). Het is duidelijk dat door de veroudering van de bevolking, hartfalen een steeds belangrijker volksgezondheidsprobleem zal worden (Cost 2000). Bovendien leven mensen met coronair lijden langer dan voorheen, neemt de sterfte bij hartinfarcten af en zijn de mogelijkheden om patiënten met hartfalen in een vroeg stadium op te sporen en te behandelen toegenomen (Mosterd 1997).

De prognose van hartfalen is slecht: de sterfte van patiënten met hartfalen ligt veel hoger dan die van leeftijdsgenoten zonder hartfalen. In de Framingham Heart Study was binnen vijf jaar na de diagnose van hartfalen 75% van de mannen en 62% van de vrouwen overleden (Ho e.a. 1993). In een recent onderzoek wordt een tweemaal zo groot sterfterisico beschreven (Cost 2000), terwijl in eerdere studies ook wordt aangegeven dat de sterfte van patiënten met hartfalen zes- tot zevenmaal hoger ligt dan die van leeftijdsgenoten zonder hartfalen (Mosterd e.a. 1999). Mensen met hartfalen hebben een vijfmaal zo grote kans om te overlijden als gevolg van plotse dood (Cost 2000).

Hartfalen is een van de meest voorkomende diagnosen bij geriatrische patiënten die in het ziekenhuis zijn opgenomen (Reitsma e.a. 1994; Rich 1997) en brengt vaak hoge kosten met zich mee in de gezondheidszorg. In verschillende Europese landen drukken opnamen wegens hartfalen zwaar op het budget van de gezondheidszorg (Hobbs 2000). Alhoewel diagnostiek, behandeling en zorg voor geriatrische patiënten met hartfalen in principe overeenkomen met die bij jongere patiënten met hartfalen hebben we toch te maken met een aantal specifieke aandachtspunten die in acht dienen te worden genomen.

5.2 DEFINITIE, PATHOFYSIOLOGIE EN SYMPTOMEN VAN HARTFALEN

Er is geen eenduidige definitie van hartfalen. De meest gebruikelijke benadering geeft aan dat hartfalen een complex klinisch syndroom is, gekenmerkt door een abnormale functie van de linkerventrikel en neurohormonale regulatie, dat resulteert in een verminderde inspanningstolerantie, vasthouden van vocht en verkorte levensduur (Packer 1988). Een andere veelvoorkomende beschrijving van hartfalen is: een toestand waarbij het hart niet in staat is voldoende bloed rond te pompen om aan de metabole behoeften van het lichaam te voldoen bij normale vullingsdrukken (Abelman e.a. 1990). Deze definitie impliceert dat 'decompensatio cordis' (rechts of links) een onderdeel is van hartfalen (Meeter 1991). Men spreekt tegenwoordig steeds minder van decompensatio cordis en maakt meer gebruik van de term hartfalen ('heart failure').

Hartfalen bij ouderen heeft veelal dezelfde oorzaken als bij jongere patiënten, maar bij oudere patiënten zijn er vaak meerdere factoren in het spel. Er zijn verschillende pathofysiologische mechanismen betrokken bij het ontstaan van hartfalen en het belangrijkste mechanisme daarvan is het zogenoemde 'remodelling' ofwel structurele veranderingen van het hart door veranderingen in myocytenfenotype en verlies van de pompkracht van het hart. Hieraan kunnen verschillende oorzaken ten grondslag liggen. Een verminderde pompfunctie kan veroorzaakt zijn door ischemie, maar ook door druk en volume (over)belasting. Ook genetische oorzaken zoals familiale cardiomyopathie of sporadische mutaties in sarcomeerproteïnen kunnen de onderliggende oorzaak zijn van hartfalen (Grady e.a. 2000).

Ischemische beschadigingen komen het meeste voor. Net als bij jongere patiënten zijn hypertensie en coronaire hartziekten in meer dan 70% de oorzaken van hartfalen (Rich 1997). Afwijkingen aan de hartkleppen komen veel voor bij oudere patiënten met name aortastenose en mitraliskleppinsufficiëntie (Rich 1997). Nog een mogelijke oorzaak van hartfalen is diastolische disfunctie. Dit wordt vaker gezien bij hoogbejaarden dan bij jongere patiënten.

Patiënten met chronisch hartfalen zijn vaak kortademig bij lichte inspanning of zelfs in rust, zijn snel moe en houden vocht vast, bijvoorbeeld in de benen of in de buik. Andere symptomen van hartfalen worden opgesomd in tabel 5-1. Al deze symptomen hebben veelal een grote invloed op het leven van de patiënten en hun familie. Bij veel patiënten beginnen de klachten met kortademigheid bij inspanning. Dit verergert vaak langzamerhand in kortademigheid bij platliggen (orthopnoe), paroxismale nachtelijke dyspnoe (nachtelijke kortademigheid bij platliggen) en kortademigheid in rust. Het is echter moeilijk om alleen op basis van deze klachten hartfalen vast te stellen bij geriatrische patiënten.

Tabel 5-1 Symptomen van hartfalen

- Kortademigheid (bij activiteit of in rust)
- Kortademigheid bij platliggen
- Vermoeidheid
- Oedeem aan de onderste lichaamsdelen (benen of stuit, sacrum)
- Weinig urineproductie
- Nycturie
- Vol gevoel in de buik (ascites)
- Verminderde eetlust, misselijkheid
- Constipatie
- Opgezette halsvenen
- Hoesten
- Slapeloosheid of onrustige slaap
- Koude extremiteiten
- Cerebrale symptomen zoals slapeloosheid, duizeligheid, onrust en verwardheid
- Impotentie

5.3 AANDACHTSPUNTEN BIJ DE DIAGNOSTIEK

Bij het vaststellen van hartfalen is gedetailleerde kennis van de voorgeschiedenis nodig, worden klachten door anamnese geëvalueerd en spelen bevindingen bij het lichamelijk onderzoek een belangrijke rol (ESC 2001). Tabel 5-2 geeft een overzicht van verschillende onderzoeken die gebruikt worden bij het stellen van de diagnose hartfalen, de onderliggende oorzaak te vinden en vervolgens de juiste behandeling op te starten.

Diagnostiek bij geriatrische patiënten wordt echter bemoeilijkt door een aantal factoren. Zo is het vaak moeilijk om cardiale processen die gerelateerd zijn aan het normale verouderingsproces te onderscheiden van pathofysiogene processen (Fleg 1986; Wenger e.a. 1988). Verandering in het cardiovasculaire systeem als gevolg van het ouder worden zijn onder meer een veranderde omvang van de ventrikels, een verminderde reactie op catecholaminen, een verminderde elasticiteit van de grote arteriën, een verminderde elasticiteit van de longen en veranderingen in het gelei-

Tabel 5-2 Mogelijke diagnostische onderzoeken bij hartfalen

- Lichamelijk onderzoek
- Elektrocardiogram (ECG)
- Echocardiogram
- Röntgenonderzoek van hart en longen (thoraxfoto)
- Laboratoriumonderzoek (bloed en urine)
- Inspanningsonderzoek (fietstest of loopband)
- Inspanningsonderzoek met isotopen ('thalliumscan', 'SPECT')
- Bepaling van de ejectiefractie met behulp van isotopen
- Longfunctietest
- Hartkatheterisatie, angiogram

---

dingssysteem (Wenger e.a. 1987). Deze voor ouderen 'normale' veranderingen maken diagnostiek van hartfalen moeilijker aangezien een aantal van deze observaties ook bij hartfalen wordt gedaan.

Bij geriatrische patiënten is het stellen van de diagnose dus niet altijd gemakkelijk, mede doordat de klachten onduidelijk of vaag kunnen zijn. Door de verminderde loopsnelheid en mobiliteit van ouderen zal kortademigheid bij inspanning niet onmiddellijk op de voorgrond treden, maar klaagt de patiënt eerder over moeheid en lusteloosheid. Ook verwardheid of onrust kunnen belangrijke symptomen zijn die wijzen op hartfalen (Webb & Impallomeni 1987).

Deze klachten worden door de oudere zelf, maar ook door de omgeving vaak toegeschreven aan de ouderdom en niet aan ziekte zodat er verder vaak geen aandacht aan wordt besteed (Jansen e.a. 1994; NVVA 1999).

Tevens kunnen communicatieproblemen bij geriatrische patiënten de diagnostiek bemoeilijken. Zo kunnen een hersenaandoening, verwardheid, of geheugenproblemen ten gevolge van hartfalen een goede anamnese bemoeilijken (Fleg 1986; NVVA 1999). Soms verzwijgt de patiënt de klachten uit angst voor mogelijke opname in het ziekenhuis (NVVA 1999). Verder kan aanwezige comorbiditeit de evaluatie van symptomen van hartfalen en het stellen van de diagnose bemoeilijken (Fleg 1986; Wenger e.a. 1987; Jansen e.a. 1994, NVVA 1999). Klassieke symptomen zoals kortademigheid, oedeem en vermoeidheid worden dan bijvoorbeeld toegeschreven aan overgewicht, longziekten of algehele deconditionering (Fleg 1986; Duncan e.a. 1996). Ook nycturie wordt soms toegeschreven aan diabetes mellitus en incontinentie aan urinewegproblemen, terwijl hartfalen hiervan de werkelijke oorzaak is (Wenger e.a. 1987; Jansen e.a. 1994).

Aan de andere kant zijn sommige symptomen van hartfalen ook symptomen van andere ziekten en kan juist overdiagnose plaatsvinden. Bijvoorbeeld perifeer oedeem ten gevolge van veneuze insufficiëntie wordt vaak ten onrechte beschouwd als een uiting van hartfalen (Jansen e.a. 1994; Duncan e.a. 1996).

Naast de moeilijke herkenbaarheid van symptomen en problemen bij het afnemen van de anamnese kunnen ook non-invasieve diagnostische onderzoeken problematisch zijn. Een echocardiogram is vaak moeilijk te maken bij oudere patiënten (Wenger e.a. 1987). Ook een inspanningstest kan moeilijkheden opleveren omdat geriatrische patiënten misschien niet op een loopband of fiets een dergelijke test kunnen uitvoeren doordat ze tevens lijden aan bijvoorbeeld reumatische aandoeningen, aandoeningen aan de skeletspieren of neurologische aandoeningen zoals CVA (Wenger e.a. 1987). Zelfs het afnemen van een vrij simpele en weinig belastende looptest, waarin patiënten zes minuten in een eigen tempo over een vlak oppervlak lopen, kan bij een groot deel van de patiënten onuitvoerbaar zijn vanwege comorbiditeit of een slechte lichamelijke conditie (Jaarsma e.a. 1999).

Bij de diagnostiek van de geriatrische patiënt speelt de verpleegkundige een belangrijke rol. Het observeren van symptomen en het in kaart brengen van de gevolgen van het hartfalen en de behandeling voor het dagelijks leven zijn van cruciaal belang.

5.4 HEROPNAMEN VAN OUDERE PATIËNTEN MET HARTFALEN

Heropnamen komen vaak voor bij patiënten met hartfalen (Jessup e.a. 1990; Reitsma e.a. 1994; Michalsen e.a. 1998). In de periode tussen 1973-1986 was er in de Verenigde Staten een toename in heropnamen ten gevolge van hartfalen van meer dan 50% (Fleg 1986). In Nederland was er tussen 1980 en 1993 een toename in het aantal opnamen ten gevolge van hartfalen van respectievelijk 48% bij mannen en 40% bij vrouwen. Deze cijfers zijn gecorrigeerd voor de leeftijdsopbouw van de bevolking. Van de patiënten met hartfalen wordt 18% binnen de twee jaar heropgenomen ten gevolge van hartfalen (Mosterd 1997). Uit een Amerikaans onderzoek naar heropnamen binnen zes maanden bij 444 patiënten van 65 jaar of ouder hadden patiënten met de primaire diagnose hartfalen de grootste kans op heropname (Gooding & Jette 1985). Veelal is het opnieuw optreden van hartfalen de reden van heropname en was de heropname vaak niet te voorkomen (Andrews 1986). Daarnaast zijn er echter ook redenen voor heropname bij oudere patiënten met hartfalen die mogelijk wel te beïnvloeden zijn (tabel 5-3). Een aantal auteurs beschrijft dat 40-59% van de heropnamen voorkomen had kunnen worden door het optimaliseren van deze factoren (Vinson e.a. 1990; Michalsen e.a. 1998). Verpleegkundigen spelen bij de positieve beïnvloeding van deze factoren een belangrijke rol.

Tabel 5-3 Veelvoorkomende aanleidingen tot verergering van hartfalen bij oudere patiënten

- Myocardischemie of -infarct
- Atriumfibrilleren, tachycardie
- Longembolie
- Anemie, schildklierafwijking
- Infectie, koorts
- Onverwachte lichamelijke overbelasting
- Therapieontrouw met gecompliceerd medicatievoorschrift of dieet*
- Te veel vochtinname*
- Te vroeg ontslag*
- Ontoereikend sociaal netwerk*
- Problemen met medicatie*:
  - □ NSAID's, corticosteroïden, anti-arrhythmica, antidepressiva en neuroleptische middelen
  - □ Onderdosering of overdosering
- Te laat hulp ingeroepen*
- Onvoldoende follow-up en ontslagplanning*

* Door verpleegkundigen te beïnvloeden factoren

5.5 DE ZORG AAN DE GERIATRISCHE PATIËNT MET HARTFALEN

Verpleegkundigen en verzorgenden in zowel het ziekenhuis, verpleeghuis en verzorgingshuis als in de thuiszorg krijgen in toenemende mate te maken met geriatrische patiënten met chronisch hartfalen. De 'state of the art' van de verpleging en verzorging van deze patiëntenpopulatie richt zich daarbij zowel op het optimaliseren van diagnostiek en medische behandeling als op bepaalde aspecten van follow-up.

Verpleegkundige zorg bij patiënten met hartfalen is voornamelijk gericht op het herkennen en analyseren van feitelijke of dreigende gevolgen van hartfalen en de behandeling ervan, aangevuld met advies en begeleiding aan de patiënt en familie. Toenemende wetenschappelijke evidentie toont aan dat verpleegkundigen een cruciale rol kunnen spelen in de verbetering van verschillende aspecten van de diagnostiek, behandeling en zorg bij patiënten met hartfalen, resulterend in betere uitkomsten met betrekking tot mortaliteit, morbiditeit, kosten en de kwaliteit van leven van de patiënt met hartfalen (Philbin 1999; Grady e.a. 2000).

5.5.1 Verschillende zorgprogramma's

Hierna worden enkele typen zorgprogramma's besproken waarin een verpleegkundige een meer of minder zelfstandige rol inneemt en invulling geeft aan optimale zorg.

Transmurale voorlichting en begeleiding (Jaarsma e.a. 1999; Naylor e.a. 1999)

Hierbij wordt voorlichting gegeven door een hiervoor speciaal aangestelde en getrainde verpleegkundige. De voorlichting start in het ziekenhuis en wordt voortgezet in de thuissituatie. Een goede ontslagplanning maakt deel uit van een optimale begeleiding.

Verpleegkundig spreekuur (Cintron e.a. 1983; Van der Wal 1996; Ekman e.a. 1998)

Een gespecialiseerde verpleegkundige geeft voorlichting tijdens een bezoek van de patiënt aan het ziekenhuis, veelal de polikliniek. Na observatie vinden tevens mogelijke aanvullende diagnostiek en aanpassing van de behandeling en zorg of doorverwijzing plaats.

Hartfalenpolikliniek (Fonarov e.a. 1997; Cline e.a. 1998; Lucas e.a. 1999)

Het verpleegkundig spreekuur wordt aangevuld met het spreekuur van de cardioloog dat in het teken staat van optimale medische therapie. Eventueel wordt samen spreekuur gedaan door de arts en de verpleegkundige (eventueel aangevuld met voorlichting in het ziekenhuis tijdens opname van de patiënt).

Multidisciplinair programma gecoördineerd door verpleegkundigen (Rich e.a. 1995; West e.a. 1997; Shah e.a. 1998)

Een multidisciplinair team geeft voorlichting en advies aan de patiënt, er vindt ontslagplanning plaats, follow-up door de verpleegkundige via thuisbezoek en telefonisch contact.

Intensieve thuiszorg (Kornowksi e.a. 1995)

Een team van hulpverleners uit het ziekenhuis (cardioloog, verpleegkundige, fysiotherapeut) bezoekt de patiënt thuis en behandelt de patiënt aldaar.

Verbeterde toegang tot de eerstelijnshulpverlening (Weinberger e.a. 1996)

Hierbij bezoeken een thuiszorgverpleegkundige en huisarts de patiënt in het ziekenhuis en geven extra voorlichting. Daarnaast vindt een bezoek van de patiënt aan de hulpverlener na ontslag en regelmatige follow-up plaats.

Thuisbezoek door verpleegkundigen (Stewart e.a. 1998)

In dit model bezoekt de verpleegkundige de patiënt thuis om voorlichting te geven, verslechtering te signaleren en om de afgesproken medicatie te optimaliseren.

Transmurale zorg (Beusmans e.a. 2001)

Hierbij verzorgen hulpverleners uit de eerste en tweede lijn gezamenlijk de behandeling en zorg aan de patiënt.

Het zal duidelijk zijn dat deze modellen overlap vertonen en dat de beschreven modellen naast elkaar kunnen functioneren. De doelen van deze verschillende modellen komen echter vaak overeen en dit zijn: *a* verbetering van de kwaliteit van het leven van patiënten, *b* vermindering van morbiditeit en mortaliteit, *c* voorkómen van heropnamen en *d* vermindering van zorgkosten (De Loor & Jaarsma 2001).

Er bestaat slechts een beperkt aantal gerandomiseerde onderzoeken naar het effect van deze programma's (Rich e.a. 1995; Weinberger e.a. 1996; Cline e.a. 1998; Stewart e.a. 1998; Ekman e.a. 1998; Jaarsma e.a. 1999), maar in het algemeen hebben de programma's (met uitzondering van dat van Weinberger) positieve effecten op onder andere functionele capaciteit, zelfzorg en therapietrouw. Ook vermindering van heropnamen, verminderde kosten en toegenomen overleving wordt in een aantal van deze programma's aangetoond (Rich e.a. 1995; Cline e.a. 1998; Stewart e.a.; 1998; Naylor e.a. 1999).

Van de verpleegkundigen werkzaam in dergelijke programma's wordt expertise gevraagd op het gebied van hartfalen (klinische expertise), maar ook op het gebied van samenwerking, consultatie, leiderschap, besluitvorming, onderzoek en innovatie (Kegel 1995; Naylor e.a. 1999).

Niet elk van deze programma's is echter even geschikt voor de geriatrische patiënt. In een Zweedse studie werd geconcludeerd dat onder ouderen die opgenomen waren voor hartfalen slechts een beperkt aantal patiënten geschikte kandidaten zijn voor een vanuit het ziekenhuis georganiseerd verpleegkundig programma (Ekman e.a. 1998). Uit dit onderzoek bleek dat het deze oudere patiënten vaak ontbrak aan de kracht en de mogelijkheden om naar het ziekenhuis te komen. Verder zijn er naast de 'hartfalen-specifieke' problemen bij geriatrische patiënten met hartfalen vaak andere problemen aanwezig zoals cognitieve beperkingen, depressie, afhankelijkheid, minder zelfstandig kunnen participeren in beslissingen, minder mobiel zijn, financiële beperkingen en beperkte sociale steun (Koenig 1998; Ekman e.a. 1998; Grady e.a. 2000; De Geest, 2000). Hierdoor kunnen (en mogen) zij vaak minder participeren aan bestaande programma's.

Wellicht is een hartfalenmodel dat gericht is op interventie in de thuissituatie en gekenmerkt door een lage drempel het meest geschikt voor geriatrische patiënten. De uitdaging is een zorgprogramma zo goed mogelijk aan te passen aan de karakteristieken van de lokale situatie, de kenmerken van de populatie en de beschikbare middelen. Ondanks het bestaan van verschillende modellen om de zorg te organiseren kan ook binnen de modellen een aantal essentiële componenten worden onderscheiden. De componenten die staan beschreven in tabel 5-4 komen uit de meest succesvolle programma's en zullen in een programma voor geriatrische patiënten aan de orde moeten komen.

5.5.2 Gezamenlijke aanpak door de arts en de verpleegkundige

Er is een geïntegreerde aanpak nodig om patiënten met hartfalen zo goed mogelijk te behandelen en te verzorgen (Grady e.a. 2000). In deze geïntegreerde aanpak is aandacht nodig voor adequate diagnostiek, behandeling en zorg waarin de verpleegkundige een belangrijke rol speelt. De uitdaging voor de verpleegkundige ligt in het combineren van de specifieke zorg bij hartfalen met bijkomende problemen die niet direct het gevolg zijn van het hartfalen maar bijvoorbeeld te maken hebben met het ouder worden of een ziekenhuisopname.

Tabel 5-4 Componenten uit succesvolle zorgprogramma's voor patiënten met hartfalen

- Gezamenlijke aanpak door de arts en de verpleegkundige
- Optimalisering van de medische behandeling bij hartfalen
- Voorlichting en begeleiding
- Nazorg (follow-up)
- Bevordering van therapietrouw
- Ontslagplanning en bewaken van continuïteit van zorg
- Snelle signalering van symptomen van overvulling en tijdige reactie hierop
- Laagdrempelige toegang tot hulpverleners

Bron: Aangepast uit Grady e.a. 2000.

De verpleegkundige is een belangrijke spil in een multidisciplinair team en heeft een taak in het op elkaar afstemmen van verschillende zorgaspecten zoals het afstemmen van de verschillende medicijnen en het inpassen van de leefregels in het dagelijks leven (zie ook verderop in dit hoofdstuk). Daarnaast heeft de geriatrische patiënt vaak multipele comorbiditeit, zoals eerder besproken. Hartfalen is vaak een probleem naast andere chronische gezondheidsproblemen. Hierdoor kunnen voor de patiënt en zorgverleners complexe situaties optreden. Wanneer de patiënt bijvoorbeeld van de uroloog te horen heeft gekregen dat hij veel zou moeten drinken en dan van de cardioloog hoort dat hij zijn vochtinname zoveel mogelijk moet beperken, kan hij in verwarring raken. In een onderzoek uitgevoerd bij patiënten met hartfalen in België (De Geest e.a. 2000) kwam direct tot uiting dat hoe meer artsen de patiënt verzorgen voor zijn hartfalen, hoe meer conflicterende informatie de patiënt ontvangt. Een goede afstemming tussen zorgverleners is dus essentieel.

5.5.3 Optimalisering van de medische behandeling bij hartfalen

De behandeling van hartfalen heeft tot doel symptomen te verminderen, het inspanningsvermogen te optimaliseren en uiteindelijk de prognose te verbeteren. Zo mogelijk is de behandeling bij voorkeur gericht op de oorzaak van het hartfalen. Soms wordt bijvoorbeeld een dotterbehandeling of bypassoperatie uitgevoerd bij hartfalen ten gevolge van ischemisch hartlijden.

Het doel van de behandeling van hartfalen is in principe gelijk voor jongere en oudere patiënten, waarbij echter speciale aandacht nodig is voor de veranderende fysiologie en bijkomende comorbiditeit die meestal bij de oudere patiënt met hartfalen aanwezig is (Webb & Impallomeni 1987; Jessup e.a. 1990). De behandeling van patiënten met hartfalen bestaat uit een medicamenteuze en een niet-medicamenteuze component.

Medicamenteuze behandeling

Met medicamenteuze therapie wordt nagestreefd verbetering van de pompfunctie door het versterken van de myocardiale contractiekracht, de vermindering van de vaatweerstand en de vermindering van stuwing. Ook de compensatiemechanismen die voorkomen bij chronisch hartfalen (zoals stimulatie van het sympathische zenuwstelsel en activering van het renine-angiotensine-aldosteronsysteem) worden vaak medicamenteus gecorrigeerd (ESC 2001).

Veelgebruikte medicijnen bij hartfalen zijn vaatverwijders (waaronder ACE-remmers), diuretica, medicatie met een positief-inotrope werking (digitalispreparaten) en bètablokkers.

Het is belangrijk dat men zich realiseert dat de meeste klinische trials in het verleden die een welbepaalde medicamenteuze behandeling bij patiënten met hartfalen evalueren, een beperkt aantal ouderen – en daardoor vaak ook een beperkt aantal vrouwen – hebben geïncludeerd. Hierdoor is vaak onvoldoende bekend welke effecten van deze medicatie specifiek zijn bij geriatrische patiënten en wat de juiste dosering is bij ouderen (McMurray 2000, ESC 2001).

Vaak wordt gesteld dat geriatrische patiënten moeilijker instelbaar zijn op medicatie (Webb & Impallomeni 1987). Het gaat dan bijvoorbeeld om dosisaanpassing van renaal geklaarde geneesmiddelen omdat de achteruitgang van de nierfunctie op hoge leeftijd klinisch relevant wordt (Wenger e.a. 1987; Jansen e.a. 1994). Enerzijds geeft de aanwezigheid van comorbiditeit vaak aanleiding tot het gebruik van verschillende medicijnen die bijwerkingen kunnen veroorzaken (bijvoorbeeld orthostatische hypotensie bij nitraten) en interacties kunnen ontstaan (bijvoorbeeld NSAID's en diuretica) waardoor hartfalen verergert. Anderzijds kan medicatie voor hartfalen bijwerkingen van andere medicatie veroorzaken of de werking van deze medicatie beïnvloeden (Wenger e.a. 1988; Jessup e.a. 1990; Jansen e.a. 1994). In het algemeen ziet men dat bijwerkingen van geneesmiddelen, gegeven voor hartfalen zich bij hoogbejaarde patiënten anders presenteren en dat deze zich manifesteren in de vorm van incontinentie, verwardheid of vallen (Webb & Impallomeni 1987; Wenger e.a. 1987; Jansen e.a. 1994).

Hierna worden de meest voorkomende medicaties bij patiënten met hartfalen en relevante aandachtspunten besproken die bij geriatrische patiënten van toepassing zijn.

ACE-remmers

In de behandeling van hartfalen nemen Angiotensine Converting Enzyme (ACE-) remmers een belangrijke plaats in. ACE-remmers zijn vaatverwijders (ze hebben een bloeddrukverlagend effect) met een remmende invloed op de toxische neurohormonale activiteiten die een onderdeel vormen van het pathofysiologische proces bij hartfalen. Resultaten van twee grote gecontroleerde klinische trials voor ACE-remmers bij patiënten met hartfalen (CONSENSUS en SOLVD) hebben ertoe geleid dat ACE-remmers een deel innemen van de standaardbehandeling bij hartfalen door hun positieve effect op morbiditeit en overleving.

In de CONSENSUS-studie was de gemiddelde leeftijd van patiënten 71 jaar. Alle patiënten hadden NYHA-IV-hartfalen (klachten van hartfalen in rust) en werden behandeld met diuretica en digoxine. Na twaalf maanden was er 31% reductie in mortaliteit bij patiënten behandeld met een ACE-remmer vergeleken met een placebo-controlegroep. Het aantal opnamedagen in het ziekenhuis was gereduceerd met 23% (CONSENSUS 1987). In de SOLVD-studie waren de patiënten jonger dan 80 jaar en hadden een ejectiefractie lager dan 35%. Vergeleken met de CONSENSUS-trial waren de patiënten jonger en 57% van de patiënten had NYHA-II-hartfalen (alleen klachten van hartfalen gedurende zware inspanning). Na 41 maanden was er 16% reductie in mortaliteit en een reductie in sterfte of verslechtering van hartfalen bij 26% van de patiënten behandeld met een ACE-remmer ten opzichte van patiënten uit een placebo-groep (SOLVD 1991).

Bij oudere patiënten dienen de doses ACE-remmer in het algemeen lager te zijn dan bij jongeren, zeker wanneer de nierfunctie bij hen is afgenomen. Het is echter vaak moeilijk vast te stellen in welke orde de dosisverlaging moet zijn (Jansen e.a. 1994). Tegelijkertijd moet men zich ervan bewust zijn dat onderdosering ook vaak voorkomt (McMurray 1998).

Vooral bij geriatrische patiënten moet ook rekening gehouden worden met prikkelhoest als bijwerking van sommige ACE-remmers en met hypotensie, hetgeen kan ontstaan na de eerste dosis (Webb & Impallomeni 1987; Jessup e.a. 1990; Jansen e.a. 1994). Daarnaast blijkt dat de combinatie van ACE-remmers en kaliumsparende diuretica hyperkaliëmie veroorzaakt (Jessup, e.a. 1990). Bovendien is er een grotere kans op achteruitgang van de nierfunctie bij de combinatie van ACE-remmers en NSAID's (McMurray 1998).

Diuretica

Veel geriatrische patiënten krijgen plastabletten voorgeschreven om vocht uit te drijven en daardoor klachten te verminderen. Bij oudere patiënten hebben sommige diuretica echter een verminderde werking waardoor ze hoger gedoseerd moeten worden (Fleg 1986). Tegelijkertijd kan echter hypokaliëmie optreden ten gevolge van een te hoge dosis diuretica. Vooral bij gelijktijdig gebruik van digoxine en diuretica is hypokaliëmie mogelijk en is controle van het kaliumgehalte zinvol (Webb & Impallomeni 1987).

Andere diuretica zijn zelfs minder geschikt voor hoogbejaarde patiënten met nierfunctiestoornissen. Ook bij diuretica geldt dat de door ouderen vaak ingenomen NSAID's het effect van diuretica verminderen en achteruitgang van de nierfunctie tot gevolg kunnen hebben. Ook is er bij gelijktijdig gebruik van diuretica (kaliumsparende) en ACE-remmers een kans op hyperkaliëmie (Jessup e.a. 1990).

Recentelijk is er een bijzondere rol weggelegd voor het kaliumsparende diureticum spironalactone. In het RALES-onderzoek (n = 1663) werd aangetoond dat het gebruik van dit middel de prognose verbeterde en het aantal ziekenhuisopnamen omlaag bracht (RALES 1999).

Bètablokkers

Bètablokkers kunnen de ongunstige chronische (over)activering van het sympathicussysteem, zoals wordt gezien bij hartfalen, tegengaan. Lange tijd werd hartfalen gezien als contra-indicatie voor het voorschrijven van bètablokkers. Inmiddels is men hiervan teruggekomen en is in een aantal studies en meta-analyses een significante reductie in mortaliteit aangetoond bij de toediening van bètablokkers. Recente studies (CIBIS II, MERIT-Heart failure en COPERNICUS) werden vervroegd afgebroken omdat er een nadrukkelijke verbetering in de interventiegroep optrad. De reductie in de relatieve kans op mortaliteit bedroeg respectievelijk 35%, 34% en 31%, met tevens een significante vermindering in het aantal heropnamen (CIBIS 1999; MERIT HF 1999, COPERNICUS 2001).

Digitalispreparaten

Digoxine wordt al lange tijd toegepast om de contractiliteit van de hartspier te verhogen (Jessup e.a. 1990; Jansen e.a. 1994). Digoxine wordt toegevoegd aan een medicatieregime van ACE-remmers, diuretica en bètablokkers. De DIG-studie toonde aan dat digoxine de symptomen kan verbeteren en het aantal heropnamen kan verminderen maar geen effect heeft op overleving (DIG 1997). Bij het voorschrijven van digoxine bij oudere patiënten moet men rekening houden met de vrij smalle therapeutische breedte van digoxine, waardoor regelmatige spiegelbepaling en aan-passing van de dosis bij hoogbejaarden meestal noodzakelijk zijn (Fleg 1986; Jessup e.a. 1990; Jansen e.a. 1994). Verschillende medicijnen zoals laxantia en vloeibare antacida kunnen de serumdigoxinewaarden verhogen en bij gebruik wordt regelmati-ge controle van de digoxinespiegel geadviseerd (Jessup e.a. 1990; Jansen e.a. 1994). Tevens kunnen oudere patiënten gevoeliger zijn voor bijwerkingen van digoxine en is het mogelijk dat maag-darmklachten al bij een lage dosis optreden (Jessup e.a. 1990; Jansen e.a. 1994).

Niet-medicamenteuze behandeling

De niet-medicamenteuze behandeling van hartfalen bestaat uit invasieve c.q. operatieve ingrepen en leefregels.

Operatieve ingrepen

Indien mogelijk is de behandeling van hartfalen bij voorkeur gericht op de oorzaak. Een belangrijke te behandelen oorzaak is ischemie van de hartspier. Behan-deling met een dotterprocedure of bypassoperatie is dan een van de aangewezen therapieën. Andere voorbeelden van operatieve behandeling zijn implantatie van een kunstklep of reconstructie van de mitralisklep (Jansen e.a. 1994). De risico's van operatieve ingrepen nemen toe met stijgende leeftijd. De laatste jaren zijn deze risico's minder groot geworden ten gevolge van een verbeterde preoperatieve evalua-tie, verbeterde anesthesiologische mogelijkheden, chirurgische technieken, postope-ratieve bewaking en geriatrische begeleiding en revalidatie (Jansen e.a. 1994). Klep-chirurgie is tot op hoge leeftijd aanvaardbaar. In het bijzonder symptomatische aortaklepstenose vereist een operatie waarmee men ook bij hoogbejaarde patiënten goede resultaten bereikt (Jansen e.a. 1994, Rich 1997).

Tabel 5-5 Algemene leefregels bij hartfalen

- Volgens voorschrift innemen van medicatie
- Vochtbeperking
- Natriumbeperking
- Een optimale samenstelling van de voeding (voldoende calorieën, eiwitten en vitamines)
- Evenwicht tussen rust en activiteit
- Beperking (onthouden) van alcoholinname
- Stoppen met roken
- Vroegtijdige signalering van een verslechtering van de gezondheidstoestand
- Influenzavaccinatie

Leefregels

De leefregels bij de niet-medicamenteuze en medicamenteuze behandeling kunnen niet los van elkaar worden gezien. In tabel 5-5 worden de leefregels bij hartfalen beschreven. Ten aanzien van de geriatrische patiënt kunnen additionele aandachtspunten van belang zijn. Intensieve en individuele begeleiding om de leefregels te begrijpen en aan te passen aan de individuele patiënt zijn dan nodig.

5.5.4 Voorlichting en begeleiding

Het belang van voorlichting aan en begeleiding van patiënten met hartfalen wordt in veel publicaties onderstreept (Kostam e.a. 1994; Dracup e.a. 1994, ESC 2001). Er is echter nog weinig onderzoek gedaan naar het effect van dergelijke voorlichting en er bestaat nog onduidelijkheid over waar en door wie de voorlichting aan oudere patiënten met hartfalen het beste kan worden gegeven.

Verpleegkundigen hebben dagelijks contact met de patiënten en familie en lijken daardoor de aangewezen personen om potentiële problemen te signaleren en leefregels te bespreken. Zij dienen daarbij rekening te houden met de behoefde van de patiënt en familie. In een beschrijving van de informatiebehoefte van patiënten met hartfalen vonden patiënten informatie over medicatie voor hen het belangrijkste, daarna kwamen anatomie en fysiologie en risicofactoren. Informatie over activiteiten vond men het minst belangrijk (Hagenhof e.a. 1994), terwijl juist in andere literatuur wordt vermeld dat activiteiten voor patiënten met hartfalen van belang zijn (ESC 2001).

Patiëntenvoorlichting dient over een langere tijd plaats te vinden en het is vaak niet voldoende om een patiënt slechts eenmaal uitleg te geven over bijvoorbeeld zijn dieet of medicatie. Herhaling van de informatie en het inpassen van de voorschriften in het dagelijks leven zijn belangrijke aspecten die tijd en continuïteit vergen. Verpleegkundigen kunnen een belangrijke rol spelen in de verbetering van de voorlichting. In het ziekenhuis kan worden begonnen met het geven van de eerste informatie. Gedurende de opname kunnen onderwerpen als medicatie, dieet, symptoomherkenning en verwachtingen voor de toekomst al aan de orde komen. Het is vervolgens wenselijk dat de informatie wordt herhaald en aangevuld op een later tijdstip, na ontslag. Dit zou kunnen plaatsvinden in de thuissituatie of bij controle op de polikliniek of tijdens een huisbezoek. In een aantal effectstudies die verbetering van zorg en vermindering van heropnamen tot doel hadden is uitgebreide voorlichting altijd als een belangrijk onderdeel beschreven. Verschillende vormen van voorlichting zijn mogelijk: gebruik van schriftelijke en/of mondelinge informatie, gebruik van cd-rom of video en/of individuele en groepsvoorlichting (Jaarsma e.a. 1996, Cline e.a. 1999; Grady e.a. 2000). Ook verschillende tijdstippen van voorlichting zijn beschreven: tijdens opname in het ziekenhuis, op de polikliniek van een gespecialiseerde hartfalenverpleegkundige of thuis (Jaarsma e.a. 1996, Stewart e.a. 1998; Cline e.a. 1999; Grady e.a. 2000).

Onderzoek op het gebied van voorlichting aan patiënten met hartfalen neemt toe. In een gerandomiseerd Nederlands onderzoek naar het effect van voorlichting en begeleiding door een verpleegkundige in het ziekenhuis en in de thuissituatie bij patiënten met chronisch hartfalen, vond men een verbetering van het zelfzorggedrag op korte termijn (drie maanden na ontslag). Op langere termijn (na negen maanden) nam dit verhoogde zelfzorggedrag weer af. Voorlichting en begeleiding alleen zijn niet voldoende om het gebruik van gezondheidszorg te doen afnemen of om de kwaliteit van leven te verbeteren (Jaarsma e.a. 1999). Aanvullende componenten zoals in tabel 5-4 staan beschreven lijken noodzakelijk te zijn.

In Amerikaanse en Australische studies is wel een vermindering van het aantal heropnamen en verbetering beschreven van de kwaliteit van leven als gevolg van een educatieprogramma in de thuissituatie (Ashby 1988; Stewart e.a. 1998). Verder is er een aantal studies waarin gebruik wordt gemaakt van een gecombineerd programma met voorlichting in het ziekenhuis gevolgd door educatie in de thuissituatie. Gerapporteerd wordt een vermindering in het aantal heropnamen en verkorting van de duur van de heropname (Ashby 1988; Rich e.a. 1995; Fonarov e.a. 1997; Cline e.a. 1998). Het is echter opmerkelijk dat weer in een ander onderzoek naar het effect van extra voorlichting en begeleiding sprake was van een toename in plaats van afname van heropnamen. Patiënten in de interventiegroep waren wel meer tevreden met de zorg (Weinberger e.a. 1996). Ook bleek het effectief te zijn patiënten voorlichting te geven in groepsverband, onder leiding van een professional: de kennis van patiënten bleek verhoogd en het aantal heropnamen verminderd (Rosenberg 1971). Tegelijkertijd wordt echter geconstateerd dat geriatrische patiënten moeite hebben met het bezoeken van dergelijke sessies (Ekman e.a. 1998).

In tabel 5-6 wordt een aantal onderwerpen besproken die bij een goede voorlichting en begeleiding aan de orde moeten komen (cbo 1994; Grady e.a. 2000; esc 2001).

Tabel 5-6 Onderwerpen voor voorlichting

Algemeen
- Wat is hartfalen, relatie hartfalen-symptomen
- Oorzaak hartfalen
- Uitleg doel van de behandeling
- Rol van de verschillende hulpverleners
- Prognose
- Belang van vroege herkenning symptomen, inclusief gewichtscontrole
- Advies bij toename symptomen

Medicijnen
- Werking medicijnen en effect op kwaliteit van leven en overleven
- Uitleg over tijdsduur optimale werking medicijnen (ACE-remmers/bètablokkers)
- Dosis en tijdstip van inname (schema zo eenvoudig mogelijk maken)
- Bijwerkingen/verschijnselen van intoxicatie
- Zelfmanagement met betrekking tot diuretica

Voeding
- Algemene informatie gezonde voeding
- Relatie hartfalen-vocht-natrium-diuretica
- Natriumbeperking
- Vochtbeperking
- Beperking van alcoholgebruik
- Overgewicht/obesitas

Activiteit en rust
- Advies over dagelijkse activiteit/rust
- Mogelijkheid van hartrevalidatie
- Advies over sociale activiteit (werk, reizen, vakantie, uit eten gaan en dergelijke)
- Advies over seksuele activiteit

Overige adviezen
- Stoppen met roken
- Vaccinatie tegen influenza

Leven met hartfalen
- Begeleiding bij acceptatie van ziekte
- Mogelijkheid contact met lotgenoten/patiëntenvereniging
- Mogelijkheden van hulp en voorzieningen thuis

Medicatie

Het correct innemen van medicatie is bij patiënten met hartfalen van groot belang. De verpleegkundigen en verzorgenden hebben een belangrijke rol in het helpen van de patiënten om de medicatie in te passen in hun dagelijks leven, maar ook bij het signaleren en beperken van bijwerkingen.

Voeding en vocht

Dieetinterventies bij geriatrische patiënten met hartfalen dienen voornamelijk gericht te zijn op stimuleren van volledige/gezonde voeding. Behalve een optimale samenstelling van de voeding (voldoende calorieën, eiwitten en vitamines) is ook het verminderen van natriuminname van belang. Het verminderen van cholesterol wordt minder als prioriteit gezien (Jessup e.a. 1990). Tevens dienen patiënten met overgewicht – 'body mass index' (BMI = gewicht/lengte^2) > 25 – af te vallen (ESC 2001).

De informatie die aan de patiënt en de familie wordt gegeven, betreft de inhoud en de praktische consequenties van het dieet (Fuduka 1990; Jessup e.a.1990; Holzum 1991). Vaak wordt een diëtist ingeschakeld om de patiënt verder te ondersteunen bij de invulling van het dieet. In de meeste verpleeghuizen wordt zonder zouttoevoeging gekookt. Als er dan geen extra zout aan het eten wordt toegevoegd tijdens de maaltijd en wanneer geen extra zoute voedingswaren worden gegeten, wordt in het algemeen niet te veel natrium geconsumeerd (NVVA 1999). Een dilemma bij patiënten die slecht eten is dat een verdere natriumbeperking een verslechtering van de voedingstoestand in de hand kan werken omdat de voeding minder smakelijk is (NVVA 1999). Dit is niet gewenst omdat de conditie van de patiënt daardoor verder achteruit kan gaan.

Het is belangrijk dat men alert is op een ongewenst grote gewichtsafname van de patiënt, die bij veel patiënten met hartfalen voorkomt. Men spreekt dan van cardiale cachexie (Anker e.a. 1997). De criteria van cachexie zijn niet eenduidig, maar de volgende worden bruikbaar geacht (ESC 2001):

- er is sprake van cachexie bij een ongewenst gewichtsverlies van > 6% (of > 5 kg) in combinatie met een BMI < 22 kg/m^2;
- wanneer het onduidelijk is of sprake is van gewichtsverlies wordt cachexie gediagnosticeerd bij een BMI < 20 kg/m^2.

Frequente lichte maaltijden of wensvoeding met supplementen kan een patiënt meer voedingsstoffen geven dan drie grote maaltijden per dag (Cable & Mayers 1983; Fuduka 1990). Daarnaast kan worden geprobeerd optimale spiermassa te behouden door (aangepaste) lichaamsbeweging.

De inname van alcohol wordt geadviseerd te beperken tot twee consumpties per dag en men dient patiënten te wijzen op de extra vochtinname (bijvoorbeeld bij bier en longdrinks) (ESC 2001).

Bij het management van hartfalen speelt de vochtbalans (evenwicht tussen vocht-inname en vochtuitscheiding) een belangrijke rol. Studies naar de exacte gewenste hoeveelheid vocht ontbreken op dit moment. Wel wordt geadviseerd de hoeveelheid vocht te beperken tot 1,5-2 liter per dag (ESC 2001). Patiënten kunnen problemen hebben met deze vochtbeperking en moeilijkheden ervaren bij het omgaan met hun gevoelens van dorst. Goede voorlichting en het geven van praktische tips (bijvoorbeeld de verdeling van vocht over de dag, het zuigen op een ijsklontje, het nuttigen van kleine porties ingevroren fruit) kunnen helpen deze leefregel in te passen in het dagelijks leven (Bousquet 1990).

Er doen zich vaak misverstanden voor over het gebruik van diuretica en vocht. Men denkt, veelal niet terecht, dat ouderen veel moeten drinken of dat men veel vocht nodig heeft om de diuretica te laten werken of de nieren door te spoelen (Jessup e.a.1990).

Een ander aspect van diuretica is dat mensen soms problemen hebben met het frequent moeten plassen. Dit kan hun sociale interactie belemmeren of incontinentie veroorzaken. Een goede anamnese en follow-up van de verpleegkundige hierover kunnen helpen problemen en mogelijke therapieontrouw te signaleren. Vaak kan men door het aanpassen van de innametijden van de medicatie of het wisselen van een snel naar een langzaam werkend diureticum veel ongemak voorkomen.

Rust en beweging

Hoewel het voorschrijven van complete bedrust voor patiënten met hartfalen als achterhaald wordt beschouwd (Packer 1988), kan zowel lichamelijke als emotionele rust een positieve bijdrage leveren aan de behandeling van patiënten in een acute fase van hartfalen (Kruijssen & Balk 1994). Voor de geriatrische patiënt kan bedrust een extra complicerende factor betekenen, immers functies als aërobe capaciteit, mineralenbalans en metabole processen zijn vaak al verminderd bij ouderen en bedrust leidt tot verdere verslechtering. Bij dementerende ouderen kan bedrust angst, onrust en verwardheid veroorzaken (NVVA 1999). Bedrust moet daarom bij geriatrische patiënten tot een minimum worden beperkt (Fleg 1986).

Patiënten hebben vaak klachten van vermoeidheid, intolerantie voor activiteiten, maar moeten tegelijkertijd worden gestimuleerd tot bewegen (ESC 2001). Het is wel van belang om in het bevorderen van lichaamsbeweging bij de geriatrische patiënt overmatige inspanning te vermijden en de patiënt te helpen goed om te gaan met zijn schaarse energie, onder andere door het overnemen van de ADL, tijdelijk meer hulp bij de zelfzorg en het gebruik van hulpmiddelen te stimuleren, bijvoorbeeld gebruik van rolstoel of toiletstoel. Oververmoeidheid kan een teken zijn van verslechtering en dient als zodanig te worden herkend. De slechte conditie van patiënten en beperking van de mobiliteit kunnen leiden tot een gevoel van afhankelijkheid, verveling maar ook angst (Jaarsma e.a. 1997; NVVA 1999).

5.5.5 Nazorg (follow-up)

Soms hebben patiënten het gevoel nog niet toe te zijn aan ontslag uit het ziekenhuis. Nog niet alles is thuis geregeld, er is nog niet genoeg informatie over de thuissituatie of men is nog onzeker. Het eigen idee van de patiënten over 'aan ontslag toe zijn' blijkt voorspellend te zijn voor eventuele heropnamen (Andrews 1986; Williams & Fitton 1988).

Een goede nazorg (follow-up) met extra voorlichting, begeleiding en controle kan een patiënt en familie helpen om in de thuissituatie adequaat om te gaan met hartfalen. Nazorg kan bestaan uit verschillende componenten. Zo kan bijvoorbeeld een verpleegkundige, maatschappelijk werker of een arts de patiënt thuis bezoeken en in de thuissituatie bekijken of er nieuwe problemen zijn opgetreden of kunnen worden verwacht.

Een andere wijze van follow-up is de patiënt regelmatig telefonisch te contacteren en te vragen naar de gezondheidstoestand en bijvoorbeeld het gewicht te controleren. Deze aanpak kan worden aangevuld of vervangen door regelmatige controle op een polikliniek. Deze verschillende vormen van follow-up zijn in een aantal studies beschreven. Het probleem echter bij de evaluatie van de effectiviteit van follow-up is dat het altijd gaat om gecombineerde, moeilijk met elkaar te vergelijken interventies en dat het exacte mechanisme achter de interventie vaak niet duidelijk is (McMurray & Stewart 1998; Jaarsma 1999).

In sommige onderzoeken bestaat de nazorg uit schriftelijke informatie over hartfalen en een herinnering aan de controle bij de arts, die aan de patiënt per post wordt toegezonden (Shah e.a.1998; Fonarov e.a. 1997, West e.a. 1997). Follow-up door middel van telefonisch contact wordt ook als nuttig ervaren om de voortgang van de patiënt te volgen en vragen te beantwoorden. In een Israëlisch onderzoek wordt vermeld dat een wekelijks thuisbezoek van een arts met ondersteuning door een verpleegkundige resulteerde in een vermindering van heropnamedagen (Kornowski e.a. 1995).

Ook wordt veel verwacht van het volgen van patiënten door 'telemonitoring', een systeem waarin verschillende parameters (bijvoorbeeld gewicht, symptomen) via een computersysteem worden verzameld en geïnterpreteerd door verpleegkundigen. De eerste resultaten van telemonitoring lijken veelbelovend, maar een groot gerandomiseerd onderzoek loopt nog (Mancini e.a. 1998).

Gegevens van de meeste onderzoeken lijken aan te wijzen dat patiënten met hartfalen veel baat hebben bij follow-up. Er is echter slechts een beperkt aantal gerandomiseerde studies bekend waarbij het effect van follow-up wordt geëvalueerd (Stewart e.a. 1998; Ekman e.a. 1999; Jaarsma e.a. 1999; Cline e.a. 1999). Wel verschijnen onderzoeksverslagen waarin een vergelijking wordt gemaakt met een historische controlegroep (West e.a. 1997; Fonarov e.a. 1997; Shah e.a. 1998; Lucas e.a. 1999) en deze zijn veelal positief. Ze geven aanwijzingen dat er zeker een goede bijdrage te verwachten is van interventies die zich richten op extra controle, voorlichting en begeleiding van (oudere) patiënten met chronisch hartfalen.

5.5.6 Bevordering van therapietrouw

Therapieontrouw met betrekking tot leefregels is een belangrijke oorzaak van morbiditeit en onnodige heropnamen in het ziekenhuis (Ghali e.a. 1988; Vinson e.a.

1990; Opasich e.a. 1996; Michalsen e.a. 1998). Het gaat daarbij om voorgeschreven leefregels op het gebied van medicatie (zie ook hoofdstuk 13 Medicamenteuze therapieontrouw in de ouderenzorg), dieet of vochtbeperking. Voor de geriatrische patiënt met hartfalen kan het moeilijk zijn om allerlei leefregels in acht te nemen. Vaak heeft een patiënt al allerlei andere aandoeningen en is het voor hem soms ingewikkeld om voorschriften van andere ziekten aan te passen aan het hartfalen (bijvoorbeeld veel drinken versus vochtbeperking, naprosine tegen reuma versus geen NSAID-gebruik, enzovoort). Het gevoel niet meer te kunnen doen wat men altijd heeft gekund kan leiden tot acceptatieproblemen bij de patiënt of bij familieleden. Ook management van een complex medicatievoorschrift kan als problematisch worden ervaren (Burke & Dunbar-Jacob 1995).

Het is bekend dat de therapietrouw met betrekking tot medicatie en dieet van patiënten met hartfalen slecht is (Monane e.a. 1994; Sulzbach-Hoke e.a. 1997; Cline e.a. 1999). Een groot aantal patiënten dat digoxine kreeg, liet andere medicijnen hiervoor staan of nam opmerkelijk minder dan hun was voorgeschreven. In een beschrijvend Zweeds onderzoek bleek dat 27% van de patiënten therapieontrouw was (Cline e.a. 1999). In een ander beschrijvend onderzoek naar leefregels van patiënten met hartfalen bleek dat van de 30 patiënten die het advies hadden gekregen zich dagelijks te wegen, slechts 40% van hen dit daadwerkelijk deed. Redenen waarom mensen dit niet deden waren onder andere het zich niet kunnen herinneren dat het hun verteld was, of het niet in bezit hebben van een weegschaal (Sulzbach-Hoke e.a. 1997).

Factoren gerelateerd aan therapietrouw op het niveau van de patiënt zijn: te weinig kennis, slechte motivatie, verminderd begrip, lage mate van effectief zelfzorggedrag, vergeetachtigheid en verminderde ondersteuning van familie en/of hulpverleners. Ook de kosten van de medicatie of de gecompliceerdheid van het voorschrift kunnen van invloed zijn op de mate van therapietrouw. Om therapietrouw te bevorderen is het essentieel dat naast educatieve strategieën ook gedragsmatige strategieën worden gebruikt, bijvoorbeeld via reminders, counseling, het gebruik van rolmodellen of de koppeling van de leefregel aan een dagelijkse gewoonte (bijvoorbeeld het dagelijks wegen koppelen aan het opstaan) (Burke & Dunbar-Jacob 1995).

Het bevorderen van therapietrouw bij ouderen is vaak extra gecompliceerd omdat er behalve de reeds genoemde comorbiditeit ook andere beperkingen aanwezig zijn. Zo hebben ouderen soms te maken met financiële beperkingen waardoor het voor hen moeilijker is om zich aan leefregels te houden (bijvoorbeeld het kopen van dieetproducten). Verder hebben oudere patiënten ook vaker fysieke en cognitieve beperkingen, zijn vaker depressief en sociaal geïsoleerd en hebben vaak beperkte sociale ondersteuning. Hulpverleners dienen deze complicerende factoren te onderkennen en te verwerken in hun behandelplan (Grady e.a. 2000).

5.5.7 Ontslagplanning en bewaken van continuïteit van zorg

Om de overgang van het ziekenhuis naar de thuissituatie goed te laten verlopen is een goede ontslagplanning essentieel. Oudere patiënten zijn na een ziekenhuisopname vaak afhankelijker dan voordien. Dit kan tot gevolg hebben dat zij een nieuw evenwicht moeten vinden in hun dagelijkse bezigheden en eventueel extra zorg behoeven.

Voor sommigen zal het noodzakelijk zijn om hulp thuis in te schakelen of uit te breiden, bijvoorbeeld hulp bij het innemen van medicatie, vervoer naar het ziekenhuis, hulp bij ADL. Een patiënt met een complex ziektebeeld die rechtstreeks naar huis gaat, loopt een grote kans op heropname, in het bijzonder wanneer er thuis onvoldoende ondersteuning is (Gooding & Jette 1985). Het thuis verzorgen van patiënten met hartfalen kan zeer belastend zijn en vaak blijkt dat mantelzorgers (voorzover aanwezig) zelf ook een aandoening hebben (Karmilovich 1994; Doering e.a. 1998).

Soms hebben patiënten en familieleden hulp nodig bij het omgaan met ongerustheid en angst (Karmilovich 1994; Doering e.a. 1998). Uitgebreide ontslagplanning door verpleegkundig specialisten kan leiden tot minder heropnamen (Rich e.a. 1995; Naylor e.a. 1999). Goede overdracht van zorg en eventuele follow-up is noodzakelijk (Jessup e.a.1990; Naylor e.a. 1999). Goede ontslagplanning bestaat uit educatie en begeleiding, vroegtijdig overleg met thuiszorgorganisaties en het vroeg plannen van praktische en psychosociale ondersteuning.

5.5.8 Snelle signalering van symptomen van overvulling en tijdige reactie hierop

Het is van belang dat men signalen van verslechtering van hartfalen vroegtijdig herkent en niet te lang wacht met het inschakelen van een hulpverlener. Vaak kan door een kleine aanpassing in medicatie en/of (tijdelijke) aanscherping van leefregels een heropname worden voorkomen. Tevens kunnen andere, op het eerste gezicht lichte, ziekten (bijvoorbeeld griep of verkoudheid) een aanleiding zijn tot verergering van hartfalen bij oudere patiënten. Bij geriatrische patiënten is het belangrijk vroegtijdig actie te ondernemen en niet te wachten totdat er een alarmerende toestand optreedt (Jessup e.a. 1990).

Symptomen die herkend dienen te worden als verslechtering van de situatie zijn weergegeven in tabel 5-7. Per patiënt dient te worden afgesproken welke acties worden ondernomen. Bij sommige patiënten kan op eigen initiatief een extra diureticum worden genomen, bij anderen dient contact te worden opgenomen met de (verpleeg) huisarts of cardioloog.

5.5.9 Laagdrempelige toegang tot hulpverleners

Als patiënten toenemende klachten hebben of twijfelen aan het belang van hun klachten is het belangrijk dat voor hen een laagdrempelig aanspreekpunt aanwezig is. Soms is een minimale aanpassing van medicatie nodig of kan een kort advies van een

Tabel 5-7 Symptomen van verslechtering

- Onverwachte toename in gewicht (meer dan twee kilo in een week)
- Toenemende vermoeidheid
- Toenemende (onverwachte) kortademigheid
- Vasthouden van vocht: bijvoorbeeld de broekriem moet een gaatje verder, de schoenen zitten strakker
- Aanhoudende of terugkerende duizeligheid
- Agitatie of cognitieve veranderingen, verwardheid
- Hartkloppingen
- Slaapproblemen als gevolg van nachtelijke benauwdheid
- Plotse onverklaarbare bewegingsproblematiek
- Buikpijn, een vol gevoel hebben, verlies van eetlust
- Vaker moeten plassen, 's nachts vaker moeten plassen

cardioloog of verpleegkundige de patiënt geruststellen en een verergering van symptomen voorkomen. Een telefonisch spreekuur of telefonische bereikbaarheid van een verpleegkundige of andere laagdrempelige hulpverlener kan ervoor zorgen dat een verslechtering snel wordt gesignaleerd en dat doeltreffende actie wordt ondernomen.

5.6 BESLUIT

Alhoewel hartfalen een syndroom is dat in het bijzonder bij oudere patiënten voorkomt is het verrassend dat er weinig specifieke informatie bestaat over oorzaken, reacties op medicatie of de meest effectieve inhoud en organisatie van zorg voor oudere patiënten met hartfalen.

In toekomstig onderzoek zal het in ieder geval moeten vaststaan dat ook geriatrische patiënten worden geïncludeerd. Tegelijkertijd is het vaak niet duidelijk waarom aan onderzoeken zonder duidelijke bovengrens qua leeftijd toch weinig oudere patiënten participeren (McMurray 2000).

Hoe de zorg aan geriatrische patiënten met hartfalen het beste kan worden georganiseerd (bijvoorbeeld thuiszorg, aanvullende zorg in een verzorgingshuis, verpleegkundig specialisten, enzovoort) is nog niet voldoende onderzocht. Ook bestaat weinig kennis over de benodigde specifieke deskundigheid van gespecialiseerde verpleegkundigen die zorg moeten verlenen aan geriatrische patiënten met hartfalen: staat de generieke zorg voor de oudere patiënt met hartfalen met veel comorbiditeit voorop, of komt de gespecialiseerde kennis op het gebied van hartfalen op de eerste plaats?

Verder is er met betrekking tot de inhoud van de zorg onduidelijkheid over de effectiviteit van bepaalde leefregels en voorschriften voor geriatrische patiënten met hartfalen: wat is bijvoorbeeld een adequate natriumbeperking en tot hoeveel vocht dient een geriatrische patiënt zijn vochtinname te beperken? Wat zijn goede bewegingsvoorschriften voor ouderen met hartfalen en hoe kunnen deze het beste worden gestimuleerd? Hierbij moeten niet alleen fysiologische parameters in acht worden genomen maar ook psychosociale aspecten. In welke mate beïnvloeden dergelijke strenge leefregels de kwaliteit van het resterende leven van deze patiënten?

Het terrein van kwaliteit van leven bij geriatrische patiënten is nog zeer on-ontgonnen: wat bepaalt de kwaliteit van leven van geriatrische patiënten met hartfalen en hoe is dit te meten? Wil men effectieve uitspraken doen over gewenste interventies dan dient men hierin inzicht te hebben.

Casus mevrouw M.

Mevrouw M. is een 81-jarige vrouw die sinds het overlijden van haar man – vijf jaar geleden – in een verzorgingshuis woont. Ze is al jaren bekend met hypertensie en diabetes mellitus waarvoor ze antihypertensiva en tweemaal per dag insuline nodig heeft. Vanwege haar slechtziendheid kan ze dit zelf niet meer spuiten. Ze krijgt daarvoor hulp van het verzorgend personeel. De warme maaltijden krijgt mevrouw uit de centrale keuken van het verzorgingshuis. Voor het ontbijt en de broodmaaltijd zorgt zij nog zelf. Ze eet dan boterhammen met vlees of kaas en neemt 's middags en 's avonds een beker bouillon. Ze drinkt veel water omdat ze heeft gelezen dat dat gezond is voor ouderen. Een aantal boodschappen doet ze zelf en haar familieleden nemen sommige dingen mee bij hun regelmatige bezoek.

Een half jaar geleden werd mevrouw in het ziekenhuis opgenomen met een hartinfarct. Daar kreeg ze nieuwe medicatie voorgeschreven (ACE-remmers en ni-traten). Deze medicatie wordt nu wekelijks in een medicatie-doseersysteem door het verplegend personeel voor haar klaargezet. In het verzorgingshuis neemt ze regelma-tig deel aan georganiseerde activiteiten en zij heeft een aantal vriendinnen met wie ze dagelijks een wandeling maakt.

Vier weken geleden ging het slechter met haar. Ze was kortademig bij haar dagelijkse wandeling, ze had dikke benen en was erg moe. Aan haar jurken voelde zij dat ze fors was aangekomen en ze dacht dat dit kwam door haar verminderde activiteit. Er volgde een opname in het ziekenhuis waar ze nieuwe medicatie kreeg, een vochtbeperking van 1500 cc en een zoutbeperkt dieet. Ze werd dagelijks gewogen en viel tijdens de opname acht kilo af. Mevrouw M. onderging de behandeling welwillend en toen zij na zeven dagen weer thuiskwam, was ze blij weer in haar vertrouwde omgeving te zijn, haar eigen boterhammen te kunnen beleggen en haar bouillon en water te drinken.

Gelukkig was er voor haar gevoel niet veel veranderd, behalve dat ze meer pillen kreeg die ze trouw innam. Behalve de dosis van zondagsmorgens zeven uur: die nam ze niet. Zij had ervaren dat er in de ochtenddosering een sterke plaspil zat, waardoor ze elke ochtend tussen tien en twaalf uur meer dan achtmaal moest plassen. Meestal was dat geen probleem omdat ze 's ochtends veel op haar kamer zat. Maar op zondagochtend wilde ze beslist naar de kerkdienst. En omdat ze niet wist welk pilletje de plaspil was, gooide ze de gehele ochtenddosering weg. Zo kon ze zonder veel problemen naar de kerk gaan en om twaalf uur stonden er wel weer nieuwe medicijnen klaar. Door haar ziekenhuisopname was de familie ook erg geschrokken en kwam men wat vaker op bezoek. Elke zondagmiddag kwamen haar beide kleindochters met hun gezinnen. Mevrouw vond dat heerlijk maar voelde het ook wel als een grote drukte. Aan het eind van elke zondagmiddag was ze helemaal op en ging dan ook vroeg naar bed.

Afgelopen zondag werd het haar allemaal te veel en ging ze om vijf uur kortademig naar bed. Midden in de nacht werd ze zo benauwd dat ze het gevoel had dat ze stikte. Ze werd met spoed opgenomen in het ziekenhuis, waar ze met intraveneuze diuretica werd behandeld en zuurstof kreeg. In totaal plaste mevrouw vijf liter en ze voelde zich daarna snel weer wat beter. Aan de verpleegkundige die haar hielp met wassen vertelde ze dat ze zich zo machteloos en angstig had gevoeld en dat ze zoiets nooit meer wilde meemaken. Ze vroeg of er dingen waren die ze kon doen of laten om zoiets te voorkomen. De verpleegkundige besprak met haar in de loop van de opname een aantal leefregels.

Vandaag bespreken ze haar dagelijkse eet- en drinkpatroon. Mevrouw M. besluit in de toekomst haar bouillon niet meer te nemen en haar vochtinname te beperken (in plaats van veel te drinken). Ook worden sommige misverstanden besproken zoals 'dat je veel moet drinken om de nieren door te spoelen als je plaspillen hebt' en 'dat als je dikker wordt je gewoon wat minder moet gaan eten'. Met mevrouw wordt gesproken over het belang van het herkennen van signalen van verslechtering (bijvoorbeeld dikke benen, kortademigheid, toenemend gewicht).

Ook het belang van de medicatie en de correcte inname ervan komen aan de orde en nu vertelt mevrouw M. het dilemma van de medicatie op zondagochtend. Na overleg met mevrouw wordt contact gezocht met de leidinggevende verpleegkundige in het verzorgingshuis en wordt overlegd over de mogelijkheid om haar te helpen bij het dagelijks wegen, omdat ze zelf de weegschaal niet meer goed kan aflezen. Bij een gewichtstoename van meer dan twee kilo in een week zal actie worden ondernomen. Verder wordt besproken dat in de medicijndoos de plastablet voor zondag bij de 12-uursdosis wordt gedaan in plaats van bij de ochtenddosering. Ook als zij een uitstapje heeft gepland zal hiermee rekening worden gehouden. In het verzorgingshuis blijkt standaard zoutbeperkt te worden gekookt, dus als mevrouw M. haar zoute vleeswaren en kaas beperkt en de bouillon laat staan, hoeft er niet speciaal gekookt te worden.

Ook wordt met de kleinkinderen afgesproken om het bezoek iets te spreiden. Wel wordt mevrouw M. gestimuleerd om haar dagelijkse activiteiten weer zoveel mogelijk te hervatten, dus weer te gaan wandelen met haar vriendinnen en in de toekomst weer zelf boodschappen te doen als ze zich daar goed genoeg voor voelt.

Met de verpleegkundige van het verzorgingshuis wordt afgesproken dat er indien nodig contact zal zijn tussen haar en de verpleegafdeling wanneer er vragen of onduidelijkheden zijn.

LITERATUUR

Abelmann WH, Fowler MB, Gilert EM. Heart failure with no apparent cause. Patient Care 1990;24-50.

Andrews K. Relevance of readmission of elderly patients discharged from a geriatric unit. J Am Geriatr Soc 1986;34:11-5.

Anker SD, Ponikowski P, Varney S, e.a. Wasting as independent risk factor for mortality in chronic heart failure. Lancet 1997;349:1050-3.

Ashby BSH. Home teaching: effect on compliance, hospital readmissions and days of rehospitalization for patients with chronic congestive heart failure [Unpublished doctoral dissertation]. Richmond: Virginia Commonwealth University 1988.

Beusmans G, Crebolder H, Ree J van. Zorg voor chronisch zieken. Medisch Contact 2001;56:259-62.

Bousquet GL. Congestive heart failure: a review of non-farmacologic therapies. J Cardiovasc Nurs 1990;4:35-46.

Burke LE, Dunbar-Jacob J. Adherence to medication, diet, and activity recommendations: from assessment to maintenance. J Cardiovasc Nurs 1995;9:62-79.

Cable EP, Mayers SP. Discharge planning effect on length of hospital stay. Arch Phys Med Rehabil 1983;64:57-60.

CBO. Consensus Hartfalen. Hart Bulletin 1994;25:254-305.

CIBIS-II Investigators and Committees. The cardiac insufficiency bisoprolol study II (CIBIS-II): a randomised trial. Lancet 1999;353:9-13.

Cintron G, Bigas C, Linares E, e.a. Nurse practitioner role in a chronic heart failure clinic: in hospital time, costs, and patient satisfaction. Heart & Lung 1983;12:237-40.

Cline CMJ, Israelsson BYA, Willenheimer RB, e.a. Cost effective management programme for heart failure reduces hospitalisation. Heart 1988;80:442-6.

Cline CMJ, Bjorck-Linne A, Israelsson BYA, e.a. Non-compliance and knowledge of prescribed medication in elderly patients with heart failure. Eur J Heart Failure 1999;1:145-51.

CONSENSUS Trial Study Group. Effects of enalapril on mortality in severe congestive heart failure. Results of the Cooperative North Scandinavian Enalapril Survival Study (CONSENSUS). New Eng J Med 1987;316:1429-35.

Cost B. Heart failure in the elderly [Proefschrift Erasmus Universiteit]. Rotterdam, 2000.

De Geest SM, Schuerweghs L, Reynders I, e.a. Educational and behavioral issues in the management of chronic heart failure. Circulation 2000;102(II):670.

Digitalis Investigation Group. The effect of digoxin on mortality and morbidity in patients with heart failure. New Eng J Med 1997;336:525-33.

Doering LV, Dracup K, Walden J, e.a. What predicts the emotional health of spouses of advanced heart failure patients? Circulation 1998;(suppl I):64.

Dracup K, Baker DW, Dunbar SB, e.a. Management of heart failure: counselling, education and lifestyle modifications. JAMA 1994;272:1442-6.

Duncan AK, Vittone J, Fleming KC, e.a. Cardiovascular disease in elderly patients. Mayo Clin Proc 1996;71:184-96.

Ekman I, Andersson B, Ehnfors M, e.a. Feasibility of a nurse-monitored, outpatient-care programme for elderly patients with moderate-to-severe, chronic heart failure. Eur Heart J 1998;19:1254-60.

ESC. The Task Force on Heart Failure of the European Society of Cardiology. Guidelines for the diagnosis and treatment of heart failure. Eur Heart J 2001 [in press].

Fleg JL. CHF: reflections on current management of the older patient. Geriatrics 1986;41:71-81.

Fonarov GC, Stevenson LW, Walden JA, e.a. Impact of a comprehensive heart failure management program on hospital readmission and functional status of patients with advanced heart failure. J Am Coll Cardiol 1997;30:725-32.

Fukuda N. Outcome standards for the client with chronic congestive heart failure. J Cardiovasc Nurs 1990;4:359-70.

Garg R, Packer M, Pitt B, e.a. Heart failure in the 1990s: evolution of a major public health problem in cardiovascular medicine. J Am Coll Cardiol 1993;22:30A-35A.

Ghali JK, Kadakia S, Cooper R, e.a. Precipitating factors leading to decompensation of heart failure. Arch Int Med 1988;148:2013-7.

Gooding J, Jette AM. Hospital readmissions among the elderly. J Am Geriatr Soc 1985;33:595-601.

Grady KL, Dracup K, Kennedy G, e.a. Team Management of patients with heart failure. A statement of health care professionals from the cardiovascular nursing council of the American Heart Association. Circulation 2000;102:2443-56.

Hagenhoff BD, Feutz C, Conn VS, e.a. Patient education needs as reported by congestive heart failure patients and their nurses. J Advanced Nurs 1994;19:685-90.

Ho KK, Pinsky JL, Kannel WB, e.a. The epidemiology of heart failure: the Framingham study. J Am Coll Cardiol 1993;22:6A-13A.

Hobbs FD, Jones MI, Allan TF, e.a. European survey of primary care physician perceptions on heart failure diagnosis and management (Euro-HF). Eur Heart J 2000;22:1877-87.

Holzum D. Interventions to support the failing right ventricle. J Cardiovascular Nurs 1991;6:170-9.

Jaarsma T, Halfens R, Abu-Saad HH, e.a. Readmission of older heart failure patients. Progress Cardiovasc Nurs 1996;11:15-20.

Jaarsma T, Abu-Saad HH, Halfens R, e.a. Maintaining the balance'-nursing care of patients with chronic heart failure. Int J Nurs Studies 1997;34:213-21.

Jaarsma T, Halfens R, Abu Saad HH, e.a. Effects of education and support on self-care and resource utilisation in patients with heart failure. Eur Heart J 1999;20:673-82.

Jansen PAF, Kootte JHK, Thien Th. Behandeling van hoogbejaarde patiënten. Hart Bull 1994;25:301-4.

Jessup M, Lakatta EG, Leier CV, e.a. Managing CHF in the older patient. Patient Care 1990;55-75.

Karmilovich SE. Burden and stress associated with spousal caregiving for individuals with heart failure. Progress Cardiovasc Nurs 1994;9(1):33-8.

Kegel LM. Advanced practice nurses can refine the management of heart failure. Clin Nurs Specialist 1995;9:76-81.

Koenig HG. Depression in hospitalized older patients with congestive heart failure. General Hospital Psychiatr 1998;20:29-43.

Kornowski R, Zeeli D, Averbuch M, e.a. Intensive home-care surveillance prevents hospitalization and improves morbidity rates among elderly patients with severe congestive heart failure. Am Heart J 1995;129:762-6.

Kostam M, Dracup K, Baker D, e.a. Heart failure: evaluation and care of patients with left ventricular systolic dysfunction. Clinical Practice Guideline No 11. AHCPR Publication No. 94-0612. Rockville, MD: Agency for Health care policy and research, public health service, US Department of Health and Human Services 1994.

Kruijssen HACM, Balk AHMM. Niet-medicamenteuze behandeling. Hart Bull 1994;25:285-8.

Loor S de, Jaarsma T. What's-up in heart failure care in the Netherlands. Netherlands Heart J 2001;9:222-8.

Lucas CMHB, Jaarsma T, Cleuren G, e.a. Intensivering van begeleiding en nazorg bij patiënten met chronisch hartfalen: het Maastrichtse polikliniekmodel. Cardiologie 1999;6:123-8.

Luchi RJ, Taffet GE, Teasdale TA. Congestive heart failure in the elderly. J Am Geriatr Soc 1991;39:810-25.

Mancini D, Cordisco MA, Beniaminovits A, e.a. Use of telemedical monitoring to decrease rate of hospitalization in patients with severe heart failure. Circulation 1998;Suppl I:483.

McMurray JJV. Failure to practice evidence based medicine: why do physicians not treat patients with heart failure with Angiotensin-converting enzyme inhibitors? Eur Heart J 1998;19(Suppl L):15-22.

McMurray JJV, Stewart S. Nurse led, multidisciplinary intervention in chronic heart failure [Editorial]. Heart 1999;80:430-1.

McMurray JJV. Heart failure: we need more trails in typical patients [Editorial]. Eur Heart J 2000;21:699-700.

Meeter K. Klinische verschijnselen bij chronisch hartfalen. Hart Bull 1991;22:181-4.

MERIT-HF Study Group. Effect of metoprolol CR/XL in chronic heart failure. Metoprolol CR/XL Randomised intervention trial in congestive heart failure (MERIT-HF). Lancet 1999;353:2001-7.

Michalsen A, Konig G, Thimme W. Preventable causative factors leasing to hospital admission with decompensated heart failure. Heart 1998;80:437-41.

Monane M, Bohn RL, Gurwitz JH, e.a. Noncompliance with congestive heart failure therapy in the elderly. Arch Int Med 1994;154:433-7.

Mosterd A. Epidemiology in heart failure [Proefschrift Erasmus Universiteit]. Rotterdam 1997.

Mosterd A, Hoes AW, Bruijne MC de, e.a. Prevalence of heart failure and left ventricular dysfunction in the general population [The Rotterdam Study]. Eur Heart J 1999;20:447-55.

Naylor MD, Brooten D, Campbell R, e.a. Comprehensive discharge planning and home-follow-up of hospitalized elders. JAMA 1999;281:613-20.

NVVA: Rohling R, Berman M, Froeling PGAM, e.a. Richtlijn hartfalen. Tijdschr Verpleeghuisgeneesk 1999;23:3-20.

Opasich C, Febo O, Riccardi PG, e.a. Concommitant factors of decompensation in chronic heart failure. Am J Cardiol 1996;78:354-7.

Packer M. Symposium on therapeutic challenges in the management of congestive heart failure. Part 1. J Am Coll Cardiol 1988;12(1):262-4.

Philbin EF. Comprehensive multidisciplinary programs for the management of patients with congestive heart failure. J Gen Int Med 1999;14:130-5.

RALES-study group. The effect of spironolactone on morbidity and mortality in patients with severe heart failure. Randomized Aldactone Evaluation Study Investigators. N Eng J Med 1999;341:709-17.

Reitsma JB, Mosterd A, Koster RW, e.a. Stijgend aantal opnamen van patiënten met hartfalen in de Nederlandse Ziekenhuizen in de periode 1980-1991. Ned Tijdschr Geneesk 1994;15:866-71.

Rich MW, Beckham V, Wittenberg C, e.a. A multidisciplinary intervention to prevent the readmission of elderly patients with congestive heart failure. N Eng J Med 1995;333:1190-5.

Rich MW. Epidemiology, pathophysiology, and etiology of congestive heart failure in older adults. J Am Geriatr Soc 1997;45:968-74.

Rosenberg SG. Patient education leads to better care for heart patients. In: HSMHA Health Reports 1971;86:793-802.

Shah NB, Der E, Ruggerio C, e.a. Prevention of hospitalization for heart failure with an interactive home monitoring program. Am Heart J 1998;135:373-378.

SOLVD Investigators. Effect of enalapril on survival in patients with reduced left ventricular ejection fractions and congestive heart failure. The SOLVD Investigators. N Eng J Med 1991;325:293-302.

Stewart S, Pearson S, Horowitz JD. Effects of a home-based intervention among patients with congestive heart failure discharged from acute hospital care. Arch Int Med 1998;158:1067-72.

Sulzbach-Hoke LM, Kagan SH, Craig K. Weighing behavior and symptom distress of clinic patients with CHF. Med-surg Nurs 1997;6:288-93.

Vinson JM, Rich MW, Sperry JC. Early readmission of elderly patients with congestive heart failure. J Am Geriatr Soc 1990;38:1290-5.

Wal M van der. Eindelijk een zuster op de poli. Cardiologie 1996;3:232-5.

Webb SC, Impallomeni MG. Cardiac failure in the elderly. Quart J Med (New Series 64) 1987;244:641-50.

Weinberger M, Oddone EZ, Henderson WG. Does increased access to primary care reduce hospital readmissions? N Eng J Med 1996;334:1441-7.

Wenger NK, O'Rourke RA, Marcus FI. The care of elderly patients with cardiovascular disease. Ann Int Med 1988;109:425-8.

Wenger NK, Franciosa JA, Weber KT. Heart failure. J Am Coll Cardiol 1987;10(2):73A-76A.

West JA, Miller NH, Parker KM, e.a. A comprehensive management system for heart failure improves clinical outcomes and reduces medical resource utilization. Am J Cardiol 1997;79:58-63.

Williams EL, Fitton F. Factors affecting early unplanned readmission of elderly patients to hospital. BMJ 1988;297:784-7.

6 Slapeloosheid bij ouderen in het ziekenhuis

J. Beullens, C. Aubry

Samenvatting

De kwantiteit en kwaliteit van de slaap zijn belangrijk ter voorbereiding en herstel van een interventie of ingreep in het ziekenhuis bij ouderen. Zowel het ouder worden als de opname in een ziekenhuis gaat gepaard met een toename van slapeloosheid. Beide hebben gelijksoortige effecten op de slaap: een kortere slaapduur, meer waakepisoden en stadium-1 en minder diepe en REM-slaap. Beide beïnvloeden de circadiane ritmiek op een overeenkomende wijze, in het bijzonder een verzwakking en vervroeging van het circadiane ritme. Bij relatief gezonde ouderen wordt slapeloosheid primair bepaald door persoonlijkheidsfactoren. Bij opname in een ziekenhuis daarentegen spelen persoonsgebonden factoren een minder grote rol: omgevings- en zorggebonden factoren zijn dan doorslaggevend. Doordat verpleegkundigen hun patiënten het gehele etmaal bijstaan, zijn ze goed geplaatst om de slapeloosheid te wijten aan de ziekenhuisopname, te voorkomen of te verhelpen. Hun interventies kunnen gericht zijn op zowel de persoonsgebonden als de omgevings- en zorggebonden oorzaken van deze slapeloosheid.

Leerdoelen

Na bestudering van dit hoofdstuk kan de lezer:

- de invloed van het ouder worden op slaap en het circadiane ritme verwoorden;
- de factoren bespreken die slapeloosheid veroorzaken bij relatief gezonde ouderen;
- de invloed van een ziekenhuisopname op slaap en het circadiane ritme schetsen;
- de factoren opsommen die slapeloosheid kunnen veroorzaken in het ziekenhuis;
- enkele nadelen noemen van de farmacologische behandeling van slapeloosheid bij ouderen;
- mogelijke non-farmacologische verpleegkundige interventies voor slapeloosheid bij ouderen in het ziekenhuis aangeven.

6.1 INLEIDING

Zowel het ouder worden als de opname in het ziekenhuis gaat gepaard met een toename van slapeloosheid. De prevalentie van slapeloosheid bij ouderen blijkt volgens een literatuuroverzicht te liggen tussen 19 en 38% (Foley e.a. 1995). Slapeloosheid is geen ziekte maar een symptoom en kan zowel moeilijk inslapen 's avonds, te vaak wakker worden 's nachts als te vroeg wakker worden 's morgens omvatten. Van de ouderen valt 10 à 19% moeilijk in slaap, 27 à 33% wordt 's nachts te vaak wakker en 13 à 19% wordt 's morgens te vroeg wakker (Foley e.a. 1995). Klachten over ernstige slapeloosheid nemen toe met het ouder worden van 14% bij jonge volwassenen (18-34 jaar) tot 25% bij ouderen (65-79 jaar) (Mellinger e.a. 1985).

De prevalentie van slapeloosheid bij ouderen in algemene ziekenhuizen is niet bekend. Het optreden van slapeloosheid varieert ongetwijfeld van ziekenhuis tot ziekenhuis (onder meer afhankelijk van de geluidsisolatie in het ziekenhuis) en binnen het ziekenhuis van afdeling tot afdeling (onder meer afhankelijk van de invloed van de respectievelijke gezondheidsproblemen op de slaap). Duidelijk is dat ongeacht de leeftijd patiënten in een ziekenhuis 's nachts minder lang slapen dan thuis (Hilton 1976; Murphy e.a. 1977; Yinnon e.a. 1992).

Artsen hechten weinig belang aan slaapklachten van patiënten in het ziekenhuis. In een recent onderzoek in een algemene medische afdeling bijvoorbeeld klaagde 33% van de gehospitaliseerde patiënten over slapeloosheid: niets daarvan was evenwel terug te vinden in hun dossiers (Meissner e.a. 1998). Zelfs een groep artsen die beweerde overwegend gebruik te maken van non-farmacologische behandelingen van slapeloosheid bij ouderen was niet vertrouwd met de term 'slaaphygiëne', toch een van de meest bekende non-farmacologische therapieën (Haponik 1992). Verpleegkundigen vonden net als patiënten moeheid en slaap de belangrijkste aspecten van de functionele gezondheidstoestand (Lauri e.a. 1997). Onder meer door hun frequent contact met de patiënten zijn verpleegkundigen ook goed in staat om slapeloze ouderen te helpen.

In dit hoofdstuk wordt de slapeloosheid bij ouderen in het algemene ziekenhuis besproken. Andere bij ouderen frequent voorkomende slaapstoornissen (in het bijzonder het slaapapnoesyndroom en de periodische beenbewegingen) komen niet aan bod, evenmin als slapeloosheid bij ouderen in psychiatrische ziekenhuizen. Dit hoofdstuk omvat zes paragrafen: *1* invloed van het ouder worden op de slaap, *2* factoren die slapeloosheid kunnen veroorzaken bij relatief gezonde ouderen, *3* invloed van een ziekenhuisopname op de slaap, *4* factoren die slapeloosheid kunnen veroorzaken in het ziekenhuis, *5* farmacologische behandeling van slapeloosheid bij ouderen en *6* non-farmacologische verpleegkundige interventies voor slapeloosheid bij ouderen. Allereerst wordt een korte inleiding gegeven op de slaap en het circadiane ritme.

6.2 SLAAP EN DE CIRCADIANE RITMIEK

De slaap kan in het ziekenhuis op verschillende wijzen worden gemeten (Closs 1988). De nachtelijke slaap wordt objectief gemeten door middel van polysomno-grafisch onderzoek. De kern hiervan wordt gevormd door drie metingen: 1 een meting van de hersenactiviteit via een elektro-encefalogram (EEG), 2 een meting van de oogbewegingen via een elektro-oculogram (EOG) en 3 een meting van de spier-spanning via een elektromyogram (EMG).

Aan de hand van de polysomnografie onderscheidt men vijf stadia in de slaap die worden ondergebracht in twee hoofdtypen: REM-slaap en non-REM-slaap. De af-korting 'REM' is afgeleid van 'Rapid Eye Movements' en inderdaad zijn snelle oog-bewegingen kenmerkend voor dit slaapstadium. Dromen komen hoofdzakelijk tij-dens dit stadium voor en daarom wordt de REM-slaap ook 'droomslaap' genoemd. De overige slaapstadia samen vormen de non-REM-slaap, die kan worden opgedeeld in lichte slaap (stadia 1 en 2) en diepe slaap (stadia 3 en 4). Het EEG laat toe de vier stadia van de non-REM-slaap te onderscheiden, het EOG en vooral het EMG zijn cruciaal voor de detectie van de REM-slaap. Een nachtelijke slaapperiode bestaat uit een vijftal slaapcycli. Een slaapcyclus begint met lichte slaap die (althans in het begin van de nacht) gevolgd wordt door diepe slaap en eindigt met REM-slaap.

De afwisseling van waken en slapen verloopt volgens een circadiaan ritme: dat is een ritme dat ongeveer (Latijns: 'circa') een dag (Latijns: 'dies') duurt. Zo blijft de lichaamstemperatuur niet constant maar varieert in de loop van het etmaal en vertoont een maximum in de vroege avond en een minimum in de vroege ochtend. De circadiane ritmen van de fysiologische functies verlopen niet mooi parallel. De secretie van het hormoon melatonine in de bloedbaan bijvoorbeeld heeft overwegend 's nachts plaats (met een maximum in de vroege ochtend) en is zeer klein overdag. Melatonine speelt een rol in het optreden van de slaap waarvan men vermoedt dat deze zo belangrijk is dat melatonine ook wel het 'natuurlijk hypnoticum' wordt genoemd.

Uit experimenten waarbij de proefpersonen zonder tijdsaanduidingen leven, blijkt dat het natuurlijke circadiane ritme van de mens een tijdsduur heeft van ongeveer 25 uur. Dit betekent dat in het gewone dagelijkse leven elke dag een aanpassing aan het 24-uursritme van de omgeving noodzakelijk is. Deze aanpassing wordt gerealiseerd onder invloed van tijdsaanduidingen in de omgeving: de zoge-naamde 'Zeitgeber'. Deze kunnen natuurlijk van aard zijn (bijvoorbeeld het zonlicht) of sociaal (de meeste onderwijs-, beroeps- en familiale activiteiten hebben overdag plaats op vaststaande tijdstippen).

6.3 INVLOED VAN HET OUDER WORDEN OP DE SLAAP

De subjectieve klachten over slapeloosheid nemen toe met het ouder worden (Mellinger e.a. 1985). Hoe evolueert de objectief gemeten slaap bij stijgende leeftijd? De tijd die men nodig heeft om in te slapen neemt in het algemeen niet significant toe bij het ouder worden (Brezinová 1975; Buysse e.a. 1992). De tijd dat men 's nachts opnieuw wakker ligt na het inslapen daarentegen stijgt wel aanzienlijk (Bixler e.a. 1984; Webb & Schneider-Helmert 1984). Deze stijging is zowel te wijten aan een toename van het aantal waakepisoden als aan een verlenging van de gemiddelde duur daarvan (Bixler e.a. 1984; Webb 1982). In vergelijking met jonge volwassenen worden ouderen niet alleen vaker wakker maar vallen ze ook moeilijker weer in slaap. De waaktoename kan resulteren in een kortere feitelijke slaapduur bij oudere dan bij jongere volwassenen, zelfs als ze een even lange subjectieve slaapduur rapporteren (Brezinová 1975; Buysse e.a. 1992). Het gevolg hiervan is een daling van de slaap-efficiëntie, dat wil zeggen de verhouding van de totale tijd dat men 's nachts slaapt op de totale tijd die men in bed doorbrengt (Ehlers & Kupfer 1989).

De fysiologische behoefte aan nachtelijke slaap lijkt dus te dalen met het ouder worden. Daartegenover staat dat oudere volwassenen overdag meer dutten dan jongere (Buysse e.a. 1992). Dit is echter niet te wijten aan een toegenomen fysiologische slaapbehoefte overdag. Tachtigjarigen slapen overdag namelijk minder snel in dan twintigjarigen (Hoch e.a. 1992). Dutten voldoet blijkbaar aan een bij het ouder worden toenemende psychologische behoefte aan slaap (als een aangename manier om de tijd te doden), terwijl de fysiologische slaapbehoefte zowel 's nachts als overdag afneemt (Beullens 1995).

Wat de samenstelling van de slaap betreft gaat het ouder worden gepaard met een toename van stadium-1-slaap, dit is het eerste stadium van de lichte slaap waarin men indommelt (Brezinová 1975). Vaak wordt ook een afname van de diepe slaap (stadia 3 en 4) gerapporteerd (Brezinová 1975; Ehlers & Kupfer 1989; Buysse e.a. 1992). Hoewel de onderzoeksresultaten niet consistent zijn, wordt soms een daling van het percentage REM-slaap bij stijgende leeftijd opgemerkt (Brezinová 1975; Buysse e.a. 1992). Het middagdutje bestaat overwegend uit lichte slaap, soms aangevuld met wat diepe slaap (Waquier e.a. 1992).

Ouder worden brengt ook veranderingen met zich mee in de circadiane ritmiek. De leeftijdsgebonden herverdeling van slapen en waken over het etmaal bij ouderen, met meer waken 's nachts en meer slapen overdag, wekt de indruk dat het slaap-waakritme verzwakt, hetgeen te wijten zou kunnen zijn aan een vermindering (van de amplitude) van het circadiane ritme. Deze bevinding wordt bevestigd door een vermindering van het circadiane ritme van fysiologische variabelen zoals de lichaamstemperatuur (Weitzman e.a. 1982; Monk 1991) en de melatoninesecretie (Sharma e.a. 1989; Waldhauser e.a. 1988).

Oudere mensen compenseren deze verzwakking van het circadiane ritme wellicht door zich in vergelijking met jongvolwassenen te houden aan een stabieler ritme wat betreft de tijdstippen van lichaamsactiviteit, eten, slapen en werken (Reynolds e.a. 1991). De vaststelling dat de slaaptijden bij ouderen vervroegen (zij gaan vroeger slapen en zij staan vroeger op) (Hayter 1983; Habte-Gabr e.a. 1991), doet denken aan een vervroeging van het fysiologische circadiane ritme. Er zijn aanwijzingen dat althans bij sommige ouderen het circadiane ritme van de lichaamstemperatuur inderdaad vervroegd is (Weitzman e.a. 1982; Monk 1991). Twee wijzigingen treden dus op bij het ouder worden: een vervroeging en een verzwakking van het circadiane ritme.

6.4 FACTOREN DIE SLAPELOOSHEID KUNNEN VEROORZAKEN BIJ RELATIEF GEZONDE OUDEREN

De factoren die een rol kunnen spelen bij de slapeloosheid van relatief gezonde ouderen worden hier beknopt besproken; elders werd er reeds uitvoerig op ingegaan (Beullens 1999). Het lijkt aannemelijk dat zowel persoonlijkheid (bijvoorbeeld angstige ouderen slapen minder goed) als leefgewoonten (bijvoorbeeld ouderen die veel koffie drinken slapen minder goed) in dit opzicht van belang zijn.

6.4.1 Persoonlijkheid

Onderzoekers vonden een positief verband tussen angst en slapeloosheid en een negatief verband met slaapduur (Jimenez e.a. 1989; Hohagen e.a. 1994). Slechte slapers hadden een hogere angstscore dan goede slapers (Morgan e.a. 1989; Fichten e.a. 1995). Slapeloze ouderen scoorden hoger voor neuroticisme dan ouderen die geen klachten hadden over slapeloosheid (Morgan e.a. 1989; Fichten e.a. 1995). Een depressieve stemming correleerde positief met slapeloosheid en negatief met slaapduur (Jimenez e.a. 1989; Hohagen e.a. 1994). Slechte slapers voelden zich depressiever dan goede (Bliwise 1992; Fichten e.a. 1995). Bij het ontstaan en de instandhouding van slapeloosheid bij ouderen spelen persoonlijkheidsfactoren vermoedelijk een rol, in het bijzonder angst, neuroticisme en depressie.

6.4.2 Leefgewoonten

Met betrekking tot leefgewoonten zou men verwachten dat het drinken van koffie of alcohol tot slapeloosheid leidt of deze vergroot, terwijl lichaamsactiviteiten deze verkleinen. De bevindingen bij ouderen liggen echter niet in de lijn van deze verwachtingen. In het algemeen vond men geen verband tussen lichaamsactiviteiten en slapeloosheid (Bliwise 1992; Jimenez e.a. 1989). Slechte slapers verschilden niet van goede in koffieconsumptie (Bliwise 1992; Morgan e.a. 1989). Slapeloosheid hield evenmin verband met alcoholgebruik (Bliwise 1992; Jimenez e.a. 1989).

Leefgewoonten lijken derhalve geen grote bijdrage te leveren aan klachten over slapeloosheid. Misschien blijven ouderen met goede leefgewoonten het langst in leven of verbeteren de leefgewoonten bij het ouder worden of past het lichaam zich op lange termijn ook aan slechte leefgewoonten aan. De onderzoeksbevindingen suggereren dat slapeloosheid bij relatief gezonde ouderen nauwer verbonden is met persoonlijkheidsfactoren dan met leefgewoonten of gezondheidsindicatoren (Bliwise 1992).

6.5 INVLOED VAN EEN ZIEKENHUISOPNAME OP DE SLAAP

Aan de hand van de gebruikte methode kunnen de onderzoeken worden ingedeeld in twee groepen: deze waarin de slaap in het ziekenhuis werd gemeten op subjectieve wijze (via interview of vragenlijst) en deze waarin de meting objectief plaatsvond (door middel van polysomnografie). Hoewel in sommige onderzoeken de gemiddelde leeftijd zestig jaar of meer bedroeg (Richards & Bairnsfather 1988; Yinnon e.a. 1992) was de onderzoeksgroep qua leeftijd in het algemeen zeer gevarieerd samengesteld.

Uit een interviewstudie bleek dat ongeveer eenderde van de patiënten op medische afdelingen slechter sliep in het ziekenhuis dan vóór de ziekenhuisopname. De slaap was korter en van minder goede kwaliteit, met meer waakepisoden 's nachts en een kwart van de patiënten nam meer slaappillen. Slaapkwaliteit, aantal waakepisoden en slaappillen waren echter significant afhankelijk van de leeftijd: hoe hoger de leeftijd, hoe slechter de kwaliteit van de slaap, hoe meer waakepisoden hoe meer slaapmiddelen werden gebruikt (Yinnon e.a. 1992). Uit vragenlijstonderzoek bleek ongeveer de helft van de ziekenhuispatiënten het moeilijk te vinden de gehele nacht door te slapen. Ongeveer eenvijfde deel van de patiënten die aangaven thuis goed te slapen, sliep in het ziekenhuis minder lang dan waaraan zij behoefte hadden. Het aantal ouderen dat in het ziekenhuis slecht sliep was echter ongeveer gelijk aan het aantal ouderen dat thuis slecht sliep (Southwell & Wistow 1995). In vergelijking met het gemiddelde van acht uur dat heelkundepatiënten rapporteerden thuis te slapen, sliepen ze de laatste drie dagen voor de operatie ongeveer twee uur minder en de eerste tien dagen na de operatie twee à vier uur minder. Ze klaagden over een verminderde slaapkwaliteit, meer waakepisoden en te vroeg ontwaken (Murphy e.a. 1977).

Bij zeven patiënten met ademhalingsinsufficiëntie op een afdeling Intensieve Zorg, tussen 34 en 81 jaar oud, varieerde de objectief vastgestelde slaap gedurende een etmaal tussen 6 minuten en 13 uur 18 minuten. Terwijl ze beweerden thuis gemiddeld acht uur te slapen, sliepen ze in het ziekenhuis een eerste etmaal 5,3 uur (waarvan 2,6 uur 's nachts) en een tweede etmaal 5,8 uur (waarvan 3,5 uur 's nachts). Dit betekent dat de nachtelijke slaap respectievelijk slechts 50 à 60% uitmaakte van de slaap per periode van 24 uur. Vergeleken met een normgroep jongvolwassenen uit een ander onderzoek vertoonden de patiënten een hoger percentage van stadium-1-slaap en lagere percentages van stadium-4- en REM-slaap. Dit is niet zo verwonderlijk aangezien hun slaap zodanig werd verstoord dat bij geen enkele patiënt een volledige slaapcyclus optrad (Hilton 1976).

Een wat oudere groep mannelijke patiënten van 53 tot 67 jaar oud (gemiddeld 60 jaar) op een afdeling Intensieve Zorg werd vergeleken met een normgroep van 50- tot 59-jarige mannen uit een ander onderzoek. De slaap van de patiënten werd gekenmerkt door een korte slaapduur, een lagere slaapefficiëntie, een groter aantal veranderingen van slaapstadium (hetgeen wijst op slaapverstoring), grotere percentages waken en stadium-1- en kleinere percentages stadium-2- en REM-slaap. Het beeld werd echter enigszins vertekend (de slaapverstoring werd overschat) doordat de helft van de polysomnografieën personen betrof die normaliter overdag sliepen (Richards & Bairnsfather 1988).

In het ziekenhuis wordt de slaap verstoord door talrijke omgevingsfactoren (zie ook paragraaf 6.6). In een later onderzoek werd gepoogd de slaapomgeving te optimaliseren door mogelijke verstoringen door lawaai, licht, pijn en verpleegkundige handelingen te minimaliseren. In vergelijking met een normgroep uit een ander onderzoek hadden negen patiënten op een afdeling postoperatieve intensieve zorg een aanzienlijk kortere slaapduur, een hoger percentage stadium-1-slaap en lagere percentages diepe en REM-slaap. Ongeveer 40% van de slaap werd overdag vastgesteld (Aurell & Elmqvist 1985). Aangezien deze slaapverstoring optrad onder optimale slaapomstandigheden vermoedden de onderzoekers dat het slaap-waakritme ontregeld was.

De veronderstelling dat de circadiane ritmiek wordt verstoord door een langdurig verblijf in het ziekenhuis wordt bevestigd door de resultaten van een onderzoek waarin de melatoninesecretie van acht gehospitaliseerde ouderen die reeds langer dan zes weken in het ziekenhuis verbleven werd vergeleken met die van vijftien gezonde ouderen. Het circadiane ritme van de patiënten was verzwakt en vervroegd (Baskett e.a. 1991). De verzwakking van de circadiane ritmiek kan te wijten zijn aan een tekort aan zonlicht. De week voorafgaand aan de meting brachten de gezonde ouderen gemiddeld 2,5 uur in het daglicht door, terwijl de oudere patiënten niet buiten kwamen (Baskett e.a. 1991). De vervroeging van de circadiane ritmiek kan hierdoor zijn ontstaan, of door een opgelegde vervroeging van de bedtijden.

Hoewel in de onderzoeken met een objectieve slaapmeting geen adequate controlegroep werd gebruikt bestaande uit gezonde leeftijdgenoten werden enkele bevindingen vaak gezien: een kortere slaapduur, een hoger percentage stadium-1-slaap en lagere percentages diepe en REM-slaap. Een niet onaanzienlijk deel van de slaap had overdag plaats. De nachtelijke slapeloosheid van ziekenhuispatiënten wordt zowel veroorzaakt door factoren die de slaap rechtstreeks verstoren als door factoren die indirect inwerken via een ontregeling van het circadiane ritme.

6.6 FACTOREN DIE SLAPELOOSHEID KUNNEN VEROORZAKEN IN HET ZIEKENHUIS

De slaapverstorende factoren die men door navraag bij ziekenhuispatiënten heeft geïnventariseerd (Hilton 1976; Murphy e.a. 1977; Southwell & Wistow 1995; Yinnon e.a. 1992), kunnen in drie grote groepen worden ondergebracht die te maken hebben met de ziekte van de patiënt (bijvoorbeeld pijn), de verzorging (bijvoorbeeld verpleegkundige interventie) of de omgeving (bijvoorbeeld lawaai). Lawaai is duidelijk de belangrijkste bron van slaapverstoring, gevolgd door interventies in het kader van behandeling, zorg of onderzoek en ten slotte ziektegebonden factoren (Hilton 1976; Southwell & Wistow 1995; Yinnon e.a. 1992).

Lawaai stoort de slaap niet alleen wanneer de patiënt daardoor zichtbaar ontwaakt. Ook de diepe slaap kan worden verstoord doordat de patiënt bijvoorbeeld overgaat in lichtere slaap. Lawaai veroorzaakt vooral een toename van waakperioden en lichte slaap en een afname van REM-slaap (Beullens 1994). Bovendien stijgt de gevoeligheid voor lawaai met de leeftijd. Zo ontwaken ouderen gemakkelijker door lawaai dan volwassenen van middelbare leeftijd (Beullens 1994).

De mate van slaapverstoring hangt af van de afdeling. Het aantal patiënten dat klaagt over slaapverstoring daalt van de heelkundige over de algemeen medische naar de psychiatrische en geriatrische afdeling (Southwell & Wistow 1995). De slaapdeprivatie wordt dan ook groter geschat op heelkundige dan op medische afdelingen (Helton e.a. 1980). De slapeloosheid is wellicht het grootst op de afdeling Intensieve Zorg. Hoewel het objectief gemeten geluidsniveau op dergelijke afdelingen overdag voor een deel van de tijd meer dan 60 decibel bedraagt (vergelijkbaar met verkeerslawaai), is er 's nachts wel minder lawaai. Het laagste geluidsniveau tijdens de nacht ligt nog boven de 30 decibel, die toch niet overschreden mag worden in een stille slaapkamer (Bentley e.a. 1985). Door het lawaai en andere slaapverstorende factoren wordt een tekort aan slaap opgebouwd. Er zijn aanwijzingen voor een samenhang tussen slaapdeprivatie en het optreden op de afdeling Intensieve Zorg van symptomen zoals oriëntatieproblemen, hallucinaties en wanen. In dit verband spreekt men van het 'intensive care unit syndrome' (Helton e.a. 1980).

Gelukkig zijn verpleegkundigen zich ervan bewust dat de slaap in het ziekenhuis verstoord wordt en dat lawaai daarvoor de grootste bedreiging vormt. In een onderzoek werd zowel bij patiënten als verpleegkundigen een vragenlijst afgenomen betreffende slaapverstorende factoren. De vier door patiënten meest gerapporteerde factoren hadden te maken met lawaai, namelijk 'andere patiënten maken lawaai', 'verpleegkundigen verzorgen andere patiënten', 'rinkelende telefoons' en 'andere patiënten vragen hulp' (de vijfde factor betrof het licht op de afdeling). Deze vier 'stoorzenders' behoorden ook tot de vijf door verpleegkundigen meest aangeduide factoren (Southwell & Wistow 1995).

In enkele onderzoeken werd opgemerkt dat het licht 's avonds uitging omstreeks 22.30 uur en 's morgens opnieuw aanging rond 6.30 uur (Bentley e.a. 1977; Southwell & Wistow 1995). Enkele patiënten signaleerden echter dat de activiteit op de afdeling soms duurde tot na middernacht. In dat geval was de tijd die beschikbaar bleef voor de slaap zelfs onvoldoende voor personen met een goede gezondheid, laat staan patiënten die extra slaap nodig hebben om te herstellen (Southwell & Wistow 1995).

Eenzelfde vaststelling werd gedaan bij vergelijking van patiënten opgenomen in een psychiatrisch ziekenhuis met niet-gehospitaliseerde patiënten met overeenkomende psychiatrische diagnosen: de eerste groep sliep gemiddeld 0,6 of zelfs een uur minder per etmaal na controle op medicijnen, drugs, cafeïne, nicotine en alcohol. Een bijkomende bevinding was echter dat de eerste groep meer dan een uur vroeger wakker werd dan de tweede (Floyd 1984). In het ziekenhuis vervroegen de slaaptijden soms voor iedereen en zijn ze voor iedereen dezelfde, met andere woorden: men houdt er geen rekening mee dat de patiënt gewoonlijk vroeg dan wel laat gaat slapen en opstaat. Dit betekent dat een opname in een ziekenhuis met opgelegde slaaptijden vaak het circadiane ritme van de individuele patiënt zal verstoren, hetgeen aanleiding kan geven tot slapeloosheid (en slaperigheid op ongeschikte momenten). Van de patiënten wordt naast een beginnend herstel nog een aanpassing vereist aan de circadiane ziekenhuisroutine die groter zal zijn voor avondtypen dan voor ochtendtypen. Bovendien vergen herstel en aanpassing extra energie.

6.7 FARMACOLOGISCHE BEHANDELING VAN SLAPELOOSHEID BIJ OUDEREN

In een Amerikaans onderzoek uit 1984 kreeg 46% van de patiënten op medische afdelingen een hypnoticum voorgeschreven en 31% nam ten minste eenmaal tijdens de hospitalisatie een slaapmiddel. Op de heelkundige afdelingen waren de overeenkomende percentages respectievelijk 96% en 88%. Er was geen verband tussen de leeftijd van de patiënten en de frequentie van slaapmedicijnen (Perry & Wu 1984). In een Canadees onderzoek uit 1990 uitgevoerd op zes verschillende afdelingen kreeg 34% een slaapmiddel toegediend. De patiënten die een hypnoticum kregen waren ouder dan zij die er geen ontvingen, maar op de geriatrische afdeling werd door de patiënten niets ingenomen voor slapeloosheid (O'Reilly & Rusnak 1990).

In een recent Engels onderzoek werd gerapporteerd over de evolutie over een periode van vier jaar van slapeloosheid en slaapmiddelengebruik bij ouderen. Van de ouderen rapporteerde 36% in het begin en op het einde van deze periode ernstige en recente slapeloosheid en 32% het gebruik van slaapmiddelen (Morgan & Clarke 1997). Deze bevindingen suggereren dat ongeveer eenderde van de ouderen in het algemeen lijdt aan chronische slapeloosheid. Bij eenderde van de ouderen lijkt echter ook de inname van hypnotica chronisch te zijn. Benzodiazepinen zijn evenwel geen geschikte behandeling voor chronische slapeloosheid: ze mogen slechts gedurende een korte periode worden voorgeschreven (Grad 1995).

In het ziekenhuis kan de slapeloosheid worden veroorzaakt door een samenspel van factoren: ouder worden, de ziekte en haar behandeling alsmede psychosociale en omgevingsveranderingen. Dit maakt het op grote schaal voorschrijven van slaapmiddelen aan ouderen eveneens een inadequate reactie (Reynolds e.a. 1985). Ziekenhuispatiënten die een hypnoticum innamen rapporteerden de dag nadien geen betere slaapkwaliteit en niet minder waakepisoden dan patiënten die geen slaapmiddel kregen (Perry & Wu 1984). Bovendien kan het hypnoticagebruik bij ouderen in het ziekenhuis leiden tot valpartijen, verwardheid en cognitieve achteruitgang (Foy e.a. 1986, 1995; Kramer & Schoen 1984). Ouderen dienen bijgevolg de kleinst mogelijke effectieve dosis aangeboden te krijgen gedurende de kortst mogelijke tijdsperiode. In tegenstelling tot gehospitaliseerde ouderen bij wie men zich hield aan de richtlijnen inzake dosering van hypnotica hadden gehospitaliseerde ouderen bij wie men de aangewezen doses overtrof een langer ziekenhuisverblijf en hogere ziekenhuiskosten (Zisselman e.a. 1996).

6.8 NON-FARMACOLOGISCHE VERPLEEGKUNDIGE INTERVENTIES VOOR SLAPELOOSHEID BIJ OUDEREN

Aangezien voorzichtigheid geboden is bij de farmacologische behandeling van slapeloosheid bij ouderen in het ziekenhuis zijn vooral non-farmacologische interventies aangewezen. De bespreking hiervan wordt beperkt tot de interventies die – uitgaande van de factoren die slapeloosheid in deze populatie veroorzaken – kans maken op succes en die door verpleegkundigen uitvoerbaar zijn, of waarvan de uitvoerbaarheid althans kan worden overwogen.

Bij relatief gezonde ouderen hangt slapeloosheid nauw samen met de persoonlijkheid: angstige, neurotische en depressieve ouderen lijden vaker aan slapeloosheid. Aangezien persoonlijkheidsveranderingen tijdens een kort ziekenhuisverblijf niet reëel haalbaar zijn, vormt dit aspect geen aanknopingspunt voor verpleegkundige interventies.

Bij relatief gezonde ouderen wordt in het algemeen geen verband gevonden tussen slapeloosheid en leefgewoonten, zoals lichaamsactiviteiten en het gebruik van koffie en alcohol. Het verbeteren van slechte leefgewoonten in het ziekenhuis biedt dus geen waarborg voor het verdwijnen van slapeloosheid. Inderdaad, een oudere die reeds jarenlang grote hoeveelheden koffie of alcohol gebruikt zal vermoedelijk toch slapen – hoewel niet optimaal – omdat het lichaam aan deze stoffen gewend is geraakt. Abrupt stoppen met deze slechte gewoonte zal ontwenningsverschijnselen veroorzaken die op hun beurt gepaard gaan met slapeloosheid. Het probleem in het ziekenhuis is dat de oudere zijn leefgewoonten – ongeacht de kwaliteit daarvan – mogelijk niet kan handhaven door de aldaar geldende huisregels. De verpleegkundige zou ernaar kunnen streven de voortzetting van de leefgewoonten te bevorderen voorzover deze niet indruisen tegen de regels van ziekenhuis en afdelingen. Bij goede leefgewoonten vormt dit minder een probleem dan bij slechte.

Bijzondere aandacht dient te worden besteed aan het slaapritueel: de handelingen die men in normale omstandigheden verricht vlak voordat men gaat slapen en die door de sterke band met het slapen het inslapen bevorderen. In het ideale geval zal de periode vlak voor het slapengaan worden gevuld met kalme activiteiten, onder meer ter voorbereiding van de nacht (bijvoorbeeld controleren of deuren en ramen wel gesloten zijn, een glas melk drinken) en de daarop volgende dag (bijvoorbeeld wekker zetten, kleren klaarleggen). Lichamelijk of geestelijk inspannende activiteiten en emotioneel opwindende bezigheden worden sterk afgeraden.

De verpleegkundige zou voor de oudere patiënten ruimte kunnen creëren om zich in de mate van wat mogelijk is aan hun persoonlijke slaapritueel te kunnen houden. Ze zou de patiënten bijvoorbeeld van de drank kunnen voorzien die ze gewoonlijk drinken voor het slapengaan. McDowell e.a. (1998) maakten gebruik van warme kruidenthee of melk, een relaxatiecassettebandje met klassieke muziek of natuurgeluiden en rugmassage. Alleen dit laatste maakt zelden deel uit van een slaapritueel. Aan gehospitaliseerde ouderen die niet konden inslapen en om een hypnoticum vroegen, werd dit non-farmacologische slaapprotocol aangeboden. Het stond de patiënten vrij om hiervan een of meer onderdelen te kiezen. Indien de patiënt een uur later nog steeds een slaapmiddel wilde, kreeg deze dat alsnog: de non-farmacologische interventie werd dan als mislukt beschouwd.

Drie op vier patiënten maakten gedurende hun ziekenhuisverblijf ten minste gebruik van één onderdeel van het slaapprotocol op avonden dat ze een slaapmiddel vroegen. Er was een duidelijk positief verband tussen elk protocolonderdeel en de kwaliteit van de slaap die de volgende morgen werd gerapporteerd en dit verband was sterker naarmate op meer onderdelen een beroep werd gedaan. De deelnemers gebruikten minder vaak een hypnoticum dan gehospitaliseerde ouderen die het slaapprotocol niet aangeboden kregen (McDowell e.a. 1998).

De 'slaapkamerbeperkingsmethode van Spielman' houdt in dat men nagaat hoelang de oudere volgens zijn eigen beleving 's nachts slaapt. Deze tijd wordt verlengd met dertig minuten en gedurende de volgende twee weken mag de oudere slechts die tijd doorbrengen in bed. Meestal leidt dit tot een grotere slaapefficiëntie, waardoor de duur na een paar weken opnieuw kan worden verlengd met een half uur (Declerck, 2000). Deze methode is alleen toepasbaar bij relatief gezonde ouderen die slapen in een eenpersoonskamer.

In het ziekenhuis kan slapeloosheid ook worden veroorzaakt door ziektegebonden, omgevingsgebonden en/of zorggebonden factoren. Verschillende medische problemen kunnen leiden tot slapeloosheid (Moran & Stoudemire 1992). De oplossing van het medisch probleem zal ook een gunstig effect hebben op de slaap. Wat in het bijzonder pijn betreft zou het met het arsenaal aan pijnstillende technieken waarover men momenteel beschikt niet meer mogen voorkomen dat patiënten niet kunnen slapen van de pijn. Het zoeken naar een comfortabele houding in bed verdient eveneens meer aandacht. De tijd nemen en zoeken naar de beste houding en patiënten ondersteunen met voldoende kussens zijn hierbij slechts enkele aandachtspunten.

Daarnaast hebben veel ouderen klachten van urine-incontinentie. Het volgen van een protocol bij de behandeling maar vooral een goede verpleegkundige benadering van dit probleem kan de nachtrust verbeteren. Aangepast incontinentiemateriaal en een adequaat mictieplan kunnen patiënten helpen door te slapen zonder nadelige gevolgen (Maloney & Cafiero 1999). Deskundigheid, alertheid en flexibiliteit bij de verpleegkundige zijn hierbij aangewezen.

De duur van het ziekenhuisverblijf is een risicofactor voor slaapmiddelengebruik (O'Reilly & Rusnak 1990), in die zin dat patiënten die langer in het ziekenhuis verblijven meer kans hebben een hypnoticum te krijgen. Er moet zoveel mogelijk naar gestreefd worden deze farmacologische behandeling te stoppen voordat de patiënt uit het ziekenhuis wordt ontslagen (O'Reilly & Rusnak 1990). In plaats van hypnotica voor te schrijven in de hoop dat de patiënt door de slaapverstoring heen zal slapen, kan men beter de bronnen van slaapverstoring rechtstreeks aanpakken, zowel die uit de slaapomgeving als die welke te maken hebben met de verzorging.

Zowel beleidsverantwoordelijken als verpleegkundigen kunnen bijdragen tot de slaapkwaliteit van ziekenhuispatiënten. Suggesties voor beleidsverantwoordelijken om het slaapcomfort te verhogen staan weergegeven in tabel 6-1. Specifiek gericht op verpleegkundigen kunnen daaraan nog worden toegevoegd:

- sluit de deuren van de patiëntenkamers indien de veiligheid dit toelaat;
- praat en lach met collega's in een kamer die niet grenst aan een patiëntenkamer;
- dim lichten die patiënten zouden kunnen storen (gedimd licht zet ook veeleer aan tot fluisteren);
- beperk de frequente nachtelijke controle met een pillamp tot die patiënten waarbij dit echt noodzakelijk is (Hilton 1985; Wilson 1985).

Tabel 6-1 Beleidsmaatregelen ter verhoging van het slaapcomfort

- Voorzie in een regelmatige controle van apparatuur en deuren op lawaai
- Overweeg 's nachts telefoons te gebruiken met een flitslicht in plaats van een bel
- Overweeg het gebruik van vloerbedekking die het lawaai reduceert
- Voorzie in geluiddichte toiletten
- Voorzie in dubbele beglazing in de kamers waar 's nachts lawaai van buiten doordringt
- Installeer controlepunten op verwarmingssystemen zodat de verpleegkundigen het verwarmingsniveau kunnen aanpassen
- Moedig fabrikanten van ziekenhuismaterialen aan om geluidwerende alternatieven te bedenken voor de plastic bekledingen van matrassen en kussens

Vermindering van geluid en licht 's nachts verhoogt niet alleen de kans op een goede nachtrust maar bevordert ook de circadiane ritmiek (Helton e.a. 1980). Op sommige afdelingen worden de patiënten reeds in de vroege avond klaargemaakt voor de nacht, of begint men in de vroege ochtend met baden of onderzoeken. Door een drastische verandering in het ritme op de afdeling, vooral ten behoeve van patiënten die langer verblijven en minder acute zorg nodig hebben, kan men beter tegemoetkomen aan de noden van (hoog)bejaarde ouderen. Na de middagmaaltijd liggend op bed enkele uren rust nemen met de gordijnen dicht en 's avonds langer opblijven kan de slaap ten goede komen. Een wasbeurt hoeft niet noodzakelijkerwijs in de vroege ochtend plaats te vinden. Een ontspannend bad 's avonds kan ook een gunstige uitwerking hebben. Dergelijke individuele aanpassingen vragen heel wat flexibiliteit van verpleegkundigen en verzorgenden. Bovendien kan een namiddagrust een verschuiving in de bezoekuren tot gevolg hebben, maar de ervaring heeft aangetoond dat deze aanpassingen een positieve invloed kunnen hebben op de arbeidssatisfactie (Denis 1999).

Het zou beter zijn wanneer interventies in het kader van zorg, onderzoek of behandeling het slaap-waakritme van de patiënten niet verstoren. De verpleegkundigen staan hier vaak voor een dilemma: zullen zij aan zoveel mogelijk patiënten een zo goed mogelijke zorg verstrekken ten koste van de slaap van sommige patiënten? Een zo groot mogelijke overeenstemming van de bedtijden in het ziekenhuis met die van thuis zou moeten worden nagestreefd (Richards & Bairnsfather 1988). Het vragen naar de leefgewoonten kan plaatsvinden tijdens het opnamegesprek. Er zou extra aandacht kunnen worden gegeven aan het slaappatroon door er in het verpleegdossier een specifieke plaats voor te reserveren.

Blootstelling aan zonlicht versterkt de circadiane ritmiek en beïnvloedt de secretie van melatonine, het natuurlijk hypnoticum. Niet voor alle patiënten en niet in elk seizoen is het mogelijk om overdag enige tijd op het balkon of in de tuin te vertoeven. Andere maatregelen zijn wel mogelijk. Zonder goede redenen zouden de kamers overdag niet met overgordijnen mogen worden verduisterd. Stoelen zouden bij voorkeur voor het raam moeten worden geplaatst en de patiënten aangemoedigd daarvan gebruik te maken. Ook binnenskamers is namelijk het zonlicht vlak bij een raam nog sterk genoeg om het circadiane ritme te beïnvloeden.

6.9 BESLUIT

Voldoende slaap is belangrijk ter voorbereiding en herstel van een interventie of ingreep in het ziekenhuis. Een ziekenhuisopname gaat vaak gepaard met slapeloosheid. Ouder worden heeft dezelfde observeerbare effecten op de slaap en zijn circadiane ritme als een ziekenhuisopname: in het bijzonder een verkorting van de slaapduur, toename van waakepisoden en verzwakking en vervroeging van het circadiane ritme.

Het gevaar is dus aanwezig dat men de slapeloosheid van oudere patiënten beschouwt als een normaal verouderingsverschijnsel en geen pogingen doet om de slaap te bevorderen (andere dan farmacologische), of om bronnen van eventuele slaapverstoring te elimineren. Onder meer door hun frequente contact met patiënten zijn verpleegkundigen bij uitstek in staat om slapeloze ouderen te helpen. Deze hulp kan persoonsgebonden zijn (de patiënten in staat stellen in de mate van wat mogelijk is hun leefgewoonten en in het bijzonder hun persoonlijke slaapritueel te handhaven), omgevingsgebonden (lawaai, licht of een te hoge kamertemperatuur voorkomen) of zorggebonden (de circadiane ritmiek bevorderen en niet verzwakken door slecht geplande verpleegkundige interventies).

LITERATUUR

Aurell J, Elmqvist D. Sleep in the surgical intensive care unit: continuous polygraphic recording of sleep in nine patients receiving postoperative care. BMJ 1985;290:1029-32.

Baskett JJ, Cockrem JF, Todd MA. Melatonin levels in hospitalized elderly patients: a comparison with community based volunteers. Age Ageing 1991;20:430-4.

Bentley S, Murphy F, Dudley H. Perceived noise in surgical wards and an intensive care area: an objective analysis. BMJ 1977;2:1503-6.

Beullens J. De invloed van lawaai op de slaap. Tijdschr Klin Psychol 1994;24:203-21.

Beullens J. Determinanten van slapeloosheid bij relatief gezonde ouderen: een literatuurstudie. Tijdschr Gerontol Geriatr 1999;30:31-8.

Beullens J. Een middagslaapje tast de slaapkwaliteit van oudere mensen niet aan. Tijdschr Gerontol Geriatr 1995;26:104-8.

Bixler EO, Kales A, Jacoby JA, e.a. Nocturnal sleep and wakefulness: effects of age and sex in normal sleepers. Int J Neurosci 1984;23:33-42.

Bliwise NG. Factors related to sleep quality in healthy elderly women. Psychol Aging 1992;7:83-8.

Brezinová V. The number and duration of the episodes of the various EEG stages of sleep in young and older people. Electroencephalogr Clin Neurophysiol 1975;39:273-8.

Buysse DJ, Browman KE, Monk TH, e.a. Napping and 24-hour sleep/wake patterns in healthy elderly and young adults. J Am Geriatr Soc 1992;40:779-86.

Closs SJ. Assessment of sleep in hospital patients: a review of methods. J Adv Nurs 1988;13:501-10.

Declerck AC. Slaapstoornissen bij ouderen. Vespera 2000;6 (1).

Denis R. Privacy en bejegening in verpleeghuizen. Zorg en Ondernemen 1999;(4):12-4.

Ehlers CL, Kupfer DJ. Effects of age on delta and REM sleep parameters. Electroencephalogr Clin Neurophysiol 1989;72:118-25.

Fichten CS, Creti L, Amsel R, e.a. Poor sleepers who do not complain of insomnia: myths and realities about psychological and lifestyle characteristics of older good and poor sleepers. J Behav Med 1995;18:189-223.

Floyd JA. Interaction between personal sleep-wake rhythms and psychiatric hospital rest-activity schedule. Nurs Res 1984;33:255-9.

Foley DJ, Monjan AA, Brown SL, e.a. Sleep complaints among elderly persons: an epidemiologic study of three communities. Sleep 1995;18:425-32.

Foy A, Drinkwater V, March S, Mearrick P. Confusion after admission to hospital in elderly patients using benzodiazepines. BMJ 1986;293:1072.

Foy A, O'Connell D, Henry D, e.a. Benzodiazepine use as a cause of cognitive impairment in elderly hospital inpatients. J Gerontol Med Sci 1995;50A:M99-M106.

Grad RM. Benzodiazepines for insomnia in community-dwelling elderly: a review of benefit and risk. J Fam Pract 1995;41:473-81.

Habte-Gabr E, Wallace RB, Colsher PL, e.a. Sleep patterns in rural elders: demographic, health, and psychobehavioral correlates. J Clin Epidemiol 1991;44:5-13.

Haponik EF. Sleep disturbances of older persons: physicians' attitudes. Sleep 1992;15:168-72.

Hayter J. Sleep behaviors of older persons. Nurs Res 1983;32:242-6.

Helton MC, Gordon SH, Nunnery SL. The correlation between sleep deprivation and the intensive care unit syndrome. Heart Lung 1980;9:464-8.

Hilton BA. Noise in acute patient care areas. Res Nurs Health 1985;8:283-91.

Hilton BA. Quantity and quality of patients' sleep and sleep-disturbing factors in a respiratory intensive care unit. J Adv Nurs 1976;1:453-68.

Hoch CC, Reynolds CF, Jennings JR, e.a. Daytime sleepiness and performance among healthy 80 and 20 year olds. Neurobiol Aging 1992;13:353-6.

Hohagen F, Käppler C, Schramm E, e.a. Prevalence of insomnia in elderly general practice attenders and the current treatment modalities. Acta Psychiatr Scand 1994;90:102-8.

Jimenez C, Alcala T, Serrano F, Martinez P. Behavioural habits and affective disorders in old people. J Adv Nurs 1989;14:356-64.

Kramer M, Schoen LS. Problems in the use of long-acting hypnotics in older patients. J Clin Psychiatry 1984;45:176-7.

Lauri S, Lepistö M, Käppeli S. Patients' needs in hospital: nurses' and patients' views. J Adv Nurs 1997;25:339-46.

Maloney C, Cafiero M. Implementing an incontinence program in long-term care settings. J Gerontol Nurs 1999:47-52.

McDowell JA, Mion LC, Lydon TJ, Inouye SK. A nonpharmacological sleep protocol for hospitalized older patients. J Am Geriatr Soc 1998;46:700-5.

Meissner HH, Riemer A, Santiago SM, e.a. Failure of physician documentation of sleep complaints in hospitalized patients. West J Med 1998;169:146-9.

Mellinger GD, Balter MB, Uhlenhuth EH. Insomnia and its treatment: prevalence and correlates. Arch Gen Psychiatry 1985;42:225-32.

Monk TH. Sleep and circadian rhythms. Exp Gerontol 1991;26:233-43.

Moran MG, Stoudemire A. Sleep disorders in the medically ill patient. J Clin Psychiatry 1992;53 Suppl:29-36.

Morgan K, Clarke D. Longitudinal trends in late-life insomnia: implications for prescribing. Age Ageing 1997;26:179-84.

Morgan K, Healey DW, Healey PJ. Factors influencing persistent subjective insomnia in old age: a follow-up study of good and poor sleepers aged 65 to 74. Age Ageing 1989;18:117-22.

Murphy F, Bentley S, Ellis BW, Dudley H. Sleep deprivation in patients undergoing operation: a factor in the stress of surgery. BMJ 1977;2:1521-2.

O'Reilly R, Rusnak C. The use of sedative-hypnotic drugs in a university teaching hospital. Can Med Assoc J 1990;142:585-9.

Perry SW, Wu A. Rationale for the use of hypnotic agents in a general hospital. Ann Intern Med 1984;100:441-6.

Reynolds CF, Jennings JR, Hoch CC, e.a. Daytime sleepiness in the healthy 'old': a comparison with young adults. J Am Geriatr Soc 1991;39:957-62.

Reynolds CF, Kupfer DJ, Hoch CC, Sewitch DE. Sleeping pills for the elderly: are they ever justified? J Clin Psychiatry 1985;46:9-12.

Richards KC, Bairnsfather L. A description of night sleep patterns in the critical care unit. Heart Lung 1988;17:35-42.

Sharma M, Palacios-Bois J, Schwartz G, e.a. Circadian rhythms of melatonin and cortisol in aging. Biol Psychiatry 1989;25:305-19.

Southwell MT, Wistow G. Sleep in hospitals at night: are patients' needs being met? J Adv Nurs 1995;21:1101-9.

Waldhauser F, Weiszenbacher G, Tatzer E, e.a. Alternations in nocturnal serum melatonin levels in humans with growth and aging. J Clin Endocrinol Metabol 1988;66:648-52.

Waquier A, van Sweden B, Lagaay AM, Kamphuisen HAC. Ambulatory monitoring of sleep-wakefulness patterns in healthy elderly males and females (>88 years): the 'senieur' protocol. J Am Geriatr Soc 1992;40:109-14.

Webb WB. The sleep of older subjects fifteen years later. Psychol Rep 1982;50:11-4.

Webb WB, Schneider-Helmert D. A categorical approach to changes in latency, awakening, and sleep length in older subjects. J Nerv Ment Dis 1984;172:291-5.

Weitzman ED, Moline ML, Czeisler CA, Zimmerman JC. Chronobiology of aging: temperature, sleep-wake rhythms and entrainment. Neurobiol Aging 1982;3:299-309.

Wilson TS. Sleep disorders in hospital. Can Med Assoc J 1985;133:731-4.

Yinnon AM, Ilan Y, Tadmor B, e.a. Quality of sleep in the medical department. BJCP 1992;46:88-91.

Zisselman MH, Rovner BW, Yuen EJ, Louis DZ. Sedative-hypnotic use and increased hospital stay and costs in older people. J Am Geriatr Soc 1996;44:1371-4.

7 Incontinentie bij ouderen

A. Devreese

Samenvatting

Het objectief aantoonbare, onvrijwillig verlies van urine, dat een hygiënisch en sociaal probleem vormt, is bij ouderen de tweede belangrijkste factor die tot institutionalisering leidt. De urge- en de gemengde incontinentie zijn het meest voorkomend bij mensen op oudere leeftijd. Het verminderen van het geheugen, depressiviteit, de afname van de reflexen, de verlaagde sensibiliteit en de vertraagde en verminderde fijne motoriek leiden tot het ontstaan van een functionele incontinentie die karakteristiek is voor ouderen. Ongeveer eender-de van de incontinente ouderen zoekt geen hulp voor dit probleem. De verpleegkundige staat het dichtst bij de verzorging van ouderen en dient bewust aandacht te schenken aan de incontinentiesignalen.

De behandeling van incontinentie bij ouderen impliceert een grondige anamnese en klinisch onderzoek naar de oorzaak van de incontinentie. Deze kan optreden tijdens de vulling of de lediging van de blaas en kan te wijten zijn aan een defect ter hoogte van de blaas of de urethra. Het verschijnsel kan acuut of chronisch zijn.

De behandeling van de incontinente patiënt op leeftijd is veelal een complexe zaak die een multidisciplinaire aanpak vereist. Het integreren van de bekkenbodemspieren in de dagelijkse activiteiten vormt een van de basis-elementen in de conservatieve incontinentiebehandeling, waarbij het PPP-concept ('Posities en Proprioceptie van de Pelvic floor') ouderen kan helpen hun bekkenbodemspieren te ontwikkelen.

Leerdoelen

Na bestudering van dit hoofdstuk heeft de lezer:
- inzicht in de geestelijke, psychische, medische en fysieke toestand van de incontinente oudere;

■ kennis van incontinentiesignalen en de barrières die ouderen ervan weerhouden tijdig een zorgverlener te consulteren;

■ kennis van de beschikbare eenvoudige onderzoeken die het detecteren van incontinentie mogelijk maken;

■ inzicht in het continentiemechanisme en de werking van de bekkenbodemspieren;

■ geleerd dat de behandeling van incontinentie een multidisciplinaire aangelegenheid is;

■ de behandeling van incontinentie volgens het PPP-concept bestudeerd, waarbij houdingsveranderingen worden gebruikt om het samentrekken van de bekkenbodemspieren te leren voelen, trainen en integreren in het dagelijks leven.

7.1 INLEIDING

In onze westerse maatschappij bestaat schroomvalligheid ten opzichte van incontinentie, waardoor het voor mensen met urineverlies een moeilijk bespreekbaar item is. Het objectief aantoonbare onvrijwillige verlies van urine dat een hygiënisch en sociaal probleem vormt, krijgt in de specifieke literatuur voor ouderen de laatste decennia terecht meer aandacht (Brocklehurst & Malone-Lee 1993; Wagg 1997). De vergrijzing van de maatschappij draagt bij tot een stijgende incidentie van incontinentie die voor velen een dagelijkse nachtmerrie is (Hunskaar & Vinsnes 1991; Jackson e.a. 1996). Bij ouderen van boven de 65 jaar varieert de prevalentie van 10% tot 33%. Incontinentie overdag en 's nachts neemt zowel voor de vrouw (van 12% tot 49%) als de man (van 7% tot 22%) met de leeftijd toe en wordt beschreven als een veelvoorkomend probleem dat veel kosten met zich meebrengt (Steeman & Defever 1998; Miller 2000; Swithinbank e.a. 2000; MacLennan e.a. 2001; Maggi e.a. 2001). Bij de vrouw stagneert de incidentie na de menopauze, maar de ernst van de incontinentie neemt zowel bij de man als de vrouw toe met de leeftijd.

Uit schaamte en schrik dat anderen het zullen merken trekken veel patiënten zich terug uit het sociale leven (Robinson e.a. 1998, van der Vaart e.a. 2000). Een hardnekkige incontinentie laat psychische sporen na en kan tot depressie leiden (Wyman e.a. 1990; Gallagher 1998; Burgio e.a. 2001). Het is bij ouderen de tweede belangrijkste factor die tot institutionalisering leidt. Ongeveer 40% van de vrouwen ouder dan 70 jaar heeft klachten van incontinentie.

In 1996 werd een onderzoek uitgevoerd naar de prevalentie van incontinentie bij oudere vrouwen. In een populatie van 7949 vrouwen met een gemiddelde leeftijd van 76,9 jaar stelde men vast dat 41% van de vrouwen klachten van incontinentie vertoonde (Brown e.a. 1996). Van deze vrouwen werd 14% zelfs dagelijks met incontinentie geconfronteerd. De prevalentie bij de oudere incontinente man bedraagt in vergelijking met de vrouw de helft. Van de oudere mannen heeft 20% problemen in een thuissituatie, tweemaal hoger dan bij de jongere volwassen mannen. Wordt de man geïnstitutionaliseerd dan stijgt net als bij de geïnstitutionaliseerde vrouw het voorkomen van incontinentie. Meer nog: het dagelijks verlies bij de man in de instelling is groter dan bij de vrouw. Dit zou het gevolg kunnen zijn van het feit dat een zieke man door zijn echtgenote langer thuis verzorgd wordt, dan een zieke vrouw door haar partner. Daarnaast neemt het volume van de prostaat toe naarmate de leeftijd vordert, wat de blaasfunctie negatief beïnvloedt (Verdejo Bravo 2000).

Uit het voorgaande mag men echter niet afleiden dat incontinentie moet worden beschouwd als een normaal fenomeen dat behoort bij het ouder worden.

De behandeling van incontinentie bij ouderen impliceert een grondige anamnese en klinisch onderzoek naar de oorzaak van de incontinentie. Het probleem kan zich voordoen bij de vulling of de lediging van de blaas en kan te wijten zijn aan een chronisch of acuut optredend defect ter hoogte van de blaas of de urethra. Naar schatting heeft tweederde van alle incontinente ouderen chronische klachten. De symptomen van deze niet-neurologische vormen van incontinentie kunnen zich manifesteren in de vorm van urge-, stress-, gemengde en overloopincontinentie. Het meest voorkomend op oudere leeftijd zijn de urge- en de gemengde incontinentie (Wagg e.a. 1996). Deze klachten interfereren met de geestelijke, psychische, medische en fysieke toestand van de oudere.

Het slechter worden van het geheugen, depressiviteit, de afname van de reflexen, de verlaagde sensibiliteit en de vertraagde en verminderde fijne motoriek leiden tot het ontstaan van een *functionele incontinentie*, die men als 'de' incontinentie van de oudere zou kunnen bestempelen. Dit alles draagt ertoe bij dat de behandeling van de incontinente patiënt op leeftijd veelal een complexe zaak is die een multidisciplinaire aanpak vereist (Baigis-Smith e.a. 1989; Herzog e.a. 1989; Rousseau & Fuentevilla-Clifton 1992; Wynne e.a. 1997).

7.2 DE HULPVRAAG

Ongeveer eenderde van de incontinente ouderen zoekt geen hulp voor zijn of haar probleem. De voornaamste reden voor het niet consulteren van een hulpverlener is het feit dat zij 'het incontinent zijn' beschouwen als een normaal fenomeen dat nu eenmaal behoort bij het ouder worden (Skelly & Boblin-Cummings 1999). Sommigen wachten af en hopen dat het probleem spontaan zal verbeteren. Anderen zijn te verlegen om erover te praten, of zij weten niet dat er een behandeling voor incontinentie bestaat. Zij ervaren het symptoom als niet ernstig genoeg om een arts te raadplegen. De angst voor een eventuele operatie kan een rol spelen bij het verzwijgen van de klacht. Het niet frequent genoeg voorkomen van het urineverlies, een laag verwachtingspatroon ten opzichte van het nut van de behandeling en het opgesloten zijn in de taboesfeer dragen er alle toe bij dat hier sprake is van een verborgen probleem (Goldstein e.a. 1992).

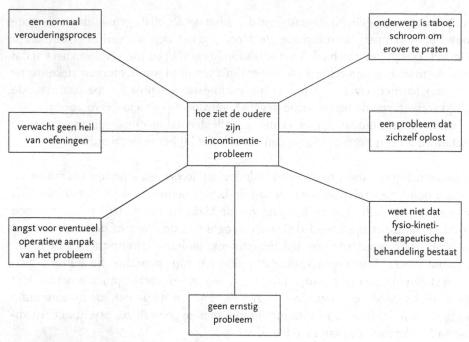

Figuur 7-1 Incontinentiebeleving van de oudere

De zorgverstrekker dient op de hoogte te zijn van de barrières (figuur 7-1) die de oudere ervan weerhouden hulp te zoeken. De eerstelijnszorg heeft als taak de ouderen te sensibiliseren en hun eenvoudig haalbare behandelingsmethoden aan te bieden die de incontinentie kunnen verbeteren of zelfs geheel opheffen (O'Brien e.a. 1991; Smith 1997; Skelly & Boblin-Cummings 1999; Johnson e.a. 2000). Het is belangrijk hen te motiveren het probleem aan te pakken en niet op te lossen met allerlei opvangmateriaal, zoals veelvuldig in de media wordt gepropageerd. Het niet behandelen van urine-incontinentie kan tot ernstige gevolgen leiden (Brown e.a. 2000; Johnson e.a. 2000; Miles e.a. 2001).

7.3 ONDERZOEK

Een nauwkeurige diagnose is de basis van een gerichte incontinentiebehandeling (Vereecken 1984; McIntosh & Richardson 1994; Lyons & Specht 2000; Tannenbaum e.a. 2001). We beschikken hiervoor over verschillende instrumenten: de anamnese, laboratoriumonderzoek, functionele tests zoals de pipi-start- en de pipi-stoptest, de padtest en het klinisch onderzoek. Het afnemen van een anamnese naar het gebruik van medicatie is essentieel. Diuretica, bèta-receptoragonisten en alfa-receptorantagonisten kunnen incontinentie veroorzaken en bevorderen (Menefee e.a. 1998). Het ontstaan, het tijdstip, de hoeveelheid van het urineverlies, het aantal plasbeurten en de

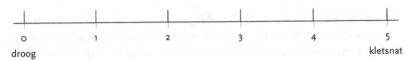

Figuur 7-2 Visueel-analoge schaal

mictiehoeveelheid verschaffen indicaties over de ernst van het incontinentieprobleem (Papa Petros 1992; Gray e.a. 2001). Restricties van het locomotorisch functioneren van de oudere, constipatie, endocrinologische stoornissen zoals diabetes met toenemende nachtelijke diurese en emotionele stoornissen met angstsituaties en verhoogde toiletbezoeken moeten anamnestisch worden gescreend (Vereecken 1990; Jensen e.a. 1994).

Een urineonderzoek op bacteriurie, een residubepaling na de mictie en enkele functionele tests die de uretrale sfincterfunctie evalueren dragen bij tot de diagnosestelling (Gray & Malone-Lee 1995; Nygaard & Johnson 1996; Sladden e.a. 2000).

De pipi-stoptest of het wateren-stoppentest kan alleen als sfinctertest worden afgenomen (Sampselle & DeLancey 1992). Deze test mag echter nooit als oefening worden gebruikt doordat het veelvuldig stoppen tijdens de mictie de blaasfunctie kan ontregelen en tot resturine kan leiden. De mictie-starttest, waarbij de patiënt probeert de mictie tien tellen uit te stellen voor de lozing, kan als sfinctertest en als oefening bij urge-incontinentieklachten worden opgenomen. Wanneer beide tests vlot uitvoerbaar zijn is de sluitfunctie van de uretrale sfincter in orde. Een visueel-analoge schaal waarop de oudere de ernst van zijn incontinentie aanduidt, kan een idee geven over de subjectieve interpretatie van de ernst van het probleem (figuur 7-2).

Het wegen van de pamper gedurende 24 of 48 uur of de 24 of 48 uur durende padtest geeft meer objectieve informatie over de ernst van het probleem (Devreese e.a. 1996; Groutz e.a. 2000).

Een klinisch onderzoek van de genitaliën geeft een idee over de trofische toestand en de rigiditeit van de urethra (Bradway & Hernley 1999). Geatrofieerde slijmvliezen kunnen een aanwijzing zijn voor oestrogeendeficiëntie bij de vrouw hetgeen een verminderde immuniteit voor infecties tot gevolg kan hebben (Brown e.a. 1996; LeLievre 2000).

7.4 CONTINENTIE VERSUS INCONTINENTIE

Continent zijn betekent niet alleen goed ontwikkelde bekkenbodemspieren hebben om de urethra te kunnen afsluiten. Continent zijn vereist ook een willekeurige controle over het starten en onderbreken van de blaascontractie, het onderkennen van de mictiedrang en een motoriek die toelaat tijdig een lozing uit te voeren (Bradway & Hernley 1999). Een goede blaas- en darmlediging, met een vochtinname van 1,5 l/dag, een geïntegreerde bekkenbodemspiercontrole en -coördinatie vormen de basiselementen van het continent zijn. Dit houdt in dat de lagere-urinewegen in staat zijn tot twee tegengestelde functies: een bewarings- en een evacuatiefunctie (Walters 1989). De controle vindt plaats in de hersenen, preciezer gezegd het pontiene mictiecentrum van waaruit de besturing over het ruggenmerg tot aan de blaas en de bekkenbodem verloopt.

Een verzwakte cognitieve waarneming en een verminderde doorbloeding van bepaalde hersendelen zijn verantwoordelijk voor het verminderen van de blaasvullingsperceptie bij ouderen (Griffiths et al 1994). De blaasfunctie kan worden voorgesteld als een cyclus waarin stapeling en lediging elkaar afwisselen die met bepaalde intervallen worden herhaald. De blaascapaciteit bedraagt 400 tot 600 ml. Wanneer de blaas een volume van ongeveer 400 ml bereikt, zenden rekkingsreceptoren uit de blaaswand deze informatie naar de hersenen, die op hun beurt een impuls tot urineren naar de blaas sturen. De blaasspier contraheert, de uretrale sfincter relaxeert en het urineren kan starten (Bradway & Hernley 1999). Bij ouderen daarentegen vertoont deze cyclus korte intervallen en een kleine blaascapaciteit. Deze capaciteit kan schommelen tussen de 70 tot 600 ml en de 0 ml tot 500 ml (Wagg e.a. 1996).

In de mictiecyclus onderscheiden we de vulling tot mictiedrang, de premictiefase en de urinelozing. Een eerste mictiedrang wordt ervaren bij een volume van 150 à 250 ml. Hier ontstaat de eerste drang tot mictie, die dankzij de aanpasbaarheid van de blaas gemakkelijk onder controle te houden is doordat de blaasdruk niet evenredig stijgt met het toenemend urinevolume in de blaas. Een tweede, dringender mictiebehoefte treedt op bij een blaascapaciteit van 350 ml. De derde urgente mictiedrang meldt zich bij 450 à 500 ml. Op dat moment neemt de aanvankelijk langzaam stijgende vesicale (blaas)druk plotseling heel snel toe en een dringende niet-uitstelbare mictie kondigt zich aan.

Na de plasdrang vangt de premictiefase aan: een cruciaal moment binnen de mictiecyclus. Om de mictie te kunnen uitstellen en om droog het toilet te bereiken tijdens die fase moet de oudere een bewuste controle over zijn bekkenbodemspieren hebben.

De lozingsfase vereist een tijdelijk aangehouden, volledige ontspanning van de bekkenbodemspieren, waardoor de blaasdruk de urethradruk overstijgt en de blaas zich reflectoir samentrekt (Wagg e.a. 1996).

7.5 VULLING EN LEDIGING VAN BLAAS EN DARMEN

Ouderen kunnen door het dagelijks bijhouden van een tijd-volumeplaskalender de blaassignalen correct leren te interpreteren en daardoor de proprioceptie van de blaas te herstellen. Dit omvat het noteren van het volume en het tijdstip van elke plasbeurt. Hieruit kunnen ouderen afleiden of zij hun plasbeurt moeten leren uitstellen of juist vaker moeten leren plassen. Deze feedback levert ouderen nuttige informatie over het tijdstip waarop het normale ledigingsvolume van de blaas wordt

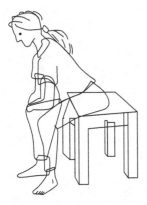

Figuur 7-3 De blaas wordt geledigd vanuit een ontspannen voorovergebogen houding

bereikt (Jirovec & Templin 2001; Khoury 2001; Locher e.a. 2001). Het onder controle brengen en het kennen en herkennen van deze blaassignalen is de basis van een correct plasgedrag. Het is de eerste stap in het incontinentiebeleid die de oudere onder controle dient te krijgen.

Het frequent plassen als gevolg van een ernstige blaasinstabiliteit vereist medicamenteuze behandeling in combinatie met blaastraining (Lee e.a. 2000; Burgio e.a. 2001). Een instabiele blaas wordt minder prikkelbaar wanneer hij op rek gebracht wordt door hogere blaasvolumes.

Een oudere met locomotorische beperkingen kan de gewoonte aannemen om op de derde mictiedrang (bij 450 à 500 ml) de blaas te ledigen. De urgentie die de oudere op dat moment ervaart is een normaal fysiologisch proces. Deze drang leren uitstellen door contractie van de bekkenbodemspieren is gevaarlijk want dit kan leiden tot verhoogde blaasdruk en uiteindelijk een grote blaascapaciteit. Verstoring van de blaassensibiliteit zal op termijn een slechte blaaslediging met infectie en nierproblemen tot gevolg hebben. De tijd-volumeplaskalender dient bij elk urge-klacht van de oudere te worden geverifieerd, vooraleer men een gerichte behandeling opstart.

Na het leren interpreteren van het blaasvullingsgevoel is het ledigen van de blaas en het rectum de volgende stap binnen het incontinentiebeleid. De blaas wordt geledigd vanuit een ontspannen voorovergebogen houding, beide voeten volledig gesteund op de grond en de ellebogen 20 cm proximaal van de knieën op de dijen rustend. Het gewicht van het bovenlichaam wordt via de ellebogen op de dijbenen overgebracht. Deze houding bevordert de ontspanning van de bekkenbodemspieren (figuur 7-3). Relaxatie van de bekkenbodemspieren initieert en volbrengt de mictie (Devreese e.a. 2000).

De integratie van functionele oefeningen na de hoofdmaaltijd bij de geïnstitutionaliseerde oudere verbetert diens continentie, de darmwerking, de fitheid en het uithoudingsvermogen (Schnelle e.a. 1995). Enkele eenvoudige oefeningen die progressief kunnen worden opgebouwd zijn:

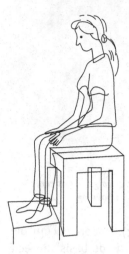

Figuur 7-4 Een opstapje gebruiken voor het aannemen van een anatomisch gunstige houding

- vijfmaal gaan zitten en rechtop staan met aangespannen bekkenbodemspieren;
- een aantal romp- en armbewegingen maken vanuit liggende houding, zit of stand met gecontraheerde bekkenbodem;
- in rugligging op het bed met gebogen knieën, voeten gesteund en aangespannen bekkenbodemspieren met de knieën een schommelende beweging van links naar rechts uitvoeren;
- een korte wandeling maken na de maaltijd.

De lediging van het rectum of defecatie verloopt vlotter wanneer het rectum in een anatomisch gunstige positie geplaatst wordt. In de goede defecatiehouding maakt de heup een hoek van maximum 80° met de romp en worden de beide voeten gesteund door een opstapje (figuur 7-4). Deze houding vergroot de anorectale hoek tot 135°, waardoor de expulsie comfortabeler verloopt.

Het ontspannen van de externe anale sfincter zal de defecatiereflex op gang brengen. Een verkeerde expulsiemanoeuvre waarbij de oudere tijdens het persen onbewust de externe anale sfincter contraheert op het moment dat de buikspieren de abdominale drukverhoging initiëren, maken een goede darmlediging onmogelijk (Shelton & Welton 1997). Dit disfunctioneel defeceren komt veel voor bij ouderen en kinderen en kan leiden tot rectumdistensie met copromen (verharde feces). Deze verminderen de sensibiliteit van blaas- en plasdrang en verstoren de controle over de bekkenbodemspieren. Een combinatie van medicatie, voeding met voldoende vochtinname en het leren defeceren vanuit een anatomisch gunstige houding zijn in dit geval noodzakelijk. Indien een moeilijke lediging van de blaas en/of het rectum wordt veroorzaakt door een derdegraads descensus van de blaas, de baarmoeder en/of het rectum is een operatieve ingreep noodzakelijk (Penninckx & Devreese 1995).

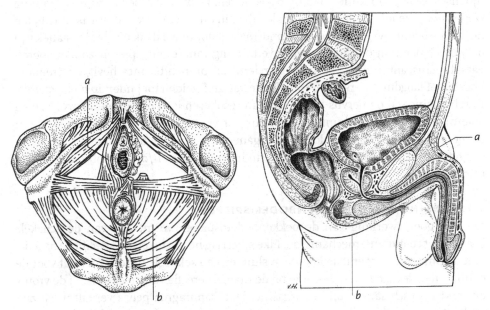

Figuur 7-5 Bekkenbodemspieren
a oppervlakkige bekkenbodemspieren
b diepe bekkenbodemspieren

De derde stap die leidt tot continentie is controle over de bekkenbodemspieren, training en integratie. Gezien het belang hiervan bespreken we achtereenvolgens de anatomie, fysiologie en oefeningen van de bekkenbodemspieren.

7.6 BEKKENBODEMSPIEREN

De bekkenbodemspieren bestaan uit een oppervlakkige laag spieren (diaphragma urogenitale), een diepe laag spieren (diaphragma pelvis of levator ani), een uretrale sfincter en een externe anale sfincter (figuur 7-5).

De bekkenbodem kan worden beschouwd als een uit spiervezels bestaande hangmat die hangt aan de bekkengordel en onder spanning wordt gezet bij een expressiemanoeuvre ('bearing down'), of bij contractie van de abdominale spieren en het diafragma (DeLancey 1996). De weerstand van de bekkenbodem is geen aangeboren maar een verworven functie waarvan de kracht in de loop van de eerste levensjaren toeneemt en op oudere leeftijd weer afneemt (Resnick e.a. 1989). De kracht ervan is afhankelijk van fysieke oefening en psychische beleving.

Deze spierhangmat kan structurele en functionele verzwakkingen vertonen bij congenitale hyperlaxiteit of verlies van elasticiteit bij toenemende leeftijd, bij verkeerd gebruik of niet gebruiken van de spieren. Overdreven stress of neurologische letsels tijdens bevallingen kunnen aan de basis liggen. Gebrek aan bewustzijn en training wegens onwetendheid en het culturele taboe in onze westerse cultuur bemoeilijken het goede gebruik van die spieren. Abnormale abdominale druk bij slechte statiek van de wervelkolom bij obesitas, intensieve training van de buikspieren zonder voorafgaande aanspanning van de bekkenbodem, bij bronchitis met hevig en frequent hoesten of langdurig persen bij constipatie kan zelfs leiden tot pudendusneuropathie. Beschadiging van de nervus pudendus kan resulteren in sensibiliteitsstoornissen en spierdisfunctie. Tevens kunnen anterieure of posterieure prolapsen optreden van urogenitale en gastro-enterologische organen, die ofwel een zelfstandig probleem vormen ofwel een combinatie vormen van incontinentie en/of darmobstructie en/of uterusprolaps.

7.7 WERKING VAN DE BEKKENBODEMSPIEREN

Een goede werking van de bekkenbodemspieren vormt een van de schakels binnen het continentiemechanisme. Elke spierlaag heeft zijn eigen specifieke functie. Het diaphragma urogenitale heeft een sluit- en een seksuele functie en staat voor de continentie, de erectie van de penis bij de man, de erectie van de clitoris bij de vrouw en trekt ritmisch samen bij het orgasme. Het diaphragma pelvis vervult naast zijn ondersteunende rol eveneens een seksuele functie en ondersteunt bij de vrouw de blaas, de baarmoeder, het rectum, de wervelkolom en de penis tijdens de coïtus. Bij de man worden de blaas, het rectum, de wervelkolom en de erectie ondersteund door deze diepe spierlaag. Bij contractie van de m. levator ani wordt de terugvloed van het bloed uit de penis belemmerd, waardoor de erectie behouden blijft.

De uretrale sluitspier zorgt voor de afsluiting van de urethra en bestaat uit glad spierweefsel. Bij de vrouw is oestrogeendeficiëntie in de menopauze verantwoordelijk voor het dalen van de uretrale sluitingsdruk (Cardozo & Kelleher 1995). Prostaatproblemen kunnen bij de man een obstructie ter hoogte van de urethra veroorzaken hetgeen een moeilijke blaslediging tot gevolg heeft (Papa Petros & Ulmstein 1992). Medicatie kan zowel de uretrale sluitingsdruk doen toenemen als afnemen. Antidepressiva en bloeddrukverlagende medicatie verminderen de uretrale sluitingsdruk. Hoestsiroop (bijvoorbeeld Actifed®) verhoogt de sluitingsdruk en kan bij een oudere man met prostaatvergroting tot volledige urineretentie leiden. De externe anale sfincter tot slot staat voor het continent zijn van vloeibare feces en flatus.

De mogelijkheid om bekkenbodemspiercontracties uit te voeren is onafhankelijk van leeftijd, pariteit, gewicht, hormonale status, klinische ernst van incontinentie, uretrovesicale hoek tijdens defeceren en actieve en passieve urodynamische parameters. Dementie en andere ernstige neurologische aandoeningen maken het bewust uitvoeren van actieve bekkenbodemspiercontracties echter onmogelijk.

7.8 BEKKENBODEMSPIEROEFENINGEN: HET PPP-CONCEPT VAN DEVREESE

Bekkenbodemspieroefeningen kunnen op verschillende manieren worden aangeleerd (Lagro-Janssen e.a. 1991; Wells e.a. 1991; Flynn e.a. 1994). De oefentherapie is gebaseerd op een bewuste spiercontrole.

De verpleegkundige kan de oudere, die een tijd een verblijfsonde draagt, helpen bij de bewustwording en het oefenen van de uretrale sfincter. De controle over de uretrale sluitfunctie kan worden geoefend door de sonde in het urethrakanaal te bewegen en de oudere te vragen deze sonde met de bekkenbodemspieren te omklemmen. Indien deze oefening driemaal daags een tot twee dagen voor de verwijdering van de sonde aangeleerd wordt, zal dit de controle over de afsluiting van het urethrakanaal herstellen.

Het vaginaal toucher en/of uitwendige facilitatie ter hoogte van het centrum tendineum, de anus en de zitknobbels kan bij de vrouw als tactiele feedback worden gebruikt om de bekkenbodemspieren lokaal te faciliteren. Bij de man wordt het anaal toucher en/of uitwendige facilitatie ter hoogte van het centrum tendineum, de anus en de zitknobbels toegepast om de spieren te activeren. Technische hulpmiddelen zoals vaginakegeltjes ('vaginal cones'), elektrotherapie en EMG- of drukfeedback kunnen worden aangewend om de bekkenbodemspieren te leren samentrekken. Het ophouden van kegeltjes, met stijgend gewicht in de vagina, tijdens dagelijkse activiteiten mag alleen worden geoefend door vrouwen die reeds de sluit- en steunfunctie van de bekkenbodemspieren beheersen. De kegeltjes kunnen daarbij worden gebruikt als oefenmiddel en/of geheugensteuntje bij het oefenen.

Elektrotherapie is een oefenvorm waarbij de bekkenbodem contraheert onder invloed van een elektrische impuls die gegeven wordt door een vaginaal of anaal (bij de man) ingebrachte sonde. Het biofeedbackapparaat visualiseert globale bekkenbodemspiercontracties door middel van een vaginale of anale EMG- of druksonde (Burns e.a. 1993). Gerandomiseerde, gecontroleerde trials tonen echter aan dat bekkenbodemspieroefeningen efficiënter zijn dan elektrotherapie en vaginakegeltjes bij de behandeling van patiënten met incontinentie (Berghmans e.a. 1998; Bo e.a. 1999). Hulpmiddelen kunnen trouwens bij menopauzale vrouwen irritaties veroorzaken. De psychische drempel met betrekking tot het gebruik van hulpmiddelen is bij de oudere vrouw bovendien hoger dan bij de jongvolwassen vrouw. Het vaginaal toucher daarentegen wekt minder weerstand bij de oudere vrouw omdat dit een vertrouwde handeling is die bij elk inwendig onderzoek door de arts wordt verricht.

Het PPP-concept is een oefenmethode waarbij houdingen en houdingsveranderingen (*posities*) worden gebruikt om de bekkenbodemspieren (*pelvic floor*) te leren voelen samentrekken (*proprioceptie*), te trainen en te integreren tijdens dagelijkse activiteiten. Deze methode is een eenvoudige, niet-invasieve manier om controle over de sluit-, steun- en seksuele functie van de bekkenbodemspieren te verkrijgen (Devreese e.a. 1994). De behandeling start met een uitleg over werking, functies en de ligging van de urethra, de oppervlakkige en de diep liggende bekkenbodemspieren.

Het voelen van de sluitfunctie van de oppervlakkig liggende bekkenbodemspieren kan in de uitgangshouding zit, stand en knie-hielzit met de romp voorovergebogen worden aangeleerd. De zithouding wordt aangenomen op de rand van de stoel met beide voeten op de grond. De onderarmen zijn gesteund op de dijbenen 20 cm proximaal van de knieën zoals in de plashouding. De romp helt voorover, het gewicht van de romp rust op de onderarmen (figuur 7-3). In staande houding leunt de oudere met zijn beide handen op de tafel: de romp helt daarbij als een plank voorover en het lichaamsgewicht rust volledig op de beide handen (figuur 7-6a). Indien de oudere lenig genoeg is kan de oppervlakkige laag eveneens vanuit knie-hielzit met handen-steun naar voren worden aangeleerd. Het lichaamsgewicht steunt op de beide han-den, de onderarmen zijn gestrekt en de romp helt schuin voorover (figuur 7-6b). De opdracht is om in elke houding het contraheren en ontspannen te oefenen van de spieren die worden gebruikt bij het uitstellen van de mictie.

Het voelen van de steunfunctie van de dieper gelegen bekkenbodemspieren wordt vanuit dezelfde uitgangshoudingen als hierboven aangeleerd en geoefend, maar nu met de romp rechtop. In de zithouding rusten beide voeten op de grond, de romp is recht en vormt een hoek van 90° met de dijbenen (figuur 7-4b). In stand zijn beide voeten op de grond, met de hielen 50 cm van de muur, de benen gespreid op bekkenbreedte, de knieën iets gebogen en de rug gesteund tegen de muur (figuur 7-6c).

De knie-hielzit is geschikt voor lenige ouderen: het zitvlak rust op de hielen en de romp is volledig recht (figuur 7-6d). De oefenopdracht in de verschillende houdingen is het contraheren en ontspannen van de spieren die worden gebruikt bij het op-houden van wind en feces. Een andere plastische voorstelling om deze spieren te leren contraheren is om als het ware 'de staart tussen de benen te trekken' en het naar elkaar toebrengen van de zitknobbels. Een eventuele hurkzithouding wordt aan het oefen-programma toegevoegd indien de oudere deze houding soms nog aanneemt tijdens dagelijkse activiteiten.

Indien het wisselen van houding niet volstaat om controle en gevoel over de bekkenbodemspieren te verwerven kan de oudere tijdens het uitvoeren van de oefe-ningen een hand op de bekkenbodem plaatsen en door middel van tactiele feedback leren de spiercontracties te voelen. Tevens kan worden gevraagd de zitoefeningen na toiletbezoek op het toilet uit te voeren. In deze functionele houdingen kunnen bewuste bekkenbodemcontracties worden aangeleerd. De verpleegkundige kan, wan-neer zij de oudere vergezelt bij een toiletbezoek, hem of haar eraan herinneren om na mictie of defecatie de bekkenbodemspieroefeningen uit te voeren in de houdingen van figuur 7-3 en 7-4.

Indien deze extrinsieke vormen van feedback niet volstaan, wordt door middel

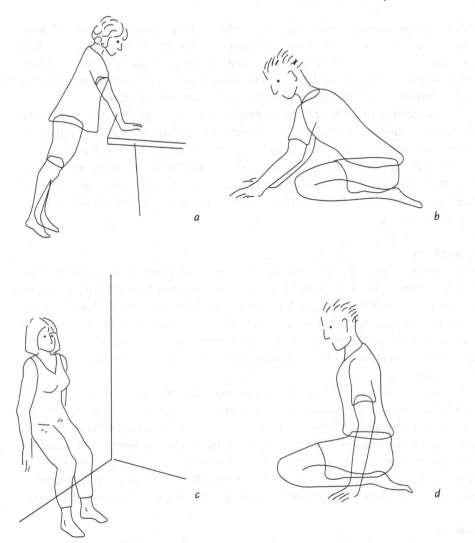

Figuur 7-6 Oefeningen voor de bekkenbodemspieren

van een vaginaal (bij de vrouw) of anaal (bij de man) toucher rek en stretch op de bekkenbodemspieren gegeven. Eventueel wordt lokaal gefaciliteerd om de anale reflex op te wekken zodat de oudere toch enige beweging leert voelen ter hoogte van de bekkenbodem. Tegelijk kan hem of haar worden gevraagd duw- en ophoudmanoeuvres zoals bij mictie en defecatie met de bekkenbodem uit te voeren. Wanneer de oudere de bekkenbodemspieren bewust kan contraheren wordt niet langer gewerkt op het versterken van de bekkenbodemspieren. Geoefend wordt op het verkrijgen van een correcte coördinatie van de oppervlakkige bekkenbodemspieren, de uretrale sfincter, de dieper liggende spierlaag van de bekkenbodem en de buikspieren. Daarna worden deze patronen geoefend en geïntegreerd in de activiteiten van het dagelijks leven (ADL) van de oudere. Enkele momenten waarop het aanspannen van de bekkenbodemspieren kan worden getraind: na een toiletbezoek, voor hoesten, voor bukken of heffen, voordat men opstaat uit een stoel, of bij het opstaan uit bed.

Het uitvoeren van bekkenbodemspieroefeningen in de gymles bij senioren volgens het PPP-concept vermindert het urineverlies tijdens de les en verhoogt de contractiliteit, kracht en uithoudingsvermogen van de bekkenbodemspieren.

Individueel geïntegreerde ADL-houdingen zoals het kruisen van de benen in zit bij een hoest- of lachbui in combinatie met bekkenbodemspiercontracties zullen het gevoel van controle en daarmee de continentie nog verder verhogen (Norton & Baker 1994; Miller e.a. 1998).

7.9 BESLUIT

De continentiebehandeling van de motorisch en mentaal nog goed functionerende oudere is er in de eerstelijnszorg op gericht een bewustwording van het incontinentieprobleem op gang te brengen en het culturele taboe dat hierop rust te doorbreken. De basis van het continentiebeleid is het herstel van de proprioceptie van de blaas. Deze blaascontrole kan functioneel worden geoefend door de vochtinname te stimuleren, een correcte blaaslediging aan te leren en een tijd-volumeplaskalender bij te houden.

Technische hulpmiddelen dienen zoveel mogelijk te worden vermeden bij de behandeling van de incontinente oudere. Het PPP-concept biedt niet-invasieve oefentechnieken aan die de oudere bewust maken van de sluit-, steun- en seksuele functies van de bekkenbodemspieren (Demyttenaere e.a. 1991). Deze actieve aanpak zal alleen vrucht afwerpen onder een aanhoudende interactieve begeleiding en vooral motivatie van de multidisciplinaire zorgverstrekkers (Asworth & Hagan 1993; Giovanni & Bergman 1993; Holley e.a. 1995; Skelly & Boblin-Cummings 1999; Dowell e.a. 1999).

LITERATUUR

Ashworth PD, Hagan MT. Some social consequences of non-compliance with pelvic floor exercises. Phys Ther 1993;79(7):465-70.

Baigis-Smith J, Smith DAJ, Rose M, e.a. Managing urinary incontinence in community-residing elderly persons. Geront Soc Am 1989;29(2):229-33.

Berghmans LC, Hendriks HJ, Bo K, e.a. Conservative treatment of stress urinary incontinence in women: a systematic review of randomised clinical trials. Br J Urol 1998;82:181-91.

Bo K, Talseth T, Holme I. Single blind randomised controlled trial of pelvic floor exercises, electrical stimulation, vaginal cones, and no treatment in management of genuine stress incontinence in women. BMJ 1999;318:487-93.

Bradway C, Hernly S. Urinary incontinence in older adults. In: Abraham I, e.a. Geriatric nursing protocols for best practice. New York: Springer Publishing Company 1999: 41-9.

Brocklehurst JC. Urinary incontinence in the community-analysis of a MORI poll. BMJ 1993;306:832-4.

Brown JS, Seeley DG, Fong J, e.a. Urinary incontinence in older women: who is at risk? Obstet gynecol 1996;87:715-21.

Brown JS, Vittinghoff E, Wyman JF, e.a. Urinary incontinence: does it increase risk for falls and fractures? Study of Osteoporotic Fractures Research Group. J Am Geriatr Soc 2000;48(7): 721-5.

Burgio KL, Locher JL, Roth DL, Goode PS. Psychological improvements associated with behavioral and drug treatment of urge incontinence in older women. J Gerontol B Psychol Sci Soc Sci 2001;56(1):P46-51.

Burns PA, Pranikoff K, Nochajski TH, e.a. A comparison of effectiveness of biofeedback and pelvic muscle exercise treatment of stress incontinence in older community-dwelling women. Geront Med Sci 1993;48(4):167-74.

Cardozo LD, Kelleher CJ. Sex hormones, the menopause and urinary problems. Gynecol Endocrinol 1995;9:75-8.

DeLancey JO. Stress urinary incontinence: where are we now, where should we go? Am J Obstet Gynecol 1996;175:311-9.

Demyttenaere K, Nijs P, Devreese A, e.a. Body image and sexuality in urinary incontinence. In: Nijs P, Leysen B, Richter D (Eds). Advanced research in psychosomatic obstetrics and gynecology. Leuven: Peeters 1991:90-5.

Devreese A, Vereecken RL, Van Assche A. Perineal physiotherapy in the treatment of female urinary incontinence as an alternative to surgery. Int Urogynecol J 1992;3:33-37.

Devreese AM, De Weerdt WJ, Feys HM, e.a. Functional assessment of urinary incontinence: the perineal pad test. Clinic Rehab 1996;10:210-5.

Devreese AM, Nuyens G, Staes F, e.a. Do posture and straining influence urinary-flow parameters in normal women? Neurourol Urodyn 2000;19:3-8.

Dowell BJ, Engberg S, Sereika S, e.a. Effectiveness of behavioral therapy to treat incontinence in homebound older adults. J Am Geriatr Soc 1999;47:309-18.

Flynn L, Cell P, Luisi E. Effectiveness of pelvic muscle exercises in reducing urge incontinence among community residing elders. J Geront Nurs 1994;20(5):23-7.

Gallagher MS. Urogenital distress and the psychosocial impact of urinary incontinence on elderly women. Rehab Nurs 1998;23(4):192-7.

Giovanni E, Bergman A. Pelvic muscle exercises; when do they work? Obstet Gynecol 1993;81:283-6.

Goldstein M, Hawthorne ME, Engeberg S, e.a. Urinary incontinence: why people do not seek help? J Geront Nurs 1992;18(4):15-20.

Gray M, McClain R, Peruggia M, e.a. A model for predicting motor urge urinary incontinence. Nurs Res 2001;50(2):116-22.

Gray RP, Malone-Lee J. Review: urinary tract infection in elderly people-time to review management? Age Ageing 1995;24:341-5.

Griffiths DJ, Mc Cracken PN, Harrison GM, e.a. Urinary incontinence in the elderly: the brain factor. Scand J Urol Nephrol 1994;157:83-8.

Groutz A, Blaivas JG, Chaikin DC, e.a. Noninvasive outcome measures of urinary incontinence and lower urinary tract symptoms: a multicenter study of micturition diary and pad tests. J Urol 2000;164(3 Pt 1):698-701.

Herzog AR, Fultz NH, Normolle DP, e.a. Methods used to manage urinary incontinence by older adults in the community. J Am Geriatr Soc 1989;37:339-47.

Holley RL, Varner RE, Kerns Dj, e.a. Long-term failure of pelvic floor musculature exercises in treatment of genuine stress incontinence. Southern Med J 1995;88(5):547-9.

Hunskaar S, Vinsnes A. The quality of life in women with urinary incontinence as measured by the sickness impact profile. J Am Geriatr Soc 1991;39:378-82.

Jackson S, Donovan J, Brookes S, e.a. The bristol female lower urinary tract symptoms questionnaire: development and psychometric testing. Br J Urol 1996;77:805-12.

Jensen JK, Nielsen FR, Ostergard DR. The role of patient history in the diagnosis of urinary incontinence. Obstet Gynecol 1994;83:904-10.

Jirovec MM, Templin T. Predicting success using individualized scheduled toileting for memory-impaired elders at home. Res Nurs Health 2001;24(1):1-8.

Johnson TM 2nd, Bernard SL, Kincade JE, e.a. Urinary incontinence and risk of death among community-living elderly people: results from the National Survey on Self-Care and Aging. J Aging Health 2000;12(1):25-46.

Johnson TM 2nd, Kincade JE, Bernard SL e.a. Self-care practices used by older men and women to manage urinary incontinence: results from the national follow-up survey on self-care and aging. J Am Geriatr Soc 2000;48(8):894-902.

Khoury JM. Urinary incontinence. No need to be wet and upset. N C Med J 2001;62(2):74-7.

Lagro-Janssen TL, Debruyne FM, Smits AJ, e.a. Controlled trial of pelvic floor exercises in the treatment of urinary stress incontinence in general practice. Br J Gen Pract 1991;41:445-9.

Lee SY, Phanumus D, Fields SD. Urinary incontinence. A primary care guide to managing acute and chronic symptoms in older adults. Geriatrics 2000;55(11):65-71.

LeLievre S. Skin care for older people with incontinence. Elder Care 2000;11(10):36-8.

Locher JL, Goode PS, Roth DL, Worrell RL, Burgio KL. Reliability assessment of the bladder diary for urinary incontinence in older women. J Gerontol A Biol Sci Med Sci 2001;56(1):M32-5.

Lyons SS, Specht JK. Prompted voiding protocol for individuals with urinary incontinence. J Gerontol Nurs 2000;26(6):5-13.

MacLennan AH, Taylor AW, Wilson DH, e.a. The prevalence of pelvic floor disorders and their relationship to gender, age, parity and mode of delivery. BJOG 2000;107(12):1460-70.

Maggi S, Minicuci N, Langlois J, e.a. Prevalence rate of urinary incontinence in community-dwelling elderly individuals: the Veneto Study. J Gerontol A Biol Sci Med Sci 2001;56(1):M14-8.

McIntosh LJ, Richardson DA. 30-minute evaluation of incontinence in the older woman. Geriatr 1994;49(2):35-44.

Menefee SA, Chesson R, Wall LL. Stress urinary incontinence due to prescription medications: Alpha-blockers and angiotensin converting enzyme inhibitors. Obstet Gynecol 1998;91:853-4.

Miles TP, Palmer RF, Espino DV, e.a. New-onset incontinence and markers of frailty: data from the Hispanic Established Populations for Epidemiologic Studies of the Elderly. J Gerontol A Biol Sci Med Sci 2001;56(1):M19-24.

Miller JM, Ashton-Miller JA, DeLancey JO. A pelvic muscle precontraction can reduce cough-related urine loss in selected women with mild SUI. J Am Geriatr Soc 1998;46:870-4.

Miller M. Nocturnal polyuria in older people: pathophysiology and clinical implications. J Am Geriatr Soc 2000;48(10):1321-9.

Norton PA, Baker JE. Postural changes can reduce leakage in women with stress urinary incontinence. Obstet Gynecol 1994;84:770-4.

Nygaard IE, Johnson JM, Urinary tract infections in elderly women. Am Fam. Physician 1996;53:175-82.

O'Brien J, Austin M, Sethi P, e.a. Urinary incontinence: prevalence, need for treatment and effectiveness of intervention by nurse. BMJ 1991;303:1308-12.

Papa Petros P, Ulmstein U. An analysis of rapid pad testing and history for the diagnosis of stress incontinence. Acta Obstet Gynecol Scand 1992;71:529-36.

Papa Petros P, Ulmstein U. Urge incontinence history is an accurate predictor of urge incontinence. Acta Obstet Gynecol Scand 1992;71:537-9.

Penninckx F, Devreese A. Fecale incontinentie: Wanneer is kinesitherapie geïndiceerd? Tijdschr Geneesk 1995;51(17):1183-8.

Resnick NM, Yalla SV, Laurino E. The pathophysiology of urinary incontinence among institutionalized elderly persons. N Engl J Med 1989;320:1-7.

Robinson D, Pearce KF, Preisser JS, e.a. Relationship between patient reports of urinary incontinence symptoms and quality of life measures. Obstet Gynecol 1998;91:224-8.

Rousseau P, Fuentevilla-Clifton A. Urinary incontinence in the aged, part 2: management strategies. Geriatr 1992;47:37-48.

Sampselle CM, DeLancey JO. The urine stream interruption test and pelvic muscle function. Nurs Res 1992;41(2):73-7.

Schnelle JF, Mac Rae PG, Ouslander JG, e.a. Functional incidental training, mobility performance, and incontinence care with nursing home residents. J Am Geriatr Soc 1995;43:1356-62.

Shelton AA, Welton ML. The pelvic floor in health and disease. West J Med 1997;167:90-8.

Skelly J, Boblin-Cummings S. Promoting seniors' health confronting the issue of incontinence. Can J Nurs Leadersh 1999;12(3):13-7.

Sladden MJ, Hughes AM, Hirst GH, e.a. A community study of lower urinary tract symptoms in older men in Sydney, Australia. Aust N Z J Surg 2000;70(5):322-8.

Smith N. The role of continence promotion in rehabilitation. Rev Clin Geront 1997;7:257-64.

Steeman E, Defever M. Urinary incontinence among elderly persons who live at home. Nurs Clin North Am 1998;33(3):441-55.

Swithinbank LV, Donovan JL, Rogers CA, e.a. Nocturnal incontinence in women: a hidden problem. J Urol 2000;164(3 Pt 1):764-6.

Tannenbaum C, Perrin L, DuBeau CE, e.a. Diagnosis and management of urinary incontinence in the older patient. Arch Phys Med Rehabil 2001;82(1):134-8.

Vaart CH van der, de Leeuw JR, Roovers JP, e.a. The influence of urinary incontinence on quality of life of community-dwelling, 45-70 year old Dutch women. Ned Tijdschr Geneesk 2000;144 (19):894-7.

Verdejo Bravo C. Aging of the urogenital system. Rev Clin Geront 2000;10:315-24.

Vereecken RL. Female incontinence: how much work-up is necessary? Europ J Obstet Reprod Biol 1984;18:351-60.

Vereecken RL. Incontinentie bij bejaarden, in de Bruin AJJ, Incontinentie en hulpverlening Antwerpen: Bohn Stafleu Van Loghum 1990:276-84.

Wagg A, Lieu PK, Ding YY, Malone-Lee JG. Age-related changes in female urethral function in association with detrusor instability. J Urol 1996;156:1984-8.

Wagg A, Malone-Lee J. Urinary incontinence in the elderly. Eur Urol Update Ser 1997;6:34-9.

Walters MD. Mechanisms of continence and voiding, with international continence society classification of dysfunction. Obstet Gynecol Clin North Am 1989;16(4):773-84.

Wells TJ, Brink CA, Diokno AC, e.a. Pelvic muscle exercise for stress urinary incontinence in elderly women. J Am Geriatr Soc 1991;39:785-91.

Wyman JF, Harkins SW, Fantl JA. Psychosocial impact of urinary incontinence in the community-dwelling population. J Am Geriatr Soc 1990;38(3):282-7.

Wynne H, Carty S, Rees J. What can be done for the elderly patient who is incontinent of urine? Rev Clin Geront 1997;7:213-27.

8 Vallen bij ouderen

C. Jans, W. Pelemans, K. Milisen

Samenvatting

Vallen bij ouderen is een goed bekend klinisch probleem wegens de toenemende incidentie en de aanzienlijke gevolgen ervan. Naast de verhoogde mortaliteit en morbiditeit leiden valpartijen tot een belangrijke meerkostenpost en
werken ze invaliderend zowel op het sociale leven in als op mobiliteit en
activiteit. Naast het normale verouderingsproces worden valpartijen bij ouderen vaak uitgelokt door het geaccumuleerde effect van multipele gebreken op
zowel sensorisch, locomotorisch als neurologisch gebied.

De behandeling van vallen is hoofdzakelijk gericht op de preventie ervan.
De literatuur beschrijft verschillende en uiteenlopende manieren om vallen bij
ouderen te voorkomen. Er bestaat echter geen uniform model om recidief van
een valpartij te voorkomen. Een onderzoek naar zowel de intrinsieke als de
extrinsieke oorzaken van vallen is nodig. Wat betreft de intrinsieke factoren is
een grondig medisch onderzoek en een kritische valanamnese vereist. Een
beoordeling van de ingenomen medicatie mag hierbij niet ontbreken. Indien
een identificeerbare oorzaak kan worden aangeduid dient te worden gezorgd
voor een adequate aanpak ervan. Acute en/of reversibele patiëntgebonden
problemen kunnen preventief worden behandeld. Niet-reversibele problemen
vergen een meer complexe aanpak die vaak multidisciplinair gericht is (arts,
verpleegkundige, fysio-/kinesitherapie, ergotherapie, sociale dienst). De mobiliteit van ouderen en de verbetering van hun functionele status krijgen tegenwoordig steeds meer aandacht in wetenschappelijk interventieonderzoek. Het
succes behaald met anticiperende verpleegkundige interventies ondersteunt
de opvatting dat patiënten in wiens behoeften wordt voorzien, minder vaak
vallen. Het gebruik van fixatiemateriaal dient zoveel mogelijk te worden vermeden en alleen aangewend te worden bij gebrek aan alternatieven.

Ondanks de aanzienlijke interesse voor het valprobleem is het onderzoek naar vallen onvolledig. Er is behoefte aan prospectief valideringsonderzoek naar preventiestrategieën voor vallen. Wil men de relatie tussen vallen en bepaalde risicofactoren op wetenschappelijke basis onderzoeken, dan is consistentie inzake definitie en criteria van deze onderzoeksvariabelen vereist. Ook dienen risicoprofielen ontwikkeld te worden met voldoende sensitiviteit en specificiteit om te kunnen fungeren als voorspellend instrument. Het vroegtijdig identificeren van valrisicopatiënten en het nemen van preventieve maatregelen op basis van een gestandaardiseerd praktijkprotocol, gecombineerd met kritische observatie en evaluatie, geeft verpleegkundigen de mogelijkheid een directe bijdrage te leveren aan de kwaliteitszorg van zowel gehospitaliseerde en geïnstitutionaliseerde ouderen, als ouderen in de thuiszorg.

Leerdoelen

Na bestudering van dit hoofdstuk kan de lezer:
- uitleggen waarom valaccidenten bij ouderen vaker voorkomen dan vroeger en wat de gevolgen hiervan zijn;
- het belang verklaren van vroegtijdige detectie van ouderen met een hoog valrisico en een aantal risicofactoren noemen;
- uiteenzetten waarom preventie van vallen bij ouderen zo belangrijk is;
- de mogelijke verpleegkundige interventies en behandelingsstrategieën uitleggen.

8.1 INLEIDING

Zowel in ziekenhuizen en verzorgingsinstellingen als in de thuissituatie vormen valpartijen een belangrijke bedreiging voor de veiligheid en het comfort van ouderen. De groei van de oudere populatie geeft aan dat valaccidenten in de toekomst frequenter zullen voorkomen. Helaas wordt aan deze problematiek in de praktijk relatief weinig aandacht besteed. Statistieken met betrekking tot de morbiditeit en mortaliteit van vallen bij ouderen ondersteunen nochtans de behoefte aan verhoogde inspanningen om de incidentie ervan te verminderen. Preventie van vallen blijkt aldus een grote uitdaging in het kader van een continue kwaliteitsverbetering van het ouderenbeleid. Kennis van klinisch toepasbare onderzoeksbevindingen is hiervoor noodzakelijk. Inzicht in het hoe en het waarom van valpartijen bij ouderen levert immers de basis voor de aanpak die voornamelijk preventief gericht is.

Doel van dit hoofdstuk is het beschrijven van een 'state of the art' omtrent vallen bij ouderen, die relevant is voor verpleegkundigen in de klinisch geriatrische zorgverlening. 'Evidence-based' informatie uit onderzoeksartikelen, aangevuld met deskundige praktijkkennis, vormt een theoretisch achtergrondkader dat door zowel verpleegkundigen, verplegingswetenschappers, docenten, studenten als beleidsmedewerkers kan worden aangewend om het verpleegkundig handelen in de praktijk te sturen. Deze kennis draagt aldus bij tot het ondernemen van verpleegkundige interventies die de incidentie en de ernst van vallen bij ouderen trachten te verminderen. Nadat het voorkomen van deze problematiek is geschetst worden de risicofactoren en de preventie van vallen bij ouderen uitgebreid besproken. Na een kort besluit worden suggesties gedaan voor verder wetenschappelijk onderzoek.

8.2 VOORKOMEN EN GEVOLGEN VAN VALACCIDENTEN

8.2.1 Definitie van een val

Wie de uitgebreide wetenschappelijke literatuur over valaccidenten erop naslaat, komt al snel tot de ontdekking dat er geen algemeen aanvaardbare definitie van vallen bestaat. Een valaccident kan worden omschreven als: 'een incident waarbij een persoon ongewild op de grond of op een lager niveau terechtkomt' (Soomers-Turlings 1992). Deze definitie sluit alle soorten vallen in. Over de inclusie- en exclusiecriteria en de objectivering van een val bestaat in de literatuur immers weinig eenvormigheid (Morse 1993). Wordt bijvoorbeeld een val waarbij een verpleegkundige de patiënt nog kan opvangen of de patiënt op een stoel neerkomt als een val beschouwd?

Gryfe e.a. (1977) beschrijven daarom drie mogelijke situaties om een val te registreren. In het eerste geval heeft de verantwoordelijke observator de patiënt zien vallen, zonder onderscheid te maken of de patiënt uitgegleden, gestruikeld of geduwd is. In de tweede situatie wordt de patiënt gevonden op de grond. Een derde mogelijkheid is dat de patiënt of bewoner de eigen val rapporteert. Morse (1993) is een van de weinige auteurs die een onderscheid maakt tussen diverse typen van valaccidenten. Zo wordt een verschil gemaakt tussen de (al dan niet voorspelbare) fysiologische val en de incidentele val. De voorspelbare fysiologische val doet zich voor bij patiënten die bijvoorbeeld afhankelijk zijn van derden wat betreft mobiliteit. Dit soort valaccidenten komt het meeste voor, namelijk 78%. Een onvoorspelbare fysiologische val wordt gezien bij patiënten die beschikken over een normale oriëntatie en een normaal looppatroon, maar die bijvoorbeeld plotseling last krijgen van een syncope of duizeligheid. Deze val is goed voor 8% van alle valaccidenten. De resterende 14% van de valaccidenten behoort tot de groep incidentele vallen: patiënten die uitglijden of struikelen.

8.2.2 Incidentiecijfers

Valpartijen kunnen zich op iedere leeftijd voordoen. Uit literatuuronderzoek blijkt echter dat de incidentie van vallen en de daaruit volgende schade of mortaliteit groter is in de oudere populatie (Campbell 1981). Het risico van vallen zou significant toenemen boven de leeftijd van 75 jaar (Tideiskaar 1993). Volgens Tinetti (1989) zijn onvrijwillig opgelopen letsels – voornamelijk incidentele valpartijen – de zesde doodsoorzaak bij de bevolking ouder dan 65 jaar. In België zou de incidentele val voor 81,2% als doodsoorzaak gelden bij 65-plussers. Voor personen ouder dan 85 jaar is de incidentele val voor 38,9% verantwoordelijk voor de dood (Nationaal Instituut voor de Statistiek, Gezondheid 2001). Studies over alleenwonende ouderen tonen aan dat eenderde (33%) van de thuiswonenden ouder dan 65 jaar minstens eenmaal per jaar een val maakt. Bij personen boven de 80 jaar zou dit percentage zelfs oplopen tot 50 (Tinetti 1994). In ziekenhuizen maken valpartijen de grootste categorie uit van gerapporteerde incidenten (Gaebler 1993). Het valpercentage in instellingen stijgt tot 80, hetgeen overeenkomt met 1,5 val/bed/jaar.

Deze cijfers geven wellicht slechts een onvolledige indruk over de ernst van het probleem. Tideiskaar en Kay (1986) stellen dat juiste incidentiecijfers omtrent vallen bij ouderen niet bekend zijn. Interviews met ouderen zijn immers niet altijd even betrouwbaar. Zo wordt een val zonder lichamelijk letsel vlug vergeten of ontkennen ouderen gemakkelijk dat ze gevallen zijn.

8.2.3 Gevolgen van vallen

De gevolgen van vallen bij ouderen zijn goed beschreven in de literatuur. Volgens Ashley en Gryfe (1977) heeft 54% van de valpartijen geen letsel tot gevolg en is er in 28% van de gevallen sprake van een verwaarloosbaar letsel. Toch heeft 17,5% van de vallen ernstige gevolgen: namelijk 6,1% fracturen en 11,4% ernstige verwondingen van de weke delen. Van personen die ouder zijn dan 75 jaar en bij een val een heup breken, sterft 59% binnen het jaar na het valaccident (Hendrich 1988). Verder hebben veel valpartijen in de thuissituatie een plaatsing in een verzorgings- of verpleeghuis tot gevolg of – indien de val zich in het ziekenhuis voordoet – een verlengde verblijfsduur. Van alle opnamen in verzorgingshuizen is 40% gerelateerd aan een val of instabiliteit (Adler-Traines 1994). Vallen is bijgevolg een van de hoofdoorzaken van institutionalisatie bij ouderen (Tinetti 1986). Bovendien brengt de zorg na valaccidenten verhoogde gezondheidszorgkosten met zich mee.

De gevolgen van vallen beperken zich echter niet tot lichamelijke verwondingen en directe kosten, maar uiten zich ook op psychosociaal gebied. Bij uitstek voor alleenwonende ouderen kan een val psychologisch zeer traumatiserend zijn. Het komt voor dat zij uren op de grond liggen vooraleer er hulp opdaagt. Vele ouderen voelen zich onzekerder na een val en zijn bang opnieuw te vallen. Deze vrees kan zowel bijdragen tot een beperking in activiteit en mobiliteit als tot een verhoogde afhankelijkheid (Tideiskaar 1996; Tinetti 1994). Van de ouderen geeft 18% toe dat ze vroegere activiteiten – zoals wandelen, boodschappen doen, huishoudelijk werk – vermijden wegens angst voor valpartijen (Tinetti 1994). Deze restrictie doet echter op haar beurt de functionele aftakeling van de oudere versnellen, hetgeen opnieuw aanleiding geeft tot een verhoogd valrisico (Ulfarsson 1994). Maatschappelijke isolatie, gerelateerd aan een beperking van sociale activiteiten, is een ander mogelijk gevolg (Nelson 1990).

Samenvattend verhogen valpartijen bij ouderen zowel de fysieke als emotionele stress, verhogen het risico van institutionalisering, verlengen de hospitalisatie en dragen significant bij tot gevoelens van afhankelijkheid en isolatie. De behandeling van vallen is vooral gericht op de valpreventie en heeft tot doel recidieven en de daaraan verbonden schade en mortaliteit te voorkomen (Afschrift 1988). Verpleegkundigen bevinden zich in een sleutelpositie om een bijdrage te leveren aan deze opdracht. Het is mede hun taak de zorgomgeving van iedere oudere patiënt zo veilig mogelijk te maken. In ziekenhuizen of instellingen observeren zij de patiënt 24 uur per dag en kunnen door kennis en ervaring 'clues' of tekenen ontwikkelen waarmee zij valrisicopatiënten kunnen aanduiden (Turkoski 1997).

8.3 RISICOFACTOREN VAN VALLEN

Talrijke onderzoeken werden reeds uitgevoerd om de risicofactoren van vallen bij ouderen op te sporen (Rawsky 1998). De hoofdindeling van de risicofactoren in de literatuur is meestal de volgende: *a* intrinsieke factoren of factoren die inherent verbonden zijn met de toestand van de patiënt, *b* extrinsieke factoren of omgevingselementen en *c* de mate van activiteit gedurende het tijdstip van de val (Tinetti 1989).

Aan de hand van het schema in figuur 8-1 worden de mogelijke oorzaken of 'risicofactoren' van vallen bij ouderen in een meer werkbaar denkkader geplaatst (Pelemans 1998).

Intrinsieke of patiëntgebonden risicofactoren dragen alle bij tot een verminderde *evenwichtscontrole* van de oudere. Deze intrinsieke factoren omvatten enerzijds het normale verouderingsproces en anderzijds chronische risicofactoren en zogenaamde interne 'kortsluitingen'. Deze factoren zijn eveneens de redenen waarom de evenwichtscontrole bij ouderen een belangrijkere rol speelt dan bij jongeren. Er bestaat met andere woorden een essentieel verschil in de oorzaken van een val tussen een ouder en een jonger persoon. Een val bij ouderen wordt voornamelijk uitgelokt door falende intrinsieke mechanismen (Rubenstein 1988), terwijl een val bij jongeren eerder uitgelokt wordt door extrinsieke factoren zoals activiteit en omgeving. Hier overtreft de handeling die men uitvoert de mogelijkheden van een normaal functionerend evenwicht, ofwel wordt de overbelasting van het evenwicht veroorzaakt door buitengewone omstandigheden waarin de handeling plaatsvindt (Nevitt 1989).

Vaak wordt een van de hierna beschreven (interne of externe) risicofactoren aangeduid als dé oorzaak van een val, maar veeleer gaat het om een samenspel van verschillende aspecten. In de literatuur is immers herhaaldelijk een positief verband aangetoond tussen het valrisico en de aanwezigheid van risicofactoren (Tinetti 1986; Robbins 1989; Nevitt 1989). Belangrijk is dat een val bij een ouder persoon wordt geplaatst binnen een bepaalde context, dat wil zeggen: iedere val zou kritisch moeten worden geëvalueerd op intrinsieke en extrinsieke aspecten.

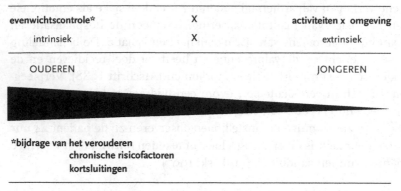

| evenwichtscontrole* | X | activiteiten x omgeving |
| intrinsiek | X | extrinsiek |

OUDEREN   JONGEREN

*bijdrage van het verouderen
  chronische risicofactoren
  kortsluitingen

Figuur 8-1 Risicofactoren van vallen bij ouderen
Bron: Pelemans 1998.

8.3.1 Intrinsieke risicofactoren

Het verouderingsproces

Naarmate mensen ouder worden neemt de kans op valaccidenten toe. Dit geldt zowel extra- (Broos 1989) als intramuraal (Rubenstein 1988). Niet alleen is het 'op hogere leeftijd zijn' een risicofactor waarvan herhaaldelijk een significant verband met valaccidenten is aangetoond, ook blijkt dat de kans op ernstige letsels beduidend toeneemt met hogere leeftijd (Ross 1991).

Tot normale fysiologische ouderdomsverschijnselen behoren: verzwakking van de posturale controle (met vertraagde reflexen, verminderde reactietijd, evenwichtsveranderingen, afname van spierkracht en een lagere spiertonus), veranderd looppatroon (men stapt trager, voeten worden minder hoog opgetild en benen verder uit elkaar gezet), gedaalde weefselperfusie, verminderde zintuiglijke waarnemingen (zoals gehoorverlies en verminderde visus), toegenomen osteoporose, verminderde geheugenfunctie en gedaalde aandacht (Broos 1989). Door deze fysiologische veranderingen vermindert de evenwichtscontrole en vormen zelfs gewone dagelijkse activiteiten een risico.

Chronische risicofactoren

Naast het 'normale' verouderen zelf bestaan er ook chronische factoren die verantwoordelijk zijn voor de verzwakking van het evenwicht bij ouderen (Pelemans 1998). Chronische ziekteprocessen die bijdragen tot een verhoogde kans op vallen zijn: neurologische aandoeningen, cardiovasculaire ziekten (bijvoorbeeld orthostatische hypotensie), locomotorische stoornissen (bijvoorbeeld artrose) en psychiatrische aandoeningen (bijvoorbeeld desoriëntatie en geheugenstoornissen) (Broos 1989).

Deze ziekten en stoornissen kunnen goed omschreven zijn en het gevolg zijn van één duidelijke pathologie zoals de ziekte van Parkinson, een hemiparese als restletsel van een CVA, dementie, of een opvallende handicap zoals een amputatie. Meestal echter is de som van verschillende kleine afwijkingen in bepaalde systemen verantwoordelijk voor het ontstaan van evenwichtsproblemen. Het gaat hierbij om een reeks multipele beperkingen op bijvoorbeeld cognitief, locomotorisch, sensorisch of neurologisch vlak. Elk afzonderlijk zijn ze onvoldoende om de evenwichtsmoeilijkheden te verklaren. Samen kunnen ze echter een bepaalde drempelwaarde bereiken waardoor ze een risicofactor worden voor vallen (Pelemans 1998; Nevitt 1989). Wanneer er meerdere beperkingen aanwezig zijn (multipathologie), is het valrisico duidelijk verhoogd (Kuipers 1993). Naast een verhoogde valfrequentie blijkt multipathologie bovendien sterk gecorreleerd te zijn met de ernst van valaccidenten (Tinetti 1986; Ross 1991).

Ten slotte kunnen ook geneesmiddelen ouderen extra kwetsbaar maken. Volgens Tinetti (1989) kan medicatie op vele manieren de kans op vallen verhogen door onder andere verminderd cognitief functioneren, orthostatische hypotensie, moeheid, dehydratatie en elektrolytenstoornissen. Bepaalde hypnotica, diuretica, tranquillizers, antihypertensiva en antidepressiva zijn reeds herhaaldelijk geassocieerd met een gestegen valrisico (Nijman 1988). Sederende geneesmiddelen, onder andere slaapmiddelen en antidepressiva brengen het hoogste risico met zich mee (Pelemans 1998; Leipzig 1999). Maar ook hier geldt dat polyfarmacie (meer dan vier geneesmiddelen gelijktijdig) een belangrijke risicofactor is (Tinetti 1994).

Interne 'kortsluitingen'

Als laatste belangrijke intrinsieke factor zijn er nog verschijnselen die slechts kortstondig aanwezig zijn maar die toch de evenwichtscontrole kunnen blokkeren en bijgevolg een val uitlokken. Pelemans (1998) noemt ze interne 'kortsluitingen'. We hebben het daarbij over aandoeningen als een kortdurende focale hersenischemie met tijdelijke verlammingsverschijnselen (TIA), een voorbijgaande globale hersenischemie (syncope), een 'drop-attack', een vertigo-aanval, visuele illusies, delirium enzovoort.

Andere intrinsieke risicofactoren

Patiënten die al eerder zijn gevallen lopen een groter risico om opnieuw te vallen (Morgan e.a. 1985; Tinetti 1988; Morse 1989). Gebruikmakend van logistieke regressie bleek 'recente valgeschiedenis' in de studie van Hendrich (1995) de meest significante risicofactor in de bestudeerde populatie. Naast leeftijd zou ook geslacht een demografische variabele zijn die in meerdere studies met vallen wordt geassocieerd: vrouwen zouden namelijk meer vallen dan mannen (Tinetti 1989; Campbell 1990). In de studie van Campbell (1990) hadden vrouwen een groter relatief risico om te vallen dan mannen, ook na controle van fysieke en sociologische variabelen.

Mogelijke verklaringen hiervoor zijn: een verhoogd gebruik van psychotrope medicatie, moeilijk overeind komen uit een stoel (verminderde spierkracht, obesitas) en alleen wonen (zware huishoudelijke taken).

Verder zouden ook bepaalde psychologische factoren zoals de behoefte aan controle en de hoge waarde van onafhankelijkheid kunnen leiden tot valpartijen bij ouderen (Tinetti 1988). Dit blijkt ook uit de kwalitatieve studie van Turkoski (1997) waarin geriatrische verpleegkundigen mogelijke redenen van vallen bij ouderen aanhalen. Het feit dat veel ouderen hun zelfstandigheid niet willen opgeven is volgens de verpleegkundigen een belangrijk element in de zoektocht naar het hoe en waarom van valpartijen. Zo melden verpleegkundigen dat oudere patiënten vaak niet willen aanvaarden dat ze bepaalde handelingen niet meer alleen kunnen uitvoeren. Ze weigeren dan bijvoorbeeld te bellen om hulp. Voorbeelden hiervan zijn: alleen naar het toilet gaan, reiken naar bepaalde zaken op het nachtkastje, een gevallen voorwerp van de vloer oprapen, de telefoon opnemen, enzovoort.

8.3.2 Extrinsieke risicofactoren

Onder extrinsieke risicofactoren verstaan we factoren buiten het individu, zoals de omgeving en de activiteiten van de oudere. Omgeving en activiteit als risicovariabelen dienen echter steeds geïnterpreteerd te worden in het kader van de mogelijkheden van het individu op het gebied van stabiliteit en mobiliteit (Speechly 1991). Voor een aantal kwetsbare ouderen vormt de normale leefomgeving reeds een risicofactor, maar dit geldt bijvoorbeeld niet voor gezonde en mobiele ouderen. Bij strategieën voor valpreventie dient men dus steeds rekening te houden met het individuele valrisico. Standaardinterventies voor multipele risicofactoren dienen voortdurend te worden getoetst aan de specifieke risicofactoren zoals aanwezig bij de desbetreffende persoon (Tinetti 1989).

Omgeving

Wanneer mensen ouder worden vermindert ook hun fysieke aanpassingscapaciteit waardoor omgevingselementen een meer significante rol gaan spelen. Terwijl een jongere persoon zich gemakkelijk aanpast aan een ongelijkheid van de vloer (bijvoorbeeld een losliggend tapijtje), zal een oudere persoon – door onder andere verminderd evenwicht – dit niet doen en bijgevolg vlugger vallen (Adler-Trainer 1994; Tideiskaar 1993). Op basis van dit denkkader is het evident dat de omgeving een significant effect heeft op ouderen met een verlaagde globale functionaliteit (Lawton 1975).

Omgevingselementen die een rol kunnen spelen zijn: natte, gladde of oneffen vloeren, slechte verlichting, obstakels in de gang, losliggende vloerbekleding, opstapjes, gebrek aan leuningen, onaangepaste kledij (zoals slecht passende schoenen of een te lange broek) en het verkeerd gebruik van een loophulpmiddel (Barbieri 1983; Tinetti 1986; Shroyer 1994). Ook trappen zijn gevaarlijk. Ouderen die van een trap vallen, vallen meestal bij het afdalen (Afschrift 1988). In een ziekenhuis vallen ouderen vaak in een omgeving die relatief gevaarlijk wordt door onder andere overvolle kamers, onvoldoende loopruimte, weinig stabiele steunpunten (nachtkastje, bed of rolstoel), te hoog of te laag bed, infuusstandaard, hekjes, enzovoort (Schrijver 1996). Uit een onderzoek van Morse (1993) blijkt dat de hoogte van ziekenhuisbedden door patiënten vaak wordt onderschat waardoor zij gemakkelijker uit bed vallen.

Activiteiten

Verschillende onderzoekers hebben getracht inzicht te krijgen in de omstandigheden van een valpartij. De activiteiten die ouderen verrichten op het ogenblik van een val zijn meestal de normale dagelijkse activiteiten (Broos 1989). In de thuissituatie vallen ouderen vaak tijdens het afdalen van een trap. In 5% van de gevallen gaat het om (te) gevaarlijke activiteiten. In instellingen vallen ouderen meestal bij het verrichten van eenvoudige handelingen. Deze activiteiten zijn onder andere trachten de badkamer te bereiken, voorover leunen in een stoel en zich verplaatsen in en uit bed (Brady 1993).

Het grote verschil in belang van extrinsieke factoren voor ouderen thuis ten opzichte van ouderen in het verzorgingshuis wordt verklaard doordat ouderen in een verzorgingshuis sowieso minder mobiel zijn en minder activiteiten ondernemen die aanleiding kunnen geven tot vallen (Tinetti 1996). Een verzorgingshuis biedt blijkbaar een veiliger omgeving dan de thuissituatie. Maar toch valt men vaker in instellingen dan thuis (Gaebler 1993). Dit zou te wijten zijn aan toenemende fragiliteit en verschillen in rapportering van vallen. Bij onderzoeken in de thuissituatie steunt men op gegevens die zijn verstrekt door de oudere zelf, waarbij men afhankelijk is van diens geheugen of de vallen die gemeld zijn aan de huisarts (Rubenstein 1988).

Epidemiologische gegevens suggereren dat de relatie tussen fysieke activiteit, vallen en verwondingen complex is (Tinetti 1988; Campbell 1989; Nevitt 1989). In een prospectieve studie van Tinetti (1992) werd aangetoond dat verhoogde fysieke activiteit wordt geassocieerd met een verminderd valrisico, maar ook met een toegenomen risico om een ernstig letsel op te lopen na een val. Oefeningen en lichamelijke activiteit zouden het valrisico doen afnemen door risicofactoren als evenwicht, looppatroon, spierkracht en botsterkte positief te beïnvloeden.

Ook fixatiemateriaal moet worden beschouwd als een omgevingsfactor die het valrisico kan beïnvloeden (Rawskey 1998). Immobilisering wordt vaak toegepast om vallen te voorkomen. Onderzoeksresultaten geven echter aan dat immobilisering de valincidentie niet doet dalen maar eerder een negatieve outcome geeft (Ginter 1992, Tinetti 1992; Gaebler 1993; Janken 1986). In het onderzoek van Ginter (1992) is vastgesteld dat bij 10 tot 47% van de valpartijen fixatiemiddelen aanwezig waren. De effectiviteit staat dus ter discussie. Het probleem is dat men niet weet wat de frequentie van vallen is als de ouderen niet geïmmobiliseerd zijn. Tinetti e.a. (1992)

hebben daarom vallen vergeleken tussen bewoners die wel en niet gefixeerd waren. De auteurs concludeerden dat immobilisering een indirecte bijdrage levert tot verwonding door deconditionering en verlies van spiermassa door geforceerde fixatie (zie ook hoofdstuk 19 over fixatie).

De rol van het verpleegkundig personeel als een mogelijke risicovariabele voor vallen wordt zelden vermeld in gepubliceerde studies. Morse (1989) toonde aan dat de incidentie van valpartijen significant hoger was wanneer verpleegkundigen bezig waren met andere activiteiten dan wanneer een verpleegkundige bij de patiënt aanwezig was. Zo deed 47% van de valpartijen zich voor gedurende administratiemomenten in de verpleegwacht, 17% tijdens pauzes, 14% bij zaalrondes en 7% wanneer een andere patiënt werd verzorgd. Slechts 11% van de valpartijen deed zich voor wanneer de verpleegkundige zich in de onmiddellijke nabijheid van de patiënt bevond.

8.4 PREVENTIE VAN VALLEN

8.4.1 Evaluatie na een val

Een degelijk onderzoek naar de oorzaken en de omstandigheden van de val is uiterst belangrijk om in de toekomst recidieven te voorkomen. Dit onderzoek naar de oorzaak dient aandacht te besteden aan zowel de intrinsieke als extrinsieke risicofactoren. Het afnemen van een valrisicoanamnese is een onmisbaar element bij het starten van deze zoektocht (Tideiskaar 1986; Ginter 1992; Pelemans 1998). Aan de hand van gerichte vragen tracht men zich een beeld te vormen van de oorzaak en omstandigheden van de valpartij. Hierbij dient men voorzichtig om te gaan met het interpreteren van de verkregen antwoorden. De ervaring leert dat ouderen niet altijd precies meer weten waarom en hoe ze gevallen zijn. Soms herinnert de oudere persoon zich niets meer van het gebeuren. Het kan hierbij gaan om een valaccident ten gevolge van bewustzijnsstoornissen, maar het geheugenprobleem kan ook berusten op bijvoorbeeld (beginnende) dementie. Tijdens de anamnese mag ten slotte een kritische evaluatie van het geneesmiddelengebruik en de alcoholconsumptie niet ontbreken. Naast het afnemen van een valrisicoanamnese kunnen risicopatiënten ook worden opgespoord aan de hand van meetinstrumenten (zie verder).

Daarnaast is een grondig medisch onderzoek vereist om circulatoire, locomotorische, psychische of neuropsychiatrische oorzaken op te sporen (Broos 1989). Dit fysieke onderzoek heeft dus als doel alle intrinsieke factoren van vallen te bepalen, met specifieke aandacht voor het cardiovasculaire (bloeddruk, pols, orthostatische hypotensie) en het neurologische systeem. Naast het screenen van de mentale functies worden het gezichts- en gehoorvermogen getest. Ook de locomotorische mogelijkheden van de oudere (lopen, evenwicht) dienen te worden geëvalueerd (Pelemans 1998). Op het gebied van de motoriek geeft de 'Get Up and Go'-test informatie over de gemiddelde functionaliteit van de oudere (Mathias 1986). Bij deze test vraagt men de patiënt op te staan uit een stoel, drie meter te lopen, zich om te draaien, naar de stoel terug te lopen en weer te gaan zitten. Het is een eenvoudige en reproduceerbare test die meer functies onderzoekt dan op het eerste gezicht lijkt: statisch en kinetisch evenwicht alsook proprioceptie. Nadeel is echter dat er geen gedefinieerde normaalwaarden zijn. De functionele mogelijkheden worden dan ook beoordeeld van normaal tot ernstig gestoord (figuur 8-2).

In deze test vraagt men aan de patiënt:
- op te staan uit een stoel
- drie meter te lopen
- rond te draaien
- terug te gaan naar de stoel en weer te gaan zitten

Score:
1   normaal
2   licht gestoord
3   matig gestoord
4   duidelijk gestoord
5   ernstig gestoord

Om de betrouwbaarheid van de test te verhogen kan men, als alternatief, de tijdsduur van de test meten (normaalwaarde <10 seconden). Deze variant met de tijdsscore noemt men de 'timed Up & Go'-test.

Figuur 8-2 'Get-Up and Go'-test
Bron: Mathias 1986.

Een kritische evaluatie van de omgeving waarin het valaccident plaatsvond kan soms nuttige informatie opleveren omtrent de waarschijnlijkheid van het uitglijden of vallen van de oudere. In bepaalde gevallen zijn verdere technische onderzoeken aangewezen om de onderliggende oorzaak te achterhalen (bijvoorbeeld CT-scan, duplexscanner).

8.4.2 Preventie van recidieven

Er bestaat geen uniform model om een recidief van een valpartij te voorkomen. Wel kan men individueel bekijken welke intrinsieke en extrinsieke elementen corrigeerbaar en/of beïnvloedbaar zijn (Rawsky 1998). Wanneer één chronische, goed omschreven intrinsieke factor risicobepalend is, kan de preventie hierop gericht worden. Een voorbeeld hiervan is de medische behandeling van de ziekte van Parkinson. Meestal echter is de verhoogde kwetsbaarheid van de bejaarde de som van verschillende factoren (zie eerder) en zal een brede multifactoriële aanpak nodig zijn. In de dagelijkse geriatrische zorgverlening betekent dit dat verschillende gezondheidswerkers (artsen, fysio-/kinesitherapeuten, ergotherapeuten, verpleegkundigen, sociale werkers) ieder een eigen bijdrage kunnen leveren (Pelemans 1998).

Bij de preventie van vallen dient men zich zowel te richten op de persoon als op de omgeving (Broos 1989; Ginter 1992). Volgens Ginter e.a. (1992) bestaan interventies die gericht zijn op de persoon, uit een grondige voorgeschiedenis van vallen (anamnese), het minimaliseren van functionele en sensorische beperkingen en aanpassing van medicatie en behandeling, met als doel het functioneren van de oudere te verbeteren. Afschrift e.a. (1988) vinden de volgende factoren belangrijk in de preventie van vallen: *a* evaluatie en behandeling van hypotensie, hart- en vaataandoeningen, neurologische afwijkingen en spieratrofie, *b* een optimale keuze en dosering van geneesmiddelen – vooral van neurotrope medicatie en hypotensiva – en *c* verbetering van de lichaamsconditie van hoogbejaarde personen, vooral van diegenen bij wie de mobiliteit beperkt is of het looppatroon gestoord. Het optimale middel hiertoe is intensieve revalidatie.

Gegevens van de FISCIT (Frailty and Injuries: Coöperative Studies of Interventions Techniques) waarin verschillende strategieën voor valpreventie werden getest, hebben eveneens aangetoond dat interventies die het functioneren van de oudere verbeteren effectief zijn in het verminderen van valpartijen (Tinetti 1994). Meta-analyse van deze FISCIT-studies toonde namelijk aan dat intensieve krachttraining en vooral bepaalde evenwichtsoefeningen (zoals *tai-chi*), mogelijke succesvolle benaderingen zijn bij het reduceren van de valincidentie bij relatief gezonde ouderen (Province 1995; Wolf 1993). Op basis van dit FISCIT-rapport, worden nu meer inspanningen geleverd om de functionele status van ouderen te verbeteren of te onderhouden. Zo wordt bijvoorbeeld krachttraining bij ouderen verder onderzocht als zijnde een effectieve strategie om het valrisico te doen dalen (Adams 1995). Het gaat hierbij om spieroefeningen van zowel de bovenste als de onderste ledematen. Oefeningen voor de bovenste ledematen beogen de kans op letsels te minimaliseren wanneer een val zich voordoet. Tinetti (1994) stelt dat verder onderzoek nodig is om het juiste intensiteitsniveau van lichaamsoefeningen te bepalen.

Preventie bestaat ook uit beperking van uitwendige factoren die tot een val leiden (Afschrift 1989; Ginter 1992). Middelen hiertoe zijn: gladheid en oneffenheden van vloeren vermijden, zorgen voor voldoende verlichting en aangepast meubilair. Het risico om van een trap te vallen kan worden verminderd door het bevestigen van stevige armleuningen (Afschrift e.a. 1989; Broos e.a. 1989). Ook het gebruik van een personenalarm kan zinvol zijn om langdurig op de grond liggen na een val te voorkomen (Broos 1989). Bij alleenstaande, zieke en mindervalide ouderen zou vooral een verbetering van de sociale omstandigheden (zorgen voor maaltijden, helpen bij aan- en uitkleden, regelmatig toezicht) bijdragen tot valpreventie in de thuissituatie. Onderzoek naar educatie van thuiswonende ouderen suggereert dat bevordering van een gezonde en veilige levensstijl het valrisico kan beperken door beïnvloeding van zowel intrinsieke als extrinsieke factoren (Reinsch 1992).

Anticiperend verplegen is een andere belangrijke strategie die haar doeltreffendheid heeft bewezen wat betreft het verminderen van het aantal valaccidenten in ziekenhuizen en verzorgingshuizen (Brady 1993). Deze benadering omvat patiëntenzorg waarbij de verpleegkundige routinematig hulp biedt bij het wassen, aankleden en andere activiteiten van risicopatiënten, eerder dan te wachten tot zijzelf om hulp vragen. Een benadering als 'bedspondes' omhoog en belletje binnen handbereik is dus niet voldoende om valpartijen te voorkomen. Anticiperend verplegen is vooral van belang bij patiënten die niet om hulp vragen zoals patiënten met een verstoorde cognitie (bijvoorbeeld dementie of delirium). Tevens leidt deze strategie tot een klimaat waar minder gebruik wordt gemaakt van immobilisering. Het gebruik van fixatiemiddelen leidt immers paradoxaal tot een vergrote kans op vallen (Catchen 1983; Janken 1986; Ginter 1992; Tinetti 1992; Gaebler 1993). Immobilisering als preventietechniek dient, indien mogelijk, pas in laatste instantie te worden aangewend (zie ook hoofdstuk 19 over fixatie). Verpleegkundigen moeten zich bewust zijn van de wens van onafhankelijkheid van de oudere patiënt. Het is echter voor verpleegkundigen moeilijk om vast te stellen wanneer zij onafhankelijkheid dienen te stimuleren dan wel bijstand te bieden. Educatie hieromtrent is aangewezen.

Daarnaast worden nog 'bed-exit-alarms' genoemd in de desbetreffende literatuur (Rawsky 1998). Dit soort van passieve interventie blijkt effectief te zijn aangezien is vastgesteld dat patiënten meestal niet geneigd zijn hulp te vragen wanneer zij uit bed willen komen (Barbieri 1983). Toch is het niet kosteneffectief om dit middel voor iedere risicopatiënt te voorzien. Ook mogen zulke systemen niet worden toegepast ter vervanging van verpleegkundig toezicht en observatie (Rawskey 1998).

In andere onderzoeken wordt het gebruik vermeld van gekleurde polsbandjes of een waarschuwingssticker op kamerdeur of bed ter identificatie van risicopatiënten (Brady 1993; Kuipers 1993; Mitchell 1996).

8.4.3 Preventieprogramma's

Preventieprogramma's in de literatuur variëren aanzienlijk. Meestal hebben ze als doel effectieve alternatieven aan te bieden voor fysieke immobilisering. In sommige programma's wordt een veelzijdigheid aan interventies en instrumenten gebruikt, terwijl in andere één belangrijke strategie wordt aangewend (Turkoski 1997). Met het oog op de multifactoriële oorzaken van vallen is het meer succesvol multipele interventies te plannen, dan zich te richten op één interventie voor één geïdentificeerde risicofactor (Tinetti 1989).

In het onderzoek van Brady (1993) werd – op basis van bevindingen uit retrospectief dossieronderzoek – een programma voor kwaliteitsverbetering opgesteld dat zich richtte op anticiperende verpleegkundige interventies in het ziekenhuis. Uit het dossieronderzoek bleek dat de piektijden voor valaccidenten samenvielen met de behoefte van de patiënt aan toiletbezoek, rust of eten en/of drinken. Het kwaliteitsprogramma van Brady (1993) duurde twee weken en liet een vermindering in het aantal valaccidenten zien van 80% in 1989 en 88% in 1990.

Naast het kwaliteitsprogramma bieden Brady e.a. (1993) een preventieprotocol aan voor zowel patiënten met als zonder beperkingen in een of meerdere functies. Onder het protocol is de verpleegkundige verplicht gedurende elke dienst de cognitieve toestand, zintuiglijke waarneming en mobiliteit van de aanwezige patiënten te beoordelen. Uit de beoordeling van deze functies vloeien de criteria voort voor de indeling van twee niveaus van valrisico. Het interventieonderdeel omschrijft per niveau de maatregelen die de verpleegkundige dient te nemen. De nadruk ligt hierbij op anticiperend werken waardoor wordt voorkomen dat patiënten zelf onveilige handelingen gaan uitvoeren. Demaiter (1997) heeft een preventieprotocol uitgeschreven, gebaseerd op de resultaten van twee jaar valaccidentenregistratie. Ook hier wordt onderscheid gemaakt tussen algemene maatregelen en specifieke maatregelen bij patiënten met cognitieve, zintuiglijke en/of loopstoornissen.

Effectieve valpreventieprogramma's beginnen op logischerwijze met het identificeren van de karakteristieken van patiënten met valneigingen (Nevitt 1989; Morse 1993). Een geschikte methode voor het identificeren van hoogrisicopatiënten is het afnemen van een valrisicoanamnese of het hanteren van een meetinstrument. Vele onderzoekers hebben artikelen gepubliceerd waarin instrumenten staan beschreven waarmee men patiënten met een verhoogd valrisico tracht op te sporen (Easterling 1990; Schmid 1990; Spelbring 1992; Brady 1993; Tibbits 1996). Vele instellingen ontwikkelen echter hun meetinstrument zelf, eerder op een intuïtieve wijze dan op onderzoek gebaseerd (Morse 1993, Nevitt 1989).

In het algemeen beschikt men vanuit de literatuur nog over onvoldoende efficiënte en effectieve meetinstrumenten om risicopatiënten op te sporen (Turkoski 1997). Toch zorgt het gebruik van een standaardmeetinstrument voor een consistente valrisicobepaling en vormt het de basis van een preventieve zorgplanning. Het bevordert tevens de eenduidige communicatie omtrent valrisico tussen alle betrokken zorgverleners (Hendrich 1995). Geen enkel meetinstrument kan echter feilloos alle valrisicopatiënten opsporen. Het bepalen van het individuele valrisico blijft van essentieel belang. Daarom dient de verpleegkundige de opgesomde risicofactoren van het instrument aan te vullen met informatie die specifiek is voor de desbetreffende patiënt of patiëntenpopulatie.

Vermeldenswaardige schalen voor gebruik in de institutionele zorg zijn onder andere de 'Morse Fall Scale' (Morse 1989), de RIVAP (Luykx 1994) en de 'Hendrich Fall Risk Assessment Tool' (Hendrich 1995). Deze schalen zijn in meerdere studies valide en betrouwbaar gebleken in het onderkennen van ziekenhuispatiënten met een verhoogd valrisico.

Corrigan e.a. (1999) beschrijven een valpreventieprogramma waarbij gebruik wordt gemaakt van de 'Hendrich Fall Risk Assessment Tool' (figuur 8-3). Dit instrument omvat zeven significante risicofactoren:

1 recente valgeschiedenis (wanneer de patiënt is gevallen is hij geneigd een tweede maal te vallen onder gelijksoortige omstandigheden);

2 veranderd uitscheidingspatroon (bijvoorbeeld patiënten vallen gemakkelijk wanneer ze niet tijdig het toilet bereiken, zoals bij urge-incontinentie, pollakisurie en dergelijke aandoeningen);

3 verwardheid of desoriëntatie (bijvoorbeeld bij dementie);

4 depressie (bijvoorbeeld bij verminderde concentratie);

5 duizeligheid (bijvoorbeeld als nevenwerking van medicamenten zoals barbituraten, diuretica en dergelijke);

6 verminderde algemene mobiliteit (bijvoorbeeld evenwichtsproblemen, instabiel looppatroon);

7 gebrek aan juiste inschatting (bijvoorbeeld: patiënt geeft blijk van onafhankelijkheid maar heeft hulp nodig om uit bed te komen).

Deze risicofactoren worden aangevuld met specifieke, individuele informatie over de patiënt in de rubriek 'andere'. De risicofactoren dienen bij elke opname, bij elke shift

Hendrich Fall Risk Assessment Tool							
	Datum						
	Shift						
Anamnese valrisico	Punten						
1 Recente valgeschiedenis	+7						
2 Veranderd uitscheidingspatroon (incontinentie, nocturie, pollakisurie)	+3						
3 Verwardheid/desoriëntatie	+3						
4 Depressie	+4						
5 Duizeligheid	+3						
6 Verminderde algemene mobiliteit	+2						
7 Verminderd inschattingsvermogen (indien niet verward)	+3						
Andere:							
Totale risicoscore =							

Figuur 8-3 'Hendrich Fall Risk Assessment Tool'-test
Bron: Corrigan e.a. 1999.

en bij elke belangrijke verandering in de toestand van de patiënt te worden gescoord. Het interventieprotocol behelst vijf categorieën van interventies (figuur 8-4) die valaccidenten dienen te voorkomen: *a* risico-omgeving beperken, *b* functionele gebreken opvangen, *c* educatie voor patiënt en familie, *d* personeel opleiden in verband met risicofactoren en *e* interventies op individuele basis. De eerste drie categorieën worden beschouwd als 'niveau-1'-interventies die deel uitmaken van de standaardzorg aan alle patiënten. 'Niveau-2'-interventies worden aanbevolen voor patiënten met een hoog valrisico (score 3 of hoger op de 'Hendrich Fall Assessment Tool') en omvatten de vijf categorieën van interventies.

A *Interventies niveau 1: valpreventie-interventies voor alle patiënten (ongeacht risico)*
1   Oriënteer patiënt naar omgeving.
2   Plaats bel binnen bereik van patiënt, verzeker u ervan of patiënt de bel kan gebruiken.
3   Bed in laagste positie en in remstand.
4   Schoeisel: goed passend, antislip en op juiste manier aangedaan.
5   Bepaal meest veilige positie van hekjes.
6   Gebruik nachtlicht 's avonds en gedurende nachtdienst.
7   Gemorste vloeistoffen direct opvegen.
8   Installeer meubilair en objecten op veilige manier, verwijder onnodig meubilair.
9   Plaats benodigdheden van patiënt binnen veilig en gemakkelijk bereik.
10 Verzeker u van adequate leuningen en steunen in badkamer, toilet, kamer en gang.
11 Help indien nodig patiënt met naar het toilet gaan.
12 Evalueer effect van medicatie die aanleiding kan geven tot vallen.
13 Assisteer bij oefeningen en laat kinesist/fysiotherapeut mobiliteit en veiligheid bepalen.
14 Monitor patiënt regelmatig.
15 Geef patiënt en familie uitleg over valpreventiestrategieën.

B *Interventies niveau 2: valpreventie-interventies voor risicopatiënten (score 3 of hoger op 'Hendrich Fall Assessment Tool')*
1   Identificeer patiënten met valrisico in verpleegdossier, op kamerdeur met
    een daarvoor bestemd etiket.
2   Interventies in verband met risicofactoren:
    –   valgeschiedenis: zorgplan gebaseerd op vorig valpatroon, beschermende maatregelen, bed-exit alarms;
    –   veranderd uitscheidingspatroon: geïndividualiseerd zorgplan met betrekking tot uitscheiding, voorzie eventueel wc-stoel aan bed;
    –   verwardheid/desoriëntatie: verhuis patiënt naar observeerbare plaats, houd nauwkeurig toezicht, stimuleer aanwezigheid van familie, bed-exit alarms, vraag advies aan verpleegkundig specialisten;
    –   depressie: evalueer interpretatie van geboden informatie, beperk eventueel activiteiten en benadruk veiligheidsmaatregelen bij patiënt en familie;
    –   duizeligheid: evalueer orthostatische veranderingen in bloeddruk, benadruk het langzaam overeind komen van lig- naar zithouding, bengelen met voeten over bedrand;
    –   verminderde algemene mobiliteit: evalueer aanvraag kiné, test spierkracht van patiënt, help patiënt bij transfers en lopen.

Figuur 8-4 Preventie van vallen
Bron: Corrigan e.a. 1999.

Deel 1: zelfgerapporteerde voorgeschiedenis van vallen (items 1 t/m 3).
Definitie van vallen: 'onopzettelijk op de grond, vloer of lagergelegen niveau terechtkomen, nadat men in een liggende, zittende of staande positie verkeerde'.

1   Hoe vaak bent u in het afgelopen jaar gevallen?
    0-1 maal: score = 0
    tweemaal of vaker: score = 1
Indien men een valaccident rapporteerde het afgelopen jaar:
2   Hebt u gedurende het afgelopen jaar letsels opgelopen door het vallen?
    Nee: score = 0
    Ja (eender welk letsel): score = 1
Aan alle respondenten:
3   Hoe vaak komt het voor dat u denkt dat u gaat vallen maar erin slaagt om u ergens aan vast te houden en zo uiteindelijk niet valt ('bijna-val')?
    Nooit of zelden: score = 0
    Regelmatig/af en toe: score = 1

Deel 2: observatie van loopsnelheid en looppatroon (items 4-5).
De oudere wordt gevraagd een afstand van vijf meter af te leggen in zijn normale loopsnelheid (oudere draagt normaal schoeisel en mag wandelstok of looprek gebruiken indien nodig).

4   Loopsnelheid wordt gemeten met chronometer.
    Loopsnelheid < 10 seconden/5 m: score = 0
    Loopsnelheid > 10 seconden/5 m: score = 1
5   Looppatroon wordt geobserveerd (en eventueel opgenomen op video).
    Een gelijkmatig/evenwichtig looppatroon: loopt op een rechte lijn en voeten opgeheven bij iedere stap: score = 0
    Een ongelijkmatig/onevenwichtig looppatroon, slenteren, schuifelen of sloffen, afwijken van lijn, onvaste wankele stappen: score = 1

Figuur 8-5 'The Elderly Fall Screening Test' (EFST): procedure
Bron: Cwikel e.a. 1998.

Een eenvoudig instrument dat met een minimum aan training in de thuiszorg kan worden gebruikt is de 'Elderly Fall Screening Test' (EFST, Cwikel e.a. 1998). De EFST heeft als doel het valrisico van thuiswonende ouderen te beoordelen zodat specifiek aangepaste maatregelen voor valpreventie kunnen worden genomen. De EFST bestaat uit vijf items waarbij elk positief woord als 1 punt gescoord wordt. De schaal varieert dus van 0 tot 5 punten. Bij een totale score van 2 of meer punten wordt de oudere beschouwd als een patiënt met hoog valrisico. Item 1 tot en met 3 worden door de oudere zelf gerapporteerd terwijl item 4 en 5 door de zorgverlener worden gescoord (figuur 8-5).

8.5 BESLUIT

Ondanks het gebruik van instrumenten die het valrisico trachten te bepalen en het strikt volgen van valpreventieprogramma's blijven valaccidenten voorkomen, zij het in verminderd aantal. Preventie van vallen blijft een grote uitdaging in het kader van een continue kwaliteitsverbetering van het zorgbeleid bij ouderen. Kennis van klinisch toepasbare onderzoeksbevindingen is hiervoor noodzakelijk. Een groot deel van de bestaande literatuur omtrent vallen bij ouderen spitst zich toe op de identificatie van risicofactoren van vallen.

Resultaten omtrent intrinsieke factoren die van invloed zijn op valpartijen (bijvoorbeeld geslacht, mentale toestand) zijn lang niet altijd eenduidig. Dit heeft deels te maken met frequent voorkomende tekortkomingen in de onderzoeksopzet (Morse 1993; Janken 1996). Zo werken veel onderzoekers retrospectief en vaak zonder controlegroep. Er is bovendien relatief weinig onderzoek verricht naar de valpreventie vóór een valaccident. Ook het verschil in inclusie- en exclusiecriteria en de inconsistentie inzake definitie en criteria van onderzoeksvariabelen verhinderen de standaardisering van onderzoeksresultaten (Rawskey 1998). Het valideren van de geïdentificeerde risicofactoren op hun predictieve en ecologische waarde vindt bovendien te weinig plaats. Bijgevolg is valideringsonderzoek in verschillende settings nodig om de reeds bekende risicofactoren een voorspellende functie te geven en daardoor de doelgroep voor interventie beter te kunnen afbakenen.

Een tweede luik van de literatuur omtrent vallen richt zich op het ontwerp en de evaluatie van preventieprogramma's en protocollen (Province 1995; Rawsky 1998; Corrigan 1999). De meeste onderzoeken zijn gericht op interventies na een val. Ook hier is behoefte aan prospectief interventieonderzoek mét controlegroep, waardoor het effect van valpreventie duidelijker kan worden geëvalueerd. Verdere studies zijn nodig om op een meer volledige wijze de rol van lichamelijke activiteit en oefeningen bij specifieke subgroepen van ouderen in kaart te brengen (Tinetti 1994).

Ondanks het grote belang van dit onderwerp en het verrichte onderzoek naar valpreventie beschikt men over onvoldoende efficiënte en effectieve meetinstrumenten om risicopatiënten op te sporen. Ontwikkeling en evaluatie van goede meetinstrumenten en interventieprotocollen zijn noodzakelijk. Ook kan de vraag worden gesteld op welke subgroep van ouderen men zich moet richten bij valpreventieprogramma's (Tinetti 1994). Verschillende subpopulaties van ouderen (bijvoorbeeld thuiswonend of gehospitaliseerd, ziekenhuis of rusthuis, 70+ of 90+, mobiel of bedlegerig) vragen ieder om een andere aanpak. Dient men zich te richten op de meest risicodragende subgroep of op alle (dus ook gezonde) ouderen?

LITERATUUR
Adams R. Power training to prevent falls. Advance for Physical Therapists 1995;12:11-2.
Adler-Traines. Falls in the senior population. Phys Ther Forum 1994;9:4-17.
Afschrift M, Voet D. Vallen bij bejaarden. Medical Trends 1988;3:163-5.
Ashley M, Gryfe C, Amies A. A longitudinal study of falls in an elderly population II: some circumstances of falling. Age Ageing 1977;6:211-20.
Barbieri E. Patient falls are not patient accidents. J Gerontol Nurs 1983;9(3):165-73.
Brady R, Chester F, Pierce L, e.a. Geriatric falls: prevention strategies for the staff. J Gerontol Nurs 1993;19:26-32.

Broos P, Van Vaerenberg J, Vandeputte J, e.a. Vallen bij bejaarden. Verpleegkundigen en Gemeenschapszorg 1989;4:189-94.
Campbell A, Reinken J, Allen B, e.a. Falls in old age: a study of frequency and related clinical
factors. Age Ageing 1981;10:264-70.
Campbell A, Spears G, Borrie M. Examination by logistic regression modelling of the variables
which increase the relative risk of elderly woman falling compared to elderly man. J Clin
Epidemiol 1990;43(12):1415-20.
Campbell J, Borrie M, Spears G. Risk factors for falls in a community-based prospective study of
people 70 years and older. J Gerontol 1989;44(4):112-7.
Catchen H. Repeaters: Inpatient accidents among the hospitalized elderly. Gerontologists 1983;23
(3):273-6.
Corrigan B, Allen K, Moore J, e.a. Preventing falls in acute care. In: Abraham I, Bottrell MM,
Fulmer T, e.a. Geriatric nursing protocols for best practice. New York: Springer Publishing
Company 1999:77-99.
Cumming RC, Thomas M, Szonyi G, e.a. Home visits by an occupational therapist for assessment
and modification of environmental hazards: a randomized trial of falls prevention. J Am
Geriatr Soc 1999;47:1397-402.
Cwikel J, Veronica Fried A, Bidermans A, e.a. Validation of a fall risk screening test, the Elderly
Fall Screening Test (EFST), for community-dwelling elderly. Disabil Rehabil 1998;20(5):161-7.
Demaiter G. Valaccidenten in het ziekenhuis: een miskend kwaliteitsprobleem? Ligament
1997;4:2-9.
Easterling MW. Which of your patients is headed for a fall? Rehabil Nurs 1990;53(1):56-9.
Gaebler S. Predicting which patients will fall again... and again. J Advanced Nursing
1993;18:1895-902.
Ginter S, Mion L. Falls in the nursing home: preventable or inevitable? J Gerontol Nurs
1992;43-8.
Gryfe C, Amies A, Ashley M. A longitudinal study of falls in an elderly population: I Incidence
and mobility. Age Ageing 1977;6:201-10.
Hendrich AL, Nijhuis A, Kippenbrock T, e.a. Hospital falls: development of a predictive model for
clinical practice. Applied Nurs Res 1995;8(3):129-39.
Hendrich AL. An effective unit-based fall prevention plan. J Nurs Quality Assurance 1988;3:28-36.
Janken J, Reynolds B, Swiech K. Patient falls in the acute care setting: identifying risk factors.
Nurs Res 1986;35:215-9.
Kuipers H, e.a. Reductie van het aantal valpartijen bij opgenomen patiënten door gebruik van een
risico-index en door preventieve maatregelen. Ned Tijdschr Geneesk 1993;137(40):2043-8.
Lawton M. Competence, environmental press and the adaptation of older people. In: Windley P,
Byens T, Ernst F (Eds). Theory development in environment and aging. Washington DC:
Gerontological Society 1975.
Leipzig R, Cumming R, Tinetti M. Drugs and falls in older people: a systematic review and meta-
analysis: psychotropic drugs. J Am Geriatr Soc 1999;47:30-9.
Luyckx J, e.a. Het RIVAP instrument: de ontwikkeling en toetsing van een meetinstrument om
psychische patiënten met een verhoogd risico op valincidenten te identificeren. Verpleegkunde
1994;9(3):123-36.
Mathias S, Nayah US, Isaacs B. Balance in elderly patients: the get up and go test. Arch Phys Med
Rehab 1998;67:387-9.
Mitchell A, Jones N. Striving to prevent falls in an acute care setting: action to enhance care
quality. J Clin Nurs 1996;5:213-20.
Morse J, Black C, Oberle K, Donahue, P. A prospective study to identify the fall-prone patient. Soc
Sci Med 1989;28:81-6.
Morse J. Nursing research on patient falls in health care institutions. Ann Rev Nurs Res
1993;11:299-316.
Nelson R, Amin M. Falls in the elderly. Emergency Med Clin North Am 1990;8(2):309-25.

Nevitt M, Cummings S, Kidd S, e.a. Risk factors for recurrent nonsyncopal falls: a prospective study. JAMA 1989;261:2663-8.

Nijman H, Boogerd M van der, Gerrits A, e.a. Het voorspellen van valincidenten. Verpleegkunde 1998;13(1):25-30.

Pelemans W. Geriatrie: dagelijkse praktijk. Deel 1 Algemene aspecten. Pfizer: Belgium 1998.

Province MA, Hadley E, Hornbrook MC, e.a. The effects of exercise on falls in elderly patients. A preplanned meta-analysis of the FISCIT trials. JAMA 1995;273:1341-7.

Rawsky E. Review of the literature on falls among the elderly. Image: J Nurs Scholarship 1998;30 (1):47-52.

Reinsch S. Attempts to prevent falls and injury: a prospective community study. Gerontologist 1992;32(4):450-6.

Robbins A, Rubestein L, Josepson K. Predictors of falls among elderly people: results of two population based studies. Arch Int Med 1989;49:1628-33.

Ross J, e.a. Potential for trauma: falls. In: Maas et al (Eds). Nursing diagnosis and interventions for the elderly. Redwood City: Addison-Wesley Nursing 1991: 18-31.

Rubenstein L, Robbins A, Schlman B, e.a. Falls and instability in the elderly. J Am Geriatr Soc 1988;36(3):266-78.

Schmid N. Reducing patient falls: a research-based comprehensive fall prevention program. Military Med 1990;155(5):202-7.

Schrijver T, e.a. Wie niet valt, hoeft niet op te staan: oudere patiënten en vallen. Nursing 1996; j35-44.

Shroyer J. Recommendation for environmental design research corelating falls and the physical environment. Experim Aging Res 1994;20:303-9.

Soomers-Turlings J, Crebolder H, Beusmans G, e.a. Het vallen van ouderen: een exploratieve studie in de huisartspraktijk. Huisarts Wetensch 1992;35:57-60.

Speechly M, Tinetti M. Falls and injuries in frail and vigorous community elderly persons. J Am Geriatr Soc 1991;39:46-52.

Spellbring, A. Assessing elderly patients at high risk for falls: a reliability study. J Nurs Care Quality 1992;6(3):30-5.

Tibbits, M. Patients who fall: how to predict and prevent injuries. Geriatrics 1996;51(9):24-31.

Tideiskaar R, Kay A. What causes falls? A logical diagnostic procedure. Geriatrics 1986;41(12):32-47.

Tideiskaar R. Falls in older persons. The Mount Sinai J Med 1993;60(6):515-21.

Tideiskaar R. Preventing falls: how to identify risk factors, reduce complications. Geriatrics 1996;51(2):43-53.

Tinetti M, Baker D, Mcavay G, e.a. A multifactorial intervention to reduce the risk of falling among elderly people living in the community. N Eng J Med 1994;331(13):821-7.

Tinetti M, Mendes de Leon C, Doucette J, e.a. Fear of falling and fall-related efficacy in relationship to functioning among community-living elders. J Gerontol 1994;49:140-7.

Tinetti M, Williams T, Mayewski R. Fall risk index for elderly patients based on a number of chronic disabilities. Am J Med 1986;80:429-34.

Tinetti ME, Liu WL, Ginter, S. Mechanical restraints use and fall-related injuries among residents of skilled nursing facilities. Ann Int Med 1992;16:369-74.

Tinetti ME. Prevention of falls among elderly. N Eng J Med 1989;320:1055-9.

Tinetti, M. Prevention of falls and fall injuries in elderly persons: a research agenda. Prev Med 1994;23:752-62.

Tinetti ME, Speechley M, Ginter SF. Risk factors for fall prevention among elderly persons living in the community. N Eng J Med 1988;319(26):1701-7.

Turkoski B, Pierce L, Schreck S, e.a. Clinical nursing judgement related to reducing the incidence of falls by elderly patients. Rehabil Nurs 1997;22(3):124-30.

Ulfarsson J, Robinson B. Preventing falls and fractures. J Florida Med Assoc 1994;81(11):763-7.

Wolf S, Kutner N, Green R, e.a. The Atlanta FICSIT study: two exercise interventions to reduce frailty in elders. J Am Geriatr Soc 1993;41:329-32.

Deel 3
Verpleegkundige zorg voor ouderen met gerontopsychiatrische problemen

9 Verpleegkundig management van delirium bij ouderen

M. Schuurmans, K. Milisen

Samenvatting

Delirium (of delier), synoniem van acuut optredende verwardheid, is een voorbijgaande psychische stoornis op basis van een lichamelijke ontregeling. Kernsymptomen zijn een bewustzijnsstoornis met verminderde aandacht en cognitieve stoornis of een waarnemingsstoornis. De symptomen ontwikkelen zich in uren tot dagen. Ouderen zijn verhoogd kwetsbaar voor het ontwikkelen van een delirium na ziekenhuisopname (incidentie 20%). Hoewel er meestal meerdere oorzaken (multifactorieel) van een delirium bij ouderen zijn, komen intoxicatie met medicatie, infecties, uitdroging en metabole stoornissen het meeste voor. Het delirium wordt in veel gevallen niet onderkend of niet correct gediagnosticeerd als depressie of dementie. De gevolgen van een delirium zijn belangrijk: hoge mortaliteit, hoge morbiditeit, hoge intensiteit verpleegkundige zorg, verlenging van de opnameduur en vaker overplaatsing naar een verpleeghuis.

Door het snelle ontstaan en het wisselende beeld zijn verpleegkundigen het beste in staat het delirium vroegtijdig te signaleren. Meetinstrumenten zoals de 'Neecham Confusion Scale' en de 'Confusion Assessment Method' kunnen bijdragen aan deze signalering.

Behandeling van delirium bestaat uit twee aspecten: behandeling van de onderliggende oorzaken en symptoombestrijding. Gerichte verpleegkundige interventies kunnen de symptomen van delirium soms voorkomen en in ieder geval in ernst doen verminderen. De laatste jaren worden deze interventies in toenemende mate wetenschappelijk onderbouwd.

Leerdoelen

Na bestudering van dit hoofdstuk kan de lezer:
- het belang van de herkenning van een delirium in de zorg voor ouderen uitleggen;

- de symptomen van een delirium noemen en kan ze onderscheiden van die van dementie en depressie;
- de mate van voorkomen van een delirium en de gevolgen ervan uiteenzetten;
- de oorzaken en de risicofactoren voor het ontstaan van een delirium verklaren;
- beschrijven hoe de medische behandeling van een delirium plaatsvindt;
- de interventies noemen die een preventieve werking hebben op het ontstaan van een delirium;
- de interventies noemen die de ernst van de symptomen en de gevolgen van een delirium beperken.

9.1 INLEIDING

Het delirium, binnen de verpleegkunde vaak acuut optredende verwardheid genoemd, is een voorbijgaande psychische stoornis die het gevolg is van een lichamelijke ontregeling. Hoewel het delirium op elke leeftijd kan voorkomen zijn het voornamelijk (gehospitaliseerde) ouderen die een verhoogde kans lopen op het ontwikkelen van dit syndroom (Inouye 1998). Prevalentiecijfers variëren van 14% tot 80% bij voor een acute aandoening gehospitaliseerde ouderen (Foreman 1993; Inouye 1998). Incidentiecijfers variëren van 4% tot 60% (Milisen e.a. 1998). De grote verschillen in deze cijfers worden veroorzaakt door de verschillende diagnostische criteria (DSM-III, DSM-III-R, DSM-IV of eigen criteria) die worden gehanteerd, de verschillende groepen ouderen (chirurgisch versus niet-chirurgisch) bij wie het voorkomen van delirium onderzocht is en de verschillende wijzen waarop het onderzoek is vormgegeven (zoals onderzoeksdesign en steekproefmethodiek). Gemiddeld genomen ligt de incidentie van de aandoening rond de 20%.

In sommige gevallen is een delirium bij ouderen het enige symptoom van ernstig lichamelijk lijden zoals een hartinfarct of sepsis en kunnen de gevolgen ervan ernstig zijn. Onderzoek geeft een hoge mortaliteit aan (Farrel & Ganzini 1995) en een hoge morbiditeit zoals blijvende beperkingen in de activiteiten van het dagelijks leven (ADL), verminderd functioneel herstel, incontinentie en decubitus (doorligwonden) (Gustafson e.a. 1988; Francis e.a. 1990; Inouye e.a. 1998) alsook een sterk toegenomen intensiteit van verpleegkundige zorg. Verder kan het doormaken van een delirium leiden tot een verlengde opnameduur in het ziekenhuis en een toegenomen kans tot overplaatsing naar een verzorgings- of verpleeghuis (Levkoff e.a. 1992; Marcantonio e.a. 1994). Patiënten ervaren het doormaken van een delirium als een beangstigende en beschamende situatie (Laitinen 1996; Schofield 1997).

Kernsymptomen van een delirium zijn stoornissen met betrekking tot het bewustzijn, een verlies aan samenhang van het denken en waarnemingsstoornissen. Deze verschijnselen ontstaan in korte tijd (meestal uren tot dagen) en kunnen fluctueren in de loop van de dag. Door de 24-uursobservatie zijn verpleegkundigen dan ook het beste in staat deze symptomen bij de oudere waar te nemen. De diagnose delirium wordt echter vaak te laat of helemaal niet gesteld door kennistekort met betrekking tot de symptomen en het belang ervan, zowel bij verpleegkundigen als bij artsen (Milisen 1999). Vaak wordt het delirium abusievelijk toegeschreven aan het normale ver-ouderingsproces, terwijl het in andere gevallen wordt verward met dementie of depressie (Inouye 1994).

9.2 CRITERIA EN KLINISCH BEELD VAN DELIRIUM

Al in de oudheid werden patiënten beschreven die bij hoge koorts ernstig verward raakten (Lipowski 1990). De term delirium is afkomstig van het Griekse 'leros', dat 'gekkenpraat, onzin' betekent en van het Latijnse 'delirare', c.q. 'de lira decedere', dat 'buiten de schreef of vore treden' betekent (Godderis e.a. 1992).

Hoewel delirium dus al in de oudheid bekend was, zijn de eerste gestandaardi-seerde diagnostische criteria in 1980 gepubliceerd in de 'Diagnostic Statistical Man-ual III' (DSM-III 1980). Deze criteria worden opgesteld door de American Psychiatric Association en regelmatig bijgesteld op basis van onderzoeken en discussie tussen experts. De meest recente versie van de diagnostische criteria voor delirium werd uitgebracht in 1994 (tabel 9-1) en deze zullen als leidraad worden genomen bij de beschrijving van het klinisch beeld.

9.2.1 Bewustzijnsstoornis met verminderde concentratie

Een persoon met een helder bewustzijn is in staat om activiteiten te ondernemen, is goed georiënteerd en in staat alles in zich op te nemen wat er om hem heen gebeurt. Bij delirante patiënten is het bewustzijn wisselend verlaagd. Vaak wordt de toestand beschreven als omneveld bewustzijn, droomtoestand (Godderis e.a. 1992). De patiënt lijkt onbereikbaar, kijkt glazig voor zich uit en is niet in staat echt contact te maken

Tabel 9-1 Diagnostische criteria voor delirium (DSM-IV)

1	Bewustzijnsstoornis (dat wil zeggen verminderde helderheid van het besef van de omgeving) met verminderd vermogen om de aandacht te concentreren, vast te houden of te verplaatsen.
2	Een verandering in de cognitieve functie (zoals geheugenstoornis, desoriëntatie, taalstoornis) of de ontwikkeling van een waarnemingsstoornis die niet eerder is toe te schrijven aan een reeds aanwezige, vastgestelde of zich ontwikkelende dementie.
3	De stoornis ontwikkelt zich in korte tijd (meestal uren tot dagen) en toont een tendens in het verloop van de dag te fluctueren.
4	Er zijn aanwijzingen vanuit anamnese, lichamelijk onderzoek of laboratoriumuitslagen dat de stoornis veroorzaakt wordt door de directe fysiologische consequenties van een somatische aandoening: A 1 + 2 komen voort uit intoxicatie (onder andere medicatie); B 1 + 2 ontwikkelen als gevolg van onthoudingssyndroom; C multipele oorzaken; D onvoldoende aanwijzingen voor A, B en C.

Bron: American Psychiatric Association 1994.

met de wereld om hem heen. De veranderde concentratie varieert van ernstige apathie tot sterk toegenomen prikkelbaarheid en overgevoeligheid voor prikkels (Francis 1992; Godderis e.a. 1992). De patiënt reageert dus niet/nauwelijks of juist heel heftig op dingen die hij hoort, ziet, ruikt, voelt of proeft. De patiënt is niet in staat handelingen volledig uit te voeren of een volledig antwoord op een vraag te geven. De mate waarin het bewustzijn is gestoord en de concentratie verminderd, kan erg variëren gedurende de dag. Door de wisselende graad van bewustzijn wordt men als gezondheidswerker gemakkelijk op het verkeerde spoor gezet en is het onderscheid tussen dementie en depressie soms moeilijk te maken (zie verder).

9.2.2 Verandering in cognitieve functie

De verandering in cognitieve functie wijst onder andere op een vermindering in het vermogen tot georganiseerd denken, geheugenstoornissen en desoriëntatie (Rummans e.a. 1995; Van der Kolk & Schuurmans 1999). Bij het vermogen tot georganiseerd denken zijn vooral het redeneren, abstract denken, beoordelen en het oplossen van problemen verstoord. Dit is duidelijk merkbaar aan het handelen en de spraak. Het handelen is rommelig en ongeorganiseerd, de patiënt begint bijvoorbeeld aan een handeling maar maakt deze niet af. Wanneer men vraagt wat hij aan het doen is kan hij dat niet zeggen. De spraak is vaak onsamenhangend (incoherent) en ongeorganiseerd. Het voeren van een gewoon gesprek met vragen en passende antwoorden is nauwelijks mogelijk. Of de patiënt geeft als antwoord een heel verhaal zonder begin en eind of zal het antwoord schuldig blijven.

Verder is het geheugen gestoord in al zijn aspecten: registreren, vastleggen en oproepen van informatie. Specifiek is het kortetermijngeheugen gestoord, waardoor nieuwe informatie niet wordt opgeslagen. De patiënt kan redelijk goed antwoorden op vragen die het verleden betreffen maar weet bijvoorbeeld niet wat hij gisteren heeft gegeten. Deze stoornissen worden waarschijnlijk veroorzaakt door het gestoorde bewustzijn en de concentratiestoornissen (aandachtsstoornis) (Godderis e.a. 1992).

Bij desoriëntatie is altijd sprake van desoriëntatie in de tijd. De patiënt heeft geen besef van hoe laat het is, op welke dag en in welk jaar we leven. Bij een ernstig delirium kan tevens desoriëntatie in plaats en persoon optreden (Godderis e.a. 1992).

9.2.3 Ontwikkeling van een waarnemingsstoornis

Bij een waarnemingsstoornis is het vermogen om waarnemingen te onderscheiden van verbeelding, dromen of hallucinaties verminderd (Godderis e.a. 1992; Rummans e.a. 1995; Van der Kolk & Schuurmans 1999). Patiënten kunnen dingen anders waarnemen; groter, kleiner, dubbel of misvormd. Ook kunnen dingen bewegen of in elkaar overlopen. Zowel visuele (gezichts-) als auditieve (gehoors-) illusionaire vervalsingen of hallucinaties komen voor. Bij een illusionaire vervalsing berust de waarneming op een prikkel van buitenaf die niet goed wordt herkend. De patiënt ziet bijvoorbeeld 's nachts een man op een stoel zitten daar waar wat kleren over een stoel hangen. Bij een hallucinatie is daarentegen geen prikkel van buitenaf te herkennen, de patiënt ziet bijvoorbeeld mensen of beestjes door de kamer lopen die er niet zijn. Een illusionaire vervalsing of een hallucinatie is soms te observeren in het gedrag van de patiënt, soms uit uitlatingen van de patiënt en soms alleen door de patiënt ernaar te vragen. Vaak roepen de waarnemingsstoornissen bij een delirium veel angst op.

9.2.4 Acuut ontstaan en fluctuerend verloop

Het delirium wordt vooral gekenmerkt door een acuut en fluctuerend verloop. Het 'plotse' karakter van delirium houdt in dat de symptomen zich op enkele uren of dagen kunnen manifesteren in het gedrag van de patiënt. Een delirium kent vaak een variërend verloop: heldere momenten worden afgewisseld met momenten van verwardheid (Francis e.a. 1990; Godderis e.a. 1992; Inouye 1994; Milisen e.a. 1998).

9.2.5 Andere symptomen

Over de diagnostische waarde van de verschillende symptomen is door de jaren heen veel discussie gevoerd. Naast de symptomen uit de DSM-IV wordt een aantal symptomen omschreven die meestal optreden bij delirium, maar geen specifieke diagnostische waarde lijken te hebben. Dit zijn veranderde psychomotoriek, stoornissen in slaap-waakritme, plotselinge emotie- en stemmingsveranderingen en specifieke somatische symptomen zoals incontinentie en sympathische overactiviteit (tremoren, tachycardie en verhoogde transpiratie) (Lipowski 1990). De mate waarin de verschillende symptomen optreden en de ernst ervan verschillen van patiënt tot patiënt.

Tot slot valt uit de DSM-criteria nauwelijks op te maken dat een delirium verschillende uitingsvormen kent: een hyperactieve, een hypoactieve en een mengvorm (Francis e.a. 1990; Lipowski 1990; van der Mast 1994). Bij een hyperactief delirium heeft de patiënt een verhoogd bewustzijn (zich uitend in bijvoorbeeld hallucinaties en waarnemingsstoornissen) en een verhoogde psychomotoriek (zich uitend in grote lichamelijke onrust). Bij een hypoactief delirium heeft de patiënt daarentegen een verlaagd bewustzijn en een verlaagde psychomotoriek. De patiënt vertoont een lethargische (slaperig, maar door stimuli wakker te krijgen), teruggetrokken, apathische houding met een omneveld bewustzijn (O'Keeffe & Ní Chonchubhair 1994; Rummans e.a. 1995). Deze vorm komt bij ouderen vaker voor dan de hyperactieve vorm, maar wordt minder vlug als zodanig herkend (Rummans e.a. 1995).

Vele patiënten vertonen ook een mengvorm waarin de patiënt vaak in eerste instantie een hyperactief delirium heeft, dat daarna langzaam overgaat in een hypoactief delirium. Sommige deskundigen leggen een verband tussen de onderliggende oorzaak van een delirium en de uitingsvorm. Een onderzoek van Meagher e.a. (1996) liet bijvoorbeeld zien dat bij patiënten met een delirium als gevolg van medicatieintoxicatie heftiger symptomen optraden dan bij patiënten met een delirium op basis van anticholinerge stoornissen of infecties en uitdroging.

9.3 HOE KAN DELIRIUM WORDEN ONDERSCHEIDEN VAN DEMENTIE EN DEPRESSIE?

Hoewel bij delirium, dementie en depressie vaak dezelfde verschijnselen verstoord zijn (tabel 9-2) kan worden gesteld dat het onderscheid tussen deze drie syndromen afhankelijk is van de wijze waarop ze ontstaan en zich manifesteren.

Zoals reeds eerder vermeld ontstaan de symptomen van een delirium tamelijk acuut, vertonen ze een fluctuerend verloop en is de aandachtsstoornis een van de kernsymptomen. De aanwezigheid van die bewustzijnsstoornis en vooral de onmogelijkheid om de aandacht te richten, vast te houden en te verschuiven bij een patiënt is dan ook het duidelijkste verschil tussen een delirium en dementie. Hoewel dementerende personen ook cognitieve stoornissen vertonen zoals geheugenstoornissen is het ontstaan ervan meestal sluipend, het verloop chronisch progressief met relatieve stabiele perioden. Het bewustzijn en de aandachtsfunctie zijn zelden gestoord en deze ouderen kunnen dan ook vaak deelnemen aan therapievormen die zijn aangepast aan hun niveau van functioneren (Milisen e.a. 1998; APA 1999; Rockwood e.a. 1999).

Delirium onderscheiden van depressie kan zelfs nog moeilijker zijn wanneer deze verschijnselen van de hypoactieve vorm vertoont (langzaam spreken, apathie, verminderde psychomotoriek, moeheid) die veel lijken op die welke voorkomen bij een depressie. Depressie verschilt echter van delirium aangezien de stoornissen in aandacht en cognitie niet zo uitgesproken zijn en het ontstaan ervan gradueler verloopt. Meestal komen perceptuele stoornissen bij depressie niet voor en is de patiënt nog vrij alert. Hoewel het denkpatroon intact is vertonen deze ouderen uitingen van hulpeloosheid en hopeloosheid (Milisen e.a. 1998; Rockwood e.a. 1999).

9.4 GEBREK AAN HERKENNING

In de verpleegkundige literatuur wordt delirium meestal benoemd als 'acuut optredende verwardheid'. De (concept) verpleegkundige diagnose acute verwardheid ('acute confusion') spreekt daarbij van: 'het plotseling optreden van een cluster globale, voorbijgaande veranderingen en verstoringen in aandacht, cognitie, psychomotore activiteit, bewustzijnsniveau en/of slaap-waakcyclus' (Inaba-Roland & Maricle 1995). Ook andere termen zoals intensive-care-psychose, postoperatieve verwardheid en acute dementie worden nog regelmatig gebruikt. In de medische literatuur zijn zelfs meer dan dertig synoniemen gevonden (Lipowski 1990). Al deze verschillende termen voor eenzelfde beeld leiden tot onduidelijkheid en belemmeren een goede herkenning ervan.

Zoals aangegeven in de inleiding wordt de diagnose delirium dus vaak gemist.

Tabel 9-2 Differentiaaldiagnose van delirium, dementie en depressie

Klinisch kenmerk	Delirium	Dementie	Depressie
Aanvang	Acuut/subacuut, afhankelijk van de oorzaak, meestal bij schemering of in het donker	Chronisch, meestal verraderlijk, onduidelijk, afhankelijk van de oorzaak	Samengaand met ingrijpende levensgebeurtenis, verandering, meestal abrupt
Verloop	Kort, dagelijks fluctuerende symptomen, meestal 's nachts, in het donker en bij ontwaken	Langdurig, geen dagelijkse fluctuering, progressief ontwikkelende symptomen maar relatief stabiel over de tijd	Dagelijkse effecten, typisch in de morgen, situationele fluctuaties, maar minder dan bij delirium
Progressie	Abrupt/plotseling	Langzaam maar niet gelijkmatig	Veranderlijk, snel of langzaam, maar gelijkmatig
Duur	Minder dan een maand, zelden langer	Maanden tot jaren	Ten minste zes weken, verschillende maanden tot jaren
Bewustzijn	Verminderd	Helder	Helder
Alertheid	Fluctuerend, lethargisch of hyperalert	In het algemeen normaal	Normaal
Aandacht	Verstoord, fluctuerend	Voornamelijk verstoord in laatste stadium	Minimale verstoring, maar gemakkelijk afgeleid
Oriëntatie	In het algemeen verstoord, varieert in ernst	In het algemeen normaal	Doorgaans niet verstoord
Geheugen	Op korte termijn verstoord	Op lange en korte termijn verstoord	Selectief of fragmentarisch verstoord, eilanden van intact geheugen
Denken	Gedesorganiseerd, gefragmenteerd, incoherente spraak, eerder langzaam of versneld	Moeilijk abstraheren, verarmde gedachten, verstoord oordeelsvermogen, moeilijk vinden van woorden	Intact maar met vlagen van hopeloosheid, hulpeloosheid, of minderwaardigheidsgevoel
Perceptie	Verstoord, illusies, wanen, hallucinaties, moeilijk onderscheid tussen realiteit en foutieve perceptie	Foutieve perceptie minder vaak aanwezig	Intact, wanen en hallucinaties afwezig, behalve in ernstige gevallen
Psychomotorisch gedrag	Veranderlijk, hypokinetisch, hyperkinetisch en gemengd	Normaal, soms apraxie (onvermogen tot uitvoeren van doelbewuste handelingen)	Veranderlijk, psychomotorische vertraging of agitatie

Tabel 9-2 Differentiaaldiagnose van delirium, dementie en depressie (vervolg)

Klinisch kenmerk	Delirium	Dementie	Depressie
Slaap-waakcyclus	Verstoord, cyclus omgedraaid	Gefragmenteerd	Verstoord, meestal vroegtijdig ontwaken
Geassocieerde kenmerken	Veranderlijke affectieve gevoelens, symptomen van opwinding, overdreven persoonlijkheid, geassocieerde fysische pathologie	Neiging tot oppervlakkige, oneigenlijke en labiele gevoelens, tracht intellectuele tekorten te verbergen, taalstoornissen en onvermogen objecten te herkennen kunnen aanwezig zijn, geen inzicht	Depressieve gevoelens, dysforisch, overdreven en gedetailleerd klagen, volledig in beslag genomen door persoonlijke gedachten (verbale uitweiding), inzicht aanwezig
Evaluatie, assessment	Afgeleid van taken, verschillende fouten	Falend gedrag aangegeven door familie, frequent 'bijna verkeerd' antwoorden, moeilijkheden bij afname test, moet inspanning leveren om juiste feedback te geven, vaak vraag naar feedback over eigen uitvoering	Falend gedrag aangegeven door de persoon zelf, frequent 'ik weet niet'-antwoorden, weinig inspanning, vaak opgeven, onverschillig bij afname test, doet geen moeite om een antwoord te geven

Bron: Foreman et al. 1996.

Onderzoek heeft uitgewezen dat het verpleegkundigen en artsen vaak ontbreekt aan kennis met betrekking tot delirium (Palmateer & McCartney 1985; Rockwood e.a. 1994; Lewis e.a. 1995). Verpleegkundigen beperken hun gedragsobservaties veelal tot het vaststellen van desoriëntatie bij een patiënt (Palmateer & McCartney 1985; Brady 1987; Williams e.a. 1988; Yeaw & Abbate 1993). Is de patiënt gedesoriënteerd of vertoont de patiënt gedrag dat door de verpleegkundigen als storend wordt ervaren, dan wordt dit vaak gerapporteerd als verwardheid. Gevraagd naar de omschrijving van de term verwardheid geven verpleegkundigen ieder hun eigen omschrijving (Rasmussen & Creason 1991). Iedereen weet wat verwardheid betekent maar tegelijkertijd weet niemand het precies omdat ieder zijn eigen omschrijving hanteert (Milisen 1999). Het gebruik van de term verwardheid bevordert de herkenning van delirium dus niet.

Ook is uit onderzoek gebleken dat verpleegkundigen de neiging hebben hun patiënten te 'beschermen' door bepaalde geobserveerde gedragingen te verklaren waardoor ze niet meer van belang lijken en niet gerapporteerd worden: bijvoorbeeld een lethargische patiënt van wie wordt gezegd dat hij moe is, of een patiënt met een verward verhaal die wordt omschreven als iemand die graag praatjes maakt. In een onderzoek van Treloar en MacDonald (1995) werd geconstateerd dat verpleegkundigen nauwelijks vragen naar waarnemingsstoornissen of geheugenproblemen. De onderzoekers constateerden dat verpleegkundigen hun patiënten proberen te beschermen door niet door te vragen bij geconstateerde waarnemingsstoornissen of geheugenproblemen. De verpleegkundigen willen de patiënten niet in verlegenheid brengen door hen te confronteren met deze stoornissen.

Het feit dat cognitieve achteruitgang wordt geaccepteerd als behorend bij de ouderdom draagt ook bij tot de gebrekkige observatie hiervan (Inouye 1994). Sommige verpleegkundigen denken dat alle ouderen boven de tachtig jaar lijden aan cognitieve stoornissen (Treloar & MacDonald 1995). Een onderzoek van McCarthey (1991) liet zien dat de visie van verpleegkundigen op de ouderdom een bepalende rol speelt bij het herkennen van delirium. Verpleegkundigen die ouderdom zien als een toestand van toegenomen kwetsbaarheid zullen veranderingen bij oudere patiënten eerder signaleren dan verpleegkundigen die ouderdom als een toestand van permanente achteruitgang zien. Bij patiënten die bekend zijn met dementie bijvoorbeeld worden veranderingen in cognitie en gedrag vaak als vanzelfsprekend en van weinig belang geacht en ontbreekt goede observatie. Nochtans kunnen ook dementerende personen naast hun dementiebeeld een delirium ontwikkelen dat mits het snel en correct wordt aangepakt omkeerbaar is. Vooral 'acute' wijzigingen in cognitie en gedrag dienen met de nodige aandacht te worden gevolgd en behandeld omdat deze niet aan leeftijd gerelateerd zijn.

9.5 DETECTIE

Er is dus een absolute noodzaak aan een systematische (op geregelde tijdstippen) en gestandaardiseerde evaluatie van het mentale functioneren bij gehospitaliseerde ouderen. In de loop van de jaren zijn er vele meetinstrumenten ontwikkeld voor detectie van delirium, waarvan de 'Clinical Assessment of Confusion' (CAC-A) (Vermeersch 1990) en de 'Confusion Rating Scale' (CRS) (Williams e.a. 1979) verpleegkundige instrumenten zijn. Hoewel het verloop van delirium en vooral de ernst van de symptomen hiermee goed kunnen worden gevolgd, zijn de meeste van deze instrumenten ontwikkeld in het kader van onderzoek en is het gebruik ervan voor de praktijk vaak te complex. Vaak ontbreken essentiële kenmerken van delirium zoals beschreven in de DSM-criteria (Inouye e.a. 1990). Ook de vaak in de praktijk en onderzoek gebruikte 'Mini-Mental State Examination' (MMSE; Folstein e.a. 1975), of 'Short Portable Mental Status Questionnaire' (SPMSQ; Pfeiffer 1975) hebben, ondanks hun uitgebreid bevestigde validiteit voor detectie van algemene cognitieve veranderingen, weinig tot geen diagnostische waarde voor het opsporen van delirium (Tombaugh & McIntyre 1992; Smith e.a. 1995). Bovendien zijn deze schalen moeilijk afneembaar bij ernstig zieke patiënten, vormen een extra belasting voor zowel de patiënt als de interviewer (bijvoorbeeld verpleegkundige) en zijn derhalve niet geschikt om frequent te worden gebruikt.

Een instrument dat deze nadelen niet heeft is de 'Neecham Confusion Scale' (Neelon e.a. 1996), een schaal waarmee de patiënt geëvalueerd wordt op basis van verpleegkundige observaties tijdens de dagelijkse zorg (figuur 9-1). Ook deze schaal blijkt echter uit onderzoek niet specifiek genoeg voor het screenen van patiënten op delirium en kan men er slechts een algemene stoornis in het cognitieve functioneren mee opsporen (Milisen 1999).

Verdere differentiatie tussen verschillende syndromen (delirium, dementie en depressie) is dan ook noodzakelijk. Als men door middel van de 'Neecham Confusion Scale' een storing in het cognitief functioneren van een oudere vaststelt, bijvoorbeeld een patiënt heeft bij opname in het ziekenhuis een score van 25/30 en na drie dagen is deze score gedaald tot 18/30, dan dient deze (acute) verandering in de mentale toestand te worden beschouwd als een delirium totdat het tegendeel bewezen is. Dementerende en depressieve ouderen kunnen immers naast deze syndromen een delirium ontwikkelen. Om uit te maken of de oudere in het aangehaalde voorbeeld wel degelijk een delirium doormaakt, kan men beroep doen op het algoritme van de 'Confusion Assessment Method' (CAM; Inouye e.a. 1990).

Dit diagnostische algoritme werd ontwikkeld voor een efficiënte en effectieve detectie van delirium door niet-psychiatrische clinici (bijvoorbeeld verpleegkundigen). Hoewel de criteria van het CAM-algoritme (acute aanvang en fluctuatie, aandachtsstoornis, stoornis in de gedachtegang, bewustzijnsstoornis) initieel zijn ontwikkeld op basis van vier kernelementen uit de DSM-III-R voor delirium (Inouye e.a. 1990), sluiten deze criteria beter aan bij de nieuwe DSM-IV-criteria (Inouye & Charpentier 1996). Behalve deze vier kernelementen haalt de 'Confusion Assessment Method' nog vijf geassocieerde symptomen aan, waaronder desoriëntatie, geheugenstoornissen, waarnemingsstoornissen en psychomotorische agitatie en retardatie. Deze symptomen zijn niet noodzakelijke kenmerken van delirium: ze kunnen maar hoeven niet aanwezig te zijn.

Indien het CAM-algoritme, mits na enige training daarmee, wordt ingevuld op basis van een gestructureerd interview met de oudere (bijvoorbeeld aan de hand van de MMSE), vertoont de Engelstalige versie ervan goede tot zeer goede psychometrische eigenschappen (Inouye e.a. 1990; Rockwood e.a. 1994; Pompei e.a. 1995; Zou e.a. 1998). Vrij recent werd ook de Nederlandstalige vertaling (figuur 9-2) getest, waarbij deze door verpleegkundigen werd afgenomen in een groep van 119 niet-chirurgisch gehospitaliseerde ouderen. In plaats van een gestructureerd interview op basis van de MMSE werd aan de verpleegkundigen gevraagd het algoritme in te vullen op basis van hun observaties tijdens de routinezorg, met de 'Neecham Confusion Scale' als leidraad voor deze observaties. Aan het CAM-algoritme werd daarnaast een aantal voorbeelden per item toegevoegd. Deze manier van evalueren biedt het voordeel dat het algoritme systematisch kan worden geëvalueerd zonder bijkomende belasting voor de oudere ten gevolge van het afnemen van de MMSE. Er werd een sensitiviteit

Figuur 9-1 De 'Neecham Confusion Scale'

Vul deze schaal in op basis van observaties tijdens de zorg aan de patiënt en de routine verpleegkundige gegevensverzameling. Scoor het item (*bijvoorbeeld aandacht, verwerking van opdrachten e.a.*) waarvan de beschrijving het meest overeenkomt met de respons of het gedrag van de patiënt tijdens de zorg. Scoor altijd het laagst geobserveerde gedrag. Voor het correct scoren van de Neecham dient men rekening te houden met culturele verschillen en fysieke handicaps (gezicht, gehoor, motoriek enzovoort) die de respons kunnen beïnvloeden. Niet ieder gedrag beschreven per score dient bij de patiënt aanwezig te zijn, het gedrag dient echter representatief te zijn voor de beschrijving. *Lees eerst alle scoringsmogelijkheden per item alvorens een definitieve score toe te kennen.*

Niveau 1: Verwerking van informatie

Aandacht (aandacht, alertheid, respons)

4   *Volledige aandacht/alertheid:* reageert onmiddellijk en adequaat op aanspreking of aanraking, ogen en hoofd draaien, is zich volledig bewust van omgeving, normale aandacht voor gebeurtenissen uit de omgeving.

3   *Kortstondige of te hoge aandacht/alertheid:* kortstondige aandacht voor aanspreking, aanraking, of gebeurtenissen uit de omgeving of reageert overdreven alert, is vlug afgeleid door gebeurtenissen/voorwerpen uit de omgeving.

2   *Wisselende of inadequate aandacht/alertheid:* reageert langzaam, herhaaldelijk aanspreken of aanraken is nodig om oogcontact/aandacht te verkrijgen of te behouden; is in staat voorwerpen/stimuli te herkennen, maar kan in slaap vallen tussen de stimuli door.

1   *Verstoorde aandacht/alertheid:* opent ogen bij lawaai of aanraking, kan er angstig uitzien, onmogelijk om contact te behouden of te herkennen, of vertoont terughoudend/ defensief gedrag.

o   *Verminderde waakzaamheid/respons:* ogen kunnen zowel open als gesloten zijn; slechts minimale reactie na herhaaldelijk stimuleren, reageert niet op contact.

Verwerking van opdrachten (herkenning, interpretatie, uitvoering)

5   *In staat een complexe opdracht uit te voeren:* 'Bel de verpleegkundige' (kan de bel zelf vinden, het voorwerp herkennen en bellen).

4   *Vertraagde uitvoering van een complexe opdracht:* heeft aansporing of herhaalde aanwijzingen nodig om een complexe opdracht te volgen of uit te voeren. Voert een complexe opdracht uit op een trage manier of met overdreven veel concentratie.

3   *In staat een eenvoudige opdracht uit te voeren:* 'Hef uw hand omhoog, hef uw voet omhoog, mevrouw/meneer X' (geef slechts één opdracht tegelijkertijd).

2   *Niet in staat een gegeven opdracht uit te voeren:* voert opdracht pas uit na stimulering door aanraking of visuele aanmoedigingen, drinkt bijvoorbeeld slechts uit een glas wanneer het bij de mond gehouden wordt. Contact en geruststelling van verpleegkundige of het vasthouden van de handen heeft een kalmerende invloed.

1   *Niet in staat een visueel ondersteunde opdracht uit te voeren:* reageert met verbijsterde of angstige gelaatsuitdrukking en/of terughoudende, afwerende reacties op stimuli, hyper/hypoactief gedrag; reageert niet als verpleegkundige zijn hand lichtjes vastpakt.

o   *Hypoactief, lethargisch:* minimale psychomotorische respons op omgevingsstimuli.

Figuur 9-1 De 'Neecham Confusion Scale' (vervolg)

Oriëntatie (oriëntatie, kortetermijngeheugen, gedachtegang- en gespreksinhoud)
5   *Georiënteerd naar tijd, plaats en persoon:* gedachtegang, inhoud van gesprekken of vragen zijn relevant, adequaat. Kortetermijngeheugen is intact.
4   *Georiënteerd naar plaats en persoon:* minimale geheugenstoornissen, inhoud en antwoorden op vragen zijn in het algemeen adequaat, herhaalt zichzelf, vereist stimulering tot het doorgaan met het contact. Werkt in het algemeen mee.
3   *Inconsistente oriëntatie:* georiënteerd naar zichzelf en familie, maar oriëntatie naar tijd en plaats kan verstoord zijn. Gebruikt visuele geheugensteuntjes om zich te oriënteren. Gedachte- en geheugenstoornissen komen vaak voor, kan hallucinaties en illusies vertonen. Passieve medewerking op gerichte vraag.
2   *Gedesoriënteerd en geheugenstoornissen:* georiënteerd naar zichzelf en familie. Vraagt naar het waarom van verpleegkundige handelingen of weigert eraan mee te werken. Gesprekken/gedachtegang inhoudelijk verstoord. Illusies en hallucinaties komen vaak voor.
1   *Gedesoriënteerd, verstoorde herkenning:* inconsistentie in het herkennen van vertrouwde personen, familie, vertrouwde voorwerpen. Abnormaal taalgebruik.
0   *Verminderde reactie op stimuli:* minimale respons op verbale stimuli.

Niveau 2: Gedrag
Het voorkomen

2   *Heeft een goede houding, voorkomen, hygiëne:* netjes gekleed, goede persoonlijke hygiëne, proper. Normale houding in bed en stoel.
1   *Verstoring van houding of voorkomen:* enige wanorde in kleding/bed of persoonlijk voorkomen, of enig verlies van controle in houding en stand.
0   *Houding en voorkomen abnormaal:* wanorde, slechte hygiëne, onmogelijk om een juiste houding in bed te behouden.

Motoriek
4   *Normaal motorisch gedrag:* normale bewegingen, coördinatie en activiteit, kan rustig uitrusten in bed. Normaal bewegen van de handen.
3   *Vertraagd of versneld (hyperactief) psychomotorisch gedrag:* overdreven rustig of weinig spontane beweging (handen/armen voor de borst gekruist of langs het lichaam) of hyperactief (op en neer, 'springerig'). Beven van de handen kan voorkomen.
2   *Verstoorde motorische bewegingen:* rusteloze of snelle bewegingen, abnormale handbewegingen (bijvoorbeeld plukken aan lakens), kan hulp nodig hebben bij doelgerichte handelingen.
1   *Abnormaal/storend gedrag:* trekken aan sondes, infusen of drains, over de rand van het bed kruipen, vaak doelloos handelen.
0   *Verminderde motoriek:* weinig bewegen tenzij gestimuleerd, afwerende bewegingen.

Figuur 9-1 De 'Neecham Confusion Scale' (vervolg)

Verbaal

4   *Kan op een normale manier spreken:* in staat een gesprek te voeren, kan een gesprek beginnen en onderhouden. Tweegesprek over een en hetzelfde (eventueel eenvoudig) thema is mogelijk, normale toon.

3   *Beperkte spraakmogelijkheden:* respons op verbale stimuli is kort en bondig. Spreekt nog duidelijk en verstaanbaar maar beperkt, toon kan abnormaal zijn, tempo kan vertraagd zijn.

2   *Spreekt abnormaal:* spreekt soms tegen zichzelf of spreekt wartaal. Geen echt tweegesprek mogelijk (alleenspraak/incoherent).

1   *Stoornissen in spraak/geluid:* veranderd geluid/toon. Murmelt onverstaanbaar, schreeuwt, vloekt of is abnormaal stil.

0   *Abnormale geluiden:* kreunen of andere storende geluiden. Geen gesproken taal meer.

Niveau 3: Fysiologische toestand

Fysiologische parameters

Opgemeten waarden:	Normaalwaarden:
_____ Temperatuur	(36-37 °C)
_____ Systolische BD	(100-160)
_____ Diastolische BD	(50-90)
_____ Pols:	(60-100)
regelmatig/onregelmatig	(omcirkel)
_____ Ademhaling	(14-22) (observeer gedurende 1 minuut)
_____ O_2-saturatie	(93 of hoger)
_____ Perioden van apnoe/hypopnoe aanwezig?	(0 = nee, 1 = ja)
_____ O_2-therapie voorgeschreven?	(0 = nee, 1 = ja maar niet gebruikt, 2 = ja en wel gebruikt)

Vitale functies (tel abnormale systolische BD en/of diastolische BD als één waarde, tel abnormale en/of onregelmatige polsslag als één waarde, tel apnoe en/of abnormale ademhaling als één waarde, tel abnormale temperatuur als één waarde)

---

2   BD, pols, temperatuur en ademhaling binnen de normale grenzen en pols is regelmatig.

1   Eén van bovenstaande waarden abnormaal.

0   Twee of meer van bovenstaande waarden abnormaal.

Zuurstofsaturatie

---

2   O_2-saturatie binnen normale grenzen (93 of hoger).

1   O_2-saturatie 90 t/m 92 of krijgt zuurstof toegediend.

0   O_2-saturatie 89 of lager.

Figuur 9-1 De 'Neecham Confusion Scale' (vervolg)

Incontinentie

2	Continent (behoud van controle over de blaas).
1	Incontinent voor urine in de laatste 24 uur, of heeft een condoomkatheter.
0	Is nu incontinent of heeft een urineverblijfssonde, of intermitterend katheteriseren, of heeft anurie.

Totale Neechamscore:

- 25-26 = risico van mentale stoornis
- Kleiner of gelijk aan 24 (= mentale stoornis) of bij een verschil van meer dan 2 punten tussen verschillende evaluatiemomenten: Evalueer CAM-criteria *(zie tabel 9-4).*

Bron: Neelon e.a. 1996.

Figuur 9-2 De Nederlandstalige versie van het diagnostische 'Confusion Assessment Method'-algoritme (CAM)

De vragen van de CAM worden beantwoord op basis van de observaties en het contact met de patiënt, bijvoorbeeld tijdens de verzorging.

1 Plotse aanvang en fluctuerend verloop
Deze informatie wordt meestal verkregen via een familielid of verpleegkundige en is aanwezig als de volgende vragen beide positief beantwoord worden.

a *Zijn er plotse (gaande van enkele uren tot enkele dagen) veranderingen waar te nemen in de mentale toestand van de patiënt?* ja/neen
Bijvoorbeeld: de familie van de patiënt vertelt u dat de patiënt de laatste twee dagen voor de opname slaperig was en verward taalgebruik toonde (terwijl dat voordien niet het geval was).
Bijvoorbeeld: een collega-verpleegkundige meldt u dat de (anders 's nachts rustige) patiënte de vorige nacht heel opgewonden was, steeds haar (overleden) echtgenoot riep, aan haar nachtkleding en lakens trok en niet wist waar zij was.

b *Is een fluctuatie in het (abnormale) gedrag van de patiënt tijdens het verloop van de dag waar te nemen (heeft de neiging om op te komen en weg te trekken, toe te nemen of af te nemen in ernst)?* ja/neen
Bijvoorbeeld: het ene moment kan de patiënt zich concentreren en de aandacht bij het gesprek houden, terwijl hij het andere moment moeite heeft zich te concentreren en niet passend op uw vragen antwoordt.
Bijvoorbeeld: het ene moment geeft de patiënt heldere en zinnige antwoorden, terwijl hij het andere moment nonsens vertelt (zijn verhaal houdt geen steek).
Bijvoorbeeld: het ene moment is de patiënt alert, terwijl hij erna weer heel slaperig is en heel snel in slaap valt.
Bijvoorbeeld: het ene moment weet de patiënt duidelijk dat hij in het ziekenhuis ligt, terwijl hij het andere moment ervan overtuigd is dat hij thuis is.
Bijvoorbeeld: het ene moment is de patiënt normaal actief, terwijl hij het volgende moment overactief is, voortdurend wriemelt in zijn bed, aan de lakens plukt, zijn houding in bed verandert enzovoort.

Figuur 9-2 De Nederlandstalige versie van het diagnostische 'Confusion Assessment Method'-algoritme (CAM) (vervolg)

---

2 **Aandachtsstoornis**
Dit symptoom is aanwezig wanneer de volgende vraag positief wordt beantwoord.
Heeft de patiënt het moeilijk om de aandacht erbij te houden, is hij vlug afgeleid of kan hij moeilijk bij het gesprek blijven? ja/neen
Bijvoorbeeld: u moet een vraag dikwijls herhalen omdat de aandacht van de patiënt voortdurend afdwaalt, niet omdat er gehoorsproblemen zijn.
Bijvoorbeeld: het is moeilijk contact te krijgen met de patiënt, het is heel moeilijk oogcontact te behouden.
Bijvoorbeeld: de patiënt blijft het antwoord van uw vorige vraag herhalen.
Bijvoorbeeld: de patiënt staart naar de tv. Bij aanspreken kijkt hij heel even naar u, maar dan staart hij weer verder naar de tv.

3 **Stoornissen in de gedachtegang**
Dit symptoom is aanwezig als de volgende vraag positief wordt beantwoord.
Verloopt het denkproces van patiënt ongestructureerd of incoherent zoals onsamenhangende en irrelevante conversatie, onduidelijke en onlogische gedachtegang, of het onvoorspelbaar veranderen van onderwerp (het 'van de hak op de tak springen')? ja/neen
Bijvoorbeeld: u vraagt aan de patiënt waarom hij opgenomen is in het ziekenhuis en hij antwoordt: 'Ik moet naar de Gele Steenstraat!'
Bijvoorbeeld: wanneer u aan de patiënt vraagt hoe groot hij is, antwoordt hij: 'Groot? Ik moet naar de Steenweg. Waar is het feest?'

4 **Bewustzijnsstoornis**
Dit symptoom is aanwezig bij ieder ander antwoord dan 'alert' op de volgende vraag.
Hoe zou u in het algemeen het bewustzijnsniveau van de patiënt inschatten? (alert = normaal; vigilant = hyperalert, reageert op het minste geluid of aanraking; lethargisch = slaperig, maar gemakkelijk wakker te maken; stuporeus = moeilijk wakker te krijgen; of comateus = niet wakker te krijgen).
Bijvoorbeeld: tijdens het stellen van vragen in een gesprek doezelt de patiënt in slaap.
Bijvoorbeeld: de patiënt reageert verrassend vlug op ieder geluid of aanraking. Zijn ogen staan wijdopen.

Vermoedelijk delirium = (1a of 1b) en 2 en (3 of 4)
Delirium = 1a en 1b en 2 en (3 of 4)

Bron: Inouye et al. 1990.

van 90,9% en een specificiteit van 92,8% gevonden (Milisen e.a. 2001). Hoewel deze resultaten aangeven dat de combinatie van de 'Neecham Confusion Scale' en het CAM-algoritme goed gebruikt kan worden door verpleegkundigen wordt verder onderzoek aanbevolen bij andere populaties (bijvoorbeeld chirurgische patiënten) en in andere settings (bijvoorbeeld buiten het ziekenhuis).

9.6 ETIOLOGIE: OORZAKEN EN RISICOFACTOREN

In de negentiende eeuw was al bekend dat een delirium wordt veroorzaakt door een fysiologische conditie in de hersenen (Lipowski 1990). Begin vorige eeuw beschreef Bonhoeffer in 1901 en 1911 dat de oorzaak van een delirium in het lichaam, buiten de hersenen lag (Lipowski 1990). Tot op heden is de exacte pathofysiologie van een delirium niet duidelijk. Een stoornis in het zuurstofmetabolisme van de hersenen die een verandering veroorzaakt in de cholinerge transmissie en zo de algemene hersenfunctie beïnvloedt, lijkt het mechanisme te verklaren (Francis 1992; Eikelenboom & Hoogendijk 1999). Oorzaken van hypoxie, zijnde een disbalans tussen zuurstofvraag en -aanbod in de hersenen, kunnen echter zeer divers zijn. Fysieke stress (bijvoorbeeld trauma of immobilisering), postoperatief rillen (bijvoorbeeld ten gevolge van hypothermie) en infecties (bijvoorbeeld urinewegen, longen, mond of voeten) zijn alle voorbeelden van een verhoogde zuurstofvraag, waarvoor vooral ouderen zeer gevoelig zijn. Een verminderde bloedtoevoer (bijvoorbeeld congestief hartfalen met verminderde cardiale output) is een voorbeeld van verminderde zuurstoftoevoer naar de hersenen. Inadequate zuurstoftoevoer kan eveneens het gevolg zijn van een te laag zuurstofgehalte in het bloed (hypoxemie, +/- anemie). Bijvoorbeeld respiratoir falen bij ouderen uit zich vaak niet met de gewone verschijnselen van dyspnoe of tachypnoe, maar met delirium. Hypoxemie komt bovendien vaak voor in de onmiddellijke postoperatieve periode, vooral 's nachts bij obese ouderen en na toediening van opiaten (Milisen 1999).

Hoewel meestal meerdere oorzaken gelijktijdig worden gevonden (George e.a. 1997; Rudberg e.a. 1997; Milisen 1999) wordt intoxicatie door medicatie aangehaald als meest voorkomende oorzaak en cruciaal element in de multifactoriële etiologie van delirium bij ouderen (Milisen 1999). Verder worden infecties, vocht- en elektrolytstoornissen, metabole stoornissen, pijn, nieuwvormingen, trauma en epilepsie als bijkomende oorzaken van delirium vermeld (Lipowski 1990; Foreman 1993; Rudberg e.a. 1997).

Niet iedere oudere loopt evenveel risico om delirant te worden wanneer hij bijvoorbeeld een urineweginfectie krijgt. Sommige ouderen hebben een verhoogde gevoeligheid voor delirium. Inouye e.a. (1993, 1996) onderscheiden predisponerende en precipiterende risicofactoren . Predisponerende factoren zijn factoren die al aanwezig zijn bij opname van een oudere in het ziekenhuis. Dit wordt ook wel de basale gevoeligheid genoemd. Precipiterende factoren zijn luxerende factoren die optreden tijdens de ziekenhuisopname. Dit worden ook wel de ziekenhuisgerelateerde factoren genoemd. Aangenomen wordt dat een hoge basale gevoeligheid gecombineerd met slechts een enkele luxerende factor tot een delirium kan leiden. Een lage basale gevoeligheid met een veelvoud van luxerende factoren zou eveneens tot een delirium leiden.

Diverse onderzoeken zijn gedaan naar het onderkennen van predisponerende en precipiterende risicofactoren bij ouderen (Schor e.a. 1992; Williams-Russo e.a. 1992; Inouye e.a. 1993 1996; Pompei e.a. 1994; O'Keeffe 1996; Eden e.a. 1998). De conclusie van deze onderzoeken is dat de sterkste risico's de al aanwezige factoren vóór de opname zijn. Uit vrijwel alle onderzoeken komt naar voren dat reeds bestaande cognitieve stoornissen (bijvoorbeeld de ziekte van Alzheimer) een ernstige risicofactor is voor het ontstaan van een delirium. Uit een overzichtsonderzoek van Elie e.a. (1998), waarbij onderzoeken uit de periode 1966-1995 werden bekeken, kwamen dementie, een leeftijd ouder dan tachtig jaar en ernstige ziekte bij opname (klinisch beoordeeld) als belangrijkste risicofactoren naar voren. Andere risicofactoren zijn de aanwezigheid van uitdroging, veel comorbiditeit, alcoholmisbruik, depressie of een visuele beperking. Ook ouderen die eerder een delirium doormaakten lopen een hoger risico dan anderen.

Inouye e.a. (1996) identificeerden vijf precipiterende factoren die het ontstaan van een delirium beïnvloeden. Deze factoren zijn: het gebruik van fixatiemiddelen, ondervoeding, toevoeging van drie of meer nieuwe medicijnen, aanwezigheid van een blaaskatheter en iatrogene complicaties. Vaak worden ook slaapdeprivatie, onbekende omgeving, frequente wisseling van kamer, gebrek aan ramen en stress genoemd. De invloed van de laatste factoren is echter niet wetenschappelijk bewezen.

9.7 BEHANDELING

De behandeling van delirium bestaat uit twee onderdelen: behandeling van de onderliggende oorzaken en behandeling van de symptomen van het delirium (APA 1999). De behandeling van de onderliggende oorzaak kan zeer divers zijn, variërend van de sanering van het medicatiegebruik, het voorschrijven van antibiotica, het toedienen van vocht of het corrigeren van biochemische ontregelingen. Hoewel deze behandeling wordt voorgeschreven door de arts moeten verpleegkundigen de verantwoordelijke arts elke verandering in de cognitieve toestand van de patiënt melden en interventies bespreken voor behandeling en eliminatie van mogelijke oorzaken (zie verpleegkundige leidraad, tabel 9-3).

De medische behandeling van deliriumsymptomen kan bestaan uit het voorschrijven van medicatie. In de gevallen waarin de psychotische verschijnselen zoals sterke overprikkeling, ernstige psychomotore onrust, of wanen en hallucinaties (die vaak hevige angst veroorzaken) op de voorgrond staan en wanneer de patiënt een gevaar voor zichzelf of de omgeving betekent, is het gebruikelijk de patiënt met een antipsychoticum te behandelen (bijvoorbeeld haloperidol). Gestart wordt met een lage dosis die geleidelijk wordt opgebouwd totdat het gewenste resultaat bereikt is. In plaats van tabletten kunnen druppels worden gebruikt en slechts in het uiterste geval wordt gebruikgemaakt van injecties (pijnlijk!). Door de veranderde farmacodynamiek bij ouderen kan de reactie op medicatie heftiger zijn dan verwacht. Hoge doseringen antipsychotica zijn dan ook ten sterkste af te raden omdat deze kunnen leiden tot een totale versuffing die enige dagen kan aanhouden (zie medicamenteuze behandeling, tabel 9-3). Verder zijn kortwerkende benzodiazepinen (lorazepam, oxazepam) nuttig bij het behandelen van angst en nachtelijke onrust (zie risicofactoren, tabel 9-3) en zijn ze de eerste keuze bij onthoudingsverschijnselen (bijvoorbeeld delirium ten gevolge van alcoholonthouding of medicatie met benzodiazepinen).

Tabel 9-3 Een verpleegkundige leidraad voor evaluatie van oorzaken en risicofactoren van delirium bij ouderen
Overleg met collega-verpleegkundige en arts. Documenteer interventies en respons van patiënt in het verpleegkundig patiëntendossier.

Medicatie

- Wees bedacht op polyfarmacie en veelvuldig medicatiegebruik waaronder: anticholinergica (antiparkinsonmiddelen: bijvoorbeeld Tremblex®, Akineton®, Disipal®, Artane®, Kemadrin®), tricyclische antidepressiva (bijvoorbeeld Redomex®, Prothiaden®), analgetica (opiaten: bijvoorbeeld Dipidolor®, Temgesic®), NSAID's (bijvoorbeeld Tilcotil®, Brufen®, Voltaren®, Feldene®), sedativa/hypnotica (benzodiazepinen: bijvoorbeeld Valium®, Xanax®, Loramet®, Temesta®), H_2-antagonisten (bijvoorbeeld Zantac®, Tagamet®, Logastric®, Losec®). Raadpleeg arts.
- Controleer abrupt stopzetten, abstinentie van thuismedicatie (sedativa/hypnotica), onthouding van alcohol en bespreek dit met arts. Raadpleeg arts over mogelijke behandeling met kortwerkende benzodiazepinen (bijvoorbeeld Temesta®, Serenase®).
- Controleer neveneffecten en interacties van medicatie (zie bijsluiter/compendium) en bespreek met arts dosisaanpassing of wijziging medicatie.
- Bij ondervoeding of verzwakte toestand: wees bedacht op laag serumalbumine ($<3,5$ g/dl) en gebruik van eiwitgebonden medicatie. Bespreek met arts een mogelijke dosisaanpassing.

Pijn

- Geriatrische patiënten geven pijn vaak niet aan. Vraag ernaar en observeer (non-)verbale uitdrukkingen.
- Dien preoperatief en gedurende eerste 72 uur postoperatief pijnmedicatie toe volgens vast schema (op regelmatige tijdstippen). Bouw daarna schema progressief af volgens behoefte van patiënt.
- Gebruik zoveel mogelijk analgetica op basis van paracetamol (bijvoorbeeld Dafalgan®, Prodafalgan®) en/of in combinatie met een zwak opiaat (bijvoorbeeld Contramal®) of gebruik een combinatiepreparaat (bijvoorbeeld Dafalgan codeïne®). Bespreek dit met arts.

Hypoxie

- Controleer afwijking in snelheid (>30/min of <10/min), diepte en kwaliteit van AH, cyanose, $PO_2 \leq 92\%$. Rapporteer aan arts en geef O_2 volgens voorschrift (cave hypocapnie en hypotensie), geef maximale Fowlerhouding.
- Controleer verschijnselen van pneumonie (AH-geluiden, sputum).
- Controleer hypothermie en postoperatief rillen. Normaliseer t° van patiënt (bijv. dekens).
- Wees bedacht op (nachtelijke) desaturatie tijdens de eerste drie dagen postoperatief. Geef 2 l O_2 via neusbril.
- AH-depressie (<10/min.) ten gevolge van opiaatintoxicatie (bijv. Dipidolor®). Raadpleeg arts over mogelijke behandeling met naloxon (bijv. Narcan®) als antidotum.

Dehydratie

- Controleer verschijnselen van: vochtopname ($<1^1/_2$ l H_2O/dag), vochtoutput (braken, diarree, koorts, zweten, hemorragie, lekkende wond, urine-output, droge mond en huidturgor, harde feces, serumalbumine (>5 g/dl).
- Stel vochtbalans op, laat patiënt regelmatig water drinken en bespreek behandeling van oorzaken zoals braken, diarree, overleg met arts. Wees bedacht op gebruik van diuretica.
- Hemorragie [Ht (v: $<37\%$, m: $<40\%$) en Hgb (v: <12 g/dl, m: <14 g/dl)]. Bespreek met arts bloedtransfusie.
- H_2O-tekort [Ht (v: $>47\%$, m: $>54\%$) en Hgb (v: >16 g/dl, m: >18 g/dl) en serum-Na$^+$ (>145 mmol/l)]. Bespreek met arts IV-toediening 5% dextrose in H_2O (≤2 ml/min + eventueel toevoeging van elektrolyten).
- H_2O- en Na$^+$-tekort [Ht (v: $>47\%$, m: $>54\%$) en Hgb (v: >16 g/dl, m: >18 g/dl) en serum-Na$^+$ (<135 mmol/l)]. Bespreek met arts IV-toediening 0,9% NaCl (≤2 ml/min).

Elektrolyten en metabole stoornissen

- Controleer afwijkingen van bloed- en urine-uitslagen en rapporteer/bespreek met arts.
- Controleer in het bijzonder volgende bloeduitslagen en bespreek mogelijke oorzaken met arts.
  Hyper-Na$^+$ (>145 mmol/l), door bijvoorbeeld te veel Na$^+$ via IV-vochttoeding of H_2O-verlies (koorts, braken, diarree) of te weinig H_2O-opname.
  Hypo-Na$^+$ (<135 mmol/l), door bijvoorbeeld diuretica of zie ook dehydratatie.

Tabel 9-3 Een verpleegkundige leidraad voor evaluatie van oorzaken en risicofactoren van delirium bij ouderen (vervolg)

Hypo-K^+ (<3,5 mmol/l), door bijvoorbeeld K^+-vrije IV-vochttoediening of K^+-arme voeding (weinig groenten en fruit) of niet-K^+-sparende diuretica (Hygroton®, Lasix®) of braken, diarree.
Hyperglykemie (polyurie, nausea, braken, droge mucosa, Kussmaulse ademhaling = snelle en diepe ademhaling, vlug geïrriteerd, serumglucose >184 mg/dl) en/of metabole acidose (pH <7,35, $PaCO_2$ <35 mmHg, HCO_3 <22 mmol/l).
Hypoglykemie (tachycardie, moeheid, zweten, serumglucose <60 mg/dl of lager dan normaal).
Uremie (>45 mg/dl) door nierinsufficiëntie. Cave toename creatinine (v: >1,10 mg/dl; m: >1.35 mg/dl).
Voedingsstoornis, waaronder vooral thiamine (vit. B_1)-deficiëntie (<70 mmol/l, cave alcoholabusus) en laag albumine (< 3,5 g/dl). Geef supplementair eiwit (bijv. Nutridrink®).

Infectie
- Wees bedacht op urinaire, respiratoire, mond- en voetinfecties.
- Plotse koorts (>38,5 °C), tachycardie, plotse hyperpnoe of tachypnoe, ademhalingsgeluiden, stijging WBC (>10×10⁹/l), stijging CRP (>0,8 mg/dl).
- Indien nodig vraag urine-, bloed- of sputumcultuur aan.
- Laat patiënt voldoende water (2 l/dag) drinken (tenzij contra-indicatie), zorg voor afkoeling bij koorts (bijvoorbeeld ijsapplicatie, Prodafalgan® IV of Dafalgan® P/O) en bespreek behandeling van oorzaken met arts.

Risicofactoren
- *Verstoord uitscheidingspatroon.* Geef vezelrijke voeding (20-30 g/dag) bij constipatie, voldoende water (2 l/dag), verhoog fysische activiteit, zorg voor normaal uitscheidingspatroon. Ga voorzichtig om met laxantia. Bij urine- en fecesincontinentie: stel een toiletschema op (geef bijvoorbeeld de bedpan of help patiënt op toiletstoel op regelmatige tijdstippen). Doe patiënt 's nachts doorslaapluier aan.
- *Immobiliteit.* Mobiliseer patiënt zo vlug mogelijk. Stel schema op voor actieve en passieve mobilisering.
- *Vreemde omgeving.* Moedig bezoek en hulp van een vertrouwd persoon in de zorg van de patiënt aan. Spreek patiënt aan met vertrouwde roepnaam. Geef uitleg over ziekenhuisroutines en -procedures. Gebruik hiervoor simpele bewoordingen en overlaad patiënt niet met informatie. Herhaal informatie indien nodig.
- *Sensorische stoornissen.* Wees bedacht op over- en onderstimulatie van patiënt. Controleer dagelijks bril (maak schoon) en gehoorapparaat (juiste toonsterkte) en moedig gebruik ervan aan.
- *Slaapstoornissen.* Activeer slaperige patiënten overdag zoveel mogelijk. Controleer en bespreek medicatieschema met arts in verband met nachtrust van patiënt (sedativa 's avonds, diuretica 's morgens, effectieve pijnbestrijding). Bij slapeloze/licht delirante patiënten (nachtelijke onrust, angst, sufheid en concentratiestoornissen overdag) bespreek met arts behandeling met een kortwerkende benzodiazepine zoals lorazepam (bijvoorbeeld Temesta® 1 mg nocte). Alternatieven: pipamperon (bijv. Dipiperon® 20-40 mg nocte) of clomethiazol (bijv. Distraneurine® 192-384 mg nocte) of trazodonhydrochloride (bijv. Trazolan® 50-200 mg/dag (2 à 3×) 1 × nocte).

Medicamenteuze behandeling
Bespreek het volgende schema met arts bij een ernstig delirium of wanneer de veiligheid/noodzakelijke therapie van de patiënt in het geding is!
- Basisprincipe: start met lage dosis, verhoog dosis langzaam en evalueer effect bij patiënt regelmatig.
- Start haloperidol (bijv. Haldol® 2,5-5 mg p/o of IM of traag IV) en herhaal indien nodig dosis iedere 30 minuten tot sedatie bereikt is.
- Stop bij een alerte, handelbare, niet-verdoofde patiënt.
- Bij onvoldoende effect kan eventueel lorazepam p/o of IV (bijv. Temesta®) 0,5-2 mg worden toegevoegd.
- De totale maximale dosis haloperidol = 20-30 mg/dag.
- Bij klinisch stabiele toestand medicatie op geleide hiervan afbouwen.
- Cave hypotensie en extrapiramidale stoornissen; parkinsonisme, acathisie (bewegingsonrust), acute dystonie.
- Contra-indicatie: ziekte van Parkinson.

9.8 VERPLEEGKUNDIGE INTERVENTIES

De behandeling van de symptomen van delirium zijn voornamelijk niet-medicamenteus. Deze interventies zijn gericht op de omgeving van en de interactie met de patiënt. De interventies die worden toegepast zijn veelal gebaseerd op ervaringsdeskundigheid. Er zijn op dit moment nauwelijks interventies waarover voldoende wetenschappelijke evidentie bestaat wat de werking ervan betreft. Cronin-Stubbs (1996) publiceerde in 1996 een uitgebreid overzicht naar alle onderzoeken die zich richten op interventies bij delirante patiënten. De volgende interventies werden nagegaan:

- consultatie door geriatrisch specialist/psychiater;
- pijnmedicatie;
- voorkomen van postoperatieve complicaties;
- omgevingsmanagement;
- interventieprogramma's gericht op oriëntatie, sensorische defecten en 'good patient care' (aansluiten op gewoonten en specifieke behoeften van de patiënt);
- medicatiemonitoring;
- stimulering urine-eliminatie;
- maximalisering ADL-activiteiten.

Geconcludeerd werd dat geen van de onderzoeken tot harde conclusies leidde. Dit is het gevolg van het ontbreken van een theoretisch kader, variatie in gebruikte criteria voor delirium, inconsistentie van de uitkomsten, gebruik van niet-valide instrumenten en onbetrouwbare methoden of de kleine populaties waarin het onderzoek plaatsvond. Ook Britton en Russell (1999) kwamen tot de conclusie dat een evidence-based richtlijn voor de behandeling van delirium nog niet mogelijk is op basis van het bestaand onderzoek.

Een recent, zeer uitgebreid onderzoek (Inouye e.a. 1999) bewees echter dat gestandaardiseerde interventies gericht op een zestal risicofactoren voor het ontwikkelen van een delirium een preventief effect hadden op het ontstaan van een delirium bij ouderen opgenomen op een algemeen medische afdeling. Deze interventies richten zich op de problematiek van bestaande cognitieve stoornissen (oriëntatieprotocol op de afdeling en cognitief stimulerende activiteiten zoals begeleide gesprekken voeren, geheugentraining, visuele en auditieve beperkingen (correct gebruikmaken van en stimuleren van het gebruik van visuele en auditieve hulpmiddelen) en het voorkómen van slaapdeprivatie (aanbieden van warme dranken en ontspannende muziek 's avonds, reductie omgevingsgeluid, reductie slaaponderbrekingen door onder andere herevaluatie van medicatieschema 's nachts), immobiliteit (zo snel mogelijk mobiliseren van oudere patiënt) en dehydratie (vroegtijdige detectie en stimulering orale inname dranken).

Een Vlaams onderzoek bij geriatrische heupfractuurpatiënten (Milisen 1999) waarbij eveneens een preventief protocol werd toegepast, leidde tot vermindering van de symptomatologie en duur van het delirium. In dit onderzoek werden alle verpleegkundigen bijgeschoold in verband met de deliriumproblematiek. Hun werd aangeleerd om op systematische wijze de cognitieve toestand van alle ouderen dagelijks te screenen aan de hand van de 'Neecham Confusion Scale' en het CAM-algoritme. Bij een storing in het cognitief functioneren van de patiënt kon daarbij een beroep worden gedaan op referentieverpleegkundigen 'delirium', alsook een geriatrieverpleegkundige of een geriatriespecialist. De referentieverpleegkundigen hanteerden daarbij de verpleegkundige leidraad zoals weergegeven in tabel 9-5. Tot slot werd ook een pijnprotocol ingevoerd (zie pijnprotocol in hoofdstuk 4 over postoperatieve pijn).

Bij de ontwikkeling van interventies kan men gebruikmaken van ervaringen bij patiënten die een delirante episode hebben doorgemaakt. De laatste jaren begint het onderzoek hiernaar op gang te komen. Lange tijd dacht men dat patiënten zich na herstel van een delirium niets meer kunnen herinneren over hun delirante episode. Uit bestaande onderzoeken (Andersson e.a. 1993; Laitinen 1996; Schofield 1997) kan echter worden geconcludeerd dat verpleegkundige interventies zich zouden moeten richten op het contact met de patiënt, omgeving, familie en de nazorg.

Zoals al eerder naar voren kwam kent een delirium meerdere verschijningsvormen. Het in kaart brengen van de symptomen en de specifieke gevolgen daarvan is van belang in relatie tot de interventies.

Hierna zullen de meest voorkomende problemen worden besproken. De interventies zijn gebaseerd op gegevens uit onderzoek gecombineerd met ervaringsdeskundigheid (APA 1999; Schuurmans & Van der Woude 2000).

In het algemeen is de benadering van de verpleegkundige van groot belang in de ervaring van de patiënt. Het gedrag van verpleegkundigen en anderen is van wezenlijke invloed op het gedrag van de delirante patiënt. Een geruststellende aanwezigheid is van belang om het gedrag van de patiënt niet te versterken en angst te voorkomen. In de Amerikaanse literatuur spreekt men van 'true presence' (Laitinen 1996) van de verpleegkundige: deze komt tot uitdrukking in de manier van spreken, aanraken, bewegen, zelfs in stilte. Op delirante patiënten heeft deze benadering het effect van rust, begrip en acceptatie. Patiënten beschrijven een gevoel van onthechting en bevreemding, de verpleegkundige kan door nabijheid dit gevoel verminderen.

In veel situaties kunnen patiënten hun situatie niet meer overzien als gevolg van bewustzijns- en concentratiestoornissen gecombineerd met cognitieve stoornissen. Dit veroorzaakt angst, die door de aanwezigheid van wanen en/of hallucinaties nog kan worden versterkt. De verpleegkundige zorg richt zich op het wegnemen van de angst en het bieden van steun en veiligheid aan de patiënt. Om dit goed te kunnen doen dient de verpleegkundige zich een beeld te vormen van datgene wat de angst veroorzaakt: is dat het verlies van grip op de situatie, of betreft het specifieke belevingen. Overleg met de familie kan hierover soms helderheid geven. In een casusverslag van Andersson e.a. (1993) werd aangetoond dat de verpleegkundigen het perspectief van een delirante patiënt (in dit geval de Tweede Wereldoorlog) niet herkenden en bijgevolg niet aansloten bij de belevingswereld van de patiënt op dat moment.

Wanneer er sprake is van wanen, hallucinaties of illusionaire vervalsingen is het zaak hierover geen discussie aan te gaan. De verpleegkundige gaat niet mee in de 'foute' waarneming maar toont wel begrip voor de gevoelens die de waarneming oproepen. Ook stelt de verpleegkundige zich op de hoogte van eventuele factoren die de waarneming versterken of verminderen.

Patiënten kunnen de omgeving en de gebeurtenissen heel anders waarnemen en interpreteren. Vaak is er sprake van een sensorische overdaad: patiënten gaven aan dat kleine geluiden of onbelangrijke voorvallen in hun verwarde geest een enorme betekenis kregen (Laitinen 1996). De verpleegkundige dient zich bewust te zijn van deze overgevoeligheid voor prikkels en waarnemingen. De omgeving van de patiënt moet daarom zo min mogelijk overtollige prikkels bevatten. Om prikkels optimaal te kunnen beoordelen is aandacht voor eventuele auditieve (gehoor-) of visuele (gezichts-) beperkingen van belang. Het ontbreken van prikkels kan een risico vormen bij een patiënt met een hypoalert delirium. De patiënt blijft dan in een toestand van versuffing. Het gebruik van een dagschema met vaste prikkels kan helpen het evenwicht te bewaren. Structuur in activiteiten en omgeving biedt de patiënt de mogelijkheid zich te concentreren zonder daarbij te worden afgeleid. Ook de aanwezigheid van een klok en enkele vertrouwde voorwerpen zoals een foto van een naaste bekende of een eigen dekbed bieden de patiënt houvast.

In de communicatie met de delirante patiënt is behalve de benadering de inhoud belangrijk. Te veel informatie of opdrachten ineens zijn voor een delirante patiënt niet te volgen. Aansluiting bij de cognitieve vermogens van dat moment maakt de situatie voor de patiënt een stuk eenvoudiger.

Als gevolg van agitatie maar ook als gevolg van apathie loopt een delirante patiënt risico op verwondingen. Veiligheid wordt in principe het beste gewaarborgd door de continue aanwezigheid van een vertrouwde persoon. Overleg met de familie hierover en het loslaten van vaste afdelingsbezoekuren ('rooming-in') kan in de acute situatie de beste oplossing bieden. Voordat men overgaat op immobiliserende maatregelen dienen alternatieve oplossingen te worden overwogen (zie ook hoofdstuk 19 over fixatie). Bij storend plukgedrag kan worden gedacht aan het fixeren van katheters en drains langs het lichaam van de patiënt zodat hij ze niet voelt of ziet. Bij sterke bewegingsdrang kan de stoel of het bed worden bekleed met zacht beschermingsmateriaal die de patiënt vrijwaart voor letsels. Het gebruik van een alarmmat en het verwijderen van 'gevaarlijk' materiaal uit de omgeving van de patiënt verdient aanbeveling. Ook dient onderzocht te worden welke factoren de agitatie of apathie mogelijk veroorzaken of versterken (bijvoorbeeld een volle blaas, obstipatie, pijn).

Wanneer de veiligheid alleen kan worden gewaarborgd door immobiliserende maatregelen dienen materiaal en zo nodig rustgevende medicijnen zorgvuldig te worden geselecteerd. Informatie aan familieleden, frequente controle van de patiënt en regelmatige evaluatie mogen niet ontbreken.

Tijdens een delirante episode is de patiënt niet in staat om zijn A D L-verrichtingen uit te voeren, voldoende vocht en voeding tot zich te nemen en zijn uitscheidingsfunctie te reguleren. De verpleegkundige ondersteunt de patiënt hierbij en monitort zijn toestand nauwgezet. Het bijhouden van een intake- en outputbalans kan hierbij een hulpmiddel zijn.

Omdat delirium een toestand is die veel angst kan oproepen is tijdige informatie aan de familie noodzakelijk. Uitleg over de toestand, de prognose en de bijdrage die de familie kan leveren aan het herstel dienen hiervan onderdeel te zijn. Aan te raden is om naast mondelinge informatie ook schriftelijke informatie te verstrekken.

Wanneer de patiënt herstellende is dient ook met hemzelf gesproken te worden over zijn delirante episode. Uitleg over de toestand en de oorzaak maakt voor de patiënt verwerking ervan mogelijk waardoor eventuele schaamtegevoelens worden weggenomen of verminderd.

9.9 BESLUIT

De afgelopen twintig jaar is er veel wetenschappelijk onderzoek verricht naar het delirium, onderzoek dat zich in het bijzonder heeft gericht op incidentie, oorzaken, gevolgen en diagnostiek van delirium. Wisselende terminologie, diagnostische criteria en meetmethoden beperken daarbij soms de onderlinge vergelijkbaarheid van de resultaten. Ook blijkt dat de onderzoeksresultaten nog maar beperkt hun weg vinden naar de klinische praktijk.

De rol van de verpleegkundige met betrekking tot het delirium ligt in preventie, symptoomsignalering en symptoomreductie. De wetenschappelijke kennis met betrekking tot preventie en symptoomsignalering is verder ontwikkeld dan de wetenschappelijke kennis met betrekking tot symptoomreductie. Het onderzoek naar de toepassing van interventies wordt veelal gehinderd door methodologische aspecten.

Uit dit hoofdstuk kan worden afgeleid dat implementatie van de tot nu toe bekende feiten met betrekking tot delirium prioriteit heeft. Daarnaast is het verder onderzoeken van het effect van verpleegkundige interventies zeer zinvol.

Casus 1

Mevrouw T., een 78-jarige weduwe, wordt met spoed in het ziekenhuis opgenomen omdat ze haar heup heeft gebroken. Mevrouw woont sinds een jaar in een verzorgingshuis. Het zelfstandig wonen ging niet meer als gevolg van een beginnende Alzheimer. Haar kortetermijngeheugen is zeer beperkt. Verder was zij tot aan haar val in een goede conditie en ze ging nog regelmatig met een van haar dochters buiten wandelen of winkelen. Mevrouw is in het verzorgingshuis gevallen toen ze uitgleed over een pasgeboende vloer. Zij wordt direct geopereerd onder lokale anesthesie. Na de operatie komt ze op de afdeling met een infuus, een blaaskatheter en een wonddrain. Een van haar dochters blijft verder de eerste dag in het ziekenhuis bij haar totdat ze gaat slapen.

De volgende ochtend is mevrouw wat angstig, ze weet niet waar ze is en wat er is gebeurd. Als de verpleegkundige haar vertelt dat ze is gevallen en haar heup heeft gebroken, is ze snel gerustgesteld. De eerste dag postoperatief verloopt verder zonder bijzonderheden. Tegen de avond echter wordt mevrouw T. onrustig. Ze roept om haar dochter en zit steeds rechtop in bed klaar om eruit te stappen. De verpleeg-kundige die haar probeert gerust te stellen merkt dat ze niet echt tot haar doordringt. Patiënte kijkt langs haar heen en het lukt nauwelijks om oogcontact te maken. Zij luistert niet en lijkt de verpleegkundige noch de ziekenhuiskamer te herkennen. Ze plukt aan de lakens en aan het infuus en maakt een onrustige indruk. De verpleeg-kundige maakt zich zorgen over de veiligheid van patiënte: zou ze dadelijk niet uit bed stappen en haar versgeopereerde heup forceren?

In overleg met een collega besluit de verpleegkundige om mevrouw in een fixatieband te leggen. In de loop van de avond en de nacht wordt patiënte steeds onrustiger. Ze is bang en roept de hele tijd. In een onbewaakt moment heeft ze de blaaskatheter met ballon verwijderd. Tegen de ochtend valt ze uitgeput in slaap. Die volgende morgen is mevrouw suffig en reageert nauwelijks op de dingen om haar heen. Wanneer haar dochter op bezoek komt schrikt ze erg van de toestand van haar moeder. Zij is boos op de verpleegkundigen die haar moeder hebben vastgebonden en ze vraagt zich af wat er met haar moeder aan de hand is.

Omdat de dochter duidelijk aangeeft haar moeder zo niet te kennen wordt nader onderzoek gedaan. Het blijkt dat mevrouw T. een ernstige urineweginfectie heeft. Waarschijnlijk had ze die al bij opname, maar de combinatie met de val, de operatie en de daaruit voortkomende bedrust heeft een delirium veroorzaakt. Er wordt een behandeling gestart met antibiotica en met een lage dosis antipsychotica om de deliriumverschijnselen wat te verminderen. De verpleegkundigen krijgen adviezen van de verpleegkundig consulent psychiatrie hoe zij de veiligheid van patiënte kunnen waarborgen zonder haar vast te binden.

Casus 2

Mevrouw B., een 81-jarige nog alleenwonende vrouw, wordt door haar huisarts met spoed aangemeld voor opname in het ziekenhuis. Ze gaat in een hoog tempo lichamelijk en geestelijk achteruit en de huisarts kan niet bedenken wat er met haar aan de hand is.

Mevrouw komt samen met haar kleindochter op de afdeling. Ze zit in een rolstoel en kijkt niet begrijpend om zich heen. De arts en een verpleegkundige nemen mevrouw en haar kleindochter mee voor het opnamegesprek. De verpleegkundige helpt mevrouw uit de rolstoel in een gewone stoel. Het valt de verpleegkundige op dat mevrouw erg wankel op haar benen staat en niet zo fris ruikt. Tijdens het hele gesprek blijft ze naar de grond staren, ze geeft nauwelijks antwoorden op vragen, wel zucht ze af en toe diep.

Haar kleindochter vertelt dat er tot ongeveer een week geleden niets aan de hand was. Mevrouw B. woont alleen in een benedenwoning in een oude Utrechtse buurt. Ze heeft daar al sinds haar huwelijk in 1942 gewoond, sinds 1963 is zij weduwe. Met haar twee zoons had ze niet zoveel contact, deze woonden ook niet dicht in de buurt. De kleindochter die vlakbij woont gaat zeker twee keer per week bij oma langs. Gewoon voor een kopje koffie en een praatje. Ze neemt dan altijd boodschappen mee zodat oma daarmee niet hoeft te sjouwen. Soms neemt ze oma mee met de auto om bijvoorbeeld bij familie op bezoek te gaan.

De laatste maanden had de kleindochter wel eens gemerkt dat oma wat vergeetachtig werd. 'Maar ja op haar leeftijd is dat toch niet zo vreemd.' Soms viel oma ook zonder verklaarbare reden. Naar een huisarts gaan wilde ze niet: 'ze heeft het niet zo op dokters'.

Vorige week was mevrouw B. niet goed geworden. Zeker een griepje had ze gedacht. Ze was in bed gebleven en had hulp van haar kleindochter afgewezen: 'ik red me wel'. Toen de kleindochter twee dagen later terug was gekomen had ze oma lusteloos in de stoel zittend aangetroffen. Ze reageerde nauwelijks en zag eruit alsof ze al dagen zo in de stoel zat, met haar haren onverzorgd en in haar ochtendjas. De kleindochter besloot oma een paar dagen in huis te nemen totdat ze wat zou zijn opgeknapt. Mevrouw B. leek dit best te vinden, ze reageerde nauwelijks maar ging wel mee met haar kleindochter. In diens huis aangekomen bleef ze ook maar wat apathisch voor zich uit staren en wilde niets eten of drinken. In de loop van de avond werd oma echter onrustig. Ze zat aan haar kleren te plukken en ze leek de omgeving niet te herkennen. Ze wilde naar huis. Haar kleindochter hielp oma in het logeerbed: ze moest eerst maar eens goed slapen. Morgen zou alles er anders uitzien.

De kleindochter vertelt dat ze de hele nacht geen oog dicht heeft gedaan en dat ze echt bang is geweest. Oma kwam steeds weer uit bed, stommelde door het huis en was nauwelijks aanspreekbaar. Nadat ze een flinke val maakte durfde de kleindochter haar niet meer alleen te laten. Oma was even later wel weer op de been en had alleen wat blauwe plekken. Ze reageerde agressief op haar kleindochter die haar wilde helpen. En waar de kleindochter haast nog meer van schrok was het feit dat oma zomaar haar plas liet lopen. Nou, dat was echt niets voor oma, die zou zich normaal vreselijk schamen mocht zoiets gebeuren. Maar nu niet, ze leek het niet eens te merken! 's Ochtends belde de kleindochter meteen de huisarts. Deze stelde vast dat mevrouw B. inderdaad ernstig in de war was en ze leek hem er ook lichamelijk niet zo best aan toe. Hij achtte het beter om oma in het ziekenhuis goed te laten nakijken voordat er nog meer ongelukken zouden gebeuren.

Na het opnamegesprek wordt mevrouw B. lichamelijk onderzocht door de arts. Het blijkt dat ze erg uitgedroogd is, een forse orthostatische hypotensie heeft en incontinent is. Psychisch zijn er ook diverse problemen: mevrouw heeft duidelijk aandachtsstoornissen, ze lijkt steeds weg te zakken, ze is gedesoriënteerd en zou dus 's nachts onrustig zijn. Als gevolg van dit alles is zij op dit moment niet in staat om voor zichzelf te zorgen.

Om de uitdroging op te heffen krijgt patiënte een infuus. De eerste nacht in het ziekenhuis trekt ze het infuus uit haar arm en is erg in de war. Zij weet niet waar ze is en loopt op de gang te roepen om haar kleindochter. Mevrouw reageert opstandig wanneer de verpleegkundigen haar weer naar bed willen brengen.

Op basis van het gedrag van mevrouw wordt duidelijk vastgesteld dat zij een delirium heeft. Deze diagnose wordt een paar dagen later definitief bevestigd. Vervolgens wordt verder onderzoek gedaan naar de oorzaak van de incontinentie. Er wordt een urinekweek afgenomen en uit de uitslag daarvan blijkt dat patiënte een blaasontsteking heeft.

LITERATUUR

American Psychiatric Association (APA). Diagnostic and statistical manual of mental disorders. 4th edition ed. Washington DC: American Psychiatric Association 1994.

American Psychiatric Association (APA). Practice guidelines for the treatment of patients with delirium. Am J Psychiatr 1999;156(5 supplement):1-20.

Andersson EM, Knutsson IK, Hallberg IR, Norberg A. The experience of being confused: a case study. Geriatr Nurs 1993;14(5):242-7.

Brady PF. Labeling of confusion in the elderly. J Gerontol Nurs 1987;13(6):29-32.

Britton A, Russell R. Multidisciplinary team interventions for delirium in patients with chronic cognitive impairment. Oxford: The Cochrane Library 1999.

Cronin-Stubbs D. Delirium intervention research in acute care settings. Ann Rev Nurs Res 1996:57-73.

Eden BM, Foreman MD, Sisk R. Delirium: comparison of four predictive models in hospitalized critically ill elderly patients. Appl Nurs Res 1998;11(1):27-35.

Eikelenboom P, Hoogendijk WJ. Do delirium and Alzheimer's disease share specific pathogenic mechanisms? Dement Geriatr Cogn Disord 1999;10(5):319-24.

Elie M, Cole MG, Primeau FJ, Bellavance F. Delirium risk factors in elderly hospitalized patients. J Gen Int Med 1998;13:204-12.

Farrel K, Ganzini L. Misdiagnosing delirium as depression in medically ill elderly patients. Arch Intern Med 1995;155:2459-64.

Folstein MG, Folstein SE, McHugh PR. 'Mini-mental State': a practical guide for grading the cognitive state of patients for clinicians. J Psychiatr Res 1975;12:189-98.

Foreman MD, Fletcher K, Mion LC, Simon L. Assessing cognitive function. Geriatr Nurs 1996;17 (5):228-32.

Foreman MD. Acute confusion in the elderly. Ann Rev Nurs Res 1993;11:3-30.

Francis J, Martin D, Kapoor WN. A prospective study of delirium in hospitalized elderly. JAMA 1990;263(8):1097-101.

Francis J. Delirium in older patients. J Am Geriatr Soc 1992;40:829-38.

George J, Bleasdale S, Singleton SJ. Causes and prognosis of delirium in elderly patients admitted to a district general hospital. Age Ageing 1997;26:423-7.

Godderis JL, Ven L Van de, Wils V. Handboek geriatrische psychiatrie. Leuven/Apeldoorn: Garant 1992.

Gustafson Y, Berggren D, Brännström B, Bucht G, Norberg A, Hansson LI, e.a. Acute confusional states in elderly patients treated for femoral neck fracture. J Am Geriatr Soc 1988;36:525-30.

Inaba-Roland KE, Maricle RA. Assessing delirium in acute care setting. Heart Lung 1992;21(1): 48-55.

Inouye SK, Bogardus ST, Charpentier PA, Leo-Summers L, Acampora D, Holford TR, e.a. A multicomponent intervention to prevent delirium in hospitalized older patients. N Engl J Med 1999;340(9):669-76.

Inouye SK, Charpentier PA. Precipitating factors for delirium in hospitalized elderly persons; a predictive model and interrelationship with baseline vulnerability. JAMA 1996;275(11):852-7.

Inouye SK, Dyck CHv, Alessi CA, Balkin S, Siegal AP, Horwitz RI. Clarifying confusion: the Confusion Assessment Method. Ann Int Med 1990;113(12):941-8.

Inouye SK, Rushing JT, Foreman MD, Palmer RM, Pompei P. Does delirium contribute to poor hospital outcomes. J Gen Int Med 1998;13:234-42.

Inouye SK, Viscoli CM, Horwitz RI, Hurst LD, Tinetti ME. A predictive model for delirium in hospitalized elderly medical patients based on admission characteristics. Ann Int Med 1993;119(6):474-80.

Inouye SK. Delirium in hospitalized older patients. Acute Hospital Care 1998;14(4):745-64.

Inouye SK. The dilemma of delirium: clinical and research controversies regarding diagnosis and evaluation of delirium in hospitalized elderly medical patients. Am J Med 1994;97:278-88.

Kolk R van der, Schuurmans MJ. Verwardheid. In: Achterberg T van, Eliens AM, Strijbol NCM, eds. Effectief Verplegen. Dwingeloo: Kavanah 1999.

Laitinen H. Patient's experience of confusion in the intensive care unit following cardiac surgery. Intens Crit Care Nurs 1996;12:79-83.

Levkoff SE, Evans DA, Liptzin B, Cleary PD, Lipsitz LA, Wetle TT, e.a. Delirium: the occurence and persistence of symptoms among elderly hospitalized patients. Arch Int Med 1992;152(2): 334-40.

Lewis LM, Miller DK, Morley JE, Nork MJ, Lasater LC. Unrecognized delirium in ED geriatric patients. Am J Emergency Med 1995;13(2):142-5.

Lipowski ZJ. Delirium: acute confusional states. Oxford: University Press 1990.

Marcantonio ER, Goldman L, Mangione CM, Ludwig LE, Muraca B, Haslauer CM, e.a. A clinical prediction rule for delirium after elective noncardiac surgery. JAMA 1994;271(2):134-9.

Mast R van der. Delirium after cardiac surgery, a prospective study [PhD]. Rotterdam: Erasmus University 1994.

McCarthy MC. Interpretation of confusion in the aged: conflicting models of clinical reasoning among nurses [PhD]. San Francisco: University of California. 1991.

Meagher DJ, O'Hanlon D, O'Mahoney E, Casey PR. The use of environmental strategies and psychotropic medication in the management of delirium. Br J Psychiatr 1996(168):512-5.

Milisen K, Abraham IL, Broos PLO. Postoperative variation in neurocognitive and functional status in elderly hip fracture patients. J Advanced Nurs 1998;27:59-67.

Milisen K, Haekens A, De Geest S, Abraham IL, Godderis J. Delirium bij gehospitaliseerde bejaarden. Een overzicht van de kenmerken en bruikbare meetinstrumenten voor de verpleegkundige praktijk. Verpleegkunde 1998;13(1):31-43.

Milisen K. An intervention study for delirium in elderly hip fracture patients [PhD]. Leuven: Katholieke Universiteit 1999.

Milisen K., Asnong K., Foreman M.D., Godderis J., Pelemans W. Effective detection of delirium by nurses: The combined use of the Neecham Confusion Scale and the Confusion Assessment Method. J Am Geriatr Soc 2001;49(4):S104.

Neelon VJ, Champagne MT, Carlson JR, Funk SG. The Neecham Confusion Scale: construction, validation, and clinical testing. Nurs Res 1996;45(6):324-30.

O'Keeffe ST, Ní Chonchubhair A. Postoperative delirium in the elderly. Br J Anaesth 1994;73:673-87.

O'Keeffe ST. Predicting delirium in elderly patients: development and validation of a risk-stratification model. Age Ageing 1996;25:317-21.

Palmateer LM, McCartney JR. Do nurses know when patients have cognitive deficits? J Gerontol Nurs 1985;11(2):6-16.

Pfeiffer E. A short portable mental status questionnaire for the assessment of organic brain deficit in elderly patients. J Am Geriatr Soc 1975;23:433-41.

Pompei P, Foreman M, Cassel CK, Alessi C, Cox D. Detecting delirium among hospitalized older patients. Arch Int Med 1995;155(3):301-7.

Pompei P, Foreman M, Rudberg MA, Inouye SK, Braund V, Cassel CK. Delirium in hospitalized older persons: outcomes and predictors. J Am Geriatr Soc 1994;42:809-15.

Rasmussen BH, Creason NS. Nurses' perception of the phenomenon confusion in elderly hospitalized patients. Vard i Norden 1991;21(11):5-12.

Rockwood K, Cosway S, Carver D, Jarret P, Stadnyk K, Fisk J. The risk of dementia and death after delirium. Age Ageing 1999;28:551-6.

Rockwood K, Cosway S, Stolee P, Kydd D, Carver D, Jarret P, e.a. Increasing the recognition of delirium in elderly patients. J Am Geriatr Soc 1994;42:252-6.

Rudberg MA, Pompei P, Foreman MD, Ross RE, Cassel CK. The natural history of delirium in older hospitalized patients: a syndrome of heterogeneity. Age Ageing 1997;26:169-74.

Rummans T, Evans J, Krahn L, e.a. Delirium in elderly patients: evaluation and management. Mayo Clinic Proc 1995;70:989-98.

Schofield I. A small exploratory study of the reaction of older people to an episode of delirium. J Advanced Nurs 1997;25:942-52.

Schor JD, Levkoff SE, Lipsitz LA, Reilly CH, Cleary PD, Rowe JW, e.a. Risk factors for delirium in hospitalized elderly. JAMA 1992;267(6):827-31.

Schuurmans MJ, Woude JA van der. Protocol Acuut Optredende Verwardheid (herziene druk). Utrecht: UMC, 2000.

Smith MJ, Breitbart WS, Platt MM. A critique of instruments and methods to detect, diagnose and rate delirium. J Pain Symptom Management 1995;10(1):35-77.

Tombaugh T, McIntyre N. The Mini-Mental State Examination: a comprehensive review. J Am Geriatr Soc 1992;40:922-5.

Treloar AJ, Macdonald AJD. Recognition of cognitive impairment by day and night nursing staff among acute geriatric patients. J Royal Soc Med 1995;88:196-8.

Vermeersch PEH. The Clinical Assessment of Confusion-A. Appl Nurs Res 1990;3(3):128-33.

Williams MA, Hooloway JR, Winn MC, Wolanin MO, Lawler ML, Westwick CR, e.a. Nursing activities and acute confusional states in hospitalized elderly patients. Res Nurs Health 1979;28(1):25-35.

Williams MA, Ward SE, Campbell EB. Confusion: testing versus observation. J Gerontol Nurs 1988;14(1):25-30.

Williams-Russo P, Urquhart BL, Sharrock NE, Charlson ME. Post-operative delirium: predictors and prognosis in elderly orthopedic patients. J Am Geriatr Soc 1992;40:759-67.

Yeaw EMJ, Abbate JH. Identification of confusion among the elderly in an acute care setting. Clin Nurs Specialist 1993;7(4):192-7.

Zou Y, Cole MG, Primeau FJ, McCusker J, Bellavance F, Laplante J. Detection and diagnosis of delirium in the elderly: psychiatrist diagnosis, Confusion Assessment Method, or consensus diagnosis? Int Psychogeriatr 1998;10(3):303-8.

10 Depressie bij gehospitaliseerde ouderen

E. Vandevelde, K. Milisen, E. Steeman, J. Godderis

Samenvatting

Depressie wordt onvoldoende gediagnosticeerd in de gehospitaliseerde geriatrische populatie. Onbehandelde depressie geeft kans op een verhoogde morbiditeit en mortaliteit. Kennis over de kenmerken en risicofactoren van depressie is een voorwaarde voor het adequaat kunnen vaststellen van depressie bij geriatrische hoogrisicopatiënten. In dit hoofdstuk wordt een overzicht gegeven van de specifieke klinische karakteristieken van depressie bij geriatrische gehospitaliseerde patiënten. De 'Geriatric Depression Scale', een speciaal voor geriatrische patiënten ontworpen zelfbeoordelingsschaal, wordt uitgebreid besproken.

Leerdoelen

Na bestudering van dit hoofdstuk kan de lezer:
- de kenmerken van depressie bij gehospitaliseerde ouderen opsommen en herkennen;
- de oorzaken en risicofactoren voor depressie noemen;
- de voor- en nadelen van de besproken depressieschalen weergeven;
- gegevens over de patiënt verzamelen die nodig zijn voor individuele beoordeling van de depressieve gemoedstoestand van een gehospitaliseerde oudere door rechtstreekse ondervraging van patiënt en familie.

10.1 INLEIDING

Depressie bij gehospitaliseerde ouderen is een veelvoorkomend probleem dat in de gezondheidszorg nog onvoldoende wordt onderkend. Alhoewel de prevalentie van depressie bij de niet-gehospitaliseerde oudere populatie (leeftijdspreiding: 70-102) vergelijkbaar is met de jongere populatie (leeftijdspreiding: 20-39; 1-2% voor depressie in engere zin; 2% voor dysthymie of de lichtere vorm) is de prevalentie van depressie bij de gehospitaliseerde geriatrische patiënten hoger vergeleken met de niet-gehospitaliseerde ouderen (Koenig e.a. 1991; Kurlowicz 1994). De prevalentie van depressie bij geriatrisch gehospitaliseerde patiënten varieert van 1% tot 30% en de incidentie bedraagt 20% tot 50% (Koenig e.a. 1992; Kok e.a. 1992; Kurlowicz 1994; Meldon e.a. 1997). Deze cijfers geven aan dat opname in een ziekenhuis een belang- rijke risicofactor is bij de ontwikkeling van een depressie in deze patiëntengroep (Dreyfus 1988). De grote spreiding in prevalentie- en incidentiecijfers is het gevolg van verschillen in gebruikte onderzoeksmethoden en in de onderzochte patiënten- groepen (Kok e.a. 1992).

Depressie is een van de belangrijkste psychiatrische stoornissen in de oudere populatie. Nochtans blijft deze aandoening bij ouderen vaak onbehandeld (Koenig e.a. 1988; Kurlowicz 1993). Onbehandelde depressie heeft nadelige gevolgen in de da- gelijkse activiteiten van de oudere: de ziekte interfereert met het denken, slapen, eten en de sociale contacten. Ze leidt tot verminderde mobiliteit, invaliditeit en pijn en gaat gepaard met een verlengde opnameduur en een verhoogd aantal heropnamen in vergelijking met wat bij een niet-depressieve gehospitaliseerde geriatrische populatie kan worden vastgesteld (Koenig e.a. 1989; Zisook 1996).

Depressie is tevens een risicofactor voor therapieontrouw en kan het herstel op een negatieve wijze beïnvloeden. Daarbij is er een verhoogde mortaliteit bij de- pressieve ouderen zowel tijdens de hospitalisatie als daarbuiten in vergelijking met jongere depressieve en oudere niet-depressieve populaties. Zelfdoding is waarschijn- lijk de grootste oorzaak van deze hoge mortaliteit bij depressieve ouderen (Zisook 1996). Deze ernstige gevolgen kunnen worden voorkomen indien de stoornis snel wordt ontdekt. Depressie is namelijk een vrij goed te behandelen psychiatrische stoornis zoals blijkt uit een studie van Koenig e.a. (1996): bij 60% tot 80% van de depressieve ouderen was er een goede respons op de behandeling. In hetzelfde onderzoek vertoonde 80% van de ouderen geen depressieve symptomen meer na zes tot achttien maanden na medicamenteuze behandeling.

Bij het stellen van een diagnose van depressie bij gehospitaliseerde ouderen spelen verpleegkundigen een waardevolle rol doordat zij zich in hun dagelijks contact met de patiënt een goed beeld kunnen vormen van de stemmingstoestand van de patiënt. Toch blijkt het oordeel van verpleegkundigen niet steeds accuraat te zijn bij de detectie van depressie. In de studie van Jackson en Baldwin (1993) was de sensitiviteit, oftewel het percentage van patiënten dat door de verpleegkundigen als depressief werd beoordeeld en het ook concreet was, 38%. De specificiteit die het percentage aanduidt van patiënten dat door de verpleegkundigen als niet-depressief bevonden werd en concreet ook niet depressief was, bedroeg 79%. Deze geringe diagnostische waarde van het verpleegkundig oordeel is waarschijnlijk het gevolg van een on- toereikende kennis van de depressieve symptomatologie en de complexiteit van het depressieve ziektebeeld bij gehospitaliseerde ouderen.

De symptomen bij depressie worden klassiek in drie clusters ingedeeld: 1 affectieve symptomen (onder andere depressieve gemoedstoestand en verlies van interesse of plezier), 2 cognitieve symptomen (onder andere vermindering van het vermogen om te denken) en 3 somatische symptomen (onder andere vermoeidheid en slapeloosheid). De specifieke diagnostische waarde van de somatische stoornissen bij gehospitaliseerde ouderen voor het diagnosticeren van depressie is laag omdat ze ook vaak bij niet-depressieve ouderen en somatisch zieke patiënten worden gezien (Agrell & Dehlin 1989). Daarom vinden sommige clinici dat er meer waarde moet worden gehecht aan de psychologische (affectieve en cognitieve) symptomen van depressie, vooral bij een populatie van somatisch zieke oudere patiënten (Zisook 1996). Een ander probleem dat optreedt bij het stellen van een correcte diagnose is het taboe rond mentale stoornissen dat bij ouderen aanwezig is, wat hen er in sterke mate van weerhoudt om depressieve gevoelens mee te delen aan hun arts of verpleegkundige. Klachten uit de psychische sfeer worden hier in de regel gesomatiseerd. Om deze redenen is het belangrijk dat de verpleegkundige vertrouwd is met de tekens en symptomen van depressie bij de geriatrische patiënt (Reynolds 1995).

Om als verpleegkundige op een adequate manier de depressie te identificeren dient men een aantal stappen te ondernemen die systematisch worden opgevolgd. Kurlowics e.a. (1999) hebben een verpleegkundig protocol uitgewerkt voor het beoordelen van de depressieve gemoedstoestand van de oudere patiënt. Hierbij worden de risicopatiënten opgespoord, de meest adequate meetinstrumenten gebruikt, een zo volledig mogelijk individueel beeld van de depressieve gemoedstoestand van de patiënt gevormd en daarbij de mogelijke therapeutische interventies gepland.

In dit hoofdstuk wordt ingegaan op het identificeren van depressieve patiënten in de verpleegkundige praktijk. Er wordt een eenduidig overzicht gegeven van de kenmerken en klinische symptomen van depressie bij ouderen met een somatische aandoening. Tevens worden verschillende parameters aangehaald die de verpleegkundige kan raadplegen bij het beoordelen van de stemming van de oudere, namelijk de oorzaken en de risicofactoren in een geriatrische populatie voor het doormaken van depressie, instrumenten voor het meten van de depressieve gemoedstoestand en sociale factoren die rechtstreeks bevraagd kunnen worden om de ernst van de depressiviteit te beoordelen. Verpleegkundigen krijgen hierdoor een duidelijk beeld van depressie waardoor zij op een efficiënte manier de stoornis kunnen vaststellen en doorgeven aan de arts. Verder psychiatrisch onderzoek kan de verpleegkundige observatie verfijnen.

10.2 KENMERKEN VAN DEPRESSIE BIJ GEHOSPITALISEERDE OUDEREN

Verouderen gaat gepaard met de aanpassing aan een veranderde levensstijl. Het bereiken van de pensioenleeftijd, een verlaagd inkomen, het eventueel verlies van partner en fysieke gezondheidsproblemen kunnen een zware impact hebben op de psychische draagkracht van de ouder wordende persoon. Depressie wordt daarom te vaak als een normale reactie beschouwd bij oudere patiënten. Toch zullen deze problemen bij psychisch gezonde ouderen niet *de facto* leiden tot een depressieve stoornis (Steiner & Marcopulos 1991).

Men kan stellen dat een oudere persoon lijdt aan depressie wanneer hij klaagt over multipele vage somatische stoornissen, zoals benauwdheid, irritatie, slaapstoornissen, vermoeidheid, zwakte en aan gevoelens van hopeloosheid, hulpeloosheid en schuld ten prooi valt. Een verlaagd concentratievermogen, besluiteloosheid, een tekort aan motivatie en vooral interesseverlies in het leven of in activiteiten die vroeger een bron van interesse en lust waren, zijn kenmerkend voor een depressieve oudere (Valente 1994). Een typisch kenmerk bij depressieve ouderen is verder het weigeren van voedsel en medische voorschriften. Dit laatste kan extreme vormen aannemen zodat dit aanleiding kan geven tot passieve suïcide (Beck, Koenig & Beck 1998). Depressie wordt verder gekenmerkt door een constant negatief denken. Dit wordt geïllustreerd in de casus van mevrouw J. (p. 220) en het schema van Dreyfus (1988) (tabel 10-1). Dit schema omvat niet alle depressieve symptomen, maar dient alleen als een hulpmiddel om het gedrag dat het gevolg is van de depressieve stoornis beter te begrijpen. Het schema kan bruikbaar zijn in de verpleegkundige praktijk om depressie bij gehospitaliseerde ouderen te herkennen.

Depressie wordt onderverdeeld volgens verschillende classificatiemethoden. De meest gebruikte indeling is die van de 'Diagnostic and Statistical Manual of Mental disorders-IV' (DSM-IV; APA 1994). De DSM-IV maakt ten aanzien van depressie een onderscheid tussen: 'depressie in engere zin' ('major depressive disorder), 'dysthymie' en 'depressie niet anders gespecificeerd' ('depression not otherwise specified, DNOS). Ook wordt een aantal specifieke termen uitgewerkt om de diagnose te verfijnen, waaronder milde, gematigde, ernstige depressie zonder psychotische kenmerken en melancholie. Gebruikmakend van deze termen kan de diagnostische specificiteit en de predictie van de prognose worden verhoogd (APA 1994). Voor een meer uitgebreide bespreking van deze specifieke termen wordt verwezen naar de DSM-IV (APA 1994). In de context van dit hoofdstuk wordt enkel dieper ingegaan op de onderverdeling van depressie zoals deze in de DSM-IV wordt gehanteerd. Daarnaast worden drie vormen van depressie aangehaald die volgens Godderis e.a. (1992) meer aandacht moeten krijgen bij depressieve ouderen aangezien ze vaak aanleiding geven tot misdiagnosen. Deze vormen bestaan uit de somatisch 'gemaskeerde' depressie, het 'niet-dementieel depressief deficitair syndroom' en de psychotische depressie.

Tabel 10-1 Depressieve symptomen en verpleegproblemen bij ouderen

Symptomen van depressie	Gedrag	Voorbeelden van negatieve gedachten
Verminderde energie, motivatie en interesse	Verminderd zelfzorgvermogen; weigert taken te doen die fysieke kracht vergen. Vraagt het personeel om de totaalzorg over te nemen wanneer dit medisch gezien niet noodzakelijk is; sociale isolatie.	Ik zal deze oefeningen nooit kunnen uitvoeren. Ik ben te ziek om mezelf te wassen. Laat me alleen, ik wil enkel rust.
Frequente somatische klachten	Gebruikt frequent het patiëntenalarm. Veelvuldige somatische klachten die ondanks verpleegkundige interventies niet afnemen.	Niemand komt wanneer ik bel. Indien ze enkel mijn rugklachten genazen, zou ik in orde zijn.
Verminderde eetlust	Weigert voedsel en drank of eet inadequaat; mogelijk behoefte aan TPN of sondevoeding.	Ik heb gewoon geen honger. Laat me met rust. Wat is het nut van te eten, ik ga toch nooit genezen.
Voortdurende cognitieve achteruitgang	Verliest vertrouwde voorwerpen, maar behaalt goede scores op het 'Mental Status Exam' met betrekking tot het kort geheugen. Geeft 'ik weet het niet' antwoorden	Ik verlies mijn verstand. Ik zal wel 'seniel' zijn, nu ze mij in een tehuis plaatsen.
Kritisch en jaloers op anderen	Bekritiseert het personeel en familie. De patiënt roept steeds om de verpleegkundige wanneer deze met andere patiënten bezig is.	Niemand houdt van mij. Ik zou mijn ouders nooit op deze manier behandelen.
Verminderde concentratie en besluiteloosheid	Kan zijn gedachten niet bij het gesprek houden, vooral bij patiënteneducatie. Heeft moeilijkheden met het nemen van beslissingen.	Ik kan al deze vragen niet meer aan, ik wou dat ik thuis was. Ik weet niet meer wat de verpleegkundige vertelde – zo veel woorden.
Verlies van zelfrespect, verminderde interesse voor levensverrichtingen	Patiënt verwaarloost het uiterlijk, kamt de haren niet,... Patiënt heeft geen positieve gevoelens m.b.t. zijn/haar leven, hobby's, werk, huwelijk.	Ik ben een mislukkeling. Mijn leven heeft geen zin. Wat is het nut van nog eens te proberen. Ik zal me nooit meer gezond voelen.

Bron: Dreyfus 1988.

10.2.1 Depressie in engere zin

'Depressie in engere zin' of de ernstige vorm van depressie wordt als diagnose gesteld indien er één ('single episode') of meerdere ('recurrent') 'depressieve episoden in engere zin' voorkomen. De depressieve onderstemming is in dit geval pervasief, persisteert gedurende het grootste deel van de dag en dit gedurende een tijdvak van minstens twee weken. Tabel 10-2 (punt A) beschrijft de negen belangrijkste criteria om de diagnose van een 'depressieve episode in engere zin' te stellen (APA 1994). Meer in het bijzonder dient het eerste (depressieve gemoedstoestand) of het tweede criterium (verlies aan interesse of plezier in bijna alle activiteiten), samen met vier bijkomende criteria (tabel 10-2, punt A), aanwezig te zijn vooraleer men bij de patiënt

Tabel 10-2 DSM-VI criteria voor een depressieve periode in engere zin

A	Criterium 1 of 2 moet zeker aanwezig zijn, samen met vier van de criteria 3 tot en met 9 en dit gedurende twee weken.

1	Depressieve gemoedstoestand
2	Opvallend verlies van interesse of plezier in de dagelijkse activiteiten
3	Ernstige eetlustveranderingen
4	Insomnia of hypersomnia
5	Psychomotorische veranderingen
6	Vermoeidheid of verlies van energie
7	Gevoelens van waardeloosheid/schuldgevoelens
8	Vermindering van het vermogen om te denken of zich te concentreren/besluiteloosheid
9	Terugkerende gedachten aan de dood

B	De symptomen mogen niet voldoen aan de criteria van 'gemengde episoden'.
C	De symptomen veroorzaken ongemak of belemmeren het sociaal functioneren, het uitoefenen van het beroep en andere functioneringsgebieden.
D	De symptomen zijn niet het gevolg van directe fysiologische reacties op inname van geneesmiddelen of op een veralgemeende medische stoornis.
E	De symptomen zijn niet te wijten aan rouw. Zo kunnen bijvoorbeeld de symptomen na verlies van een geliefde langer dan twee maanden blijven duren, of worden gekenmerkt door functionele verzwakking, morbide preoccupatie gepaard gaande met een gevoel van waardeloosheid, zelfdodingsgedachten, psychotische symptomen of psychomotorische achterstand.

Bron: The American Psychiatric Association 1994.

kan spreken van een 'depressieve episode in engere zin'. De criteria voor het vaststellen van depressie zoals beschreven in DSM-IV (APA 1994) worden hieronder nader gespecificeerd.

Een persoon met een *depressieve gemoedstoestand* (eerste criterium) heeft te kampen met een triest, hopeloos, ontmoedigd of zelfs geïrriteerd gevoel. Dit gevoel wordt vaak ontkend, maar kan door middel van een interview of door observaties van de mimiek en het gedrag aan het licht worden gebracht. Het *verlies van interesse in de dagelijkse activiteiten* (tweede criterium) komt het meest tot uiting in de verminderde aandacht die wordt besteed aan hobby's en het zich sociaal terugtrekken. Uit de casus (p. 220) blijkt dat mevrouw J. zich volledig afsloot van haar vrienden met wie ze vroeger regelmatig kaartte. Het derde criterium, *ernstige eetlustveranderingen*, kan in beide richtingen optreden (zowel gewichtstoename als gewichtsafname). *Slaapstoornissen* (criterium 4), dat wil zeggen zowel slapeloosheid (initieel, midden in de nacht en terminaal) als toegenomen slaperigheid, zijn vaak de redenen waarom een depressieve persoon hulp zoekt. *Psychomotorische veranderingen* (criterium 5) bevatten psychomotorische retardatie (vertraagd spreken, denken en langzame bewegingen) en/of onrust, hetgeen zich uit in onder andere de onmogelijkheid tot stilzitten, het plukken aan de kleren, handen wringen, enzovoort. Het *verlies van energie* (criterium 6) zorgt ervoor dat zelfs routinehandelingen zoals zichzelf wassen en kleden een grote hoeveelheid kracht vergen van de persoon. Een *gevoel van waardeloosheid* (criterium 7) kan zelfs zover gaan dat de depressieve persoon elke tegenslag aan zichzelf gaat toeschrijven en lijdt aan een overdreven verantwoordelijkheidsgevoel. Het achtste criterium voor 'depressie in engere zin' is belangrijk bij oudere patiënten, het beschrijft namelijk *het verzwakte concentratievermogen en de besluiteloosheid* van de depressieve persoon. Deze stoornis kan bij ouderen zeer sterk op de voorgrond staan en kan gemakkelijk (doch onterecht) aan een dementiesyndroom doen denken. In de casus van mevrouw J. blijken ook geheugen- en concentratiestoornissen aanwezig te zijn. Zo antwoordt zij regelmatig met 'ik weet het niet' en geeft ze de indruk te lijden aan geheugenverlies. Het laatste criterium, namelijk *gedachten over de dood*, komt vaak voor. Dit gaat uit van de overtuiging dat anderen gelukkiger zouden zijn zonder de depressieve persoon (mevrouw J.: 'Niemand zal mij missen.') tot het smeden van concrete plannen tot zelfdoding en inzake de wijze waarop deze kan worden voltrokken.

Bij het stellen van de diagnose 'depressie in engere zin' volgens de DSM-IV-criteria mogen geen schizofrene of psychotische symptomen aanwezig zijn bij de depressieve oudere (tabel 10-2, punt B). Deze criteria kunnen bij ouderen een probleem vormen omdat psychotische kenmerken veel manifester aanwezig kunnen zijn (Godderis e.a. 1992). Hier wordt in een volgende paragraaf verder op ingegaan. De patiënt moet ook beperkingen in het sociaal functioneren ervaren (tabel 10-2, punt C) en de symptomen van depressie mogen niet het gevolg zijn van een directe fysiologische reactie op geneesmiddelengebruik of een bepaalde ziektetoestand (tabel 10-2, punt D). De depressieve stoornis is tevens niet te wijten aan een recent verlies van een geliefde (tabel 10-2, punt E) (APA 1994).

Het verloop van 'depressie in engere zin' varieert sterk. Na een eenmalige 'depressieve episode in engere zin' bestaat er een kans van 50-60% op het voorkomen van een tweede episode. Een depressieve episode kan, indien niet behandeld, minstens zes maanden tot zelfs jaren duren (APA 1994). Deze criteria werden niet specifiek opgesteld voor een oudere depressieve populatie. Dreyfus publiceerde in 1988 een lijst met symptomen specifiek voorkomend bij een geriatrische depressieve populatie (tabel 10-3). Deze kan als een aanvulling van de DSM-IV-criteria beschouwd worden. De meest voorkomende symptomen uit de DSM-IV-criteria bij gehospitaliseerde ouderen zijn volgens Koenig e.a. (1991): psychomotorische agitatie of retardatie (90%), verminderde concentratie (80%), slapeloosheid (70%) en vermoeidheid (70%).

Tabel 10-3 Nevenverschijnselen die regelmatig voorkomen bij geriatrische patiënten

- Schuldgevoelens
- Veranderingen in eetlust
- Verminderd gevoel van eigenwaarde
- Negatieve perceptie van de eigen verwezenlijkingen
- Afgunstig/kritisch tegenover anderen
- Somatische klachten
- Sociale isolatie
- Verlies aan motivatie
- Constipatie

Bron: Dreyfus 1988.

10.2.2 Dysthyme stoornis

De dysthyme stoornis is een lichtere vorm van depressie waarbij de psychische, fysieke en sociale functies, in mindere mate dan bij de depressie in engere zin, worden belemmerd. De diagnose wordt gesteld indien een depressieve gemoedstoestand gedurende twee jaar aanwezig is en dit over de gehele dag, meer dagen wel dan niet. Minstens twee van de volgende symptomen moeten voorkomen: problemen met de eetlust en slaap, laag energieniveau, laag zelfbeeld, zwak concentratievermogen of besluiteloosheid en gevoelens van hopeloosheid (APA 1994; Zisook 1996). Deze diagnose kan alleen worden gesteld indien de symptomen gedurende twee jaar aanwezig zijn en er gedurende die periode geen 'depressieve episode in engere zin' plaatsvond.

Het is moeilijk een onderscheid te maken tussen een 'depressie in engere zin' en een dysthyme stoornis aangezien beide ziektebeelden dezelfde symptomen delen. De differentiële diagnose wordt gesteld door de aanvang, de duur, de volharding en de ernst van de depressieve stoornis te beoordelen. Dit is niet steeds gemakkelijk gezien deze evaluatie retrospectief moet plaatsvinden (APA 1994). Dysthymie wordt vastgesteld wanneer er gedurende twee jaar geen 'depressieve periode in engere zin' werd doorgemaakt. Indien dat wel het geval is spreekt men van 'depressie in engere zin van het chronische type'. Na het doormaken van een dysthyme stoornis (twee jaar) kan er steeds een 'depressie in engere zin' optreden (APA 1994).

10.2.3 Depressieve stoornis niet nader gespecificeerd

Depressieve stoornis niet nader gespecificeerd bevat depressieve kenmerken die niet voldoen aan de diagnose 'depressie in engere zin', dysthymie of andere gemengde ziektebeelden (bipolaire stoornissen, bijvoorbeeld manische depressie). Voorbeelden hiervan zijn de milde depressieve stoornis en de postpsychotische depressieve stoornis bij schizofrenie. De milde vorm moet aan twee tot vier van de items van 'depressie in engere zin' voldoen (tabel 10-2, punt A) en gedurende minstens twee weken aanwezig zijn. Ook moeten de andere kenmerken van 'depressie in engere zin' die vermeld werden in tabel 10-2 (punten B, C, D en E) voorkomen (APA 1994; Beck & Koenig 1996). Volgens Koenig e.a. (1991) komt deze vorm bij ouderen frequenter voor dan depressie in engere zin.

10.2.4 Somatisch 'gemaskeerde' depressie

Depressieve klachten bij een oudere patiënt kunnen worden overschaduwd door problemen vanuit de somatische sfeer. In dit geval wordt de depressieve grond- stemming (eerste criterium van de DSM-IV) gemaskeerd door vage lichamelijke klachten zoals moeheid, zwaktegevoel, rugpijn, abdominale pijn, enzovoort. De reden voor deze somatisering van de klachten werd reeds aangehaald: namelijk de taboe- sfeer bij ouderen wat betreft het 'geestelijk ziek zijn' (Godderis e.a. 1992). Daarbij zijn geriatrische patiënten vaak meer vertrouwd met het uiten van lichamelijk ongemak dan psychisch lijden (Steeman e.a. 1995).

10.2.5 Niet-dementieel depressief deficitair syndroom

Het is bij ouderen vaak moeilijk een onderscheid te maken tussen een beginnen- de dementie en een depressief syndroom waarbij cognitieve disfuncties (verlies aan interesse, concentratiemoeilijkheden, geheugenstoornissen en dergelijke) voorko- men. Deze stoornissen kunnen dermate aanwezig zijn dat er aan de criteria van dementie voldaan wordt en er dus een verkeerde diagnose wordt gesteld (Godderis e.a. 1992; APA 1994; Steeman e.a. 1995; Zisook 1996). De karakteristieken van de cognitieve stoornissen bij *aanvang* van de ziektetoestand helpen beide van elkaar te onderscheiden (Godderis e.a. 1992). De cognitieve stoornis ontwikkelt zich bij de- pressieve ouderen subacuut (weken) en bij de dementerende patiënt eerder langzaam en verraderlijk ongemerkt (maanden).

De *zelfzorg* is bij ouderen met het depressief deficitair syndroom sterk ver- minderd, bij ouderen met een dementiesyndroom resulteert dit eerder in een ge- brekkige omgang met bijvoorbeeld kleding. De *gedachtestroom* verloopt bij depressieve patiënten vertraagd, bij dementerende ouderen is deze soms versneld en is hun denken vaak gekenmerkt door een zekere uiteenlopendheid. De *aandacht* is vaak verminderd bij depressieve ouderen, bij dementerende ouderen meestal goed be- waard. Het *korte- en langetermijngeheugen* zijn even sterk gestoord bij depressieve ouderen in tegenstelling tot wat men kan vaststellen bij dementerende ouderen, bij wie het recente geheugen meer gestoord is (Godderis e.a. 1992). Ook moet rekening worden gehouden met het feit dat bij dementie een belangrijke mate van comorbidi- teit van depressie aanwezig is, vooral in de beginfase van een zich ontwikkelende dementie (Steeman, Abraham & Godderis 1995; Forsell & Winblad 1998; Vilalta, Lopez & Llinas 1998).

10.2.6 Psychotische depressie

Bij een oudere depressieve patiënt kunnen nog andere verschijnselen optreden die eerder doen denken aan andere psychiatrische aandoeningen zoals schizofrenie (Steeman e.a. 1995). Psychotische kenmerken blijken bij oudere depressieve patiënten vaker aanwezig dan bij jongere (Godderis e.a. 1992). Men ziet er regelmatig rusteloosheid en angst, hypochondrie of paranoïde verschijnselen (Godderis e.a. 1992; Steeman e.a. 1995).

10.3 OORZAKEN EN RISICOFACTOREN

Zowel biologische als psychosociale oorzaken kunnen aan de basis liggen van de aanwezigheid van een depressieve stoornis in een oudere populatie. Erfelijkheid speelt een belangrijke rol in de ontwikkeling van depressie (Kurlowicz e.a. 1999). Daarnaast kan depressie als nevenwerking van bepaalde soorten geneesmiddelen ontstaan (analgetische, antihypertensieve, anti-microbiële farmaca, anti-Parkinson-geneesmiddelen, steroïden) of secundair aan een ziekte gekoppeld zijn (diabetes mellitus, elektrolytenstoornissen). Polyfarmacie en multipele pathologie zijn kenmerkend voor ouderen.

Naast deze oorzaken moet ook aan mogelijke psychosociale oorzaken worden gedacht. Zo kan een depressie bij ouderen zich ontwikkelen op basis van een cognitieve stoornis, een onverwachte levensgebeurtenis, chronische stress en een lage persoonlijke inschatting van de eigenlijke mogelijkheden of 'self-efficacy' (Kurlowicz e.a. 1999). Voor verpleegkundigen is het belangrijk dat men zich ervan bewust is dat deze factoren een depressief syndroom kunnen veroorzaken of een reeds bestaande depressieve toestand in ernst kunnen doen toenemen (Dreyfus 1988; Kurlowicz & Niche Faculty 1999).

De kennis van de risicofactoren voor depressie en in het bijzonder de kennis over sociale risicofactoren die depressie kunnen uitlokken zijn een hulp bij het identificeren van risicopatiënten (Kurlowicz 1993). In de literatuur worden vooral vrouwen, niet-gehuwden en weduwen of weduwnaars aangehaald als risicogroepen in een oudere populatie (Kurlowicz e.a. 1999). Andere risicofactoren zijn: een reeds doorgemaakte depressieve stoornis, het voorkomen van depressie in de familie, lagere socio-economische status en onverwachte levensgebeurtenissen (Dreyfus 1988; Kurlowicz e.a. 1999). De aanwezigheid van bepaalde medische ziekten zoals een cerebrovasculair accident, kanker, dementie en ziekten waarbij functionele belemmeringen optreden zijn kenmerkend voor depressieve gehospitaliseerde ouderen (Kurlowicz e.a. 1999). Verschillende risicofactoren kunnen daarbij de ontwikkeling van depressie versnellen en verergeren. Zo bestaat er een negatief verband tussen sociale steun en depressie (Kurlowicz 1993; Gyselinck 1994). Ook de effecten van het verblijf in het ziekenhuis met de eventuele ervaren pijn, bijkomende sensorische deprivatie en immobilisering kunnen de kans op ontwikkeling van een depressie bevorderen (Beck e.a. 1998).

10.4 SCREENINGSINSTRUMENTEN

Alhoewel er geen 'gouden standaard' bestaat met betrekking tot het vaststellen van depressie bij ouderen kunnen verpleegkundigen aan de hand van depressie- schalen toch op een gestandaardiseerde en systematische wijze een depressieve stoornis opsporen bij risicopatiënten op de afdeling (Kurlowicz & Streim 1998; Kurlowicz e.a. 1999). Deze schalen hebben voornamelijk nut als screeningsinstru- ment waarbij een depressiediagnose slechts gesteld kan worden na een uitgebreid psychiatrisch interview (Kok 1994).

10.4.1 Zelfbeoordelingsschalen

Er bestaan verschillende screeningsinstrumenten voor depressie, waarvan de meeste zelfbeoordelingsschalen zijn. Hiervan worden de 'Beck Depression Inventory' (Beck e.a. 1961), de 'Zung Self-rating Depression Scale' (Zung & Durham 1965) en de 'Geriatric Depression Scale' (Brink e.a. 1982) het meest gebruikt. De 'Beck De- pression Inventory' en de 'Zung Self-rating Depression Scale' zijn gericht op volwas- senen jonger dan 65 jaar (Kok, Heeren & van Hemert 1993). De items in deze schalen bestaan onder meer uit somatische symptomen zoals slapeloosheid, eetstoornissen, enzovoort. Hoewel deze symptomen heel relevant zijn om depressie in een volwassen populatie vast te stellen kunnen bij ouderen dezelfde stoornissen doorgaans worden verklaard door lichamelijke ziekten, wat een vertekening van het resultaat op de depressieschaal met zich kan meebrengen (Kok e.a. 1993; Kok 1994). Kurlowicz e.a. (1998) gaan dieper in op de problematiek rond somatische verschijnselen.

De 'Geriatric Depression Scale' is de meest gebruikte en volgens verschillende onderzoekers ook de meest betrouwbare en valide zelfbeoordelingsschaal voor het screenen van depressie in een populatie van gehospitaliseerde ouderen (Brink e.a. 1982; O'Riordan e.a. 1990; Godderis e.a. 1992; Kok 1994; Kurlowicz e.a. 1999). Toch worden hier ook de twee andere schalen, namelijk de 'Beck Depression Inventory' (Beck e.a. 1961) en de 'Zung Self-rating Depression Scale' (Zung e.a. 1965) besproken omdat deze beide instrumenten, zowel in de kliniek als bij onderzoek, worden gebruikt in een oudere patiëntenpopulatie.

Het naast elkaar zetten van de kenmerken van de verschillende schalen laat toe hun klinische relevantie als screeningsinstrument in vergelijking met de 'Geriatric Depression Scale' in kaart te brengen. Bij elke bespreking van de schalen worden de psychometrische aspecten en de diagnostische waarden (onder andere sensitiviteit en specificiteit) weergegeven. De sensitiviteit bepaalt het percentage van de depressieve patiënten dat ook als depressief geïdentificeerd werd door middel van het screenings- instrument. De specificiteit duidt het percentage van de niet-depressieve patiënten aan dat aan de hand van de depressieschalen ook als niet-depressief werd gescoord. Wegens de hoge prevalentie van depressie en de ernstige gevolgen die kunnen optreden bij het niet behandelen van de stoornis is het volgens Koenig e.a. (1988) bij gehospitaliseerde ouderen aangewezen om een maximale sensitiviteit na te streven. Uit een overzichtsartikel van Kurlowicz e.a. (1998) blijkt dat de depressieschalen een relatief hoge sensitiviteit en specificiteit behalen met betrekking tot het screenen voor 'depressie in engere zin', maar minder voor de lichtere (dysthymie) of milde vormen van depressie.

'Beck Depression Inventory' (BDI)

De BDI is een zelfbeoordelingsschaal die bestaat uit 21 items met meerkeuze-antwoordmogelijkheid en is tevens in het Nederlands vertaald. Deze schaal bevat zeven somatische en veertien psychologische items (Rapp e.a. 1988). De totaalscore van de BDI varieert van o tot 63. Indien een patiënt hoger scoort dan de cut-off-score van 13 wordt hij beschouwd als een depressieve patiënt. Kok e.a. (1993) hebben de Nederlandstalige BDI standaardvertaling getest op interne consistentie in een steekproef van gehospitaliseerde ouderen en stelden een goede betrouwbaarheid vast (Cronbachs alfa = o,83). In vergelijking met een gestandaardiseerd psychiatrisch interview bedragen de sensitiviteit en de specificiteit van de Nederlandstalige BDI respectievelijk 60% en 82%. Hierbij werd gebruikgemaakt van een cut-off-score van 13 om de patiënt als depressief of als niet-depressief te classificeren (Kok e.a. 1993).

De verkorte versie van de 'Beck Depression Inventory', de 13-itemversie, werd eveneens in het Nederlands vertaald (Kok 1994). De psychometrische aspecten van de Engelstalige of de Nederlandstalige versie van deze verkorte schaal werden niet teruggevonden in de geraadpleegde databanken. Verdere studie naar het gebruik van deze verkorte depressieschaal in een gehospitaliseerde oudere populatie is nodig, aangezien er nog onvoldoende informatie aanwezig is wat betreft de psychometrische aspecten van de Nederlandstalige versie van de 'Beck Depression Inventory'.

'Zung Self-Rating Depression Scale' ('Zung-20')

De 'Zung-20' is een zelfbeoordelingsschaal bestaande uit twintig vragen met elk vier antwoordmogelijkheden (nooit, soms, vaak, altijd), die ook in het Nederlands is vertaald (Zitman, Griez & Hooijer 1989). Deze schaal bevat zeven somatische items en dertien psychologische items (Kok 1994). De totaalscore kan variëren van 20 tot 80. Scores op de Nederlandse vertaling van de 'Zung-20' boven een cut-off-score van 50 wijzen op depressiviteit. De Nederlandstalige standaardvertaling werd bij ouderen enkel in een huisartspraktijk getest op een aantal psychometrische aspecten (Van Marwijk, Van der Zwan & Mulder 1991). Er werd een redelijke interne consistentie verkregen (Cronbachs alfa = o,69) en een correlatiecoëfficiënt met de 'Geriatric Depression Scale' (Pearsons-correlatiecoëfficiënt = o,71) (Van Marwijk e.a. 1991). De sensitiviteit en de specificiteit werden in deze Nederlandse studie niet beschreven. Voor de Engelstalige versie in een gehospitaliseerde oudere populatie bedraagt de sensitiviteit 83% en de specificiteit 65% bij een cut-off-score van 50 (Rapp e.a. 1988). Een verkorte versie van de 'Zung-20' is de 'Zung-12'. Een Nederlandstalige versie van de 'Zung-12' werd getest (interne consistentie: Cronbachs alfa = 0,86) bij zelfstandig wonende ouderen (Gosker, Berger & Deelman 1994).

Figuur 10-1 De 'Geriatric Depression Scale' (Nederlandse en Vlaamse versie)

Instructie

Deze vragenlijst bestaat uit vragen waarop u met 'ja' of 'neen' kunt antwoorden.
Het is de bedoeling dat u de vragen leest en bedenkt welk antwoord u hierop geeft. U geeft het antwoord dat het best weergeeft hoe u zich de afgelopen week, met vandaag erbij, hebt gevoeld. Om het door u gekozen antwoord zet u een cirkeltje. Het is belangrijk dat u alle 30 vragen beantwoordt.

	*Nederlandse versie**		*Vlaamse versie***
1	Bent u innerlijk tevreden met uw leven?	1	Bent u in het algemeen tevreden met uw leven?
2	Bent u met veel activiteiten en interesses opgehouden?	2	Hebt u veel van uw activiteiten en interesses laten vallen?
3	Hebt u het gevoel dat uw leven leeg is?	3	Hebt u het gevoel dat uw leven leeg is?
4	Verveelt u zich vaak?	4	Verveelt u zich dikwijls?
5	Hebt u hoop op de toekomst?	5	Ziet u de toekomst rooskleurig in?
6	Piekert u over dingen die u niet uit uw hoofd kunt zetten?	6	Wordt u geplaagd door gedachten die u niet uit uw hoofd kunt zetten?
7	Hebt u meestal een goed humeur?	7	Bent u meestal goed gezind?
8	Bent u bang dat u iets naars zal overkomen?	8	Bent u bang dat er u iets 'ergs' zal overkomen?
9	Voelt u zich meestal wel gelukkig?	9	Voelt u zich meestal gelukkig?
10	Voelt u zich vaak hulpeloos, machteloos?	10	Voelt u zich dikwijls hulpeloos, machteloos?
11	Bent u vaak rusteloos of zenuwachtig?	11	Voelt u zich vaak rusteloos?
12	Blijft u liever thuis dan uit te gaan en nieuwe dingen te doen?	12	Blijft u 's avonds liever thuis dan uit te gaan en nieuwe dingen te doen?
13	Piekert u vaak over de toekomst?	13	Maakt u zich vaak zorgen over de toekomst?
14	Hebt u het gevoel dat u meer moeite hebt met het geheugen dan anderen?	14	Hebt u het gevoel dat u meer moeilijkheden ondervindt met uw geheugen dan de meeste andere mensen van uw leeftijd?
15	Vindt u het fijn om te leven?	15	Bent u blij nu te leven?
16	Voelt u zich vaak down en in de put?	16	Voelt u zich vaak triestig?
17	Voelt u zich nogal waardeloos op het ogenblik?	17	Voelt u zich nogal waardeloos zoals u nu bent?
18	Piekert u veel over het verleden?	18	Maakt u zich vaak zorgen over wat er vroeger gebeurd is?

Figuur 10-1 De 'Geriatric Depression Scale' (vervolg)

19	Vindt u het leven opwindend?	19	Vindt u het leven boeiend?
20	Is het voor u moeilijk om met nieuwe dingen te beginnen?	20	Kunt u moeilijk aan nieuwe dingen beginnen?
21	Voelt u zich energiek?	21	Voelt u zich vol levensenergie?
22	Hebt u het gevoel dat uw situatie hopeloos is?	22	Hebt u het gevoel dat uw situatie hopeloos is?
23	Denkt u dat de meeste mensen het beter hebben dan u?	23	Denkt u dat de meeste mensen het beter hebben dan u?
24	Windt u zich vaak op over kleinigheden?	24	Windt u zich dikwijls op over kleine dingen?
25	Hebt u vaak het gevoel dat u zou willen huilen?	25	Zou u dikwijls willen huilen?
26	Kost het u moeite om ergens uw aandacht bij te houden?	26	Kunt u zich concentreren?
27	Staat u 's ochtends met plezier op?	27	Staat u 's morgens graag op?
28	Geeft u er de voorkeur aan gezelschap te vermijden?	28	Vermijdt u liever sociale bijeenkomsten?
29	Is het gemakkelijk voor u om beslissingen te nemen?	29	Kunt u gemakkelijk beslissingen nemen?
30	Voelt u zich even helder als gewoonlijk?	30	Zijn uw gedachten even helder als vroeger?

Toelichting bij de puntentoekenning
Score: 1 punt bij 'ja', behalve bij de vragen: 1, 5, 7, 9, 15 19, 21, 27, 29 en 30, waar 'nee' 1 punt oplevert.
De 15-itemversie bevat de vragen: 1, 2, 3, 4, 7, 8, 9, 10, 12, 14, 15, 17, 21, 22, 23 (Kok 1994).
De 10-itemversie bevat de vragen: 1, 2, 3, 8, 9, 10, 14, 21, 22, 23 (D'Ath e.a. 1994).
De 5-itemversie bevat de vragen: 1, 4, 10, 12, 17 (Hoyl e.a. 1998).
De 4-itemversie bevat de vragen: 1, 3, 8, 9 (Shah e.a. 1997).
De 1-itemversie bevat de vraag: 3 (D'Ath e.a.1994).

Bron: Kok 1994*; Godderis e.a. 1992**.

'Geriatric Depression Scale'

De 'Geriatric Depression Scale' (GDS; figuur 10-1) is specifiek ontworpen voor het screenen van depressie bij ouderen, maar hij deed later ook dienst als intensiteitslijst (ernst van de depressie) of om het effect van de behandeling te meten (Kok e.a. 1993). De British Geriatric Society beschreef dit instrument in 1992 als het best beschikbare screeningsinstrument voor depressie bij ouderen (Brink e.a. 1982; Kok 1994). De GDS is een zelfbeoordelingsschaal bestaande uit 30 items. Het instrument kan ook in de vorm van een interview worden afgenomen. Deze methode is vooral zinvol bij gehospitaliseerde ouderen en ouderen met een verminderd cognitief vermogen (O'Riordan e.a. 1990; Kok 1994). Ieder item heeft twee antwoordmogelijkheden (ja/nee), dit in tegenstelling tot de eerder besproken depressieschalen waarbij er een keuze is tussen vier antwoordmogelijkheden (Brink e.a. 1982). Nochtans is het gebruik van twee in plaats van vier antwoordmogelijkheden meer aangewezen bij eventuele geheugen- en concentratieproblemen die bij ouderen meer prevalent zijn (Brink e.a. 1982).

Aangezien de G DS uitsluitend bestaat uit psychologische items wordt verwarring tussen depressie en klachten uit de somatische sfeer (te wijten aan lichamelijke aandoeningen) vermeden (Godderis e.a. 1992; Kok 1994). De totale score van de G DS varieert van 0 tot 30, waarbij een score van 0-10, 11-20 en 21-30 respectievelijk verwijst naar een normale gemoedstoestand, een lichte depressie en een ernstige depressie (Abraham e.a. 1994; Kok 1994). De wijze van sommeren van de itemscores wordt vermeld in de toelichting bij figuur 10-1. Aanvankelijk werd een cut-off-score van 11 als maatstaf genomen voor de aanwezigheid van een depressie, later werd een cut-off-score van 14 geïntroduceerd voor het detecteren van depressie bij somatisch zieke ouderen (Kok 1994). Ook Godderis e.a. (1992) kiezen op grond van klinische ervaring bij ouderen voor een cut-off-score van 14. Volgens deze laatste auteurs zouden niet-depressieve ouderen zelden of nooit een hogere score behalen. De duur van afname bedraagt voor de G DS ongeveer twintig minuten.

De G DS werd vertaald in twaalf talen, waaronder het Nederlands (Kok 1994) en het Vlaams (Godderis e.a. 1992). De Vlaamse versie (figuur 10-1) werd, in tegenstelling tot de Nederlandstalige G DS-versie, nog niet getest op betrouwbaarheid of validiteit, zodat voorzichtigheid bij het gebruik van deze versie aan te raden is (Kok 1994). Uit verschillende onderzoeken bij gehospitaliseerde ouderen blijkt dat de Nederlandstalige G DS-versie goede psychometrische eigenschappen heeft, zoals onder andere aangegeven door de interne consistentie van 0,86 (Cronbachs alfa). De sensitiviteit en de specificiteit van de Nederlandstalige G DS bedragen bij een cut-off-score van 11 respectievelijk 100% en 82,6% (Kok e.a. 1993). De maximale sensitiviteit wordt in deze studie verklaard door de lage prevalentie van depressie in de onderzoekspopulatie (Kok e.a. 1993). Bij de Engelstalige G DS-versie varieert de sensitiviteit van 70-92% en de specificiteit van 76-90% bij een cut-off-score van 11 (Rapp e.a. 1988; Koenig e.a. 1988; Jackson e.a. 1993). De correlatie van de Engelstalige G DS met de 'Zung-20' bedroeg 0,88 (Pearsons correlatiecoëfficiënt; Agrell e.a. 1989).

Abraham e.a. (1994) voerden een factoranalyse uit van de G DS in een populatie van 917 ouderen afkomstig uit verzorgingshuizen. Zij vonden een 6-factorenstructuur: 1 ontevredenheid in het leven, 2 sombere stemming, 3 hopeloosheid/verlaagde zelfwaarde, 4 piekeren/ongerustheid, 5 sociale isolatie/verminderde motivatie en 6 verminderde cognitie. Deze factoren verklaarden 55,1% van de variantie. De geïdentificeerde dimensies in de G DS door middel van de factoranalyse kunnen artsen en verpleegkundigen helpen om de aspecten van depressie te onderscheiden die voorkomen bij oudere patiënten. Dit kan een predictieve waarde hebben ten aanzien van het verdere verloop van de ziekte: zo kunnen sommige aspecten bijvoorbeeld worden geassocieerd met zelfdoding (Abraham e.a. 1994).

Verschillende verkorte versies van de GDS werden ontwikkeld: de GDS-15 (vijftien items; Sheikh & Yesavage 1986), de GDS-10 (tien items; D'Ath e.a. 1994), de GDS-5 (vijf items; Hoyl e.a. 1998), de GDS-4 (vier items; D'Ath e.a. 1994) en de GDS-1 (één item; D'Ath e.a. 1994).

Vooral in huisartspraktijken worden deze schalen (GDS-15 en GDS-10) gewaardeerd wegens een vlotter en handiger gebruik (Shah e.a. 1997). Ook bij lichamelijk zieke en dementerende ouderen kunnen de GDS-15 en GDS-10 worden aangeraden aangezien deze patiënten snel vermoeid zijn en een beperkt concentratievermogen hebben. Toch dienen deze verkorte versies met enige voorzichtigheid gehanteerd te worden (Kok 1994). In de geraadpleegde literatuur werd geen enkel onderzoek naar de betrouwbaarheid en validiteit van de Nederlandstalige verkorte versies, evenals van de Engelstalige verkorte GDS-schalen, teruggevonden in een gehospitaliseerde oudere populatie.

10.4.2 Observatieschalen

Zelfbeoordelingsschalen worden vaak niet gebruikt door zorgverleners wegens de moeilijke en gevoelig liggende vragen aan de patiënt, of de weigering van (gehospitaliseerde depressieve) ouderen om mee te werken aan een bevraging over hun psychische toestand. Daarom werd recent een nieuwe en korte schaal ontwikkeld (6-items; figuur 10-2), waarbij de beoordeling plaatsvindt op basis van observaties door verpleegkundigen tijdens hun dagelijkse zorgverlening (Hammond, O'Keeffe & Barer 2000). Observatieschalen dragen bovendien meer bij tot het screenen van depressie bij ouderen met communicatieve stoornissen zoals bij een cerebrovasculaire aandoening, doofheid of cognitieve stoornissen. Hoewel verder onderzoek naar het gebruik van dit instrument noodzakelijk is, zijn de eerste resultaten veelbelovend. Bij een cut-off-score van 3 of meer werden een sensitiviteit, specificiteit, positieve en negatieve predictieve waarden van respectievelijk 90%, 72%, 0,69 en 0,96 gevonden. De correlatiecoëfficiënt met de Hamilton-beoordelingsschaal bedroeg 0,79. Verder

Figuur 10-2 *Een korte observatieschaal voor depressie bij oudere gehospitaliseerde patiënten*

1	Maakt de patiënt soms een verdrietige, beroerde of depressieve indruk op u?	ja/nee
2	Is de patiënt vaak huilerig of licht geëmotioneerd?	ja/nee
3	Lijkt de patiënt geagiteerd, rusteloos of angstig te zijn?	ja/nee
4	Is de patiënt sterk vertraagd tot suf, of is hij onwillig bij mobilisering?	ja/nee
5	Moet de patiënt vaak worden aangemoedigd om iets voor zichzelf te doen?	ja/nee
6	Lijkt de patiënt teruggetrokken of vertoont hij weinig interesse voor zijn omgeving?	ja/nee
	Score: 1 punt bij 'ja'	

Bron: Hammond e.a. 2000.

dient erop te worden gewezen dat training van verpleegkundigen in het correct gebruik van dit instrument belangrijk is met het oog op de matige interbeoordelaars-betrouwbaarheid (gaande van 0,37 tot 0,77) (Hammond e.a. 2000).

10.5 GEÏNDIVIDUALISEERDE BEOORDELING

Beide soorten van schalen hebben vaak te veel beperkingen om als diagnostisch instrument te worden gebruikt in een oudere populatie. Zo zijn de symptomen waarnaar wordt gevraagd vaak niet genoeg gespecificeerd. Andere nadelen zijn de fout-negatieve resultaten die men verkrijgt indien de heersende symptomen pijn en somatische klachten zijn. Daarom is het noodzakelijk om de risicopatiënten een psychiatrisch onderzoek te laten ondergaan voordat de diagnose depressie kan worden vastgesteld.

Kurlowicz e.a. (1999) pleiten voor een geïndividualiseerde observatie van de depressieve patiënt. Deze benadering kan de verpleegkundige helpen bij het beoordelen van de depressieve toestand van de individuele oudere en kan tevens de ernst van de situatie aantonen.

De geïndividualiseerde observatie bestaat enerzijds uit het bepalen van het aantal symptomen uit het volledige spectrum van de DSM-IV-criteria (tabel 10-2) die men bij de patiënt kan waarnemen. Daarbij worden van elk symptoom de duur, de frequentie en het verloop weergegeven. De typische veranderingen in de normale gemoedstoestand (eerste criterium van de DSM-IV-classificatie) en het functioneren van de patiënt (tweede criterium) zijn belangrijke elementen die wijzen op een depressieve stoornis. Anderzijds dienen er nog andere verschillende factoren te worden nagegaan. Zo is het noodzakelijk dat duidelijkheid wordt verkregen met betrekking tot het suïciderisico, omdat het percentage geslaagde zelfdodingspogingen bij ouderen het hoogste is in vergelijking met andere populaties (Valente 1994). Een rechtstreekse confrontatie met vragen over eventuele zelfdodingsgedachten of -pogingen die eerder werden ondernomen, kan de ernst van de depressie aantonen.

Nog een ander element dat in de richting van een ernstige depressie wijst, zijn psychotische denkinhouden. Bij de eerste evaluatie van een depressieve oudere patiënt zal men vooral aandacht hebben voor elementen zoals het herdenken van sterfdagen, alcoholverslaving, veranderde relaties, fysieke veranderingen, reeds eerder doorgemaakte depressieve perioden of andere psychiatrische aandoeningen. Eveneens wordt aandacht besteed aan in het verleden gehanteerde copingstrategieën die alle van betekenis kunnen zijn, niet alleen op het vlak van het ontstaan van de depressieve stoornis, maar ook met betrekking tot de concrete wijze waarop ze zich op symptoomniveau presenteren. Al deze factoren kunnen vaak alleen door middel van navragen bij de familie en kennissen aan het licht komen. Ook moet worden nagegaan welke medicatie de patiënt neemt en met welke medische problemen de patiënt te kampen heeft, om op die manier andere mogelijke oorzakelijke factoren uit te sluiten.

Indien al deze bevindingen worden genoteerd in het verpleegdossier en bij verwijzing worden meegedeeld aan de behandelend psychiater kunnen deze bepalend zijn voor de verdere behandelingsstrategie.

10.6 BESLUIT

Depressie bij gehospitaliseerde geriatrische patiënten is een veelvoorkomende aandoening die vaak geheel ten onrechte wordt beschouwd als een bij het normale verouderingsproces behorende aandoening. Door de complexe etiologie en de rond psychische ziekten hangende taboesfeer wordt depressie bij ouderen ondergediagnosticeerd. Onbehandelde depressie leidt in deze leeftijdsgroep tot een verhoogde morbiditeit en mortaliteit.

Verpleegkundigen verkeren in een ideale positie door hun direct contact met de oudere patiënt om een depressieve gemoedstoestand te detecteren en te volgen. Voldoende kennis over de kenmerken, symptomen en risicofactoren in verband met deze stoornis kan een efficiënte opsporing van risicopatiënten bevorderen. De 'Geriatric Depression Scale' wordt in de literatuur aangehaald als de meest betrouwbare en valide zelfbeoordelingsschaal in een gehospitaliseerde geriatrische populatie. Met behulp van dit instrument kan men op een systematische wijze de aanwezigheid van de ziekte bij de patiënt vaststellen en beoordelen. Verder onderzoek naar de psychometrische aspecten van de Nederlandstalige en Vlaamstalige 30-items-G D S, alsook van de verkorte versies van deze schaal in een gehospitaliseerde oudere populatie, is nodig. Naast het gebruik van depressieschalen dient ook een individuele beoordeling van de depressieve oudere plaats te vinden, waarbij een grondige ondervraging van de omgeving en een zorgvuldige observatie van de patiënt een compleet beeld vormen van de depressieve stoornis van de patiënt.

Casus

Mevrouw J., een 70-jarige weduwe, werd opgenomen met een pneumonie. Bij het opnamegesprek maakt zij een gelaten indruk. Vaak beantwoordt ze vragen met: 'Ik weet het niet'. Tijdens de ochtendverzorging klaagt de patiënte over vage pijn in de buik die ze altijd heeft gehad. Ze heeft tevens moeilijkheden om de slaap te vatten en wordt 's ochtend reeds vroeg wakker. Patiënte belt regelmatig. Wanneer de oproep wordt beantwoord, blijkt dat zij vaak niet meer weet wat ze nodig had. Uit een gesprek met de dochter van mevrouw J. komt naar voren dat zij vroeger graag kaartspeelde met haar vriendinnen. Sinds haar man gestorven is, nu twee jaar geleden, komt ze weinig buiten en heeft ze zich praktisch volledig van haar vriendengroep afgesloten. De dochter vertelt ook dat haar moeder ervan overtuigd is dat het er niet toe doet of zij nog leeft of niet: 'niemand zal haar missen'.

LITERATUUR

Abraham IL, Wofford AB, Lichtenberg PA, e.a. Factor structure of the geriatric depression scale in a cohort of depressed nursing home residents. Int J Geriatr Psychiatr 1994;9:611-7.

Agrell B & Dehlin O. Comparison of six depression rating scales in geriatric stroke patients. Stroke 1989;20(9):1190-4.

American Psychiatric Association (APA). Diagnostic and statistical manual of mental disorders, 4th ed. Washington DC: American Psychiatric Association 1994.

Beck AT, Ward CH, Mendelson M, e.a. An inventory for measuring depression. Arch Gen Psychiatr 1961;4:53-63.

Beck DA & Koenig HG. Minor depression: a review of the literature. Int J Psychiatr Med 1996;26 (2):177-209.

Beck DA, Koenig HG & Beck JS. Depression. Clin Geriatr Med 1998;14(4):765-86.

Brink TL, Yesavage JA, Heersema PH, e.a. Screening tests for geriatric depression. Clin Gerontol 1982;1:37-41.

Burke WJ, Roccaforte WH & Wengel SP. The short form of the geriatric depression scale: a comparison with the 30-item form. J Geriatr Psychiatr Neurol 1991;4:173-8.

D'Ath P, Katona P, Mullan E, e.a. Screening, detection and management of depression in elderly primary care attenders. I: The acceptability and performance of the 15 Item Geriatric Depression Scale (GDS-15) and the development of short versions. J Fam Pract 1994;11(3):260-6.

Dreyfus JK. Depression assessment and interventions in the medically ill frail elderly. J Gerontol Nurs 1988;14(9):27-36.

Foresell Y & Winblad B. Major depression in a population of demented and non-demented older people: prevalence and correlates. J Am Geriatr Soc 1998;46(1):27-30.

Gyselinck F & Van Houdenhove B. De relatie tussen gepercipieerde sociale steun en het voorkomen van depressie bij chronisch zieken in de thuissetting (Projectthesis). Leuven: Katholieke Universiteit 1994.

Godderis J, Ven L van der, Wils V. Handboek geriatrische psychiatrie. Leuven/Apeldoorn: Garant 1992.

Gosker CE, Berger H & Deelman BG. Depressiviteit bij zelfstandig wonende ouderen, een onderzoek met de Zung-12. Tijdschr Gerontol Geriatr 1994;25:157-62.

Hamilton M. A rating scale for depression. J Neurol Neurosurg Psychiatr 1960;23:56-62.

Hammond MF, O'Keeffe ST & Barer DH. Development and validation of a brief observer-rated screening scale for depression in elderly medical patients. Age Ageing 2000;29:511-5.

Hoyl T, Alessi C, Rubenstein LZ, e.a. Validation of a 5-item version of the Geriatric Depression Scale. American Geriatric Society and American Federation for Aging Research 1998. Washington DC: Annual Meeting Seattle 1998.

Jackson R & Baldwin B. Detecting depression in elderly medically ill patients: the use of the Geriatric Depression Scale compared with medical and nursing observations. Age Ageing 1993;22(5):349-53.

Kitchel MA, Barnes RF, Veith RC, e.a. Screening for depression in hospitalized geriatric medical patients. J Am Geriatr Soc 1982;30:174-7.

Koenig HG, George L, Peterson B, e.a. Course of depression and predictors of recovery in medically ill hospitalized elderly: a preliminary report. Gerontologist Abstracts 1996;36.

Koenig HG, Meador KG, Cohen HJ, e.a. Screening for depression in hospitalized elderly medical patients: taking a closer look. J Am Geriatr Soc 1992;40(10):1013-7.

Koenig HG, Meador KG, Cohen HJ, e.a. Self-rated depression scales and screening for major depression in the older hospitalized patient with medical illness. J Am Geriatr Soc 1988;36 (8):699-706.

Koenig HG, Meador KG, Shelp F, e.a. Major depressive order in hospitalized medically ill patients: An examination of young and elderly male veterans. J Am Geriatr Soc 1991;39:881-90.

Koenig HG, Shelp F, Goli V, e.a. Survival and health care utilization in elderly medical inpatients with major depression. J Am Geriatr Soc 1989;37:599-606.

Kok RM. Zelfbeoordelingsschalen voor depressie bij ouderen. Tijdschr Gerontol Geriatr 1994;25 (4):150-6.

Kok RM, Heeren TJ, Drenth ECH, e.a. Psychiatrische stoornissen bij oudere, in het algemeen ziekenhuis opgenomen patiënten. Ned Tijdschr Geneeskd 1992;136(39):1913-7.

Kok RM, Heeren TJ & Hemert AM van. De Geriatric Depression Scale. Tijdschr Psychiatr 1993;35 (6):416-21.

Kurlowicz LH. Depression in hospitalized medically ill elders: evolution of the concept. Arch Psychiatr Nurs 1994;8(2):124-36.

Kurlowicz LH. Social factors and depression in late life. Arch Psychiatr Nurs 1993;7(1): 30-6.

Kurlowicz LH & Niche Faculty. Nursing standard of practice protocol: depression in elderly patients. Geriatr Nurs 1999;18(5):192-200.

Kurlowicz LH & Streim JE. Measuring depression in hospitalized medically ill, older adults. Arch Psychiatr Nurs 1998;4:209-18.

Marwijk HWJ van, Zwan AAC van der & Mulder JD. De huisarts en depressiviteit van ouderen. Tijdschr Gerontol Geriatr 1991;22:129-33.

Meldon S, Emerman CL & Schubert DS. Recognition of depression in geriatric ED patients by emergency physicians. Ann Emerg Med 1997;30(4):442-7.

O'Riordan TG, Hayes JP, O'Neill D, e.a. The effect of mild to moderate dementia on the Geriatric Depression Scale and the General Health Questionnaire. Age Ageing 1990;19(1):57-61.

Rapp S, Walsh D, Parisi SA, e.a. Detecting depression in elderly medical inpatients. J Consult Clin Psychol 1988;56(4):509-13.

Reynolds CR. Recognition and differentiation of elderly depression in the clinical setting. Geriatrics 1995;50(Suppl 1):S6-15.

Shah A, Herbert R, Lewis S, e.a. Screening for depression among acutely ill geriatric inpatients with a short geriatric depression scale. Age Ageing 1997;26:217-21.

Sheikh JI & Yesavage JA. Geriatric Depression Scale: recent evidence an development of a shorter version. In: Brink TL (ed). Clinical Gerontology: a guide to assessment and intervention New York: Howarth Press 1986.

Steeman E, Abraham IL & Godderis J. Risicoprofilering voor institutionalisering van dementerende en depressieve bejaarden in de thuissituatie [Projectthesis]. Leuven: Katholieke Universiteit 1995.

Steiner D & Marcopulos B. Depression in the elderly. Characteristics and clinical management. Nurs Clin North Am 1991;26(3):585-600.

Valente SM. Recognising depression in elderly patients. Am J Nurs 1994;94(12):18-24.

Vilalta-Franch J, Lopez-Pousa S & Llinas-Regla J. Prevalence of depressive disorders in dementia. Rev Neurol 1998;26(149):57-60.

Zisook S. Depression in late life. Diagnosis, course, and consequences. Postgrad Med 1996;100 (4):143-56.

Zitman FG, Griez EJL & Hooijer C. Standaardisering depressievragenlijsten. Tijdschr Psychiatr 1989;31:114-23.

Zung WWK & Durham NC. A Self-rating Depression Scale. Arch Gen Psychiatr 1965;12:63-70.

11 Gedragsstoornissen en belevingsgericht werken bij dementerende ouderen

E. Steeman, D. Nevelsteen

Samenvatting

Gedrags- en psychologische symptomen van dementie zijn symptomen van gestoorde perceptie, gedachte-inhoud, stemming of gedrag die frequent voorkomen bij dementerende personen. Deze symptomen worden vaak door de omgeving als storend ervaren en stellen grote uitdagingen aan de zorg voor dementerende personen. Indien er echter niet adequaat mee wordt omgegaan kunnen ze de kwaliteit van leven van de dementerende persoon en zijn omgeving op een negatieve manier beïnvloeden. In dit hoofdstuk wordt het begrip van gedragsstoornissen bij dementerende ouderen nader toegelicht. Als ondersteuning van gegevensverzameling worden de mogelijkheden van meetinstrumenten nagegaan. Belangrijk in de omgang met 'storende' gedragingen is de betekenis die eraan wordt verleend. Verklarende modellen kunnen hierbij een hulpmiddel zijn.

In dit hoofdstuk worden drie modellen besproken en geïllustreerd aan de hand van een casus. Gedragsstoornissen worden hierbij telkens geplaatst in een context waarin de dementerende oudere interacteert met zijn omgeving. Een overzicht wordt gegeven van interventies om de omgeving beter aan te passen aan het omgangsvermogen van de dementerende oudere en dat te optimaliseren. Een beschouwing omtrent de evaluatie van interventies sluit dit hoofdstuk af.

Leerdoelen

Na bestudering van dit hoofdstuk heeft de lezer:
- inzicht in de problematiek van gedragsstoornissen in de zorg voor dementerende ouderen en kan deze toelichten;
- algemene kennis van gedragsstoornissen bij dementerende ouderen;
- inzicht in de verschillende aspecten waarmee rekening moet worden gehouden bij het meten van gedragsstoornissen bij dementerende ouderen;

- inzicht in de factoren die het voorkomen van gedragsstoornissen bij dementerende ouderen beïnvloeden;
- kennis over de verschillende betekenissen die vanuit verschillende referentiekaders aan gedragsstoornissen worden verleend;
- inzicht verworven over hoe men adequaat omgaat met gedragsstoornissen bij dementerende ouderen.

11.1 INLEIDING

Hoewel gedragsstoornissen slechts van secundair belang zijn voor de diagnose van dementie spelen ze een heel belangrijke rol in de omgang met dementerende personen. Gedragsstoornissen kunnen nefaste gevolgen hebben voor de dementerende oudere en zijn omgeving. Voor de persoon met dementie kunnen gedragsstoornissen een uiting zijn van somatisch of psychisch lijden (Cohen-Mansfield 1999a). Het storend gedrag echter maskeert het lijden of verhindert een degelijke evaluatie van de oorzaak van het lijden. Sterker nog, wegens het storende gedrag wordt contact met de dementerende oudere vaak vermeden. Zo ontstaat er een vicieuze cirkel van lijden, frustratie en gedragsstoornissen (Cohen-Mansfield 1999a). Dit kan ertoe leiden dat de dementerende oudere gaat functioneren op een niveau dat lager is dan wat hij volgens zijn restcapaciteiten nog zou kunnen (Finkel 1998; Hall 1988). Bovendien worden de gedragsstoornissen vaak behandeld met neuroleptica: medicatie die het cognitief functioneren nog verder kan bemoeilijken (McShane e.a. 1997). Recent werd ook een positief verband vastgesteld tussen agressieve gedragingen en depressie bij dementerende ouderen (Menon e.a. 2001). Dit ondersteunt het vermoeden van een verband tussen gedragsstoornissen en lijden.

Niet alleen voor de dementerende oudere, maar ook voor de mantelzorgers kunnen gedragsstoornissen een bron van stress zijn (Donaldson e.a. 1997; Brodaty 1998). Er bestaat een zeer duidelijke relatie tussen gedragsstoornissen en de ervaren zorgbelasting van mantelzorgers (Borgermans e.a. 1998; Burns & Rabins 2000; Clyburn e.a. 2000). Mantelzorgers ervaren de gedragsstoornissen van de dementerende oudere als stresserend (Cohen-Mansfield 1999a; Murray e.a. 1999; Nagaratnam e.a. 1998). Agressie van de dementerende kan agressie uitlokken van de zorgverlener (Pillemer & Suitor 1992). Wellicht betreft het ook hier een vicieuze cirkel, waarbij de stress van de mantelzorger op zijn beurt weer aanleiding kan geven tot toename van gedragsstoornissen bij de dementerende oudere (Brodaty 1998). De aanwezigheid van gedragsstoornissen draagt ook in belangrijke mate bij tot de beslissing om de dementerende oudere te laten opnemen in een instelling voor permanente zorg (o.a. Nygaard 1991; Gold e.a. 1995; Vernooij-Dassen e.a. 1997). Opname in een instelling kan zowel voor de dementerende oudere als voor zijn mantelzorgers als een verlies worden ervaren. Deze ervaringen kunnen dan weer aanleiding geven tot toename van probleemgedrag. Het storend gedrag van een dementerende bewoner kan bovendien ook storend zijn voor andere, al dan niet dementerende, medebewoners.

Gedragsproblemen spelen niet alleen een belangrijke rol bij de beslissing tot opname in een instelling voor permanente zorg, maar ze blijken ook de voornaamste reden voor opname van dementerende ouderen op een afdeling spoedgevallen (26,3%) (Nourhashémi e.a. 2001). Een groot deel van deze ouderen (eenderde volgens de zojuist aangehaalde studie van Nourashémi e.a.) werd in de voorgaande maanden om dezelfde reden ook al opgenomen in het ziekenhuis.

Ten slotte ervaren ook professionele zorgverleners het storend gedrag als belastend en stresserend (Hallberg & Norberg 1993 1995; Clinton e.a. 1995). Ook hier is het aannemelijk dat het gedrag van de professionele zorgverlener het storend gedrag kan verergeren. In het algemeen kan men stellen dat gedragsstoornissen bij dementerende ouderen de kwaliteit van leven bij zowel de dementerende persoon zelf als bij zijn omgeving negatief beïnvloeden.

11.2 DEFINITIE EN CLASSIFICATIE

Het gedrag dat door de omgeving van de dementerende oudere wordt ervaren als storend wordt in de literatuur geplaatst onder vele andere noemers naast die van 'gedragsstoornissen'. Zo spreekt men onder andere ook van 'probleemgedrag', 'rumoerig, weerspannig of woelig gedrag', 'agitatie', 'disfunctioneel gedrag', 'psychiatrische symptomen van dementie', of 'niet-cognitieve symptomen van dementie'. Deze verscheidenheid aan noemers verwijst ook naar de diversiteit aan gedragingen die onder de noemer van gedragsstoornissen ressorteren. Het gaat immers om gedragingen die variëren van apathie tot ernstige vormen van agressie.

Gedragsstoornis is een ruim, multifactorieel en dynamisch begrip (Zaudig 1996). Verschillende auteurs hebben gepoogd hiervoor een classificatie op te stellen (Kolanowski 1995; Zaudig 1996). Belangrijk om te vermelden is het werk van de International Psychogeriatric Association (IPA) Task Force on Behavioral and Psychological Symptoms of Dementia (BPSD), een internationale consensusgroep van 60 experts, en het werk van Cohen-Mansfield en haar collega's. De IPA-consensusgroep wenst expliciet af te stappen van de term gedragsstoornissen omdat deze te algemeen is, te veel verschillende betekenissen kan hebben, en moeilijk te definiëren is (Finkel e.a. 1996). Ze lanceren daarom de term 'gedrags- en psychologische symptomen van dementie' (BPSD). BPSD wordt gedefinieerd als: 'symptomen van gestoorde perceptie, gedachte-inhoud, stemming of gedrag die frequent voorkomen bij dementerende personen' (Finkel 1998).

De consensusgroep erkent dat er verschillende classificatiemogelijkheden zijn en dat de zinvolheid van elke classificatie kan wisselen naargelang de context waarin ze gebruikt wordt. Enerzijds kan bijvoorbeeld een classificatie per psychopathologisch beeld, waarbij symptomen en gedragingen geclusterd kunnen zijn in een depressief syndroom of een psychotisch syndroom, eerder zinvol zijn vanuit het perspectief van de psychiater. Anderzijds kan een classificatie naargelang de functie die gestoord is, bijvoorbeeld symptomen en gedragingen die samengaan met slaapstoornissen of met mobiliteitsproblemen, eerder zinvol zijn vanuit het perspectief van de verzorger.

Globaal maakt de consensusgroep een onderscheid tussen gedragssymptomen en psychologische symptomen. *Gedragssymptomen* worden meestal op basis van observatie vastgesteld. Tot deze groep behoren symptomen zoals fysieke agressie, schreeuwen, rusteloosheid, agitatie, ronddolen, cultureel ongepast gedrag, seksuele ontremming, hamsteren, vloeken en schaduwen. *Psychologische symptomen* worden eerder geconstateerd op basis van interviews met patiënten of familie. Onder deze noemer horen symptomen thuis zoals angst, depressieve stemming, hallucinaties en wanen (Finkel 1998). Voor een meer gedetailleerde bespreking van deze twee groepen van symptomen wordt verwezen naar het werk van Luxenberg e.a. (1998).

Cohen-Mansfield en haar collega's gebruiken agitatie als synoniem voor storend gedrag. Bij de 'IPA Task Force on BPSD' is agitatie geen synoniem, maar slechts een type van storend gedrag binnen de klasse van 'gedragssymptomen'. Dit illustreert dat er voor de verschillende storende gedragsvormen geen eenduidige definitie bestaat. Cohen-Mansfield en Billig (1986) definiëren agitatie bij dementerende personen als 'ongepaste verbale, vocale, of motorische activiteit die niet kan worden verklaard door duidelijke behoeften of verwardheid op zichzelf'. De classificatie van geagiteerd gedrag is gebaseerd op de verbale of fysieke aard van het gedrag en het al dan niet agressieve karakter ervan. Zo onderscheidt men fysiek agressief gedrag, fysiek niet-agressief gedrag, verbaal agressief gedrag en verbaal niet-agressief gedrag (Cohen-Mansfield 1999a). De gedragingen die elk van deze klassen typeren worden nader toegelicht in tabel 11-1. De vier klassen van probleemgedrag zijn echter niet weder-kerig-exclusief: bepaalde soorten gedrag kunnen onder meerdere klassen voorkomen.

Tabel 11-1 Classificatie van storend gedrag volgens Cohen-Mansfield (1996, 1999b)

Subtype	Kenmerken
Fysiek agressief gedrag	Slaan, krabben, dingen en mensen vastgrijpen, dingen scheuren, schoppen, duwen, bijten en spuwen.
Fysiek niet-agressief gedrag	Algemene rusteloosheid, telkens hetzelfde gedrag vertonen, heen en weer lopen, naar een andere plaats proberen te gaan, dingen op een onjuiste manier hanteren, zich ongepast aankleden of uitkleden, hamsteren, dingen wegstoppen.
Verbaal agressief gedrag	Schreeuwen, vloeken, woede-uitbarstingen, vreemde geluiden maken.
Verbaal niet-agressief gedrag	Continu vragen om aandacht, verbaal autoritair of opdringerig gedrag, klagen of jammeren, negativisme, niets graag hebben, onderbrekingen die ter zake of niet ter zake zijn, telkens zinnen of vragen herhalen.

11.3 METEN VAN GEDRAGSSTOORNISSEN BIJ DEMENTERENDE OUDEREN

Voor de zorgplanning bij gedragsproblemen is het van belang dat er in eerste instantie zoveel mogelijk informatie wordt verzameld (Teri & Logsdon 2000). Meetinstrumenten vormen hierbij een belangrijk hulpmiddel waarmee gedragsproblemen op een meer systematische en meer eenduidige manier in kaart kunnen worden gebracht.

Gegeven het ruime begrip van gedragsstoornissen is het niet verrassend dat er meer dan 100 meetinstrumenten bestaan (Zaudig 1996). De meetinstrumenten kunnen gericht zijn op één aspect van storend gedrag zoals de 'Ryden Aggression Scale' (Ryden 1988) die vrij gedetailleerd ingaat op agressief gedrag, of meer omvattend zijn zoals de 'Consortium to Establish a Registry for Alzheimer's Disease (CERAD) Behavior Rating Scale for Dementia (BRSD)' (Tariot e.a. 1995). Instrumenten kunnen ook verschillen in de mate waarin ze de kwantiteit en kwaliteit van gedragsstoornissen meten. Het kan om het louter bepalen gaan van aan- of afwezigheid van het gedrag, maar het meetinstrument kan ook verder peilen naar de frequentie of de ernst waarmee het voorkomt (Teri e.a. 1997).

Deze schalen kunnen worden ingevuld aan de hand van directe observatie van het gedrag van de dementerende oudere, of indirect op basis van informatie verkregen van de zorgverleners van de dementerende oudere. De meeste meetinstrumenten zijn ontwikkeld om aan de hand van interviews met zorgverleners te worden ingevuld of om door de zorgverleners zelf te laten invullen. Directe observatie is weliswaar objectiever dan het oordeel van de zorgverlener maar veel tijdrovender, in het bijzonder als het storend gedrag betreft dat niet zo frequent voorkomt (Cohen-Mansfield 1999a). De noodzaak van langdurige observatie schuilt ook in het feit dat er een grote intra-individuele variabiliteit kan zijn in het voorkomen van probleemgedrag bij dementerende ouderen (Cohen-Mansfield 1999a). Hierdoor zou men bij indirecte meting moeten weten hoe lang en hoe frequent de zorgverleners de dementerende oudere hebben kunnen observeren om de betrouwbaarheid van hun informatie te kunnen inschatten (Teri e.a. 1997). Verder kan het ook aangewezen zijn om informatie te verzamelen uit meerdere bronnen (Cohen-Mansfield 1999a).

De keuze van het meest aangewezen meetinstrument hangt af van het doel van de meting, wie het instrument zal gebruiken, de setting waarin het gebruikt zal worden, aanwezigheid en toegankelijkheid van de informatiebronnen, alsmede de psychometrische eigenschappen (validiteit en betrouwbaarheid) van het meetinstrument. De studies van Cohen-Mansfield (1999a), Teri e.a. (1997) en Zaudig (1996) bieden een overzicht van bestaande meetinstrumenten.

11.3.1 'Revised Memory and Behavior Problems Checklist'

Een instrument dat veel voordelen biedt voor de verpleegkundige praktijk is de 'Revised Memory and Behavior Problems Checklist' (RMBPC) (Teri e.a. 1992) (figuur 11-1). De RMBPC heeft goede psychometrische eigenschappen (Teri e.a. 1992). Het instrument bevat 24 vragen die peilen naar drie domeinen van gedragsproblemen: 1 gedrag dat duidelijk samenhangt met geheugenproblemen (vragen 1-7), 2 depressief gedrag (vragen 12, 14, 17-23) en 3 storend of geagiteerd gedrag (vragen 8-11, 13, 15-16, 24). Deze drie domeinen vormen drie subschalen.

Figuur 11-1 'Revised Memory and Behavior Problems Checklist'

Datum: ....

Naam van de patiënt/cliënt/bewoner ....

Naam van de persoon die de vragenlijst invult ....

Instructies

Onderstaand vindt u een lijst met gedragingen die personen met dementie soms vertonen. Zou u voor elk van deze gedragingen kunnen aangeven of ze voorkwamen gedurende de afgelopen week? Zo ja, hoe vervelend vindt u dit gedrag of in welke mate ervaart u dit gedrag als storend? Gebruik de volgende schalen voor het aantal keren dat het gedrag voorkwam en uw reactie hierop. Gelieve de omschrijving van elk waardecijfer goed na te lezen.

Waardecijfer voor het aantal keren van voorkomen	*Waardecijfer voor reactie*
0 = is nooit voorgekomen	0 = helemaal niet
1 = niet in de afgelopen week	1 = een beetje
2 = 1 tot 2 keer in de afgelopen week	2 = matig
3 = 3 tot 6 keer in de afgelopen week	3 = heel veel
4 = dagelijks tot meer	4 = extreem veel
9 = weet het niet/niet toepasbaar	9 = weet het niet/niet toepasbaar

Wilt u a.u.b. alle onderstaande vragen beantwoorden. Gelieve een cijfer te omcirkelen van 0 tot 9 zowel voor aantal keren van voorkomen (frequentie) als voor uw reactie.

		Frequentie	*Reactie*
1	Telkens weer dezelfde vraag stellen	0 1 2 3 4 9	0 1 2 3 4 9
2	Moeite om recente dingen te onthouden (bijv. dingen uit het nieuws van de krant of tv)	0 1 2 3 4 9	0 1 2 3 4 9
3	Moeite om belangrijke dingen uit het verleden te onthouden	0 1 2 3 4 9	0 1 2 3 4 9
4	Dingen verliezen of verkeerd terugplaatsen	0 1 2 3 4 9	0 1 2 3 4 9
5	Vergeten welke dag het is	0 1 2 3 4 9	0 1 2 3 4 9
6	Aan dingen beginnen maar ze niet afmaken	0 1 2 3 4 9	0 1 2 3 4 9
7	Vernielzucht	0 1 2 3 4 9	0 1 2 3 4 9
8	Moeite om zich op een taak te concentreren	0 1 2 3 4 9	0 1 2 3 4 9
9	Dingen doen die u in verlegenheid brengen	0 1 2 3 4 9	0 1 2 3 4 9
10	U of andere familieleden 's nachts wakker maken	0 1 2 3 4 9	0 1 2 3 4 9
11	Luid en snel spreken	0 1 2 3 4 9	0 1 2 3 4 9
12	Er angstig en bezorgd uitzien	0 1 2 3 4 9	0 1 2 3 4 9
13	Dingen doen die mogelijk gevaarlijk zijn voor zichzelf of anderen	0 1 2 3 4 9	0 1 2 3 4 9

Figuur 11-1 'Revised Memory and Behavior Problems Checklist' (vervolg)

14	Dreigen zichzelf kwaad te doen	0 1 2 3 4 9	0 1 2 3 4 9
15	Dreigen anderen kwaad te doen	0 1 2 3 4 9	0 1 2 3 4 9
16	Verbaal agressief jegens anderen	0 1 2 3 4 9	0 1 2 3 4 9
17	Er bedroefd of depressief uitzien	0 1 2 3 4 9	0 1 2 3 4 9
18	Gevoelens uiten van hopeloosheid of verdriet om de toekomst (bijv. 'ik doe alles verkeerd', 'er gebeurt niets meer dat nog de moeite waard is')	0 1 2 3 4 9	0 1 2 3 4 9
19	Huilen of huilerig zijn	0 1 2 3 4 9	0 1 2 3 4 9
20	Opmerkingen maken over eigen dood of die van anderen (bijv. 'het leven is de moeite niet waard', 'ik zou beter dood kunnen zijn')	0 1 2 3 4 9	0 1 2 3 4 9
21	Zich eenzaam voelen	0 1 2 3 4 9	0 1 2 3 4 9
22	Opmerkingen maken over zich waardeloos te voelen of een last te zijn voor anderen	0 1 2 3 4 9	0 1 2 3 4 9
23	Opmerkingen maken over zichzelf een mislukkeling te voelen of over niets te hebben bereikt in het leven dat de moeite waard is	0 1 2 3 4 9	0 1 2 3 4 9
24	Tegenspreken, geïrriteerd zijn en/of klagen	0 1 2 3 4 9	0 1 2 3 4 9

Bron: Niet-gevalideerde vertaling van de Revised Memory and Behavior Problems Checklist (Teri e.a. 1992).

De RMBPC onderzoekt niet alleen de frequentie waarmee elk van de gedragsproblemen voorkomt, maar ook de mate waarin de mantelzorger het er moeilijk mee heeft of ze stresserend vindt. Dit onderscheid is belangrijk: het is immers niet omdat een gedragsprobleem vaak voorkomt dat het door de mantelzorger ook als het meest moeilijke wordt ervaren. Dit meetinstrument helpt bij het zoeken naar de gedragsproblemen die relatief veel voorkomen en de hulpverlener veel last bezorgen om daar vervolgens prioriteit aan te geven in de zorgplanning. Op die manier wordt niet alleen rekening gehouden met de dementerende persoon, maar ook met de mantelzorger ten aanzien van de zorgplanning. De interactie tussen mantelzorger en dementerende persoon speelt immers een belangrijke rol bij gedragsproblemen. De oorspronkelijke bedoeling van dit meetinstrument is het in kaart brengen van de reactie van de mantelzorger, maar het is mogelijk om dat ook te doen met betrekking tot de reactie van de professionele hulpverlener.

Het meetinstrument is in eenvoudige taal opgemaakt en kan in principe door de mantelzorger zelf in ongeveer tien minuten ingevuld worden. Het is echter aangewezen dat nadien met de mantelzorger hierover een gesprek plaatsvindt, of het formulier in het gesprek met de mantelzorger in te vullen. Tijdens een gesprek kan de hulpverlener zijn betrokkenheid tot uitdrukking brengen, kan worden nagegaan of de vragen goed werden begrepen, kan bijkomende informatie worden gegeven en kunnen extra gegevens worden verzameld.

De frequentie van voorkomen wordt voor elke vraag gescoord op een schaal die loopt van o (= 'komt nooit voor') tot 4 (= 'komt dagelijks of vaker voor'). De mate waarin de mantelzorger last heeft van het gedrag en hoe hij hierop reageert, wordt gescoord op een schaal die loopt van o (= 'helemaal niet') tot 4 (= 'extreem vaak'). Voor de frequentie van het gedrag en de reactie van de mantelzorger kan een totaalscore worden berekend. Voor de klinische praktijk lijkt deze totaalscore van beperkt nut, maar voor de evaluatie van de zorgplanning kan ze evenwel nuttig zijn. Hiermee kan worden nagegaan of de totaalscore verandert over de tijd en of de evolutie in geplande zin verloopt.

11.4 BETEKENISVERLENING

Nog belangrijker dan het omschrijven, classificeren en het meten van gedrags-stoornissen bij dementerende personen is de betekenis die eraan gegeven wordt. Kan men het beschouwen als doelloos gedrag dat aan de aandoening eigen is, of is het een legitieme respons op een als hinderlijk ervaren situatie (Norberg 1996). De betekenis-verlening zal in belangrijke mate bepalen hoe de omgeving van de dementerende persoon met het gedrag zal omgaan en welke doelstellingen daarbij worden nage-streefd.

De 'IPA Task Force on BPSD' houdt bij het zoeken naar de oorsprong en de betekenis van gedragsstoornissen rekening met drie aspecten: *1* neurobiologische aspecten, *2* psychologische aspecten en *3* sociale aspecten (Zaudig 1998). Deze aspecten komen ook naar voren in andere verklarende modellen zoals het 'Retrogenesis-model' van Reisberg (1999), het 'Progressively Lowered Stress Threshold-model' (PLST-model) van Hall (1987) en het 'Unmet Needs Interaction with Dementia-model' (UNID-model) van Cohen-Mansfield (1999b), maar het gewicht dat hierbij aan elk van deze aspecten wordt toegekend is verschillend.

11.4.1 Neurobiologische aspecten

Neurochemische veranderingen zoals veranderingen in concentratie van seroto-nine en dopamine, en neuropathologische veranderingen zoals de vorming van plaques die worden waargenomen bij dementerende personen, kunnen in verband worden gebracht met gedrags- en psychologische stoornissen. Alhoewel op dit mo-ment het huidige onderzoek voldoende evidentie biedt voor het bestaan van deze relaties blijft verder onderzoek aangewezen om de ware toedracht van neurobiologi-sche fenomenen met betrekking tot het voorkomen van gedragsstoornissen te kun-nen achterhalen (Zaudig 1998). Zijn gedragsstoornissen het rechtstreekse gevolg van neurobiologische veranderingen, of faciliteren deze veranderingen juist het ontstaan van gedragsstoornissen bij de dementerende persoon?

Reisberg e.a. (1999) stellen in hun 'Retrogenesis-model' dat de gedrags- en psychologische stoornissen bij dementerende personen moeten worden geïnterpreteerd vanuit een omgekeerde ontwikkeling zoals die bij het kind wordt waargenomen. Deze stelling steunt op onderzoek dat aantoont dat de neurobiologische veranderingen bij dementerende personen het omgekeerde patroon van de normale ontwikkeling bij het kind volgen. Zo is bijvoorbeeld het patroon van verlies aan neuronen omgekeerd aan het patroon van myelineafzetting bij de normale ontwikkeling (Reisberg e.a. 1999). Deze bevinding kan verklaren waarom het verlies aan cognitieve vermogens en het verlies aan functioneren dat wordt waargenomen bij dementerende ouderen zich in een omgekeerde volgorde voordoet als de graduele toename van de vermogens bij kinderen.

Casus meneer A.

Meneer A. is opgenomen op een afdeling psychogeriatrie met dementie in een tamelijk vroeg stadium. Meneer A. is in het algemeen een rustige en opgewekte man. Dagelijks komt de ergotherapeut voor ADL-training, wat de goedkeuring van patiënt draagt. Gewoonlijk komt de ergotherapeut om 08.00 uur. Die morgen komt de ergotherapeut op het afgesproken uur niet opdagen. Meneer A. weigert te ontbijten, hij loopt heen en weer in de kamer en is verbaal agressief jegens de verpleegkundigen. Hij verwijt hun gebrek aan menselijkheid en roept dat hij naar huis wil. Hij dreigt met fysieke agressiviteit wanneer de verpleegkundigen aanbieden hem te helpen bij het wassen. Hij gaat in bed liggen, trekt het laken over zijn hoofd en weigert nog met iemand te praten. Pogingen om hem aan te spreken resulteren in een afwerende snauw van de patiënt. Zo blijft meneer A. de hele dag liggen.

In het 'Retrogenesis-model' wordt elk stadium van dementie in overeenstemming gebracht met de corresponderende leeftijd in de ontwikkeling van het kind. De gedragingen en emoties van de dementerende oudere moeten dan ook begrepen worden als een 'normale' manier van ageren voor een persoon van die ontwikkelingsleeftijd. In de casus van meneer A. betekent dit dat het stadium van dementie waarin hij zich bevindt, correspondeert met de ontwikkelingsleeftijd van een kind tussen twee en vijf jaar. Zijn agressieve bui stemt overeen met de woedeaanvallen die frequent voorkomen bij kinderen in deze leeftijdscategorie als reactie op frustratie. Ten aanzien van de dementerende oudere wordt hiernaar verwezen als 'catastrofische reacties'. Deze kan men omschrijven als 'plotse, vaak onvoorspelbare en blijkbaar onuitgelokte uitbarstingen van fysieke of verbale agressie als reactie op een stimulus' (Reisberg e.a. 1999). Zo wordt bijvoorbeeld ook de relatie gelegd tussen het vaak onbestemd roepen en schreeuwen van de ernstig dementerende oudere en dat van het kind in de leeftijdscategorie van vier weken tot anderhalf jaar; tussen het weglooPgedrag, het telkens opnieuw en blijvend vragen en eisen en de angst om alleen gelaten te worden van de matig dementerende oudere en van het kind in de leeftijdscategorie van twee tot vijf jaar.

Terwijl het 'Retrogenesis-model' eerder uitgaat van een rechtstreeks verband tussen neurobiologische factoren en het gedrag van de dementerende oudere, gaan het PLST- en UNID-model eerder uit van een faciliterende rol van neurobiologische veranderingen in probleemgedrag. In deze laatste twee modellen weegt de impact van psychologische en sociale aspecten zwaarder door.

11.4.2 Psychologische en sociale aspecten

Psychologische aspecten in gedragsstoornissen hebben betrekking op het feit dat dementerende ouderen, zoals elke oudere en zoals elke chronisch zieke, veranderingen ervaren en verlieservaringen hebben en dat de manier waarop zij hiermee omgaan het voorkomen van gedragsstoornissen kan beïnvloeden. Zo wordt verondersteld dat iemand die vóór het ontstaan van dementie een al enigszins achterdochtige, agressieve of controlerende persoonlijkheid had meer vatbaar zal zijn voor de ontwikkeling van gedragsstoornissen als reactie op deze stresservaringen (Zaudig 1998).

Niet alleen de premorbide persoonlijkheid is in dit opzicht belangrijk, maar ook de aard van de aandoening zelf. Dementie tast immers het cognitief vermogen aan, waardoor het betekenis verlenen aan veranderingen en verlieservaringen en het verwerken ervan wordt bemoeilijkt. Het onderzoek van Orrell en Bebbington (1998) bijvoorbeeld geeft aan dat vooral personen met een beginnend of slechts matig gevorderd stadium van dementie zeer gevoelig zijn voor de effecten van bedreigende levenservaringen en de psychosociale stress die ermee gepaard gaat. Deze bemoeilijkte verwerking zou ook kunnen verklaren waarom de dementerende persoon op een 'gestoorde' manier reageert op bepaalde gebeurtenissen. Dat is een van de hypothesen waarop het PLST-model is gebouwd, zoals hierna nader zal worden toegelicht. Verder onderzoek is echter nodig om de specifieke relatie tussen psychologische aspecten en gedragsstoornissen te verduidelijken.

Hetzelfde geldt voor de relatie van gedragsstoornissen met sociale aspecten. Sociale en psychologische aspecten zijn ook nauw met elkaar verbonden. Veranderingen in de sociale en materiële omgeving, bijvoorbeeld bij opname in een verzorgingshuis, kunnen gedragsproblemen uitlokken of faciliteren. Dit geldt ook voor de relatie die de dementerende oudere heeft met zijn verzorgers en de manier waarop de verzorgers met de dementerende oudere omgaan. Er bestaat bijvoorbeeld een duidelijke relatie tussen agressie van de dementerende oudere en agressie van de zorgverlener (Pillemer & Suitor 1992).

In het 'Retrogenesis-model' spelen ook psychologische en sociale factoren een rol in de verklaring van de gedragingen en emoties van de dementerende oudere. Psychologisch gezien wordt 'het in zichzelf terugtrekken' bij ernstig dementerende ouderen net zoals bij kinderen vaak waargenomen bij deprivatie van menselijk contact (Reisberg e.a. 1999). Zo ook moeten volgens het 'Retrogenesis-model' wanen, zoals het beschuldigen van anderen van diefstal bij verlies van objecten, worden gezien als een middel voor de dementerende oudere om emotionele traumatische (verlies) ervaringen te kunnen verklaren en verwerken, net zoals een kind daarvoor fantasie gebruikt. Wat betreft sociale aspecten wordt in dit model onder meer aangehaald dat er een belangrijk verschil bestaat tussen de dementerende oudere en kinderen in de manier waarop de omgeving met hen omgaat. Kinderen worden vaak als lief en schattig bekeken, terwijl het beeld van de dementerende oudere vaak tegengestelde gevoelens oproept (Reisberg 1999). Anderzijds zullen er ook gelijkenissen zijn: zo zullen de gevoelens van onmacht en frustratie die een 'onhandelbaar' kind bij zijn ouders uitlokt, ook worden ervaren door de verzorgers van een 'onhandelbare' dementerende oudere.

Centraal in het PLST-model staat de wisselwerking tussen de mens en omgeving, meer in het bijzonder de mate waarin beide op elkaar afgestemd zijn, afgeleid van systeemtheorieën (Hall e.a. 1995). Theorieën in verband met stress en het omgaan met stress vormen een tweede belangrijke pijler van het PLST-model (Hall & Buckwalter 1987).

Het PLST-model gaat ervan uit, zoals de naam al zegt, dat de stressdrempel geleidelijk lager komt te liggen naarmate de cognitieve achteruitgang verdergaat. Verschijnselen zoals agressie, agitatie, nachtelijk ontwaken, enzovoort zijn volgens dit model een uiting van een geleidelijk dalend vermogen om met stress om te gaan. Dit gedrag is een normale menselijke reactie op een te intense of te langdurig ervaren stress. Typerend voor dementie is echter de frequentie van dit gedrag. Daar waar bepaalde stressprikkels bij een gezond individu een reactie uitlokken die nog ruim binnen de marge van 'normaal' gedrag ligt, resulteren deze bij een dementerende oudere in het overschrijden van de stressdrempel. Naarmate de ziekte evolueert en de stressdrempel geleidelijk aan lager en lager komt te liggen, zal het disfunctionele gedrag in frequentie en intensiteit toenemen.

Dit disfunctioneel gedrag moet volgens het PLST-model worden gezien als angstig gedrag, als een poging om bedreigende prikkels uit de omgeving te ontwijken (Hall & Buckwalter 1987). De stressdrempel zal voor iedereen verschillend zijn en zelfs voor eenzelfde individu variëren. Om te bepalen welke prikkels de stressdrempel van een dementerende oudere overschrijden moet men goed de situatie waarin het storend gedrag zich voordeed analyseren om na te gaan wat hierbij uitlokkend kan zijn geweest en dient men rekening te houden met de premorbide persoonlijkheid van de desbetreffende patiënt. Vanuit het PLST-model zou het gedrag dat meneer A. in de casus presenteert dus betekenen dat er iets in zijn omgeving gebeurd is dat door deze man als uitermate stresserend werd ervaren. Uit een gesprek met de familie komt naar voren dat meneer A. altijd een heel stipte persoon was en dat ook van anderen verwachtte. Te laat komen werd niet getolereerd. Dit aspect van zijn persoonlijkheid, in combinatie met het niet meer in het juiste licht kunnen plaatsen van een miniem feit, namelijk het te laat zijn van de ergotherapeut, biedt een verklaring voor het extreme gedrag van deze man.

In het PLST-model wordt ook gesteld dat wanneer de stressdrempel herhaaldelijk wordt overschreden de dementerende oudere niet meer uit de cirkel komt van angstig en disfunctioneel gedrag (Hall & Buckwalter 1987). Op die manier gaat de patiënt op een lager niveau functioneren dan volgens zijn restcapaciteiten nog mogelijk is. Dit wordt bestempeld als 'buitengewoon onvermogen', een bijkomend functioneel verlies dat het gevolg is van langdurige blootstelling aan stress en dat verdwijnt bij eliminering van de stressoorzaak.

Het UNID-model van Cohen-Mansfield (1999b) houdt zich bezig met 'agitatie'. Agitatie is hier echter een zeer ruim begrip en omvat meer dan alleen onrust. Het gaat om storend gedrag, al of niet agressief gedrag en lichamelijk of verbaal (zie ook tabel II-I). Het UNID-model gaat ervan uit dat 'agitatie' veelal een uiting is van een onvervulde behoefte bij de dementerende oudere. Het is het proces van dementie dat veroorzaakt dat er bij de dementerende oudere toenemende problemen zijn om die behoeften te vervullen. Deze problemen zijn afkomstig uit enerzijds een afname in de mogelijkheden om zelf in de behoeften te voorzien en anderzijds uit toenemende beperkingen om de behoeften duidelijk te maken voor anderen, waardoor het voor de omgeving ook in toenemende mate moeilijk wordt om de behoeften te begrijpen en erin te voorzien (Cohen-Mansfield 1999b). De gedragsstoornissen kunnen een manier zijn om de behoeften uit te drukken, maar kunnen evenzeer een uiting zijn van de frustratie die met het onvervuld blijven van de behoeften gepaard gaat.

Het UNID-model steunt op uitgebreid onderzoek naar de relaties tussen typen van agitatie (zie ook tabel II-I) en kenmerken van de persoon en zijn omgeving (Cohen-Mansfield 1999b). Uit het soort persoons- en omgevingskenmerken waarmee het type van gedragsstoornissen samenhangt, wordt vervolgens afgeleid aan welke onvervulde behoefte het gedrag mogelijk ten grondslag ligt. Zo komt verbale agitatie eerder voor bij dementerende ouderen met een slechte gezondheidstoestand, zwakke sociale relaties en veelal op momenten dat ze alleen zijn. Verbale agitatie, agressief en niet-agressief, wordt dan ook in verband gebracht met fysieke pijn, eenzaamheid, schrik en depressie (sociale noden). Fysiek niet-agressief gedrag wordt geobserveerd bij dementerende ouderen die in het algemeen in een relatief goede gezondheidstoestand verkeren, als er geen activiteiten zijn en meer op plaatsen waar ook andere personen aanwezig zijn. Dit type gedragsstoornis zou vooral wijzen op een onvervulde behoefte aan stimulatie. Fysiek agressief gedrag ten slotte wordt voornamelijk gezien bij interactie met verzorgend personeel, bij personen met zwakke sociale relaties en als het bijvoorbeeld 's nachts koud en lawaaierig is. Uit agressief gedrag kunnen mogelijk behoeften aan privacy en comfort afgeleid worden, maar dit type gedrag kan ook een poging zijn om een behoefte te uiten.

Wanneer men dit vertaalt naar de casus van meneer A. zou men het volgende kunnen concluderen. Het gaat bij meneer A. vooral om verbaal agressief gedrag en enige mate van fysiek agressief gedrag in de interactie met het verzorgend personeel. Het houdt verband met het niet komen opdagen van de ergotherapeut. Zijn agressief gedrag jegens het verzorgend personeel kan mogelijk de behoefte weerspiegelen om alleen gelaten te worden. Het verbaal agressieve gedrag kan mogelijk wijzen op een onvervulde behoefte aan respect voor zijn gevoel voor stiptheid.

11.5 OMGAAN MET GEDRAGSSTOORNISSEN BIJ DEMENTERENDE OUDEREN

11.5.1 Evaluatie van storend gedrag

Uit de in het voorgaande besproken modellen blijkt duidelijk dat het storend gedrag niet doelloos is en vaak een behoefte of frustratie uitdrukt. Een belangrijke stap in de omgang met gedragsstoornissen is dan ook het nagaan wat de betekenis van het gedrag kan zijn (Hall & Buckwalter 1987; Cohen-Mansfield 1999b). Cohen-Mansfield (1999b) waarschuwt voor het gevaar om het storend gedrag op te heffen, bijvoorbeeld door het gebruik van sederende medicatie, zonder eerst na te gaan wat het gedrag overbrengt. Volgens het UNID-model leidt die aanpak tot een vicieuze cirkel van onvervulde behoeften, een onderdrukt vermogen om die behoefte uit te drukken en frustratie. In de volgende casus wordt dit geïllustreerd.

> #### Casus meneer B.
> Meneer B. is ernstig dementerend. Hij is niet meer in staat verbaal te communiceren. Regelmatig vertoont meneer B. onrustig gedrag waarbij hij op en neer wandelt en agressief reageert wanneer zijn omgeving hem aanspreekt. Zijn vrouw die hem al jaren verzorgt, weet dat haar man onrustig wordt wanneer hij last heeft van constipatie. Zodra dit probleem wordt verholpen, verdwijnt ook zijn onrustig gedrag. Meneer B. gaat dagelijks naar een dagverzorgingscentrum. Stel u voor dat zijn vrouw niet geconsulteerd wordt over zijn onrustig gedrag omdat men dat als inherent aan dementie beschouwt. In het dagverzorgingscentrum wordt op zijn agitatie gereageerd door het geven van sederende medicatie. Zijn gedrag is immers storend voor de andere ouderen. Een van de nevenwerkingen van sederende medicatie is constipatie, waardoor het probleem van meneer B. niet wordt verholpen maar daarentegen nog verergert.

De evaluatie van het storende gedrag mag zich dus niet beperken tot het vaststellen van het soort gedrag, de frequentie en intensiteit ervan, maar moet ook een evaluatie van de context (temporele, ruimtelijke en sociale context) inhouden. Deze context zal helpen de betekenis van het gedrag te achterhalen. Volgens het PLST-model bijvoorbeeld moet men evalueren welke factoren disfunctioneel gedrag uitlokken, maar ook wat de dementerende oudere rustig kan maken of houden. In dit model worden zes belangrijke groepen van stressfactoren geïdentificeerd die aanleiding kunnen geven tot het overschrijden van de stressdrempel bij de dementerende oudere:

- moeheid;
- verandering;
- eisen tot functioneren die het vermogen overschrijden;
- concurrerende, multipele, of overweldigende stimuli;
- lichamelijke stressfactoren zoals ziekte, nevenwerking van medicatie en pijn;
- emotionele reactie op verlieservaring (Hall e.a. 1987, 1988, 1995).

In een onderzoek naar mogelijke oorzaken van agitatie bij dementerende personen werden de meest voorkomende antecedenten voor agitatie, volgens het PLST-model, geïnterpreteerd als ongemak, een wens om onmiddellijk bediend te worden, conflicten tussen patiënten of met verplegend personeel, reacties op lawaai of geluid in de omgeving en schending van de persoonlijke ruimte (Ragneskog e.a. 1998). In ditzelfde onderzoek wordt conform het UNID-model geconcludeerd dat agitatie vaak als een vorm van communicatie dient bij verlies van controle over de situatie en onvoldoende autonomie.

Zowel in het PLST-model als in het UNID-model wordt het belang benadrukt van niet alleen te kijken naar de persoon nu, maar ook naar wie die dementerende persoon vroeger was. Ten aanzien van het PLST-model is dat het peilen naar wat stressuitlokkend is voor die patiënt nu en hoe hij of zij dat uitdrukt, daarbij rekening houdend met de premorbide persoonlijkheid van die persoon (Hall 1988). Ten aanzien van het UNID-model betekent het de evaluatie van de persoon met zijn huidige behoeften, zijn mogelijkheden en beperkingen om behoeften te presenteren en met zijn vroegere gewoonten en voorkeuren (Cohen-Mansfield 1999b).

Volgens het 'Retrogenesis-model' moet men bovendien ook rekening houden met de corresponderende ontwikkelingscontext (Reisberg 1999). Een goede, c.q. duidelijk en concreet omschreven rapportage van deze evaluatie is een cruciaal element in niet alleen het adequaat omgaan met de gedragsstoornissen, maar ook in de preventie ervan.

11.5.2 Interventies

Globaal gaat het bij de omgang met storend gedrag om interventies gericht op de dementerende oudere en om interventies gericht op de omgeving. De principes van deze interventies steunen op interactie tussen de dementerende oudere en zijn omgeving. Zo probeert men enerzijds het vermogen van de dementerende oudere om met zijn of haar omgeving om te gaan te optimaliseren of te verbeteren, anderzijds beoogt men de omgeving aan te passen aan de restvermogens van de dementerende oudere. Verder kan er ook een onderscheid worden gemaakt tussen interventies van farmacologische en niet-farmacologische aard.

De doelstellingen die worden nagestreefd zijn preventie of reductie van het voorkomen van gedragsstoornissen en het verbeteren van het dagelijks functioneren door reductie van bovenmatig onvermogen. Nog veel belangrijker dan het nastreven van reductie van gedragsstoornissen is het nastreven van de kwaliteit van leven voor de dementerende persoon. De interventies moeten erop gericht zijn de dementerende persoon te ondersteunen in zijn proces van omgaan met de cognitieve, emotionele en sociale gevolgen van de aandoening (Finnema e.a. 2000). De capaciteiten die de persoon nog wel heeft en de eigen beleving van de dementerende oudere staan hierin centraal (Finnema e.a. 2000).

De doelstellingen kunnen ook worden gericht op de zorgende omgeving van de dementerende persoon. Een belangrijk onderdeel hiervan is dat de omgeving beter met de gedragsstoornissen leert omgaan en zich er minder door belast voelt. Deze laatste doelstelling is vooral van belang omdat het vermogen van de dementerende oudere om op een adequate manier met de omgeving om te gaan progressief afneemt, waardoor alleen al een toename van gedragsstoornissen kan worden verwacht. De interventies waarbij de omgeving zoveel mogelijk aan het omgangsvermogen van de dementerende oudere wordt aangepast zijn derhalve van primair belang.

Net zoals de noemer van 'gedragsstoornissen' een waaier aan termen omvat, zo kent ook het omgaan met gedragsstoornissen een diversiteit aan interventies. Het volgende blijft dan ook beperkt tot het aanbieden van een raamwerk waarbinnen deze interventies kunnen worden geplaatst met specifieke interventies als illustratie.

Omgevingsinterventies: ruimte, tijd en persoon

Bij omgevingsinterventies kan het zowel gaan om de ruimtelijke omgeving, de temporele omgeving, als de personen in de omgeving van de dementerende persoon. Volgens het PLST-model moet de omgeving zo worden aangepast dat stressuitlokkende factoren gecontroleerd kunnen worden en dat er voor het functionele verlies van de dementerende oudere gecompenseerd wordt (Hall & Buckwalter 1987). Volgens het UNID-model dient de omgeving te worden aangepast om tegemoet te komen aan de behoeften van de dementerende oudere (behoefte aan sociaal contact, aan stimulatie, aan lichamelijke activiteit, enzovoort). De aanpassing moet ook plaatsvinden in aansluiting op de resterende capaciteiten (gehoors-, gezichts-, tactiel vermogen en mobiliteit) en in aansluiting op de manier waarop de oudere bij voorkeur aan zijn behoeften tegemoetkomt (Cohen-Mansfield 1999b).

Wat betreft de ruimtelijke omgeving gaat het vooral om interieurtechnische aanpassingen zoals het plaatsen van eigen meubilair in het verzorgingshuis om een vertrouwde omgeving te scheppen; het werken met zachte kleuren en ontspannende muziek, enzovoort (Opie e.a. 2000). Zo kunnen bijvoorbeeld visuele barrières (strips op de vloer, het verbergen van deurknoppen met een stoffen band, met een zonwering de lichtinval door een raam beperken) een effect hebben op het wegloopgedrag van dementerende ouderen (Hussian & Brown 1987; Namazi e.a. 1989; Dickinson e.a. 1995; Hewawasam 1996). Geluid kan ook een belangrijke factor in de ruimtelijke omgeving zijn. De aanwezigheid van een continu en monotoon natuurgeluid op de achtergrond, zoals dat van kabbelend water, reduceert significant de verbale geagiteerdheid bij dementerende bewoners van een verzorgingshuis (Burgio e.a. 1996).

Ook het gebruik van muziek heeft een positief effect op geagiteerd gedrag van de dementerende oudere (Goddaer & Abraham 1994; Ragneskog e.a. 1996; Cohen-Mansfield & Werner 1997; Clark e.a. 1998; Gerdner 2000). Hierbij kan het zowel gaan om ontspanningsmuziek of de persoonlijke voorkeursmuziek van de dementerende oudere. Geïndividualiseerde muziek biedt een meerwaarde ten opzichte van pure ontspanningsmuziek omdat deze voor de dementerende oudere persoon ook aangename herinneringen oproept, aldus de hypothese van Gerdner (2000). Dit ondersteunt het belang van rekening te houden met de voorkeuren van de premorbide persoon bij de dementerende oudere, zoals voorgeschreven in het PLST- en het UNID-model. Zo wordt ook in het onderzoek van Namazi en Johnson (1996) naar storend gedrag tijdens het baden hierop gewezen. In dit onderzoek werd voor het baden wel rekening gehouden met het voorkeurstijdstip van de dementerende oudere, maar niet met de vroegere manier van baden. Zo veroorzaakte het ophijsen van de oudere met een badlift een belangrijke mate van angst en stress. De moderne badlift staat immers ver af van de badgewoonten van vroeger. In het algemeen moet men er bij aanpassingen aan de materiële omgeving rekening mee houden dat iedere aanpassing, zelfs in positieve zin, een verandering is en aanvankelijk stressuitlokkend kan zijn, aldus het PLST-model.

Het belang van de temporele omgeving wordt vooral in het PLST-model benadrukt. Volgens dit model leven we in een 24-uurscontinuüm en daarom moet de zorg ook aldus worden gepland (Hall & Buckwalter 1987). Dit kan bijvoorbeeld betekenen dat wanneer zich storend gedrag voordoet tijdens de nacht, interventies gedurende de dag moeten worden gepland om die nachtelijke onrust op te lossen. Een dagindeling waarin onvoldoende rustpauzes voorkomen kan aanleiding geven tot een geleidelijke toename van stress die gedurende de nacht tot uiting komt (Hall & Buckwalter 1987).

Aandacht voor routine of een vaste dagindeling of aandacht voor begeleiding bij verandering aan deze routine vormen andere belangrijke aspecten van temporele omgevingsinterventies (Hall 1988 1994). Routine vereenvoudigt namelijk de complexiteit van het dagelijkse leven voor de dementerende oudere. In de casus van meneer A. bijvoorbeeld zou de verpleegkundige het tijdstip van acht uur voor de ochtendverzorging kunnen respecteren door de taak van de ergotherapeut over te nemen, of meneer A. zou op zijn minst moeten worden verwittigd dat de ergotherapeut later zal komen, zo mogelijk met vermelding van het verwachte uur.

Wellicht het meest belangrijk in de omgang met storend gedrag zijn de personen die zich in de omgeving van de dementerende oudere ophouden. In het PLST-model staat dat communicatie met de dementerende persoon zowel verbaal als non-verbaal moet getuigen van een onvoorwaardelijke positieve waardering (Hall & Buckwalter 1987). Zo wordt ook in het U N I D-model de aandacht benadrukt voor de individualiteit van de dementerende persoon (Cohen-Mansfield 1999b) en in het 'Retrogenesis-model' het belang om de dementerende oudere een gevoel van eigenwaarde te geven (Reisberg e.a. 1999).

Dit respect voor de dementerende oudere moet een basisprincipe zijn met betrekking tot de wijze waarop de 'menselijke' omgeving met gedragsstoornissen omgaat. Interventies voor deze omgeving bestaan enerzijds uit educatie, erop gericht het gedrag van de dementerende oudere beter te begrijpen en er beter mee om te gaan en anderzijds uit interventies die erop gericht zijn adequaat om te gaan met de gevolgen van dementie voor het eigen leven van de verzorger.

In het PLST-model wordt in dit kader vermeld dat zorgverleners, professionele gezondheidswerkers en familie geleerd moet worden te luisteren naar de dementerende persoon en dat er op een continue basis moet worden voorzien in onderricht, ondersteuning, zorg en hulp bij het oplossen van problemen van familie en belangrijke verwanten (Hall & Buckwalter 1987).

Educatieprogramma's bestaan in het algemeen uit het geven van informatie, het aanleren van vaardigheden en eventueel ook het bieden van begeleiding bij de uitvoering ervan. Het trainen en het aanleren van vaardigheden (zoals omgaan met agressie, communicatievaardigheden, enzovoort) kan plaatsvinden aan de hand van gevalsbeschrijvingen of door middel van rollenspelen. Het is van belang dat de zorgverlener de kans krijgt de aangeleerde vaardigheden te oefenen en daarop feedback te krijgen. Het betreft hierbij zowel educatie van mantelzorgers als educatie van de professionele hulpverleners (Opie e.a. 1999).

In vijf studies werd het effect geëvalueerd van educatie bij verplegend personeel in verband met het omgaan met gedragsproblemen bij dementerende ouderen (Colenda & Hamer 1991; Feldt & Ryden 1992; Hagen & Sayers 1995; Maxfield e.a. 1996; Cohen-Mansfield e.a. 1997). Er werd een significante reductie waargenomen van het aantal probleemgedragingen (Colenda & Hamer 1991; Hagen & Sayers 1995; Maxfield e.a. 1996) en een grotere tolerantie voor gedragsproblemen (Feldt & Ryden 1992; Cohen-Mansfield e.a. 1997). Ook in het onderzoek van Middleton e.a. (1999) wordt een grotere tolerantie genoteerd bij verpleegkundigen op een dementiespecifieke afdeling ten opzichte van verpleegkundigen op een traditionele afdeling. Verpleegkundigen op een specifieke afdeling zijn goed onderricht in dementie en de bijbehorende zorg. In dit onderzoek kwam dan ook naar voren dat de verpleegkundigen op de specifieke afdeling de agressieve gedragingen eerder toeschreven aan de aandoening, terwijl de verpleegkundigen op de traditionele afdeling het gedrag eerder als opzettelijk en op hen persoonlijk gericht ervoeren. Een degelijke scholing met betrekking tot dementie is dan ook een vereiste voor elke zorgverlener die zich bezighoudt met de zorg aan dementerende ouderen. Een deskundige professionele zorgverlener zal dan ook in staat zijn om de mantelzorger met educatie te ondersteunen.

Er zijn ook interventies voor mantelzorgers gericht op het omgaan met de negatieve gevolgen van dementie voor hun eigen leven. Het betreft interventies zoals psychotherapie bijvoorbeeld om te leren omgaan met negatieve gevoelens, of respijtzorg om de mantelzorger enige tijd te ontlasten van de zorg, of ondersteuningsgroepen waar lotgenoten elkaar sociale ondersteuning kunnen bieden, en dergelijke (Bourgeois e.a. 1996). Het betreft interventies die slechts onrechtstreeks een invloed hebben op gedragsstoornissen. Wanneer namelijk de zorgverleners zich door deze interventies beter en rustiger voelen, zullen zij ook minder negatief gedrag vertonen en op die manier minder stressuitlokkend zijn ten opzichte van de dementerende oudere (cf. PLST-model). De mantelzorger zal op die manier ook meer aandacht kunnen schenken aan de behoeften van de dementerende oudere (cf. UNID-model). In de studies naar deze interventies wordt aan dit secundaire effect echter nauwelijks aandacht besteed.

Conform de veranderingen in tijd en ruimte kunnen ook veranderingen in de omgeving van de dementerende oudere stressinducerend werken. Daarom wordt continuïteit qua zorgverleners, bijvoorbeeld door patiëntentoewijzing, aanbevolen (Hall 1988 1994). Een belangrijk aspect van de omgeving ten slotte is dat ze niet alleen preventief werkt wat betreft het voorkomen van gedragsstoornissen, of toleranter ervoor wordt, maar dat ze aan de dementerende oudere met gedragsstoornissen ook veiligheid biedt.

Persoonsgerichte interventies

Bij persoonsgerichte interventies gaat het erom de mogelijkheden van de dementerende ouderen te versterken om met hun omgeving om te gaan of hun (al dan niet ontwikkelingsgerelateerde) behoeften te vervullen. Interventies kunnen gericht zijn op de fysieke, cognitieve, psychische en sociale vermogens van de dementerende oudere. Fysieke interventies kunnen van velerlei aard zijn. Volgens het UNID-model kan verbale agressie ook een uiting van pijn zijn (Cohen-Mansfield 1999b). Onderzoek heeft vooralsnog geen duidelijkheid gebracht in de relatie tussen pijn en gedragsstoornissen bij dementerende ouderen. Wel kan men aannemen dat dementerende ouderen, zoals vele ouderen, vaak aan chronische en mogelijk pijnlijke aandoeningen lijden. Uit het onderzoek van Middleton e.a. (1999) blijkt echter dat verpleegkundigen het agressief gedrag zelden aan pijn toewijzen. Pijn kan dus mogelijk een onvoldoende herkend probleem zijn bij dementerende ouderen (zie ook hoofdstuk 4 over pijnmanagement).

Voor de interactie met de omgeving zijn ook de sensoriële vermogens van de dementerende oudere van belang. In het onderzoek van Palmer e.a. (1999) bijvoorbeeld werd een significante daling van gedragsstoornissen vastgesteld na aanpassing van het gehoorapparaat bij dementerende ouderen.

Van de interventies gericht op het cognitieve vermogen is de 'Realiteitsoriëntatie-therapie' (ROT) de meest bekende. ROT biedt aan de dementerende oudere oriënteren-de informatie (ten aanzien van tijd, ruimte en persoon), in de veronderstelling dat de dementerende oudere op die manier zijn omgeving beter kan begrijpen. Dit beter 'grip' hebben op de omgeving zou leiden tot een verhoogd gevoel van controle en eigenwaarde (Spector e.a. 1999). Dit heeft ook een aannemelijk effect op gedrags-stoornissen, tenminste met betrekking tot ROT toegepast in 'klassensessies' (Spector e.a. 1999). Het effect van 24-uurs-ROT en het effect op lange termijn dienen echter nog nader te worden onderzocht.

'Validation'-therapie en reminiscentietherapie zijn de best bestudeerde thera-pieën die gericht zijn op het psychisch vermogen van de dementerende oudere. 'Validation'-therapie is een cluster van verschillende communicatietechnieken ge-richt op het herstel van eigenwaarde, het bevorderen van communicatie en interactie met anderen, reductie van stress en angst, het stimuleren van vermogens, levenstaken helpen afwerken en het bevorderen van het zo lang mogelijk zelfstandig wonen (Neal & Briggs 2000). Reminiscentietherapie is een vorm van psychotherapie waarbij de focus ligt op de herbeleving van gebeurtenissen uit het verleden. Dit vindt individueel of groepsgewijs plaats. Met deze therapievorm wordt een beroep gedaan op het lang aanhoudend vermogen van de dementerende oudere om herinneringen uit het verleden op te roepen, hetgeen de communicatie zou vereenvoudigen (Spector e.a. 2000). Noch wat betreft 'validation'-therapie, noch voor reminiscentietherapie kan men op basis van huidig onderzoek concluderen dat dit effectieve therapieën zijn met betrekking tot de modificatie van gedragsstoornissen (Neal & Briggs 2000; Spector e.a. 2000).

Ten slotte zijn er de interventies die pogen het sociale omgangsvermogen te stimuleren. Cohen-Mansfield & Werner (1997) testten het effect van sociale interactie beperkt tot de dementerende persoon en de hulpverlener op verbale agressie. Deze auteurs stelden een daling van verbale agitatie vast met 56% tijdens de interventie. Het snoezelen zou ook in deze context kunnen worden geplaatst. Bij snoezelen worden stimuli gericht op zintuiglijke waarneming en ervaring, op doelgerichte en selectieve wijze aangewend (Holtkamp e.a. 1997). Hierbij wordt gebruikgemaakt van licht, geuren, geluid, smaak en tastbare materialen. Snoezelen bewerkstelligt op korte termijn een verbetering in het gedrag van de dementerende oudere (Baker e.a. 1997; Holtkamp e.a. 1997), maar ook op lange termijn en dan vooral wat betreft het sociale disfunctionele gedrag (Baker e.a. 1997). Snoezelen zou ook de verbale communicatie faciliteren (Baker e.a. 1997).

Bij persoonsgerichte interventies waarschuwt het PLST-model dat capaciteiten alleen kunnen worden gestimuleerd als ze nog aanwezig zijn. Het aanspreken van verloren gegane vermogens leidt alleen maar tot frustratie (Hall & Buckwalter 1987). Dit kan worden vergeleken met een persoon die een beenamputatie heeft ondergaan

aan wie men vraagt om eens te gaan lopen. Het 'Retrogenesis-model' geeft aan dat de activiteiten die aan dementerende ouderen worden geboden aangepast dienen te zijn aan overeenstemmende ontwikkelingsvermogens en -behoeften (Reisberg e.a. 1999). Zo zal een dementerende persoon met een overeenstemmende ontwikkelingsleeftijd van twee tot vijf jaar plezier scheppen in het uitvoeren van simpele taken zoals kleuren, het zingen van eenvoudige liedjes, het meehelpen met eenvoudige huishoudelijke karweitjes. Voor een overeenstemmende ontwikkelingsleeftijd van vijf tot zeven jaar zal het belangrijk zijn activiteiten aan te bieden die de dementerende oudere in staat stellen aan de buitenwereld te tonen dat ze nog enige mate van zelfstandigheid hebben. Het 'werk', hoe minimaal ook, moet erop gericht zijn het zelfrespect van de dementerende oudere te ondersteunen.

In het 'Retrogenesis-model' wordt ook een zekere vorm van 'validation'-therapie voorgesteld ten aanzien van de zogenoemde 'wanen' van de dementerende oudere. Net zoals de fantasie van een kind kan worden gebruikt om zijn angsten beter te leren kennen en om het kind gerust te kunnen stellen, zo zou ook de inhoud van zijn wanen kunnen worden gebruikt om de dementerende oudere een gevoel van veiligheid en waardigheid te bieden.

Farmacologische interventie

Bij de omgang met gedragsstoornissen wordt al te vaak naar medicatie gegrepen. Om en bij een op twee dementerende personen die in een verzorgingshuis wonen krijgen neuroleptica, zoals haloperidol, toegediend (Sloane e.a. 1991; Nygaard e.a. 1992; Damitz 1997). Hoewel verpleegkundigen zelf niet de medicatie voorschrijven, zijn zij het vaak die de noodzaak ervan aan de arts meedelen. Volgens Cohen-Mansfield (1999b) gebeurt dat om reden van gemak, gewoonte en gebrek aan kennis en kunde aangaande niet-farmacologische interventies. Ondanks het hoge gebruik van deze medicatie is de effectiviteit ervan niet altijd gegarandeerd en het risico van nevenwerkingen (zoals rigiditeit, urineretentie, constipatie en delirium) hoog (Lawlor 1998). Nieuwe generaties neuroleptica, zoals risperidon, zouden minder bijwerkingen en meer effect hebben, vooral op agressief gedrag (Lawlor 1998; Stoppe e.a. 1999).

Medicatie kan nuttig zijn, bijvoorbeeld bij een ernstig onrustige dementerende persoon, om wat rust te brengen en zo de kans op het optimaal benutten van zijn resterende vermogens te verhogen. Het gebruik van medicatie moet altijd overwogen worden en geëvalueerd. Medicamenteuze therapie voor gedragsstoornissen zou alleen mogen worden gestart nadat is bepaald dat er geen lichamelijke oorzaak is van het gedrag, dat het storend gedrag niet gerelateerd is aan de toediening van andere medicatie en dat niet-farmacologische interventies niet werkten (Lawlor 1998). Bovendien blijft het aangewezen om farmacologische interventies te combineren met niet-farmacologische interventies (Lawlor 1998). Eenmaal gestart met medicamenteuze therapie dient ook de behoefte aan continuering regelmatig te worden geëvalueerd. Bijvoorbeeld Cohen-Mansfield e.a. (1999c) stelden vast dat bij het stopzetten van behandeling met neuroleptica gedurende zes weken er geen toename was van gedragsstoornissen bij dementerende bewoners van een verzorgingshuis.

Evaluatie van interventies

Bij het evalueren van interventies voor het omgaan met gedragsstoornissen moet met een aantal zaken rekening gehouden worden. Niet elk van de bestaande interventies is onderzocht op haar effectiviteit en in het beschikbare onderzoek is vaak sprake van methodologische tekortkomingen en problemen in verband met vergelijkbaarheid tussen studies (Opie e.a. 1999; Finnema e.a. 2000). Ondanks deze beperkingen en de behoefte aan verder onderzoek, kan op basis van het huidig onderzoek het gebruik van niet-farmacologische interventies worden ondersteund (Forbes 1998). Betreffende de persoonsgerichte interventies rijst echter het vermoeden dat de effectiviteit ervan beperkt is tot de duur van de interventie (Pulsford 1997). Bovendien kan wegens het specifieke karakter van dementie een interventie die vandaag bij een bepaalde dementerende persoon effectief is, morgen niet meer effectief zijn voor diezelfde persoon.

Ook kan de vraag worden gesteld of reductie van gedragsstoornissen de primaire doelstelling van deze interventies moet zijn. De haalbaarheid van deze doelstelling, zeker op lange termijn, is niet altijd realistisch gegeven de progressieve achteruitgang die deze aandoening kenmerkt. Eenzelfde redenering geldt voor de doelstelling van reductie van overmatig onvermogen (Green e.a. 1999). De contextgevoeligheid van gedragsstoornissen bij dementie maakt ook dat de interventies op zichzelf bepaald gedrag kunnen uitlokken. Een toename van verbale agitatie bijvoorbeeld hoeft niet altijd negatief te zijn en kan ook wijzen op een verhoogde sociale interactie, wat wel weer een positief resultaat van een interventie kan zijn.

Interventies ten aanzien van het omgaan met gedragsstoornissen zouden bovenal moeten worden gezien als middel om het comfort en de veiligheid van de dementerende oudere te bevorderen en diens verzorging te vergemakkelijken (Green e.a. 1999). Vanuit een ethisch en een belevingsgericht zorgperspectief bezien ten slotte kan men stellen dat de uiteindelijke doelstelling in de omgang met storend gedrag niet de reductie ervan is, maar wel de verbetering van de kwaliteit van leven van de dementerende oudere en zijn omgeving.

11.6 BESLUIT

Gedragsstoornissen kunnen een belangrijke negatieve impact hebben op de kwaliteit van leven van de dementerende oudere en zijn omgeving en ze vormen een belangrijk zorgprobleem. Bij het vaststellen van gedragsstoornissen moet rekening worden gehouden met het feit dat het een zeer ruim begrip betreft dat een grote variëteit aan gedragingen omvat, die op verschillende wijzen te classificeren zijn. De grote variëteit wordt ook weerspiegeld in het grote aantal meetinstrumenten die ruim meten of gefocust zijn en die of alleen kwantitatieve aspecten of ook kwalitatieve aspecten meten. Het vaststellen van gedragsstoornissen vindt meestal indirect plaats. Directe observatie is weliswaar betrouwbaarder, maar ook tijdrovender.

Na het vaststellen ervan komt de vraag naar de betekenis van het gedrag. Gedragsstoornissen bij dementerende ouderen worden beïnvloed door zowel neurobiologische aspecten als psychologische en sociale aspecten. Betekenisverleningsmodellen zoals het PLST-model, het UNID-model en het 'Retrogenesis-model' integreren deze aspecten. Ze laten de gedragsstoornissen begrijpen als een reactie op stress of een uiting van een behoefte of de frustratie ten gevolge van een onvervulde behoefte, of als het gedrag van een oudere met vermogens op de ontwikkelingsleeftijd van een kind. Telkens moeten de gedragsstoornissen in een context worden geplaatst waarin de dementerende oudere interacteert met zijn omgeving. Interventies voor het omgaan met gedragsstoornissen zijn dan ook erop gericht om de omgeving aan te passen aan de omgangsvermogens van de dementerende oudere of om de restvermogens van de dementerende oudere zoveel mogelijk te maximaliseren. Er wordt een onderscheid gemaakt tussen omgevingsgerichte interventies en persoonsgerichte interventies. Omgevingsgerichte interventies zijn tijd-, ruimte- of persoonsgebonden. Persoonsgerichte interventies richten zich daarentegen op de fysieke, cognitieve, psychische en sociale vermogens van de dementerende oudere.

Naast de niet-farmacologische zijn er ook farmacologische interventies. Farmacologische interventies mogen alleen worden aangewend als ze een toegevoegde waarde kunnen bieden ten opzichte van niet-farmacologische interventies en indien er een zorgvuldige follow-up verzekerd wordt. Huidig onderzoek ondersteunt het potentieel van interventies wat betreft het omgaan met gedragsstoornissen, maar dit potentieel is niet universeel. Verder onderzoek is aangewezen, maar misschien moeten ook de doelstellingen van deze interventies geherformuleerd worden. Reductie van gedragsstoornissen is gezien de progressieve achteruitgang bij dementie niet altijd (blijvend) te verwezenlijken. Een betere kwaliteit van leven van de dementerende oudere en zijn omgeving, bijvoorbeeld door een beter begrip van de belevingswereld van de dementerende oudere en een grotere tolerantie voor bepaalde gedragsstoornissen, zouden meer legitieme outcome parameters kunnen zijn.

LITERATUUR
Baker R, Dowling Z, Wareing L, e.a. Snoezelen: its long-term and short-term effects on older people with dementia. Br J Occupat Ther 1997;60(5):213-8.
Borgermans L, Abraham I, Philp I, Nolan M. COPE (Carers of older people in Europe). Assessment of the family caregiver: towards a common partnership approach between formal service providers and family caregivers of older persons. Ongepubliceerd onderzoeksrapport.
Bourgeois M, Schulz R, Burgio L. Interventions for caregivers of patients with Alzheimer's disease: a review and analysis of content, process and outcomes. Int J Aging Human Developm 1996;43:35-92.

Burgio L, Scilley K, Hardin J, Hsu C, Yancey J. Environmental 'white noise': an intervention for verbally agitated nursing home residents. J Gerontol Psychol Sci Social Sci 1996;51(6):364-73.

Burns A, Rabins P. Carer burden in dementia. Int J Geriatr Psych 2000;15:9-13.

Clark M, Lipe A, Bilbrey M. Use of music to decrease aggressive behaviors in people with dementia. J Gerontol Nurs 1998;24(7):10-7.

Clinton M, Moyle W, Weir D, Edwards H. Perceptions of stressors and reported coping strategies in nurses caring for residents with Alzheimer's disease in a dementia unit. Austr N Zealand J Mental Health Nurs 1995;4(1):5-13.

Clyburn L, Stones M, Hadjistavopolous T, Tuokko H. Predicting caregiver burden and depression in Alzheimer's disease. J Gerontol Psychol Sci Social Sci 2000;55:2-13.

Cohen-Mansfield J. Conceptualization of agitation: results based on the Cohen-Mansfield Agitation Inventory and the Agitation Behavior Mapping Instrument. Int Psychogeriatr 1996;8(3):309-15.

Cohen-Mansfield J. Global Patient Care: the role of non-pharmacological treatment. In: Ninth Congress Int Psychogeriatr Ass. Canada: Vancouver, 18 Aug 1999(b).

Cohen-Mansfield J. Measurement of inappropriate behavior associated with dementia. J Gerontol Nurs 1999a;Febr:42-51.

Cohen-Mansfield J, Marx MS, Rosenthal AS. A description of agitation in a nursing home. J Gerontol Med Sci 1989;44(3):77-84.

Cohen-Mansfield J, Billig N. Agitated behaviors in the elderly: a conceptual review. J Am Geriatr Soc 1986;34(10):711-21.

Cohen-Mansfield J, Marx M, Rosenthal A. A description of agitation in nursing home residents. J Gerontol Med Sci 1989;44:77-84.

Cohen-Mansfield J, Lipson S, Werner P, Billig N, e.a. Withdrawal of haloperidol, thioridazine, and lorazepam in the nursing home: a controlled, double-blind study. Arch Intern Med 1999;159(c)15:1733-40.

Cohen-Mansfield J, Werner P. Management of verbally disruptive behaviors in the nursing home. J Gerontol Medical Sci 1997;52A(6):369-77.

Cohen-Mansfield J, Werner P, Culpepper W, Barkley D. Evaluation of an inservice training program on dementia and wandering. J Gerontol Nurs 1997;23(10):40-7.

Cohen-Mansfield J, Werner P, Watson V, Pasis S. Agitation in participants of adult day care centers: the experiences of relatives and staff members. Int Psychogeriatr 1995;7(3):447-58.

Colenda C, Hamer R. Antecedents and interventions for aggressive behavior of patients at a geropsychiatric state hospital. Hospital and Community Psychiatry 1991;42(3):287-92.

Damitz B. Drug utilization by elderly patients in Bremen old age and nursing homes. Das Gesundheitswesen 1997;59(2):83-6.

Dickinson J, McLain-Kark J, Marshall-Baker A. The effects of visual barriers on exiting behavior in a dementia care unit. Gerontologist 1995;35(1):127-30.

Donaldson C, Tarrier N, Burns A. The impact of the symptoms of dementia on caregivers. Br J Psychiatr 1997;170:62-8.

Farran CJ, Keane-Hagerty E, Tatarowicz L & Scorza E. Dementia care-receiver needs and their impact on caregivers. Clin Nurs Res 1993;2(1):86-97.

Feldt K, Ryden M. Aggressive behavior. Educating nursing assistants. J Gerontol Nurs 1992; 18(5):3-12.

Finkel SI (Module Ed.). Module 1: An introduction to BPSD. In: SI Finkel (Project Ed.). Behavioral and Psychological Symptoms of Dementia: Educational Pack. Gardiner-Caldwell Communications Ltd, UK 1998. URL: http://www.ipa-online.net/ipaonline.

Finkel SI, Costa e Silva J, Cohen G, Miller S, Sartorius N. Behavioral and psychological signs and symptoms of dementia: a consensus statement on current knowledge and implications for research and treatment. Int Psychogeriatr 1996;8(3):497-500.

Finnema E, Dröes R, Ribbe M, Tilburg W van. The effects of emotion-oriented approaches in the care of persons suffering from dementia: a review of the literature. Int J Geriatr Psychiatr 2000;15:141-61.

Forbes D. Strategies for managing behavioural symptomatology associated with dementia of the Alzheimer type: a systematic overview. Can J Nurs Res 1998;30(2):67-86.

Gerdner L. Effects of individualized versus classical 'relaxation' music on the frequency of agitation in elderly persons with Alzheimer's disease and related disorders. Int Psychogeriatr 2000;12(1):49-65.

Goddaer J, Abraham I. Effects of relaxing music on agitation during meals among nursing home residents with severe cognitive impairment. Arch Psychiatr Nurs 1994;8(3):150-8.

Gold D, Reis M, Markiewicz D, Andres D. When home caregiving ends: a longitudinal study of outcomes for caregivers of relatives with dementia. J Am Geriatr Soc 1995;43(1):10-6.

Green CR, Marin DB, Mohs RC e.a. The impact of behavioral impairment on functional ability in Alzheimer's disease. Int J Geriatr Psychiatr 1999;14(4):307-16.

Hagen B, Sayers D. When caring leaves bruises: the effects of staff education on resident aggression. J Gerontol Nurs 1995;21(11):7-16.

Hall G, Buckwalter K. Progressively lowered stress threshold: a conceptual model for acute care of adults with Alzheimer's disease. Arch Psychiatr Nurs 1987;1(6):399-406.

Hall G. Care of the patient with Alzheimer's disease living at home. Nurs Clin N Am 1988; 23(1):31-46.

Hall G. Caring for people with Alzheimer's disease using the conceptual model of progressively lowered stress threshold in the clinical setting. Nurs Clin N Am 1994;29(1):129-41.

Hall G, Buckwalter K, Stolley J, Gerdner L, e.a. Standardized care plan: managing Alzheimer's patients at home. J Gerontol Nurs 1995;21(1):37-47.

Hallberg I, Norberg A. Nurses' experiences of strain and their reactions in the care of severely demented patients. Int J Geriatr Psychiatr 1995;10:757-66.

Hallberg I, Norberg A. Strain among nurses and their emotional reactions during 1 year supervision combined with the implementation of individualized care in dementia nursing. J Adv Nurs 1993;18:1860-75.

Hewawasam L. Floor patterns limit wandering of people with Alzheimer's. Nurs Times 1996;92 (22):41-4.

Holtkamp C, Kragt K, Dongen M van, Rossum E van, e.a. Effecten van snoezelen op het gedrag van demente ouderen. T Gerontol Geriatr 1997;28:124-8.

Hussian R, Brown D. Use of two-dimensional patterns to limit hazardous ambulation in demented patients. J Gerontol Nurs 1987;42(5):558-60.

Kane R. Which outcomes matter in Alzheimer's disease and who should define them? Alzheimer's Disease Associat Dis 1997;11(6):12-7.

Keene J, Hope T, Fairburn C, e.a. Natural history of aggressive behavior in dementia. Int J Geriatr Psychiatr 1999;14:541-8.

Kolanowski A. Disturbing behaviors in demented elders: a concept synthesis. Arch Psychiatr Nurs 1995;9(4):188-94.

Lawlor B (Module Ed.). Module 6: Pharmacological Management. In: SI Finkel (Project Ed.). Behavioral and Psychological Symptoms of Dementia: Educational Pack. Gardiner-Caldwell Communications Ltd, UK 1998. URL: http://www.ipa-online.net/ipaonline.

Luxenberg J (Module Ed.). Module 2: Clinical Issues. In: SI Finkel (Project Ed.). Behavioral and Psychological Symptoms of Dementia: Educational Pack. Gardiner-Caldwell Communications Ltd, UK 1998. URL: http://www.ipa-online.net/ipaonline.

Maxfield M, Lewis R, Cannon S. Training staff to prevent aggressive behavior of cognitively impaired elderly patients during bathing and grooming. J Gerontol Nurs 1996;22(1):37-43.

McShane R, Keene J, Fairburn C, e.a. Do neuroleptic drugs hasten cognitive decline in dementia? Prospective study with necropsy follow up. Br Med J 1997;314:266-70.

Menon A, Gruber-Baldini A, Hebel R, Kaup B, Loreck D, Zimmerman S, Burton L, German P, Magaziner J. Relationship between aggressive behaviors and depression among nursing home residents with dementia. Int J Geriatr Psychiatr 2001;16:139-46.

Middleton J, Stewart N, Richardson J. Caregiver distress related to disruptive behaviors on special care units versus traditional long-term care units. J Gerontol Nurs 1999;25(3):11-9.

Murray J, Schneider J, Banerjee S, Mann A. Eurocare: a cross-national study of co-resident spouse carers for people with Alzheimer's disease: II – a qualitative analysis of the experience of caregiving. Int J Geriatr Psychiatr 1999;14:662-7.

Nagaratnam N, Lewis-Jones M, Scott D, Palazzi L. Behavioral and psychiatric manifestations in dementia patients in a community: caregiver burden and outcome. Alzheimer's Disease Associat Dis 1998;12(4):330-4.

Namazi K, Rosner T, Calkins M. Visual barriers to prevent ambulatory Alzheimer's patients from exiting through an emergency door. Gerontologist 1989;29(5):699-702.

Namazi K, Johnson B. Issues related to behavior and the physical environment bathing cognitively impaired patients. Geriatr nurs 1996-Sep-Oct;17(5):234-8.

Neal M, Briggs M. Validation therapy for dementia (Cochrane review). In: The Cochrane Library 2000;1. Oxford: Update Software.

Norberg A. Perspectives of an Institution-Based Research Nurse. Int Psychogeriatr 1996;8(3):459-63.

Nourhashémi F. Andrieu S, Sastres N, Ducassé J, Lauque D, Sinclair A, Albarède J, Vellas B. Descriptive analysis of emergency hospital admissions of patients with Alzheimer's disease. Alzheimer's Disease Associat Dis 2001;15(1):21-5.

Nygaard H. Wo cares for the caregiver? Factors exerting influence on nursing home admissions of demented elderly. Scand J Caring Sci 1991;5(3):157-62.

Nygaard H, Bakke K, Moe T. Inappropriate placement of residents in psychiatric nursing homes in Bergen. Int Psychogeriatr 1992;4(2):261-8.

Opie J, Rosewarne R, O'Connor D. The efficacy of psychosocial approaches to behaviour disorders in dementia: a systematic literature review. Austr N Zealand J Psychiatr 1999;33:789-99.

Orrell M, Bebbington P. Life events and cognition in dementia. Aging Ment Health 1998; 2(1):53-9.

Palmer C, Adams S, Bourgeois M, Durrant J, Rossi M. Reduction in caregiver-identified problem behaviors in patients with Alzheimer disease post-hearing-aid fitting. J Speech Language Hearing Res 1999;42(2):312-28.

Pillemer K, Suitor J. Violence and violent feelings: what causes them among family caregivers? J Gerontol Soc Sci 1992;47(4):165-72.

Pulsford D. Therapeutic activities for people with dementia – what, why and why not? J Adv Nurs 1997;26:704-9.

Ragneskog H, Brane G, Karlsson I, Kihlgren M. Influence of dinner music on food intake and symptoms common in dementia. Scand J Caring Sci 1997;10(1):11-7.

Ragneskog H, Gernder L, Josefsson K, Kihlgren M. Probable reasons for expressed agitation in persons with dementia. Clin Nurs Res 1998;7(2):189-206.

Reisberg B, Kenowsky S, Franssen E, Auer S, Souren L. Towards a science of Alzheimer's disease management: a model based upon current knowledge of retrogenesis. Int Psychogeriatr 1999;11(1):7-23.

Ryden M. Aggressive behavior in persons with dementia who live in the community. Alzheimer's Disease Associat Dis 1988;2(4):342-55.

Sloane P, Mathew L, Scarborough M, Desai J, Koch G, e.a. Physical and pharmacological restraint of nursing home patients with dementia: impact of specialized units. JAMA 1991;265:1278-82.

Spector A, Orell M, Davies S, Woods B. Reality Orientation for Dementia (Cochrane Review). In: The Cochrane Library 1999;2. Oxford: Update Software.

Spector A, Orell M, Davies S, Woods B. Reminiscence therapy for dementia (Cochrane Review). In: The Cochrane Library 2000;2. Oxford: Update Software.

Stoppe G, Brandt C, Staedt J. Behavioural problems associated with dementia: the role of newer antipsychotics. J Drugs Aging 1999;14(1):41-54.

Tariot P, Mack J, Patterson M, Edland S, Weiner M, e.a. The Behavior Rating Scale for Dementia of the Consortium to Establish a Registry for Alzheimer's Disease. Am J Psychiatr 1995;152:1349-57.

Teri L, Logsdon R. Assessment and management of behavioral disturbances in Alzheimer's disease. Comprehens Ther 2000;26(3):169-75.

Teri L, Logsdon R, Yesavage J. Measuring behavior, mood, and psychiatric symptoms in Alzheimer's disease. Alzheimer's Disease Associat Dis 1997;11(6):50-9.

Teri L, Truaz P, Logsdon R, Uomoto J, Zarit S, Vitaliano P. Assessment of behavioral problems in dementia: The Revised Memory and Behavioral Problems Checklist. Psychol Aging 1992;7:622-31.

Vernooij-Dassen M, Felling A, Persoon J. Predictors of change and continuity in home care for dementia patients. Int J Geriatr Psychiatr 1997;12(6):671-7.

Zaudig M (Module Ed.). Module 3: Etiology. In: SI Finkel (Project Ed.). Behavioral and Psychological Symptoms of Dementia: Educational Pack. Gardiner-Caldwell Communications Limited, UK 1998. URL: http://www.ipa-online.net/ipaonline.

Zaudig M. Assessing behavioral symptoms of dementia of the Alzheimer type: categorical and quantitative approaches. Int Psychogeriatr 1996;8(2):183-200.

12 Alcoholproblemen bij ouderen

K. Denhaerynck, J. Beullens

Samenvatting

Alcoholisme bij ouderen, een probleem waarover op het Europese vasteland weinig epidemiologische gegevens bekend zijn, uit zich op een minder acute en duidelijke manier dan bij jongere volwassenen. Een minder sterke verankering van ouderen in een sociaal netwerk is een belangrijke oorzaak van de minder manifeste klinische verschijningsvorm van alcoholisme en blijkt een goed aanknopingspunt in de aanpak.

Leerdoelen

Na bestudering van dit hoofdstuk kan de lezer:
- het bestaan van alcoholproblemen bij ouderen uiteenzetten en kan redenen opnoemen waarom deze problematiek vaak over het hoofd wordt gezien;
- een beeld schetsen van het profiel van alcoholisme bij ouderen;
- de hiaten aanduiden in de kennis over alcoholisme bij ouderen, zowel op het vlak van voorkomen en detectie alsook de behandeling.

12.1 INLEIDING

In publicaties van Amerikaanse of Britse origine wordt de laatste jaren meer aandacht besteed aan overdreven gebruik van alcohol bij mensen ouder dan 65 jaar. Bij deze bevolkingscategorie wordt namelijk een aanzienlijke toename van het alcoholgebruik en ermee samengaande problemen verwacht (Crome e.a. 1997; Bode & Haupt 1998). Aan de basis van dit vooruitzicht liggen de vaststellingen dat 1 het gebruik van alcohol in alle lagen van de bevolking toeneemt (Lakhani 1997), 2 ouderen een steeds groter aandeel van de bevolking uitmaken (Bode & Haupt 1998) en 3 de veertigers en vijftigers (dus de ouderen van de toekomst) fors meer drinken dan de huidige 65-plussers (King e.a. 1994; Beresford 1995).

Nog niet lang geleden twijfelde de wetenschappelijke wereld aan het belang van dergelijke epidemiologische en demografische extrapolaties. Uit resultaten van cross-sectioneel onderzoek dat een dalende alcoholconsumptie liet zien bij het stijgen van de leeftijd, zou men immers kunnen afleiden dat alcoholisme zichzelf na verloop van tijd zou opheffen: de zogenaamde zelflimiterende hypothese. Het ouder worden op zichzelf, zo dacht men, zou genezend werken op overdreven alcoholinname. De resultaten van enkele grote longitudinale studies (bijvoorbeeld de 'Boston Normative Aging Study'; Glynn e.a. 1985) en de ontdekking dat een niet onaardig deel van de ouderen pas op gevorderde leeftijd met drinken van alcohol begint (Atkinson 1990) hebben deze zelflimiterende hypothese weerlegd.

12.2 VOORKOMEN

Als het om een precieze schatting gaat van de omvang van de alcoholproblematiek in de oudere bevolkingsgroep blijft het vooralsnog tasten in het duister. Het prevalentieonderzoek kampt namelijk door het veelvuldig gebruik van beperkt geografisch verspreide en niet-gerandomiseerde steekproeven met het probleem van de geringe generaliseerbaarheid (Bucholz e.a. 1995). Het is bijvoorbeeld goed mogelijk dat de vooral Amerikaanse cijfers en dito toekomstscenario's voor Europa niet geheel opgaan, omdat de oudste generatie in de Verenigde Staten tijdens de drooglegging is opgegroeid – de periode in de jaren 1920 waarin verkoop van alcoholische dranken verboden was – en ze dus beïnvloed is geweest door het sterke taboe op het drinken van alcohol en op dronkenschap.

Daar komt nog bij dat, zoals bij veel prevalentiestudies het geval is, de vergelijkbaarheid van de resultaten lijdt onder een gebrek aan eenduidige definities van kernbegrippen als 'ouderen', 'alcoholisten' of 'onthouders'. Zijn onthouders bijvoorbeeld personen die nooit hebben gedronken, soms eens iets drinken, nu niet meer drinken, of wel willen maar niet meer kunnen drinken? Grofweg gebruikt ongeveer 10 tot 20% van de ouderen dagelijks alcohol, maar slechts 1 tot 6% zou dat in overdreven mate doen (Bucholz e.a. 1995). In intramurale populaties echter liggen, deels omdat alcoholisme vaak samengaat met andere (mentale) aandoeningen, misbruik en afhankelijkheid van alcohol veel hoger: volgens voorzichtige schattingen zou daar 10 tot 20% een alcoholprobleem hebben (King e.a. 1994; Goldstein e.a. 1996; Ruppert 1996; Crome 1997). Middelenmisbruik, waarvan alcoholmisbruik een belangrijk deel uitmaakt, neemt in de Verenigde Staten de weinig eervolle plaats in van derde belangrijkste gezondheidsprobleem onder 55-plussers (King e.a. 1994; Crome 1997).

12.3 EEN ANDERE KLINISCHE VERSCHIJNINGSVORM

De onduidelijkheid rond de precieze omvang van de drankproblematiek bij ouderen vloeit onder andere voort uit de moeilijkheid om die in de oudere populatie aan de hand van enkele belangrijke 'signaalsymptomen' af te bakenen. Drankverslaving bij ouderen uit zich niet op dezelfde heftige wijze als bij actieve jongeren met acute gezinsproblemen of conflicten op het werk. Veel sociale verantwoordelijkheden vallen bij het ouder worden weg, dus ook de mogelijkheid dat hiermee samenhangende problemen naar de oppervlakte komen (Mackel e.a. 1994).

Op het fysieke vlak manifesteren problemen zich meer in de vorm van algemeen voorkomende geriatrische klachten zoals valpartijen (met kneuzingen en breuken tot gevolg), verhoogde bloeddruk, hypercholesterolemie, macrocytose, hypothermie, diarree of een geleidelijk ontstane incontinentie, zelfverwaarlozing (gebrekkige hygiëne, slechte voedingstoestand, slechte huisvesting), enzovoort. Symptomen die veel duidelijker op alcoholisme wijzen, worden hierdoor gemaskeerd (Thibault & Maly 1993; Goldstein, Pataki & Webb 1996; Crome 1997; Bode & Haupt 1998). Psychologische problemen zoals slapeloosheid, depressieve gevoelens, apathie, angst, geheugenproblemen en geïrriteerdheid zijn vaker gevolgen dan oorzaken van alcoholisme op latere leeftijd (Goldstein e.a. 1996). Een dergelijk onduidelijk uitgelijnd klachtenpatroon maakt elk in- of exclusiecriterium in het onderzoek naar deze problematiek dubieus. Bovendien nemen ouderen veelal nog een verscheidenheid aan al dan niet voorgeschreven medicatie die het klinisch beeld nog verder kan vertroebelen (Korrapati & Vestal 1995).

Op het alcoholmetabolisme zelf heeft het verouderingsproces nagenoeg geen effect (Atkinson 1990; Korrapati & Vestal 1995). Niettemin blijkt de hoeveelheid alcohol die een persoon kan drinken toch te verminderen bij het ouder worden. Doordat de hersengevoeligheid voor de stof toeneemt (Atkinson 1990) en doordat een veranderde lichaamssamenstelling (meer vetweefsel en minder spier-, bind- en botweefsel) het verdunningsgebied van wateroplosbare stoffen doet inkrimpen, treden intoxicatieverschijnselen bij ouderen namelijk al op bij voor jongere volwassenen slechts matige hoeveelheden (Dufour & Fuller 1995; Korrapati & Vestal 1995). Het volume van een standaardeenheid van eender welke alcoholische drank ligt bij ouderen dan ook 20% lager dan bij jongeren (Beresford & Lucey 1995).

12.4 'EARLY- AND LATE-ONSET'-DRINKERS

Zoals al eerder aangehaald kunnen bij oudere alcoholisten twee groepen worden onderscheiden (Zimberg 1994): zij die al hun hele leven drinken, de 'early-onset alcoholics' en zij die pas op gevorderde leeftijd beginnen, de 'late onset alcoholics'. Ondanks het feit dat de gehanteerde leeftijdsgrenzen bij de onderzoeken die deze beide groepen beschrijven tot twintig jaar kunnen verschillen (van 45 tot 65 jaar), worden toch gelijksoortige resultaten gemeld.

12.4.1 'Early-onset'-drinkers

'Early-onset'-drinkers die tweederde deel van de oudere alcoholici vertegenwoordigen, verschillen het minst van de groep jongere volwassen drankverslaafden waar zij ooit zelf deel van uitmaakten. Deze 'early-onset'-patiënten zouden de zwaarste pathologie vertonen, zowel op lichamelijk vlak (ze zijn te herkennen aan de verder gevorderde lichamelijke aftakeling) als op psychosociaal vlak (ze hebben meer last van emotionele problemen, depressie, angst; ze veranderen dikwijls van woonplaats of circuleren in criminele kringen). Ondanks hun lagere motivatie tot actieve deelneming aan therapie zouden deze mensen meer in behandelingsprogramma's of zelfhulpgroepen worden gezien, waar zij door vrienden of familie naartoe zijn verwezen. Alcoholisme blijkt in deze patiëntengroep vaak een familiaal kenmerk (King e.a. 1994; Crome 1997).

12.4.2 'Late-onset'-drinkers

De 'late-onset'-drinkers, het resterende derde deel, zouden in sommige belangrijke opzichten verschillen van de andere groep. Het betreft hier vooral vrouwen en mensen met een hogere socio-economische status (Atkinson 1990). Aan hun fysieke toestand valt meestal niet op te merken dat ze drinken. Omdat de onderliggende problemen in deze groep betrekkelijk eenvoudig lijken in vergelijking met de 'early-onset'-drinkers – er komt minder vroeg ontstane psychopathologie voor – en omdat de verslaving zich in zeer korte tijd ontwikkelt, bestaat het vermoeden dat ouderdomsspecifieke stresssituaties aan de wortel liggen van het 'late-onset'-drankgebruik (Bode & Haupt 1998).

Sommige auteurs twijfelen aan het duidelijke onderscheid tussen de beide groepen 'late- and early-onset'-drinkers. Het is weliswaar zo dat de hypothese van stress als oorzaak van 'late-onset' alcoholisme steun krijgt vanuit onderzoek dat meer drankproblemen vindt in de groep van weduwen en weduwnaars, of bij gescheiden huwelijkspartners (Ruppert 1996). Maar aanpassingsproblemen zouden slechts bij een klein deel van de ouderen leiden tot drankmisbruik. 'Late-onset' alcoholisme begint bijvoorbeeld zelden rond de datum van pensionering, die toch wordt aangemerkt als een belangrijke stressfactor (Dufour & Fuller 1995). Bovendien zou, gezien de betrekkelijke eenvoud van de gerapporteerde 'late-onset'-problemen, mogen worden verwacht dat een behandeling in deze groep sneller tot verbetering leidt, maar dat blijkt eveneens niet uit onderzoeksresultaten (Dufour & Fuller 1995). Misschien ligt een verklaring in het feit dat de groepen wel verschillen wat persoonlijkheid, psychopathologie of aanleiding van drankmisbruik betreft, maar dat problemen gerelateerd aan een verzwakt sociaal netwerk (zoals depressie of eenzaamheid) bestendigend werken (Schonfeld & Dupree 1997).

12.5 HOE ZIJN ALCOHOLPROBLEMEN OP HET SPOOR TE KOMEN?

Verpleegkundigen worden vaak geconfronteerd met alcoholgerelateerde problemen. Gezien de kenmerkende klinische verschijning van alcoholisme bij een oudere populatie zullen ze een aangepaste methode moeten aanwenden, willen zij alcoholgebruik op het spoor komen. Dat kan bijvoorbeeld met behulp van een gestandaardiseerde lijst waarbij wordt gevraagd naar aspecifieke symptomen. Er bestaan veel van dergelijke screeningsinstrumenten, maar slechts enkele, waarvan de 24 items lange geriatrische versie van de 'Michigan Alcohol Screening Test' MAST-G (figuur 12-1) de bekendste is (Blow e.a. 1992), hebben de ouderenpopulatie als doel. Ook de 'CAGE'-test (Mayfield e.a. 1974), een 4-itemsinstrument (figuur 12-2), dat is genoemd naar de sleutelwoorden van elke gestelde vraag, wordt als bruikbaar geacht bij ouderen, hoewel het instrument in een jongere populatie werd ontwikkeld.

Over de validiteit van beide instrumenten bestaat veel onenigheid. Sensiviteits- en specificiteitscijfers verschillen namelijk nogal per onderzoek. Vooral in Amerikaanse onderzoeken zouden bevredigende waarden worden gevonden, terwijl die niet

1	Hebt u ooit al eens gemerkt dat na het drinken uw hartslag versnelt, of dat u last krijgt van hartkloppingen?
2	Drinkt u in werkelijkheid meer dan u aan de mensen zegt?*
3	Maakt alcohol u slaperig, zodat u dikwijls in uw stoel in slaap valt?
4	Komt het voor dat u een maaltijd overslaat omdat u geen honger voelt?
5	Helpen drankjes om het beven te verminderen?
6	Maakt alcohol het u soms moeilijk om u delen van de dag of de nacht te herinneren?
7	Spreekt u met uzelf soms af dat u niet zult drinken vóór een bepaald uur?*
8	Hebt u uw interesse verloren in hobby's of activiteiten die u vroeger leuk vond?
9	Wanneer u 's morgens wakker wordt, hebt u dan moeite u delen van de voorbije nacht te herinneren?
10	Helpt een drankje u in slaap?*
11	Verstopt u flessen alcohol voor uw familie?
12	Hebt u zich na een samenzijn al ooit eens beschaamd gevoeld omdat u te veel had gedronken?
13	Hebt u er ooit al aan gedacht dat drinken misschien uw gezondheid kan schaden?
14	Eindigt u graag uw dag met een slaapmutsje?
15	Vindt u dat u meer bent gaan drinken nadat een goede bekende stierf?
16	Verkiest u liever een drankje thuis dan in een sociale omgeving?
17	Drinkt u nu meer dan vroeger?
18	Gebruikt u drank om te ontspannen of uw zenuwen de baas te kunnen?
19	Helpt drinken uw problemen van u af te zetten?
20	Bent u al ooit eens meer beginnen te drinken na een verlies in uw leven?
21	Rijdt u soms met de auto wanneer u te veel op hebt?
22	Heeft een dokter of een verpleegkundige al ooit bezorgd gereageerd omtrent uw drinken?
23	Hebt u ooit al regels opgesteld om uw drinken onder controle te houden?*
24	Helpt een drankje wanneer u zichzelf alleen voelt?

Vijf of meer ja-antwoorden wijzen op een alcoholprobleem.
* = de vier meest sensitieve vragen volgens Luttrell e.a. (1997).

Figuur 12-1 Michigan Alcohol Screening Test – Geriatrische versie
Bron: Blow e.a. 1992.

1	Hebt u ooit al eens het gevoel gehad dat u het drinken zou moeten verminderen?
2	Hebben mensen u al lastig gevallen met opmerkingen over het feit dat u drinkt?
3	Hebt u zichzelf al ooit slecht of schuldig gevoeld over uw drinken?
4	Is het u al ooit overkomen dat drinken het eerste was wat u 's morgens deed (een 'oogopener') om uw zenuwen te versterken, of om een kater te bestrijden?

Twee of meer ja-antwoorden wijzen op een ernstig alcoholprobleem.

Figuur 12-2 CAGE
Bron: Mayfield e.a. 1974.

worden gevonden in Engelse studies (Luttrell e.a. 1997). Het is nog onduidelijk of cultureel bepaalde eigenschappen aan de basis liggen van dit onderscheid of leeftijds-verschillen binnen de ouderenpopulatie. In het meest recente Europese validerings-onderzoek van de MAST-G- en CAGE-test, dat van Luttrell e.a. (1997), werd gevonden dat beide instrumenten slecht presteren bij gehospitaliseerde ouderen. Toch kon met de vier meest voorspellende MAST-G-vragen bij een cut-off van twee of meer een sensitiviteit van 92% en een specificiteit van 86% worden bereikt (in figuur 12-1 staan deze vragen gemerkt met een sterretje).

Hoogstwaarschijnlijk presenteren ook deze cijfers een te positief beeld van de detectiecapaciteiten van deze instrumenten. Er mag niet worden vergeten dat de gouden standaard waartegen haast alle instrumenten worden afgewogen, de DSM-IV (Koster van Goos 1995; tabel 12-1) eveneens onder vuur ligt als zijnde te gericht op jongere volwassenen (Reid & Anderson 1997). De gehanteerde criteria zouden te veel peilen naar de graad van falen wat betreft familiale en werkverplichtingen en totaal geen rekening houden met geheugenproblemen of het fenomeen van ontkenning dat bij ouderen sterker op de voorgrond treedt (Bucholz e.a. 1995).

Een verpleegkundige doet er verstandig aan zich te realiseren dat oudere alcoholisten zich vaak jarenlang hebben bekwaamd in het ontkennen, rationaliseren en het omzeilen van iedere poging tot detectie van hun misbruik. Zelfrapportage, om het even onder welke vorm, loopt altijd het gevaar van een lage sensitiviteit in deze doelgroep. Informatie inwinnen bij familie of vrienden kan helpen bij de opsporing, hoewel het ook voorkomt dat zij, vanuit schuldgevoelens of omdat ze zelf ook drinken, drankproblemen van de patiënt eerder helpen verbergen (Godderis e.a. 1992; Goldstein e.a. 1996).

De detectie van alcoholisme bij ouderen wordt gecompliceerd door het feit dat het soms gepaard gaat met psychiatrische stoornissen, in het bijzonder dementie en depressie (Whelan 1995; 'Council on Scientific Affairs AMA' 1996). Ook wanneer dat niet het geval is, blijft het toch moeilijk alcoholisme hij ouderen te onderscheiden van dementie, stemmings- en angststoornissen wegens de gelijksoortige symptomatologie (Closser & Blow 1993; Whelan 1995).

Tabel 12-1 DSM-VI-criteria: stoornissen in het gebruik van een middel

---

I   Afhankelijkheid van een middel

Een patroon van onaangepast gebruik van een middel dat leidt tot significante beperkingen of lijden zoals blijkt uit drie (of meer) van de volgende items die zich op een willekeurig moment in dezelfde periode van twaalf maanden voordoen:

1   Tolerantie, zoals gedefinieerd door ten minste een van de volgende items:
    a   een behoefte aan duidelijk toenemende hoeveelheden van het middel om een intoxicatie of de gewenste werking te bereiken;
    b   een duidelijk verminderd effect bij voortgezet gebruik van dezelfde hoeveelheid van het middel.
2   Onthouding, zoals blijkt uit ten minste een van de volgende items:
    a   het voor het middel karakteristieke onthoudingssyndroom (criteria A en B van de criteria voor onthouding van een specifiek middel);
    b   hetzelfde (of een nauw hiermee verwant) middel wordt gebruikt om onthoudingsverschijnselen te verlichten of te vermijden.
3   Het middel wordt vaak in grotere hoeveelheden of gedurende een langere tijd gebruikt dan het plan was.
4   Er bestaat de aanhoudende wens of er zijn weinig succesvolle pogingen ondernomen om het gebruik van het middel te verminderen of in de hand te houden.
5   Een groot deel van de tijd gaat op aan activiteiten, nodig om aan het middel te komen (bijvoorbeeld verschillende artsen bezoeken of grote afstanden afleggen), het gebruik van het middel (bijvoorbeeld kettingrokers), of aan het herstel van de effecten ervan.
6   Belangrijke sociale of beroepsmatige bezigheden of vrijetijdsbesteding worden opgegeven of verminderd vanwege het gebruik van het middel.
7   Het gebruik van het middel wordt gecontinueerd ondanks de wetenschap dat er een hardnekkig of terugkerend sociaal, psychisch of lichamelijk probleem is dat waarschijnlijk wordt veroorzaakt of verergerd door het middel (bijvoorbeeld actueel cocaïnegebruik ondanks het besef dat een depressie door cocaïne veroorzaakt wordt of doorgaan met het drinken van alcohol ondanks het besef dat een maagzweer verergerde door het alcoholgebruik).

II   Misbruik van een middel

A   Een patroon van het onaangepast gebruik van een middel dat leidt tot significante beperkingen of lijden, zoals in een periode van twaalf maanden blijkt uit ten minste een (of meer) van de volgende items:
    1   Herhaaldelijk gebruik van het middel met als gevolg dat het niet meer lukt om in belangrijke mate te voldoen aan verplichtingen op het werk, school of thuis (bijvoorbeeld herhaaldelijk absent of slecht werk afleveren in samenhang met het gebruik van het middel, met het middel samenhangende absentie, schorsing of verwijdering van school; verwaarlozing van kinderen of het huishouden);
    2   Herhaaldelijk gebruik van het middel in situaties waarin het fysiek gevaarlijk is (bijvoorbeeld autorijden of bedienen van een machine als men onder invloed van het middel is);
    3   Herhaaldelijk, in samenhang met het middel, in aanraking komen met justitie (bijvoorbeeld aanhouding wegens verstoring van de openbare orde in samenhang met het middel);
    4   Voortdurend gebruik van het middel ondanks aanhoudende of terugkerende problemen op sociaal of intermenselijk terrein veroorzaakt of verergert door de effecten van het middel (bijvoorbeeld ruzie met echtgenoot over de gevolgen van de intoxicatie, vechtpartijen).

B   De verschijnselen hebben nooit voldaan aan de criteria van afhankelijkheid van een middel uit deze groep middelen.

Bron: Koster van Goos 1995.

Niet alleen de aanwezigheid van een complex klachtenbeeld of de afwezigheid van aangepaste en goed gevalideerde meetinstrumenten bemoeilijkt detectie, ook de mentaliteit, ideeën en beroepsstereotypen van de verpleegkundigen zelf kunnen daaraan bijdragen. Een gebrek aan kennis over het klinische beeld, het idee dat alcoholverslaafden er verwaarloosd moeten uitzien ('late-onset'-drinkers passen bijvoorbeeld niet in dat beeld) en een grote tolerantie voor verslaving bij ouderen (vanuit de opvatting dat een oud iemand zijn levensgewoonten niet meer zal veranderen) (Godderis e.a. 1992; Thibauld e.a. 1993; Crome e.a. 1997) maakt dat ouderen met alcoholgerelateerde problemen vaak door de mazen van het detectienet glippen, waardoor slechts een minderheid van hen een behandeling wordt aangeboden (Goldstein e.a. 1996; Crome e.a. 1997).

12.6 HOE IS ALCOHOLISME BIJ OUDEREN AAN TE PAKKEN?

Een ontwenningstherapie bestaat uit twee delen: een detoxificatiefase en een rehabilitatiefase. Wat de ontgiftingsfase bij ouderen betreft wordt meestal een ziekenhuisopname aanbevolen (Goldstein e.a. 1996; Reid & Anderson 1997; Ludwick e.a. 2000), omdat bij oudere volwassenen de ontwenningsverschijnselen ernstiger zijn en langer duren dan bij jongere volwassenen (Goldstein e.a. 1996; Reid & Anderson 1997). Een opname maakt het nauwgezet controleren van verschijnselen zoals agitatie, tremor, zweten, tachycardie en verhoogde bloeddruk mogelijk. Tijdens de opname worden benzodiazepinen met een korte halveringstijd zoals oxazepam of lorazepam in kleine doses toegediend (Closser & Blow 1993; Thibault & Maly 1993; Dufour & Fuller 1995; Goldstein e.a. 1996).

Tijdens de rehabilitatiefase richten de interventies zich allereerst op het doorbreken van de ontkenning. Het tijdrovende proces van het leren inzien van de gevolgen van alcoholgebruik vormt een noodzakelijke voorwaarde om tot therapeutisch engagement te komen (Godderis 1992). Een bepaalde aanpak poogt de defensiemechanismen bij de patiënt te doorbreken door hem te confronteren met de gevolgen van zijn drankgebruik. Aan de effectiviteit van deze confrontatie bij ouderen wordt echter getwijfeld (Thibault & Maly 1993). Er bestaat echter te weinig onderzoek om de stelling te onderbouwen dat ouderen meer en jongeren minder baat zouden hebben bij een minder confronterende aanpak (Schonfeld & Dupree 1997).

Er bestaat eveneens weinig empirische kennis over de meest effectieve inhoud van een rehabilitatieprogramma. De enige aanpak die zijn kosteneffectiviteit op basis van onderzoek deels heeft bewezen is de gedragsbenadering of cognitieve gedragsbenadering/zelfmanagement, zij het dan enkel in een jongere populatie (Schonfeld & Dupree 1997). In een ouderenpopulatie is deze behandelingsvorm nog nieuw. Een bepaalde vorm van medicamenteuze gedragstherapie, namelijk het toedienen van disulfiram, is bij ouderen gecontraïndiceerd wegens een verhoogde kans op hypotensie, hartinfarct en beroerte (Goldstein 1996). Alternatieve medicamenten, bijvoorbeeld naltrexon, die via een ander werkingstheoretisch mechanisme onthouding bevorderen (Jansen e.a. 1993), blijken door ouderen wel goed te worden verdragen (Oslin e.a. 1997).

Er bestaat weinig tot geen onderzoek waarin verschillende interventies of behandelingsprogramma's bij ouderen met elkaar worden vergeleken. Aangezien de meeste ouderen (zowel 'early-' als 'late-onset') tot het drinken van alcohol worden aangezet door gevoelens van depressie en eenzaamheid lijkt het dan ook aangewezen de therapie – in tegenstelling tot de ontwenningsprogramma's voor jongere volwassenen – te concentreren op het verwerken van verlies en op het aanleren van vaardigheden die de opbouw van een sociaal netwerk bevorderen (Schonfeld & Dupree 1997).

Individuele therapie laat zich gemakkelijk aanpassen aan de eigen behoeften van ouderen, maar wat te zeggen over groepssessies? Verscheidene auteurs wijzen op het voordeel van een homogene ouderengroep boven een gemengde leeftijdsgroep. Dat maakt het mogelijk frequenter de stof van een psycho-educatief programma te herhalen, minder confronterend en meer ondersteunend te werken, extra aandacht te besteden aan socialisatie en de moeilijkheden die met het ouder worden gepaard gaan, en dergelijke (Atkinson 1995; Zimberg 1996). De doeltreffendheid van deze groepsaanpak werd onderzocht in een aantal methodologische studies die echter weinig overtuigende resultaten opleverden (Atkinson 1995; Dufour & Fuller 1995; Reid & Anderson 1997). In het meest aangehaalde onderzoek, dat van Kofoed e.a. (1987), werden de resultaten van groepstherapie in een gemengde leeftijdsgroep vergeleken met die van een leeftijdsspecifieke ouderengroep. De groepsleden van de leeftijdsspecifieke onderzoeksgroep herstelden zich beter na een terugval en bleken de groepssessies trouwer bij te wonen dan de ouderen in een gemengde onderzoeksgroep.

12.7 BESLUIT

De literatuur geeft veel aanwijzingen over de kenmerken waaraan een oudere met drankproblemen kan worden herkend en over de manier waarop die drankproblemen het meest effectief kunnen worden aangepakt. Maar meer dan aanwijzingen kan men deze kennis echter niet noemen, want de empirische onderbouw ervan is schraal (Schonfeld & Dupree 1997). Uit toekomstig onderzoek zal moeten blijken of effectieve verpleegkundige interventies zich het beste kunnen richten op het herstel van de sociale context van eenzame ouderen, waarbij gebruik wordt gemaakt van niet-confronterende cognitieve gedragsinterventies en een leeftijdsspecifieke groepstherapie.

LITERATUUR
Atkinson RM. Aging and alcohol use disorders: diagnostic issues in the elderly. Int Psychogeriatr 1990;2:55-72.
Beresford TP. Alcoholic elderly: prevalence, screening, diagnosis, and prognosis. In: Beresford TP, Gomberg E (eds). Alcohol and aging (pp 3-18). Oxford: Oxford University Press 1995.
Beresford TP, Lucey MR. Ethanol metabolism and intoxication in the elderly. In Beresford TP, Gomberg E (eds). Alcohol and aging (pp 117-127). Oxford: Oxford University Press 1995.

Blow FC, Brower KJ, Schulenberg JE, e.a. The Michigan Alcohol Screening Test – Geriatric
version (MAST-G): a new elderly-specific screening instrument. Alcoholism: Clin Exp Res
1992;16:372.
Bode M, Haupt M. Alcoholismus im Alter: ein Überblick über Diagnostik, Therapie und psychi-
sche Folgeschaden. Fortschr Neurol Psychiatr 1998;66:450-8.
Bucholz KK, Sheline YI, Helzer JE. The epidemiology of alcohol use, problems, and dependence
in elders: a review. In: Beresford TP, Gomberg E (eds). Alcohol and aging (pp 19-41). Oxford:
Oxford University Press 1995.
Closser MH, Blow FC. Special populations: women, ethnic minorities, and the elderly. Psychiatr
Clin North Am 1993;16:199-209.
Crome IB. Alcohol problems in the older person. J Royal Soc Med 1997;90(suppl 32):16-21.
Council on Scientific Affairs. American Medical Association. Alcoholism in the elderly. JAMA
1996;275:797-801.
Dufour M, Fuller RK. Alcohol in the elderly. Ann Rev Med 1995;46;123-32.
Glynn RJ, Bouchard GR, LoCastro JS, e.a. Aging and generational effects on drinking behaviors in
men: results from the normative aging study. Am J Public Health 1985;75:1413-9.
Godderis J, Ven L van de, Wils V. Handboek geriatrische psychiatrie. Leuven: Garant 1992.
Goldstein MZ, Pataki A & Webb MT. Alcoholism among elderly persons. Psychiatr Serv
1996;47:941-3.
Jansen A, Merckelbach H, Hout M van den. Experimentele psychopathologie: een inleiding.
Assen: Van Gorcum 1992.
King CJ, Van Hasselt VB, Segal DL, e.a. Diagnosis and assessment of substance abuse in older
adults: current strategies and issues. Addict Behav 1994;19:41-55.
Kofoed LL, Tolson RL, Atkinson RM, e.a. Treatment compliance of older alcoholics: an elder-
specific approach is superior to 'mainstreaming'. J Stud Alcohol 1987;48:47-51.
Korrapati MR, Vestal RE. Alcohol and medications in the elderly: complex interactions (pp 42-55).
In: Beresford TP, Gomberg E (eds). Alcohol and aging. Oxford: Oxford University Press 1995.
Koster van Goos GAS. Beknopte handleiding bij de diagnostische criteria van de DSM-IV (vert).
Washington DC: American Psychiatric Association 1995.
Lakhani N. Alcohol use amongst community-dwelling elderly people: a review of the literature. J
Adv Nurs 1997;25:1227-32.
Ludwick RE, Sedlak CA, Doheny MO, e.a. Alcohol use in elderly women. Nursing considerations
in community settings. J Gerontol Nurs 2000;26:44-9.
Luttrell S, Watkin V, Livingston G, e.a. Screening for alcohol misuse in older people. Int J Geriatr
Psychiatry 1997;12:1151-4.
Mackel CL, Sheehy CM, Badger TA. The challenge of detection and management of alcohol abuse
among elders. Clin Nurse Spec 1994;8:128-35.
Mayfield D, Mcleod G, Hall P. The CAGE questionnaire: validation of a new alcoholism screening
instrument. Am J Psychiatry 1974;131:1121-3.
Oslin DL, Liberto JG, O'Brien J, e.a. Naltrexone as an adjunctive treatment for older patients with
alcohol dependence. Am J Geriatr Psychiatr 1997;5:324-32.
Reid MC, Anderson PA. Geriatric substance use disorders. Med Clin North Am 1997;81:999-1016.
Ruppert SD. Alcohol abuse in older persons: implications for critical care. Crit Care Nurs Quart
1996;19:62-70.
Schonfeld L, Dupree LW. Treatment alternatives for older alcohol abusers. In: Gurnack AM, e.a.
(eds). Older adult's misuse of alcohol, medicines, and other drugs (pp 113-31). New York:
Springer Publishing Comp 1997.
Thibault JM, Maly RC. Recognition and treatment of substance abuse in the elderly. Prim Care
1993;20:155-65.
Whelan G. Alcohol related health problems in the elderly. Med J Aust 1995;162:325-7.
Zimberg S. Two types of problem drinkers: both can be managed. Geriatrics 1974;29:135-6.
Zimberg S. Treating alcoholism: an age-specific intervention that works for older patients. Geria-
trics 1996;51:45-9.

Deel 4
Specifieke aandachtspunten

13 Medicamenteuze therapieontrouw in de ouderenzorg

F. Dobbels, D. Manhaeve, S. De Geest

Samenvatting

Therapieontrouw is een belangrijk probleem dat de therapeutische doeltref-fendheid van een medicamenteuze behandeling vaak in de weg staat, zowel in geriatrische populaties als bij patiënten in het algemeen. In dit hoofdstuk wordt een wetenschappelijk kader aangereikt om het probleem van medica-menteuze therapieontrouw binnen geriatrische populaties beter te begrijpen. De volgende onderwerpen komen aan bod: definitie en meting van therapieon-trouw, prevalentie, determinanten of risicofactoren voor therapieontrouw met medicatie en ten slotte de preventieve en therapietrouwverhogende interven-ties.

Verpleegkundigen kunnen een prominente rol spelen bij het identificeren van risicopatiënten en het ontwikkelen en implementeren van therapietrouw-verhogende interventies. Management van therapietrouw vereist evenwel een multidisciplinaire samenwerking. Het is daarom belangrijk dat dit kennispak-ket geïntegreerd wordt in de activiteiten van alle personen die bij het ver-zorgingsproces van geriatrische patiënten betrokken zijn.

Leerdoelen

Na bestudering van dit hoofdstuk:
- begrijpt de lezer de relevantie van de problematiek van medicamenteuze thera-pieontrouw met betrekking tot geriatrische patiënten;
- is de lezer in staat een betrouwbare meetmethode voor het meten van medica-menteuze therapieontrouw in geriatrische populaties te selecteren en toe te passen;
- is de lezer zich ervan bewust dat medicamenteuze therapieontrouw op regelmati-ge tijdstippen gemonitord dient te worden gedurende het verzorgingsproces bij elke patiënt;
- begrijpt de lezer dat de patiëntgerelateerde, behandelingsgerelateerde determi-

nanten alsmede de aan de gezondheidszorgsetting en de gezondheidszorgverstrekker gekoppelde determinanten behoren tot het basiskennispakket van iedere verpleegkundige;

■ is de lezer in staat zelf therapietrouwverhogende interventies te ontwikkelen en toe te passen in de verpleegkundige praktijk.

13.1 INLEIDING

Therapietrouw is een cruciale factor om de effectiviteit van medicamenteuze regimes te kunnen garanderen. Therapieontrouw wordt gedefinieerd als het niet correct opvolgen van de voorschriften van de arts of gezondheidswerker (Haynes 1979). Medicamenteuze therapieontrouw is een frequent voorkomend probleem in alle patiëntenpopulaties. Het loont evenwel de moeite om het probleem van medicamenteuze therapieontrouw specifiek in de geriatrische populatie te bestuderen, aangezien deze groep patiënten wordt gekenmerkt door een grotere morbiditeit en daardoor proportioneel gezien het hoogste medicatiegebruik vertoont. De incidentie van chronische aandoeningen zoals kanker, hartfalen, diabetes en musculoskeletale aandoeningen stijgt immers met de toenemende leeftijd. Deze aandoeningen vereisen veelal een levenslange medicamenteuze therapie. Oudere leeftijd is op zichzelf geen risicofactor voor therapieontrouw, maar de achteruitgang van het functioneel, sensorisch en cognitief functioneren, typische eigenschappen van het ouder worden, kan het risico van therapieontrouw doen toenemen (Roth 1990; Conn e.a. 1994; Fitten e.a. 1995).

Therapieontrouw met medicamenteuze voorschriften leidt ertoe dat een aandoening niet adequaat behandeld wordt en kan daarom resulteren in een verhoogde morbiditeit en mortaliteit. Therapieontrouw is gerelateerd met een verhoogde kans op hospitalisatie bij patiënten ouder dan 65 jaar (Vinson e.a. 1990; Graveley e.a. 1991; Gallagher e.a. 1994; Rich e.a. 1996; Miller 1997; Swafford 1997; Van Essen e.a. 1997; Sweetman e.a. 1999). Meer dan 10% van de opnamen op geriatrische afdelingen is te wijten aan therapieontrouw met medicamenteuze regimes (Nanada e.a. 1990; Vinson e.a. 1990; Sullivan e.a. 1990).

Naast de klinische consequenties van medicamenteuze therapieontrouw zijn er eveneens economische consequenties. Economische gevolgen van therapieontrouw zijn de kosten verbonden met aankoop van niet-ingenomen medicatie, kosten verbonden aan de complicaties veroorzaakt door de therapieontrouw zoals eventuele hospitalisaties en extra behandelingen, of werkverzuim ten gevolge van deze complicaties. In de Verenigde Staten worden de jaarlijkse gezondheidszorgkosten ten gevolge van therapieontrouw geraamd op meer dan 100 miljard dollar (Grahl 1994).

Uitgaande van het belang van medicamenteuze therapietrouw is de doelstelling van dit hoofdstuk een bruikbaar kader te creëren voor hulpverleners om het probleem van therapietrouw in de geriatrische populatie te begrijpen en aan te pakken via gerichte interventies. Cruciaal hierbij is dat elke hulpverlener therapieontrouw als een mogelijk probleem dient te onderkennen en in zijn interpretatie van klinische parameters probeert na te gaan of therapieontrouw een factor zou kunnen zijn die tot een probleem heeft geleid of ertoe bijgedragen. De volgende aspecten zullen daarom uitgebreider worden besproken:

- definitie en meting van medicamenteuze therapieontrouw;
- prevalentie van medicamenteuze therapieontrouw: hoe groot is het probleem?
- determinanten van therapieontrouw: een aantal risicofactoren vereist specifieke aandacht bij oudere patiënten. Kennis van determinanten helpt de verzorger om hoogrisicopatiënten voor therapieontrouw te identificeren;
- preventieve of therapietrouwverhogende interventies. Deze bouwen voort op de modificeerbare determinanten van therapieontrouw en op de beperkte gegevens uit gerandomiseerde gecontroleerde onderzoeken waarin de effectiviteit van therapietrouwbevorderende interventies worden uitgetest.

De volgende casus zal als leidraad dienen om deze verschillende dimensies van medicamenteuze therapieontrouw te verhelderen.

Casus

Mevrouw J. is 73 jaar en is reeds enkele jaren bekend met hypertensie en reumatoïde artritis. De huisarts heeft haar vier verschillende soorten medicatie voorgeschreven: ACE-inhibitoren ('Angiotensin-Converting-Enzyme-inhibitoren'), een diureticum, corticosteroïden en een sedativum. De patiënte klaagt veel last te hebben van een aantal nevenwerkingen van deze medicaties, zoals een droge hoest, spierzwakte, een 'opgezwollen' gezicht en vermoeidheid. Haar man is twee jaar geleden gestorven en haar enige dochter woont niet in de buurt. Af en toe heeft zij last van vergeetachtigheid en concentratieverlies. Het huishouden gaat steeds moeilijker wegens krachtsverlies en tremor in de armen. De patiënte neemt haar voorgeschreven medicatie slechts af en toe in. Mevrouw beweert dat de dokter niet weet wat goed voor haar is. Volgens de patiënte is haar bloeddruk alleen hoog als ze zichzelf opjaagt. Daarom neemt ze haar antihypertensiemedicatie alleen in wanneer ze zich opgejaagd voelt.

13.2 DEFINITIE EN METING VAN THERAPIEONTROUW

Zoals hiervoor reeds vermeld, wordt therapieontrouw gedefinieerd als de mate waarin het gedrag van een persoon, in termen van medicatie-inname, afwijkt van de voorgeschreven medische en/of gezondheidsadviezen (Haynes 1979). Gezondheidswerkers die voor mevrouw Janssens zorgen dienen na te gaan of deze patiënte haar medicatie al dan niet correct inneemt. Welke mogelijkheden hebben zij hiertoe?

Er zijn directe en indirecte meetmethoden om medicamenteuze therapieontrouw vast te stellen. Een directe methode is observatie. Door middel van observatie kan men nagaan of patiënten hun medicatie correct innemen in een klinische setting. Deze methode heeft vooral waarde wanneer hierbij complex gedrag van de patiënt aan te pas komt, zoals het inspuiten van insuline of het gebruik van inhalators. Observatie laat niet toe een schatting te doen van de therapietrouw in het dagelijks leven van de patiënt.

Het meten van medicatie of medicatieafbraakproducten in het lichaam is een andere directe meetmethode. De halveringstijd van het desbetreffende gemonitorde geneesmiddel is bepalend voor de tijd waarover er ten aanzien van medicatie-inname een uitspraak kan worden gedaan. Het fenomeen van 'witte jas'-therapietrouw (dit wil zeggen: het correct innemen van de medicatie voordat de patiënt de arts bezoekt) kan therapieontrouw maskeren bij medicatie met een korte halveringstijd. Directe meetmethoden voor therapietrouw zijn tevens het gebruik van laaggedoseerde chemische markers, die in de te monitoren medicatie worden verwerkt (bijvoorbeeld laaggedoseerde digoxine). Deze chemische markers worden gekenmerkt door een lange halveringstijd. Aanwezigheid van een marker in het lichaam laat veronderstellen dat de persoon inderdaad medicatie heeft ingenomen (Kruse e.a. 1990). Hoewel biochemische markers en/of bepaling van medicatie of medicatieafbraakproducten directe meetmethoden zijn, kan men ermee niet de karakteristieken van het medicatie-innamegedrag in kaart brengen (De Geest e.a. 1999).

Een indirecte meetmethode voor het vaststellen van therapieontrouw is het tellen van pillen. Hierbij wordt het percentage ingenomen pillen vergeleken met het aantal voorgeschreven pillen over een bepaalde tijdsperiode. Een andere indirecte methode is zelfrapportage door bijvoorbeeld de patiënt direct te vragen naar zijn/haar medicatie-inname aan de hand van een interview of vragenlijst (Klein e.a. 1984). Om het waarheidsgehalte van de antwoorden te verhogen is het belangrijk dit te doen op een ondersteunende, niet-veroordelende, informatiegenererende begrijpende wijze. Het monitoren van het inwisselen van geneesmiddelenvoorschriften bij de apotheek is ook een indirecte parameter van therapietrouw (Steiner e.a. 1982). Door deze methode kan men nagaan of de patiënt voldoende medicatie afhaalt voor een bepaalde tijdsperiode.

We dienen ons er evenwel van bewust te zijn dat er beperkingen aan deze indirecte meetmethoden verbonden zijn, aangezien onderzoek heeft aangetoond dat ze systematisch een onderschatting van therapieontrouw opleveren. Ook laten deze methoden niet toe om de dynamiek van medicatiegedrag in kaart te brengen (De Geest e.a. 1999; Farmer 1999).

Een andere indirecte methode om medicamenteuze therapieontrouw te meten is 'Electronic Event Monitoring' (EEM). EEM bestaat uit een pillenfles waarvan het deksel een microchip bevat die de datum en het tijdstip van opening en sluiting van de fles registreert. Deze gegevens kunnen worden opgeslagen in een computer die vervolgens het individuele medicatiegedrag in tabellen en figuren weergeeft (Detry e.a. 1995; Urquhart 1995). Hoewel men met deze methode niet met zekerheid kan zeggen of de medicatie effectief werd ingenomen, hebben cross-validatieonderzoeken waarbij verschillende meetmethoden worden gebruikt aangetoond dat EEM de meest sensitieve methode is voor het meten van therapieontrouw (De Geest e.a. 1999; Farmer 1999; Choo e.a. 1999). EEM kan therapietrouw op een continue wijze meten en men krijgt gedetailleerde informatie over tijdstip van inname, tijdsduur tussen twee opeenvolgende medicatie-innamen en het aantal opeenvolgende dagen dat er geen medicatie-inname is geweest (de zogenoemde 'drug-holidays'). Er zijn momenteel reeds EEM-systemen beschikbaar voor pillen, capsules, oogdruppels en inhalatiepuffs (Berg e.a. 1998; Choo e.a. 1999; Farmer 1999).

EEM-studies hebben verschillende parameters van medicatiegedrag en therapieontrouw bij patiënten onderscheiden. De voornaamste hiervan, gevonden in diverse onderzoeken, worden hieronder samengevat (Kastrissios e.a. 1998; Berg e.a. 1998; Mallion e.a. 1998; De Geest e.a. 1998a, 1998b; Choo e.a. 1999; Schwed e.a. 1999):
■ de inname van ochtenddoses vindt regelmatiger plaats dan de inname van avonddoses;
■ er zijn vaak afwijkingen van het tijdstip van inname;
■ onderbrekingen in de dagelijkse routine (weekends, vakanties, feestdagen, enzovoort) kunnen een regelmatige medicatie-inname in de weg staan;
■ medicatiegebruik wordt soms abrupt afgebroken;
■ eenmalige doses worden vaak overgeslagen;
■ 'drug-holidays' komen voor;
■ onderdosering komt frequenter voor dan overdosering;
■ 'witte-jas'-therapietrouw komt voor, waarmee men therapietrouw bedoelt vlak voor een doktersbezoek.

Hoewel EEM momenteel de beste methode is voor het meten van medicamenteuze therapietrouw maken de meeste onderzoekers gebruik van andere directe of indirecte meetmethoden voor het meten van therapietrouw. Bij het bestuderen van artikelen moet men er dus rekening mee houden dat dit de resultaten kan beïnvloeden! Voor de hulpverlener is het gebruik van EEM evenwel niet steeds mogelijk, vooral door de relatief hoge kostprijs. In dat geval kan men proberen zich een idee te vormen van de therapietrouw aan de hand van andere methoden. Gezien de hoge gezondheidszorgkosten verbonden met therapieontrouw weegt echter ons inziens de investering in een betrouwbare meetmethode niet op tegen de financiële consequenties van nietbehandelde medicamenteuze therapieontrouw.

Bij het interpreteren van literatuurgegevens en ook in de klinische praktijk is het zinvol om na te gaan welke operationele definitie van therapieontrouw wordt gehanteerd. Sommigen beschouwen therapieontrouw als een dichotome variabele, waarbij een opsplitsing wordt gemaakt tussen therapietrouwe en therapieontrouwe patiënten. Deze dichotomisering laat geen verschillende gradaties van therapieontrouw toe.

Therapietrouw/therapieontrouw kan/kunnen ook als een continue variabele worden weergegeven. Bovendien kunnen definities zowel inname en/of variabiliteit in medicatie-inname weergeven. De casus van mevrouw Janssens illustreert dit: zij kan haar medicatie nooit innemen, op onregelmatige tijdstippen innemen, of ze kan de verkeerde dosis nemen. Het is belangrijk deze verschillende aspecten van medicatiegedrag in kaart te brengen door de juiste meetmethode en operationele definitie te kiezen. Idealiter dienen inname van medicatie, variabiliteit in innamen en problemen zoals 'drug-holidays' via een goede meetmethode te worden vastgesteld en dient de operationele definitie ook de aspecten van inname en variabiliteit te omvatten.

De relevantie van een dichotome verdeling in therapietrouwe en therapieontrouwe patiënten op basis van een arbitraire definitie is onduidelijk: bijvoorbeeld minder of meer dan 80% inname van de voorgeschreven doses, zoals men dikwijls in de literatuur ziet. Een klinisch onderbouwde opsplitsing in therapietrouwe en therapieontrouwe patiënten geniet de voorkeur. Black e.a. (1987) bijvoorbeeld, bestudeerden het effect van therapieontrouw met antihypertensiva op de systolische bloeddruk. Deze auteurs maten therapieontrouw aan de hand van het tellen van pillen en definieerden therapieontrouw als inname van minder dan 80% van de voorgeschreven medicatie. Zij vonden tegen de verwachtingen en de huidige evidentie in geen relatie tussen meer therapieontrouw en hogere systolische bloeddruk. Deze bevindingen zijn mogelijk het resultaat van de methodologische problemen in meetmethode en operationele definitie.

Onderzoek waarbij gebruik werd gemaakt van EEM toonde de invloed van therapieontrouw met antihypertensiemedicatie aan op ongecontroleerde hoge bloeddruk (Waeber e.a. 1999). Ook bij mevrouw Janssens is de bloeddruk niet goed gecontroleerd, ondanks optimale medicamenteuze voorschriften. Vooraleer men concludeert dat de medicatie niet effectief is, is het nagaan van therapietrouw uitermate zinvol.

13.3 PREVALENTIE VAN THERAPIEONTROUW BIJ GERIATRISCHE POPULATIES

Het probleem van therapieontrouw bij geriatrische patiënten is niet groter dan in de algemene patiëntenpopulatie, alhoewel men vaak ten onrechte het tegendeel beweert. Afhankelijk van de gebruikte meettechniek en de operationele definitie ligt de prevalentie van therapieontrouw in geriatrische populaties tussen 20 en 50% (Cooper e.a. 1982; Eraker e.a. 1984; Leirer e.a. 1988; Morrow e.a. 1988; Graveley e.a. 1991; Bothelo e.a. 1992; Wright 1993). Therapieontrouw kan zowel over- als ondergebruik van medicatie inhouden. Het meest frequent wordt ondergebruik gezien en daarom komt in dit hoofdstuk alleen ondergebruik van medicatie aan de orde.

Gezien de hierboven genoemde prevalentiecijfers, die vergelijkbaar zijn met die in algemene patiëntenpopulaties, en ook wegens de mogelijke negatieve gevolgen van therapieontrouw, is het van cruciaal belang dat therapieontrouw als een potentieel gezondheidsprobleem wordt onderkend. Het vroegtijdig identificeren en herkennen van risicopatiënten met betrekking tot medicamenteuze therapieontrouw is van essentieel belang. Inzicht in de determinanten van therapieontrouw kan hierbij een leidraad zijn. Modificeerbare determinanten kunnen tevens als basis dienen voor preventieve en therapietrouw bevorderende interventies.

13.4 DETERMINANTEN VAN MEDICAMENTEUZE THERAPIEONTROUW

De risicofactoren voor medicamenteuze therapieontrouw kunnen worden onderverdeeld in drie grote categorieën: 1 patiëntgerelateerde determinanten, 2 behandelingsgerelateerde determinanten en 3 determinanten gerelateerd aan de gezondheidszorgsetting en gezondheidszorgwerkers.

13.4.1 Patiëntgerelateerde determinanten

Patiëntgerelateerde determinanten verwijzen onder meer naar demografische factoren. Factoren zoals geslacht, ras, huwelijksstatus en sociale klasse zijn nochtans van weinig nut in het voorspellen van therapieontrouw gedrag (Cooper e.a. 1982; Cargill e.a. 1992; Rich e.a. 1995; Dunbar-Jacob e.a. 1995; Slymen e.a. 1996). Oudere leeftijd is op zichzelf geen risicofactor voor medicamenteuze therapieontrouw. Hoewel dus oudere patiënten op zichzelf niet meer therapieontrouw zijn dan jongere patiënten, zijn er evenwel verscheidene risicofactoren voor therapietrouw die specifieke aandacht vragen in de geriatrische populatie. Deze leeftijdsgebonden determinanten worden samen met de algemene patiëntgerelateerde risicofactoren besproken in de volgende paragrafen.

Functionele, sensorische en cognitieve beperkingen

Ouder worden gaat gepaard met een vermindering van de functionele en sensorische capaciteiten. Op consult gaan, inhalatiepuffs of oogdruppels gebruiken en/of het openmaken van verpakkingen kunnen belangrijke obstakels zijn voor oudere patiënten met functionele beperkingen (Thwaites 1999). Ook kunnen ouderen moeilijkheden ondervinden bij het doorslikken van grote pillen, bij het lezen van medicatielabels, bij het begrijpen van instructies wegens doofheid of slechtziendheid (Roth 1990). Daarom is het van essentieel belang om bij elke patiënt, uitgaande van een standaard geriatrische screening (Mezey e.a. 1993), mogelijke hinderpalen voor correct medicatiemanagement en therapieontrouw op te sporen.

Adequaat cognitief functioneren is onontbeerlijk bij medicatiemanagement en therapietrouw. Vergeetachtigheid wordt in onderzoek bij bejaarde populaties dikwijls naar voren geschoven als een belangrijke oorzaak van therapieontrouw gedrag (Conn e.a. 1994). Deze factor is echter belangrijk bij alle patiënten, ongeacht de leeftijd! De vraag blijft natuurlijk of cognitieve achteruitgang, die het ouder worden kenmerkt, een risicofactor inhoudt voor therapieontrouw. Een recente studie van Park e.a. (1999) toonde aan dat de cognitieve capaciteiten wat betreft geheugen en concentratievermogen bij een *normale* veroudering voldoende zijn om adequaat medicatiemanagement en therapietrouw te garanderen. Therapieontrouw kan optreden indien patiënten ernstige cognitieve beperkingen hebben als gevolg van pathofysiologische problemen zoals bij de ziekte van Alzheimer, die het vermogen tot zelfstandig medicatiemanagement aantasten (Conn e.a. 1994).

Afhankelijk van de gebruikte definitie en meetmethode varieert de incidentie van cognitieve beperkingen bij patiënten ouder dan 65 jaar die in verzorgingshuizen voor ouderen verblijven tussen 3% en 20% (Kramer e.a. 1985; Nagley 1990). Patiënten met ernstige cognitieve beperkingen blijken evenwel vaker dan personen zonder ernstige cognitieve beperkingen assistentie te krijgen waardoor een correcte medicatie-inname wordt gewaarborgd (Conn e.a. 1994; Park e.a. 1999). Dit geeft aan dat zodra men in de omgeving van de patiënt merkt dat er cognitieve stoornissen optreden, er hulp bij het medicatiemanagement wordt verleend.

Vroegere therapieontrouw en therapieontrouw wat betreft afspraken

De belangrijkste indicator van huidige en toekomstige therapieontrouw is therapieontrouw in het verleden, of de mate van therapieontrouw bij het opstarten van een medicamenteuze behandeling (Dunbar 1990). Een eenvoudig in te schatten parameter voor medicamenteuze therapietrouw is therapieontrouw met gemaakte afspraken. Onderzoek heeft aangetoond dat bij patiënten die niet op een geplande controleafspraak verschijnen een verhoogd risico van medicamenteuze therapieontrouw aanwezig is (Macharia e.a. 1992; De Geest e.a. 2000). Met patiënten die niet op een geplande afspraak verschijnen, dient daarom steeds contact te worden opgenomen om de onderliggende reden voor therapieontrouw met de gemaakte afspraken op te sporen. Een mogelijke interventie is bijvoorbeeld het sturen van een brief ter herinnering aan de afspraak.

Kennis en 'common sense'

Een beperkte geletterdheid is een hinderpaal in de gezondheidszorg. Uit een studie in twee ziekenhuizen in de Verenigde Staten blijkt dat 81,3% van de patiënten ouder dan zestig jaar het basale leesvermogen mist om een medicatievoorschrift correct te lezen en te begrijpen. Dit hangt samen met een in het algemeen lagere graad van ontwikkeling in de oudere bevolkingsgroepen (Williams e.a. 1995). Deze hoge prevalentie van inadequate of beperkte functionele ontwikkeling volgt uit het feit dat de oudere patiënten minder onderwijs hebben genoten in vergelijking met jongere patiënten. Aangezien deze jongeren de ouderen van morgen zijn, kan men in de toekomst een verschuiving verwachten naar hoger ontwikkelde geriatrische patiënten. Voor patiënten met een beperkte ontwikkeling dienen aangepaste educatiestrategieën te worden bedacht.

Naast een beperkte ontwikkeling dient ook het gebrek aan adequate kennis als een oorzaak te worden beschouwd van therapieontrouw binnen geriatrische populaties (Cartwright e.a. 1981; Cooper e.a. 1982). Patiënteneducatie is daarom een cruciaal element in het bevorderen van therapietrouw. Kennis alleen is echter niet voldoende om therapietrouw te garanderen (Meichenbaum e.a. 1987). Ook gezondheidsopvattingen ('common sense') van de patiënt kunnen mogelijk een potentiële trigger zijn voor therapieontrouw (Leventhal e.a. 1992). Gezondheidsopvattingen, afgeleid uit de Engelstalige termen 'common sense' en 'health beliefs', verwijzen naar de opvattingen en ideeën van de patiënt in verband met zijn/haar ziekte, behandeling en symptoomervaring. Een aantal voorbeelden kan dit illustreren: 'zoveel medicatie, dat kan toch niet goed zijn', 'ik hoef alleen dán mijn hypertensiemedicatie te nemen wanneer ik voel dat mijn bloeddruk hoog is', 'ik voel me beter, dus hoef ik mijn antibiotica niet langer in te nemen'.

Een studie van Horne e.a. (1999) toonde aan dat meer dan eenderde van de patiënten foutieve opvattingen heeft over schadelijke effecten van medicatie-inname op lange termijn en over veronderstelde medicatieafhankelijkheid. Hoe meer patiënten twijfelden aan de effectiviteit van de medicatie en/of hoe meer zij er, vaak ten onrechte, van overtuigd waren dat de medicatie verslavend was, hoe lager hun therapietrouw was. Patiënten gaan als het ware impliciet een soort kosten-batenanalyse uitvoeren waarbij hun ideeën over de noodzaak van medicatie afgewogen worden tegenover de (vaak incorrecte) ideeën over potentieel negatieve effecten van medicatie-inname. De opvattingen en adviezen van de arts en andere hulpverleners kunnen dus mijlenver afliggen van de ideeën van de patiënt over zijn ziekte en behandeling. Deze incongruentie tussen de gezondheidsopvattingen van de patiënt en de therapeutische aanbevelingen van hulpverleners kan dus een trigger zijn tot therapieontrouw (Claesson e.a. 1999). Het is belangrijk de gezondheidsopvattingen van patiënten na te gaan om in te schatten of er hinderpalen voor correcte medicatie-inname bestaan vanuit dit perspectief. Deze 'common sense'-opvattingen kunnen worden aangepast of beïnvloed door nieuwe ervaringen, door informatie via de massamedia of door een goede communicatie met de gezondheidszorgwerkers (Leventhal e.a. 1992).

Nevenwerkingen en symptoomongemak

Door de fysiologische veranderingen die met het ouder worden gepaard gaan, zijn oudere patiënten soms meer gevoelig voor nevenwerkingen en toxiciteit. Nevenwerkingen kunnen een trigger zijn tot therapieontrouw. Het zijn evenwel niet zozeer de waargenomen verschijnselen en symptomen van nevenwerkingen, maar eerder het gepercipieerde ongemak van die nevenwerkingen die de therapietrouw beïnvloeden. In het geval van mevrouw Janssens veroorzaken de ACE-inhibitoren hoesten (een nevenwerking die bij 20% van patiënten die deze medicatie innemen voorkomt). Dit hoesten stoort haar. Mevrouw Janssens kan overwegen om de bloeddrukverlagende medicatie, voorgeschreven om haar 'symptoomloze' hoge bloeddruk te behandelen, stop te zetten. Zij is er immers van overtuigd dat ze kan voelen wanneer ze hoge bloeddruk heeft (namelijk alleen wanneer ze zichzelf opjaagt) en dat continue medicatie-inname niet nodig is. De storende effecten van haar hoge bloeddruk, bijvoorbeeld duizeligheid, wegen bovendien niet op tegen de storende nevenwerkingen van de medicatie.

Indien de gezondheidszorgwerkers niet inspelen op deze foutieve percepties zal men niet kunnen vermijden dat deze patiënte therapieontrouw wordt. Doel is eerst aan de hand van zelfmonitoring van de bloeddruk de patiënte te laten constateren dat ze ook een hoge bloeddruk heeft wanneer ze zichzelf niet opjaagt. Vervolgens kan met meer succes bijkomende educatie worden gegeven over het risico van ernstige aandoeningen zoals hartfalen of CVA bij onbehandelde hoge bloeddruk. De ACE-inhibitoren kunnen worden vervangen door angiotensine-II-receptorantagonisten, waarbij de storende nevenwerking van hoesten niet optreedt. Veelal zijn het nevenwerkingen die weinig of geen impact hebben op morbiditeit en mortaliteit die als storend worden ervaren en daarom maakt het vragen naar storende symptomen en gezondheidsopvattingen zelden deel uit van het klinisch onderzoek. Bovenstaand voorbeeld geeft echter duidelijk de relevantie aan van het bij patiënten navraag doen wat betreft hun gezondheidsopvattingen en symptoomervaringen.

Sociale steun, sociale isolatie en depressie

Sociale steun is tevens een waardevolle factor bij de beoordeling van medicatiemanagement en therapieontrouw (Levy 1985). Meer specifiek zullen goede informatie en al daadwerkelijk ontvangen tastbare, materiële en emotionele steun de medicamenteuze therapietrouw bevorderen (Levy 1985; Aaronson 1989). Deze vorm van sociale steun kan bijvoorbeeld worden gegeven door de partner, familie of vrienden die de medicatie klaarzetten, die de patiënt helpen herinneren aan tijdstippen van medicatie-inname, die medicatievoorschriften tijdig vernieuwen en die mee helpen beslissen wanneer er een arts moet worden geconsulteerd wanneer er problemen optreden. De relatie tussen de patiënt en de hulpverlener (huisarts, thuisverpleegkundige, verpleging, en anderen) kan eveneens een bron van daadwerkelijk ontvangen steun zijn. Het is belangrijk dat men vanaf het begin van een behandeling nagaat wie de patiënt helpt. Daarnaast kunnen een goede relatie tussen de patiënt, de familie en hulpverleners en een goede communicatie die bijdraagt tot meer patiëntentevredenheid, therapietrouw gunstig beïnvloeden (Di Matteo e.a. 1982; Arnsten e.a. 1997; Webb e.a. 1999; Rosenberg e.a. 1999).

Heel wat ouderen wonen alleen. Sociale isolatie is een risicofactor voor therapieontrouw gedrag, niet alleen omdat bovengenoemde sociale steun ontbreekt, maar ook omdat depressieve symptomen veel frequenter worden gezien bij personen die sociaal geïsoleerd zijn (Turner e.a. 1994). Oudere patiënten worden vaak niet gediagnosticeerd en dus ook niet behandeld voor depressie. Symptoomoverlap tussen depressie, angst en andere aandoeningen kunnen een juiste diagnose bemoeilijken (Montano 1999). Depressieve patiënten slagen er dikwijls niet in om de noodzakelijke dagelijkse handelingen uit te voeren, inclusief het juist innemen van medicatie. In een recente meta-analyse van Di Matteo e.a. (2000) werd aangetoond dat depressieve patiënten drie keer zoveel risico liepen om therapieontrouw te worden dan niet-depressieve patiënten. De potentiële aanwezigheid van depressie dient daarom een continu aandachtspunt te zijn bij geriatrische en andere patiëntenpopulaties. Screening door middel van een interview of gevalideerde vragenlijsten en een eventuele doorverwijzing voor verdere diagnosestelling is noodzakelijk, alsmede een adequate medicamenteuze en/of psychotherapeutische therapie.

Doelmatigheidsbeleving of 'self-efficacy'

Doelmatigheidsbeleving of 'self-efficacy' wordt gedefinieerd als de perceptie die een persoon van zichzelf heeft om een bepaalde taak in een bepaalde situatie (bijvoorbeeld medicatie-inname) correct te kunnen uitvoeren (Bandura 1989). De 'self-efficacy' met betrekking tot medicatie-inname kan bijvoorbeeld worden gecontroleerd door de volgende vragen: 'In welke mate voelt u zich in staat om steeds correct uw medicatie in te nemen: a wanneer er onbekenden toekijken, b wanneer u gespannen bent, c wanneer u aan het werk bent?' (De Geest e.a. 1994). Doelmatigheidsbeleving is een belangrijke determinant van therapietrouw die voorspellend is voor toekomstig gezondheidsgedrag (O'Leary 1985). Deze factor is modificeerbaar via aangepaste interventies (zie verder).

Doelmatigheidspercepties zijn taakspecifiek (bijvoorbeeld het correct innemen van medicatie is een andere taak dan therapietrouw omgaan met dieetvoorschriften). Doelmatigheidspercepties ontstaan uit vier bronnen, die aanknopingspunten bieden voor specifieke interventies. Een eerste bron voor 'self-efficacy' is gebaseerd op ervaringen van beheersing. Patiënten die bijvoorbeeld reeds jaren succesvol therapietrouw zijn wat betreft het omgaan met een complex medicatieregime zullen een hogere graad van doelmatigheidsbeleving in functie van therapietrouw vertonen dan patiënten bij wie het medicatieregime pas wordt opgestart. Een tweede bron verwijst naar leren via observatie van anderen, of met andere woorden: leren via rolmodellen. Verbale overtuiging of gerelateerde vormen van sociale beïnvloeding zijn de derde bron van doelmatigheidsbeleving. Angst of de mate van 'stress' die een patiënt ondervindt bij het inschatten van stressvolle situaties ten slotte is de laatste bron van doelmatigheidsbeleving. De patiënt kan zich bijvoorbeeld gespannen en verlegen voelen wanneer onbekende personen toekijken, waardoor hij het moeilijk vindt om zijn medicatie in te nemen, bij een restaurantbezoek bijvoorbeeld. Deze laatste bron heeft dus een negatieve invloed op de 'self-efficacy'-percepties van de patiënt. Daarom is het belangrijk dat men nagaat of dergelijke factoren aanwezig zijn om vervolgens aangepaste interventies te kunnen implementeren.

13.4.2 Behandelingsgerelateerde factoren

Complexiteit en duur van de medicamenteuze behandeling

Multipele pathologie en chronische aandoeningen zoals kanker, cardiovasculaire en musculoskeletale aandoeningen zijn frequent aanwezig in de bejaarde populatie. Baeyens (1987) stelt dat er bij ouderen dikwijls meer dan vijf diagnosen gelijktijdig aanwezig zijn en dat 83,5% van de oudere patiënten die in een huisartspraktijk worden behandeld aan een chronische ziekte lijdt. Chronische ziekten gaan gepaard met een complexe en langdurige, veelal levenslange behandeling (Haynes 1979; Meichenbaum e.a. 1987; Graveley e.a. 1991).

Patiënten ouder dan 65 jaar zijn hierdoor de grootste gebruikers van medicatie. Van het medicatiegebruik in de westerse landen wordt 30-50% voorgeschreven aan patiënten ouder dan 65 jaar (Wood 1989; Blenkiron 1996). Een studie in Groot-Brittannië illustreert dat ouderen (>65 jaar) bijna de helft van alle voorgeschreven medicatie voor hun rekening nemen, terwijl ze slechts 18% uitmaken van de totale bevolking (Swafford 1997). Onderzoek in Duitsland (Klauber e.a. 1996) en de Verenigde Staten (French 1994) geven een vergelijkbaar beeld. Het voorschrijven van meerdere medicaties gelijktijdig komt frequent voor in geriatrische populaties. Hale e.a. (1979) toonden aan dat 76% van de patiënten ouder dan 65 jaar minstens één soort medicatie inneemt.

Een andere opmerkelijke bevinding uit studies uitgevoerd in verschillende settings is dat patiënten ouder dan 65 jaar gemiddeld twee tot zes voorgeschreven medicaties gebruiken, maar daarnaast ook een tot drie à vier niet-voorgeschreven medicaties innemen (Stewart e.a. 1994; Hsia e.a. 1997). Ongeveer 10% van de ouderen zou ook medicatie nemen die aan anderen werd voorgeschreven (Salzman 1995). Het is dus goed mogelijk dat de hulpverlener niet altijd volledig geïnformeerd is over het gehele gamma van medicaties die de patiënt inneemt. Het is dan ook van essentieel belang om systematisch oudere patiënten te vragen wat zij innemen, inclusief alternatieve geneesmiddelen. Polyfarmacie houdt immers een gevaar in voor interacties tussen medicaties. Daar komt nog bij dat bepaalde pathofysiologische effecten van het ouder worden oudere patiënten meer gevoelig maken voor nevenwerkingen en toxiciteit, terwijl therapieontrouw tevens tot meer uitgesproken complicaties kan leiden (Roth 1990; Conn e.a. 1994; Hussey 1994; Tamblyn 1996; Cunningham 1997; McElnay e.a. 1997; Denham e.a. 1998; Franson e.a. 1998; Claesson e.a. 1999; Cohen 2000; Zubenko e.a. 2000).

Naast interacties tussen verschillende medicaties kunnen zogenaamde 'drug-holidays' eveneens een gezondheidsrisico opleveren. Met 'drug-holidays' wordt bedoeld het voor meerdere dagen stoppen met inname van medicatie en daarna opnieuw te beginnen met de voorgeschreven dosering. Hierdoor kan bij de patiënt herhaald een 'first-dose'-effect worden geïnitieerd. 'First-dose'-effect verwijst naar de farmacokinetische processen bij het opstarten van een medicamenteuze behandeling die kunnen resulteren in tijdelijke nevenwerkingen en/of toxiciteit. Als de farmacologische mechanismen veel vroeger optreden dan de standaardtegenreactie, dient de initiële dosis in het algemeen veel kleiner te zijn dan de dosis die nodig is nadat de gebruikelijke contramechanismen in actie treden. Voorbeelden hiervan zijn de non-ISA-bètablokkers (bètablokkers zonder intrinsieke sympathicomimetische werking): bij het opstarten van een medicamenteuze behandeling worden lagere doses voorgeschreven om nevenwerkingen en toxiciteit te vermijden, zoals bradycardie, bronchospasmen, verminderde inspanningstolerantie en hartfalen. Daarna worden de doses geleidelijk opgevoerd.

Zodra de therapeutische dosis van de medicatie bereikt is, kunnen 'drug-holidays', oftewel het tijdelijk stoppen van de medicatie en vervolgens opnieuw te starten met de therapeutisch voorgeschreven dosis, belangrijke problemen veroorzaken. Wanneer de gebruikelijke contramechanismen (upregulatie/toegenomen activering van bètareceptoren) langzamer verdwijnen dan de farmacologische activiteit van het geneesmiddel (werking van de medicatie, namelijk bètareceptorblokkering), kan het plots stoppen van medicatie-inname leiden tot een niet-onderdrukte regulatoire tegenreactie (toegenomen activering van de bètareceptoren die nu niet langer 'geblokkeerd' worden door de medicatie). Het plots stoppen van non-ISA-bètablokkers leidt dus tot een snelle verdwijning van de bètareceptorblokkering, hetgeen aanleiding kan geven tot ritmestoornissen en een hogere cardiale mortaliteit (Psaty e.a. 1990; Urquhart 1999). Als de 'drug-holiday' lang genoeg duurt, ontstaat er niet alleen een groter risico van morbiditeit en mortaliteit, maar zal er bij het heropstarten van de medicatie opnieuw een 'first-dose'-effect worden gecreëerd.

Naast de complexiteit en duur van medicatie-inname vormen ook de kosten van medicatie een mogelijke risicofactor in bejaarde populaties (Roth 1990; Slymen e.a. 1996; Balkrishnan 1998). Een groeiend aantal oudere patiënten kan immers de voorgeschreven medicatie niet betalen doordat de kostenvergoeding door de ziekteverzekering afneemt.

13.4.3 Factoren gerelateerd aan de gezondheidszorgsetting en de gezondheidszorgverstrekker

Deze laatste categorie van risicofactoren met betrekking tot therapieontrouw verwijst onder meer naar de communicatiestijl en didactische capaciteiten van de hulpverlener. In een recent onderzoek naar de interactie tussen patiënt en arts werd gevonden dat de interactie significant verschilde naargelang de leeftijd van de patiënt (Claesson e.a. 1999). Oudere patiënten kregen minder educatie, artsen stelden minder vragen en peilden minder naar geneesmiddelenmisbruik en aan ouderen werd minder frequent gevraagd om bepaalde gezondheidsgedragingen te veranderen (bijvoorbeeld stoppen met roken, volgen van een dieet).

In patiëntencontacten is een open, empathische communicatiestijl te verkiezen boven een dominante, oordelende stijl die geen rekening houdt met de visie van de patiënt. Aangezien de patiënt zelf beslist om de medicatie al dan niet correct in te nemen is de betrokkenheid van de patiënt in het behandelingsproces een sleutelelement in het verbeteren van therapietrouw. Mevrouw Janssens bijvoorbeeld meent dat de huisarts niet weet wat goed voor haar is. Het is mogelijk dat zo'n uitspraak het gevolg is van ontevredenheid over de zorg of communicatieproblemen tussen mevrouw Janssens en haar huisarts. Deze houdt misschien te weinig rekening met de wensen en voorkeuren van deze patiënt. Naast een empathische communicatiestijl dient de hulpverlener derhalve te beschikken over uitstekende didactische vaardigheden om het effect van patiënteneducatie te maximaliseren (Burke e.a. 1995; Dunbar-Jacob e.a. 1995; Claesson e.a. 1999).

Factoren gerelateerd aan de behandelingssetting die correcte therapietrouw in de weg staan zijn de meer procedurele aspecten van zorg, zoals lange wachttijden, gebrek aan continuïteit van zorg (zowel in termen van de verstrekker, als wat de regelmaat van afspraken betreft) en moeilijke toegankelijkheid van de gezondheidszorg (bijvoorbeeld het bereiken van het ziekenhuis, problemen om vanuit de auto in de polikliniek te komen wegens fysieke beperkingen, enzovoort) (Burke e.a. 1995; Dunbar-Jacob e.a. 1995; Claesson e.a. 1999). Patiënten die zich nog zelfstandig kunnen verplaatsen (bijvoorbeeld met de eigen auto of via het openbaar vervoer), of die een begeleidende persoon bij zich hebben (bijvoorbeeld een van de kinderen), zijn meer therapietrouw (Leduc e.a. 1998). Bij mevrouw Janssens bijvoorbeeld kan haar beperkte mobiliteit en het feit dat ze slechts één dochter heeft op wie zij een beroep kan doen om met haar mee te gaan op doktersbezoek een belemmering vormen om bij de cardioloog op consult te gaan.

Aan de hand van de hierboven beschreven determinanten kunnen risicofactoren worden geïdentificeerd en kunnen de modificeerbare determinanten worden gebruikt als aanknopingspunt met betrekking tot interventies.

13.5 INTERVENTIES

Gezien het belang van therapieontrouw in alle patiëntenpopulaties en ook met het oog op de hogere prevalentie van bepaalde risicofactoren in de geriatrische populatie is het raadzaam na te gaan welke interventies in het voorkomen en behandelen van therapieontrouw kunnen worden toegepast. De wetenschappelijke evidentie wat betreft preventieve en therapietrouwverhogende interventies is evenwel beperkt, zowel binnen de geriatrische als binnen de algemene literatuur over therapieontrouw (Graveley e.a. 1991; Dunbar-Jacob e.a. 1995; Rich e.a. 1995; Haynes e.a. 1996). Uit een ander overzichtsartikel blijkt dat methodologisch goed onderbouwde gerandomiseerde gecontroleerde studies in verband met therapieontrouw schaars zijn. In veel onderzoeken worden onbetrouwbare meetmethoden gebruikt. Ze hebben een beperkte follow-upduur en er worden geen klinisch relevante 'outcome'-parameters gebruikt (Haynes e.a. 1998). Meer gerandomiseerde gecontroleerde studies (RCT's) zijn dus aangewezen om het effect van interventies op therapietrouw en 'outcome' aan te tonen.

Hierna wordt de huidige 'state of the art' van interventies besproken. Globaal genomen worden interventies onderverdeeld in drie groepen: 1 strategieën bij het opstarten van een medicamenteuze behandeling, 2 interventies om therapietrouw te onderhouden en 3 interventies om problemen met therapieontrouw op te lossen (Dunbar-Jacob e.a. 1995).

13.5.1 Strategieën om therapietrouw te initiëren bij het opstarten van een behandeling

De motivatie om strategieën te implementeren gericht op het initiëren van therapietrouw is gebaseerd op de wetenschappelijke evidentie dat therapietrouw bij het opstarten van een behandeling voorspellend is wat betreft toekomstige therapietrouw (Dunbar 1990). Daarom is het inschatten van de mogelijkheden en risicofactoren van een individuele patiënt in functie van therapietrouw bij het opstarten van een medicamenteuze therapie onontbeerlijk. Functionele, sensorische en cognitieve vaardigheden, ontwikkeling, kennis, gezondheidsopvattingen, bronnen van sociale steun en financiële situatie dienen zorgvuldig te worden bevraagd. Dit kan in het standaard geriatrische 'assessment' worden opgenomen (Mezey e.a. 1993).

Om therapietrouw bij het opstarten van een behandeling zoveel mogelijk te garanderen kan men verschillende strategieën combineren: a educatiestrategieën, b gedragsstrategieën en c interventies ter bevordering van de sociale ondersteuning.

Educatiestrategieën

Patiënteneducatie is een cruciaal element in de bevordering van therapietrouw. Zowel verpleegkundigen als andere leden van het behandelingsteam moeten de patiënt en zijn familie bij het begin van een medicamenteuze behandeling instrueren over:
- het bedoelde effect van de medicatie;
- de wijze van toediening van medicatie (bijvoorbeeld dosis, tijdstip van inname, voorzorgsmaatregelen);
- mogelijke nevenwerkingen en symptoomongemak;

- het monitoren van medicatie (bijvoorbeeld de protrombinetijd [PTT] bij gebruik van anticoagulantia).

Ook dient aandacht te worden besteed aan hoe de medicatie kan worden ingepast in het dagelijks leven van patiënten en wat zij moeten doen als er problemen, nevenwerkingen of complicaties optreden.

Een gefaseerde benadering is te verkiezen bij de educatie van patiënten en hun familie, waarbij zowel mondelinge als schriftelijke informatie moet worden aangeboden (bijvoorbeeld medicatiebijsluiters, educatiefolders). Specifieke strategieën dienen te worden ontwikkeld voor patiënten met een lage ontwikkeling (bijvoorbeeld gebruik van medicatiestickers of ander materiaal dat gedrukte taal vervangt) (Hussey 1994; Lowe e.a. 1995). Een formele evaluatie van de gegeven patiënteneducatie wordt aanbevolen.

Gedragsstrategieën

Zoals reeds aangegeven zal kennis alleen geen therapietrouw garanderen. Naast educatiestrategieën zal een zelfmedicatieprogramma, bedoeld om de doelmatigheidsbeleving ('self-efficacy') met medicatie-inname te verhogen, de effectiviteit van interventies verbeteren (Lowe e.a. 1995). Doelstelling van een zelfmedicatieprogramma is het zelfvertrouwen van de patiënt in het management van zijn medicatie te verhogen. Patiënten de kans geven beheersing over hun medicatiemanagement te verwerven door een zelfmedicatieprogramma (bijvoorbeeld door patiënten de medicatie te laten klaarzetten terwijl de hulpverlener erbij zit) is in dit verband een zinvolle strategie om 'self-efficacy' te verhogen en dus therapietrouw te bewerkstelligen.

Een tweede bron van 'self-efficacy' verwijst naar leren via observatie van anderen, dus via rolmodellen. Voorbeeld van interventies die gericht zijn op deze bron is de thuisverpleegkundige die demonstreert hoe men correct een inhalatiepuff dient te gebruiken. Beter nog werkt een video-opname waarbij een patiënt het belang van strikte therapietrouw uitlegt en tips geeft om therapietrouw te blijven. Verbale instructies of gerelateerde typen van sociale beïnvloeding, de derde bron van 'self-efficacy', worden vaak gebruikt in patiënteneducatieprogramma's en ze hebben als doel de patiënt in zijn opvattingen te versterken dat hij wel degelijk de capaciteiten bezit om een bepaald gedrag te vertonen (Bandura 1986, 1989; Schneider e.a. 1991). Een hoge graad van symptoomongemak, angst of andere bronnen van stress ten slotte kunnen het versterken van doelmatigheidspercepties in de weg staan. Belangrijk is dat wordt nagegaan of deze factoren aanwezig zijn, waarna passende interventies worden opgestart (bijvoorbeeld ontspanningsoefeningen of aandachtafleidende technieken).

Het goed inpassen van het medicatieschema in het leefpatroon van de patiënt en het verminderen van de complexiteit van het therapeutisch regime verhoogt therapietrouw. Om problemen met therapietrouw bij geriatrische patiënten zoveel mogelijk te voorkomen wordt gezondheidswerkers aangeraden om een simpel doseringsschema voor te schrijven voor alle medicaties die moeten worden ingenomen. Bij voorkeur worden slechts een à twee doses per dag voorgeschreven, om bijvoorbeeld vergeetachtigheid tegen te gaan en om de medicatie-inname gemakkelijker in de dagelijkse routine in te passen.

De patiënt moet worden geholpen bij het selecteren van technieken die hem helpen zijn medicatie correct in te nemen. Zelfmonitoringstrategieën (bijvoorbeeld gebruikmaken van een checklist voor medicatie), toepassing van hulpmiddelen (bijvoorbeeld een speciaal medicatiedoosje) en geheugensteuntjes (bijvoorbeeld medicijnverpakkingen op een vaste plaats bewaren, medicatie nemen bij maaltijden of bij het opstaan, alarmklok zetten) helpen bij het faciliteren van therapietrouw (Cooper e.a. 1982; Graveley e.a. 1991; Conn e.a. 1994; Hussey 1994; Burke e.a. 1995; Dunbar-Jacob e.a. 1995; Lowe e.a. 1995; Rogers e.a. 1995). Voor mevrouw Janssens bijvoorbeeld kan regelmatig contact met de huisarts of een thuisverpleegkundige nuttig zijn om haar te helpen hulpmiddeltjes te vinden om correcte medicatie-inname te faciliteren. Het bijhouden van een dagboek over therapietrouw kan ook een zinvol instrument zijn voor zelfmonitoring.

Interventies ter bevordering van sociale steun

Actieve betrokkenheid van de partner of familieleden in patiënteneducatie- en zelfmedicatieprogramma's is van belang omdat sociale steun het welbevinden en de therapietrouw van een patiënt gunstig beïnvloeden (Turner e.a. 1994; Burke e.a. 1995). Het verdient aanbeveling om vanaf het begin van een behandeling een therapeutische relatie te ontwikkelen tussen de patiënt, zijn familie en de hulpverlener, omdat een goede communicatie en bijgevolg toegenomen patiënttevredenheid de therapietrouw verhogen (Arnsten e.a. 1997; Webb e.a. 1999; Rosenberg e.a. 1999).

13.5.2 Strategieën om therapietrouw te onderhouden

De wetenschappelijke evidentie met betrekking tot het onderhouden van therapietrouw is eveneens beperkt. Er bestaat desalniettemin weinig twijfel dat continuïteit van zorg therapietrouw zal verhogen. Therapietrouw dient immers in het oog te worden gehouden als een belangrijke klinische parameter gedurende het totale klinische traject. Regelmatige controle door dezelfde hulpverlener, die een open, empathische communicatiestijl hanteert, zal therapietrouw vergemakkelijken, zeker bij chronische patiënten (Haynes 1979; Burke e.a. 1995). Daarnaast dient de hulpverlener over uitstekende pedagogische capaciteiten te beschikken opdat de patiënteneducatie effectief zal zijn.

Tijdens deze regelmatige follow-upgesprekken dienen therapietrouw en de risicofactoren voor therapieontrouw zorgvuldig te worden nagegaan. Om therapietrouw regelmatig te monitoren is zelfrapportage de meest kosteneffectieve strategie wat betreft routinemeting van therapietrouw. Een niet-bedreigende benadering, waarbij gebruik wordt gemaakt van open vragen, zal het meest kans geven op een waarheidsgetrouw antwoordpatroon (De Geest e.a. 1995). De thuisverpleegkundige zou mevrouw Janssens bijvoorbeeld het volgende kunnen vragen: 'We weten dat heel wat mensen het moeilijk hebben om hun medicatie steeds op de goede manier in te nemen. Waarmee hebt u het moeilijk?' Het gebruik van meer geavanceerde meetmethoden, zoals 'Electronic Event Monitoring' (EEM) kan eveneens geïndiceerd zijn bij hoogrisicopatiënten (Cramer 1998).

Nazorg kan het best plaatsvinden via afspraken in het ziekenhuis, bij de huisarts of door de thuisverpleegkundige (Burke e.a. 1995; Dunbar-Jacob e.a. 1995; Rogers e.a. 1995; Haynes e.a. 1996). Deze nazorg zou zodanig georganiseerd moeten zijn dat ze voor ouderen gemakkelijk toegankelijk is (bijvoorbeeld door geplande thuisbezoeken) en met niet te lange wachttijden om de patiënttevredenheid niet in het gedrang te brengen (Burke e.a. 1995; Dunbar-Jacob e.a. 1995; Rogers e.a. 1995). Follow-up via telefonische contacten (Rich e.a. 1995) of via andere moderne communicatiemiddelen (videofoon, e-mail of fax) neemt toe, voornamelijk wegens het gemak en de kosteneffectiviteit ervan. Het nut van telefonische interventies (zowel dagelijks videofooncontact als telefonische reminders) werd aangetoond bij oudere patiënten met hartfalen (Fulmer e.a. 1999).

Technologische vooruitgang stelt gezondheidswerkers in staat om op afstand therapietrouw te monitoren en te verbeteren, wat de kosten en stress van een ziekenhuisopname kan reduceren (Cordisio e.a. 1999; Fulmer e.a. 1999; Heidenreich e.a. 1999; Stewart e.a. 1999). De patiënt kan bijvoorbeeld thuis regelmatig zijn bloeddruk, pols, en temperatuur meten en een dagboek over zijn symptomen bijhouden. Hij kan deze gegevens via een modem naar een arts in het ziekenhuis doorsturen, die daarna op zijn beurt telefonisch advies aan de patiënt kan geven over de te volgen behandeling (bijvoorbeeld aanpassing van de medicatiedosis). De effectiviteit van deze methoden ten aanzien van de nazorg binnen geriatrische populaties dient evenwel nog verder te worden onderzocht.

13.5.3 Oplossen van therapietrouwproblemen

Er is slechts een beperkt aantal goede interventiestudies (RCT's) waarin het gaat om de oplossing van problemen die te maken hebben met medicamenteuze therapieontrouw (Haynes e.a. 1998). In afwachting van meer en betere interventieonderzoeken kunnen de onderstaande richtlijnen, gebaseerd op de bevindingen uit gerandomiseerd gecontroleerd onderzoek, een leidraad bieden bij de oplossing van therapietrouwproblemen.

Wanneer men medicamenteuze therapieontrouw observeert, dient men eerst de reden voor therapieontrouwgedrag te bepalen (bijvoorbeeld cognitieve beperkingen, depressie, financiële beperkingen, enzovoort) om op basis daarvan de meest adequate interventies te selecteren, zoals counseling, patiënteneducatie, geheugensteuntjes, meer regelmatig plaatsvindende follow-up, interventies om de doelmatigheidsbeleving te verhogen, strategieën ter verhoging van de sociale steun, en dergelijke (Conn e.a. 1994; Haynes e.a. 1998). Interventies dienen gericht te zijn op zowel de patiënt als voor hem significante anderen. Actieve betrokkenheid van de patiënt en zijn familie is immers belangrijk (Burke e.a. 1995) omdat de patiënt en zijn omgeving meebeslissen welke strategieën en praktische hulpmiddelen in het dagelijks levenspatroon van de patiënt kunnen worden geïmplementeerd (Burke e.a. 1995; Dunbar-Jacob e.a. 1995; Rogers e.a. 1995).

'Electronic Event Monitoring' (EEM) kan eveneens worden toegepast als remediërende interventievorm. EEM omvat niet alleen een continue registratie van therapietrouw, maar maakt een gedetailleerde feedback over therapieontrouw binnen een afgelopen tijdsperiode mogelijk, bijvoorbeeld door de gegevens te bespreken met de patiënt en zijn familie (Cramer e.a. 1998; Waeber e.a. 1999). Verder onderzoek om de effectiviteit te bepalen van EEM en andere hoogtechnologische interventies (bijvoorbeeld videofooncontact) bij de aanpak van therapietrouwproblemen is aangewezen.

13.6 BESLUIT

Therapietrouw is noodzakelijk om de therapeutische doeltreffendheid van een medicamenteuze behandeling te garanderen. Therapietrouw dient daarom te worden beschouwd als een belangrijke parameter bij de verzorging en behandeling van geriatrische patiënten. Complexe gezondheidsproblemen samenhangend met therapieontrouw kan men het beste systematisch aanpakken (Stuck e.a. 1993; Rubenstein e.a. 1995). Regelmatig meten, opsporen van risicofactoren en opstarten van preventieve en/of therapietrouwverhogende interventies zouden deel moeten uitmaken van de standaardbenadering bij geriatrische patiënten.

Verpleegkundigen kunnen een prominente rol spelen bij de identificatie van risicopatiënten en bij de ontwikkeling en het implementeren van preventieve en therapietrouwverhogende interventies. Zeker op opnameafdelingen en in verzorgingshuizen werken zij dagelijks met de patiënt, wat de mogelijkheid om een vertrouwensrelatie met de patiënt op te bouwen vergroot. Bovendien behoort het beheer over en de verdeling van medicatie op de afdeling tot hun vaste taak (Hoet 1987). Management van therapietrouw vereist evenwel een multidisciplinaire samenwerking. Daarom is het van belang dit kennispakket te integreren in de activiteiten van alle personen die bij de verzorging van geriatrische patiënten betrokken zijn.

LITERATUUR

Aaronson LS. Perceived and received support: effects on health behavior during pregnancy. Nurs Res 1989;38:4-9.

Arnsten JH, Gilfand JM & Singer DE. Determinants of compliance with anticoagulation: a case-control study. Am J Med 1997;103:11-7.

Balkrishnan R. Predictors of medication adherence in the elderly. Clin Therapeutics 1998;20: 764-71.

Bandura A. Social foundations of thought and action. Englewood Cliffs, NJ: Prentice Hall 1986.

Bandura A. Human agency in social cognitive theory. Am Psychologist 1989;44:1175-84.

Bayens J. Studie van een huisartsenpraktijk over de frequentie van consulteren op afspraak en op eigen initiatief, en de morbiditeit van chronische pathologie. Project-thesis ter verkrijging van de titel licentiaat in de Medisch Sociale Wetenschappen. Leuven: Katholieke Universiteit Leuven 1987.

Berg J, Dunbar-Jacob J & Rohay JM. Compliance with inhaled medications: the relationship between diary and electronic monitor. Ann Behav Med 1998;20:36-8.

Black DM, Brand RJ, Greenlick M, e.a. Compliance to treatment for hypertension in elderly patients. The shep pilot study: Systolic Hypertension in the Elderly Program. J Gerontol 1987;42:552-7.

Blenkiron P. The elderly and their medication: understanding and compliance in a family practice. Postgrad Med J 1996;72:671-6.

Bothelo R, Dudrak R. Home assessment of adherence to long-term medication in the elderly. J Fam Pract 1992;35:61-5.

Burke LE, Dunbar-Jacob J. Adherence to medication, diet and activity recommendations: from assessment to maintenance. J Cardiovasc Nurs 1995;9:62-79.

Cargill JM. Medication compliance in elderly people: influencing variables and interventions. J Adv Nurs 1992;17:422-6.

Cartwright A, Anderson R. General Practice Revisited. London: Tavistock 1981.

Choo PW, Rand IS, Inui TS, e.a. Validation of patient reports, automated pharmacy records, and pill counts with electronic monitoring of adherence to antihypertensive therapy. Med Care 1999;37:846-57.

Claesson S, Morrison A, Wertheimer AI, e.a. Compliance with prescribed drugs: challenges for the elderly population. Pharmacol World Sci 1999;21:256-9.

Coats AJS, Adamopoulos S, Meyer TE, e.a. Effects of physical training in chronic heart failure. Lancet 1990;335:63-6.

Cohen JS. Avoiding adverse reactions. Effective lower-dose drug therapies for older patients. Geriatr 2000;55:54-64.

Conn V, Taylor S & Miller R. Cognitive impairment and medication adherence. J Gerontol Nurs 1994;20:41-7.

Cooper JK, Love DW & Raffoul DR. Intentional prescription non-adherence (non-compliance) by the elderly. J Am Geriatr Soc 1982;30:329-33.

Cordisio ME, Benjaminovitz A, Hammond K e.a. Use of telemonitoring to decrease the rate of hospitalization in patients with severe congestive heart failure. Am J Cardiol 1999;84:860-2.

Cramer JA. Enhancing patient compliance in the elderly. Role of packaging aids and monitoring. Drugs Aging 1998;12:7-15.

Cunningham G. Adverse drug reactions in the elderly and their prevention. Scott Med J 1997;42:136-7.

De Geest S, Abraham I, Gemoets H, e.a. Development of the long-term medication behaviour self-efficacy scale: qualitative study for item development. J Advanced Nurs 1994;19(2):233-8.

De Geest S, Borgermans L, Gemoets H, e.a. Incidence, determinants, and consequences of subclinical noncompliance with immunosuppressive therapy in renal transplant recipients. Transplantation 1995;59:340-7.

De Geest S, Abraham I, Moons P, e.a. Late acute rejection and subclinical noncompliance with cyclosporine therapy in heart transplant recipients. J Heart Lung Transplant 1998;17:854-63.

De Geest S, von-Renteln-Kruse-W, Steeman E, e.a. Compliance issues with the geriatric population: complexity with aging. Nurs Clin North Am 1998;33:467-80.

De Geest S, Vanhaecke J. Methodological issues in transplant compliance research. Transplant Proc 1999;31(4A):81S-3S.

De Geest S, Dobbels F, Martin S, e.a. Clinical risk associated with appointment noncompliance in heart transplant recipients. Progress Transplant 2000;10(3):162-8.

Denham MJ, Barnett NL. Drug therapy and the older person: role of the pharmacist. Drug Safety 1998;19:243-50.

Detry J-MR, Block P, De Backer G, e.a. Patient compliance and the therapeutic coverage: Comparison of amlodipine and slow release nifedipine in the treatment of hypertension: The Belgian Collaborative Study Group. Eur J Clin Pharmacol 1995;47:477-81.

DiMatteo MR, DiNicolla DD. Achieving patient compliance: the psychology of the medical practitioner's role. New York: Pergamon Press 1982.

DiMatteo MR, Lepper HS & Croghan TW. Depression is a risk factor for noncompliance with medical treatment: meta-analysis of the effects of anxiety and depression on patient adherence. Arch Int Med 2000;160(14):2101-2107.

Dunbar J. Predictors of patient adherence. Patient characteristics. In: Shumaker SA, Schron EB & Ockene JK (eds.). The handbook of health behavior change. New York: Springer Publishing Comp 1990.

Eraker SA, Kirscht JP & Becker MH. Understanding and improving patient compliance. Ann Internal Med 1984;100:258-68.

Essen GA van, Kuyvenhoven MM & Melker RA de. Why do healthy elderly people fail to comply with influenza vaccination? Age Ageing 1997;26:275-9.

Farmer KC. Methods for measuring and monitoring medication regimen adherence in clinical trials and clinical practice. Clin Ther 1999;21(6):1073-90.

Fitten LJ, Coleman L, Siembieda DW, e.a. Assessment of capacity to comply with medication regimens in older patients. J Am Geriatr Soc 1995;43:361-7.

Franks P, Campbell TL & Shields CG. Social relationships and health: the relative roles of family functioning and social support. Soc Sci Med 1992;34:779-88.

Franson KL, Smith SL. Psychotherapeutic agents in older adults: compliance: problems and opportunities. Clin Geriatr Med 1998;14(1):7-16.

French EH. Adverse drug reactions and metabolic changes in the elderly. US Pharmacist 1994;19:H6-16.

Fulmer TT, Feldman PH, Kim TS, e.a. An intervention study to enhance medication compliance in community-dwelling elderly individuals. J Gerontol Nurs 1999;25:6-14.

Gallagher EJ, Viscoli CM & Horowitz RI. The relationship of treatment adherence to the risk of death after myocardial infarction in women. JAMA 1993;270:742-4.

Grahl C, Improving compliance: solving a 100 billion problem. Healthcare 1994:11-3.

Graveley FA & Oseasohn CS. Multiple drug regimens: Medication compliance among veterans 65 years and older. Res Nurs Health 1991;14:51-8.

Hale WE, Marks RG, Stewart RB. Drug use in a geriatric population. J Am Geriatr Soc 1979;26:374-7.

Haynes RB. Introduction. In: Haynes RB, Taylor DW & Sackett DL (eds). Compliance in health care. Baltimore, MD: John Hopkins University Press 1979.

Haynes RB. Determinants of compliance: the disease and the mechanisms of treatment. In: Haynes RB, Taylor DW & Sackett DL (eds). Compliance in health care. Baltimore MD: John Hopkins University Press 1979.

Haynes RB, McKibbon KA & Kanani R. Systematic review of randomized trials of interventions to assist patients to follow prescriptions for medications. Lancet 1996;348:383-6.

Heidenreich PA, Ruggeria CM & Massie BM. Effect of a home monitoring system on hospitalization and resource use for patients with heart failure. Am Heart J 1999;138(4 Pt 1):633-40.

Hoet E. Verpleegkundigen en therapietrouw. Ligament 1987;6:22-7.

Horne R & Weinman J. Patients' beliefs about prescribed medicines and their role in adherence to treatment in chronic physical illness. J Psychosomat Res 1999;47:555-67.

Hsia Der E, Rubenstein LZ & Choy GS. The benefits of in-home pharmacy evaluation for older patients. J Am Geriatr Soc 1997;45:211-4.

Hussey LC. Minimizing effects of low literacy on medication knowledge and compliance among the elderly. Clin Nurs Res 1994;3:132-45.

Kastrissios H, Suarez JR, Katzenstein D, e.a. Characterizing patterns of drug-taking behavior with a multiple drug regimen in an aids clinical trial. AIDS 1998;12:2295-303.

Klauber J, Schröder H & Selke GW. Arzneimittelverordnungen nach Alter und Geschlecht. In: Schwabe U & Paffrath D (eds). Arzneiverordnungs-Report 1996. Stuttgart: Gustav Fisher Verlag 1996.

Klein LE, German PS, Levine DM, e.a. Medication problems among outpatients: a study with emphasis on the elderly. Arch Int Med 1984;144:1185-8.

Kramer M, German PS, Anthony JC, e.a. Patterns of mental disorders among the elderly residents of eastern Baltimore. J Am Geriatr Soc 1985;33:236-45.

Kruse W. Patient compliance with drug treatment: new aspects on an old problem. Clin Investigat 1992;70:163-6.

Kruse W & Weber E. Dynamics of drug regimen compliance: its assessment by microprocessor-based monitoring. Eur J Clin Pharmacol 1990;38:561-5.

Kruse WH. Comprehensive geriatric assessment and medication compliance. Zeitschr Gerontol Geriatr 1995;28:54-61.

Lamy PP, Salzman C & Nevis-Olesen J. Drug prescribing patterns, risk and compliance guidelines. In: Salzman C (ed). Clinical geriatric psychopharmacology, 2nd ed. Baltimore, MD: Williams & Wilkins 1992.

Lauder W. A survey of self-neglect in patients living in the community. J Clin Nurs 1999;8:95-102.

Leduc N, Tannenbaum TN, Bergman H, e.a. Compliance of frail elderly with health services prescribed at discharge from acute-care geriatric ward. Med Care 1998;36:904-14.

Leirer VO, Morrow DG, Pariante GM, e.a. Elders' non-adherence, its assessment, and computer assisted instruction for medical recall training. J Am Geriatr Soc 1988;36:877-84.

Leventhal H, Diefenbach M & Leventhal EA. Illness cognition: using common sense to understand treatment adherence and affect cognition interactions. Cogn Ther Res 1992;16:143.

Levy RL. Social support and compliance: update. J Hypertension (Suppl). 1985;3:S45-9.

Lonergan ET. Extending life, enhancing life. A national research agenda on aging. Washington, DC: National Academy Press 1991.

Lowe CJ, Raynor DK, Courtney EA, e.a. Effects of self-medication program on knowledge of drugs and compliance with treatment in elderly patients. BMJ 1995;310:1229-31.

Macharia WM, Leon G, Rowe BH, e.a. An overview of interventions to improve compliance with appointment keeping for medical services. JAMA 1992;267:1813-7.

Mallion JM, Baguet JP, Siche JP, e.a. Compliance, electronic monitoring and antihypertensive drugs. J Hypertension 1998;16:S75-9.

Martin AI. Risk factors for appointment failures in a geriatric outpatient clinic. J Am Geriatr Soc 1995;43:1446-7.

McElnay JC, McCallion CR, Al-Deagi F, e.a. Self-reported medication noncompliance in the elderly. Eur J Clin Pharmacol 1997;53:171-8.

Meichenbaum D, Turk DC. Factors affecting adherence. In: Facilitating treatment adherence: a practitioner's guidebook. New York: Plenum Press 1987.

Mezey MD, Rauckhorst LH & Stokes SA (eds). Health assessment of the older individual. Springer Series on Geriatric Nursing (pp 246). New York: Springer Publishing Comp 1993.

Miller NH. Compliance with treatment regimens in chronic asymptomatic diseases. Am J Med 1997;102:43-9.

Monane M, Monane S & Semla T. Optimal medication use in elders. Key to successful aging. Western J Med 1997;167:233-7.

Montano CB. Primary care issues related to the treatment of depression in elderly patients. J Clin Psychiatr 1999;20:45-51.

Morrow D, Leirer V & Sheikh J. Adherence and medication instructions: review and recommendations. J Am Geriatr Soc 1988;36:1147-60.

Nagley S. Cognitive functioning. In: Corr D (ed). Nursing care in an aging society. New York: Springer Publishing Comp 1990.

Nanada C, Fanale JE & Kronholm P. The role of medication noncompliance and adverse drug reactions in hospitalizations of the elderly. Arch Int Med 1990;150:841-5.

O'Leary A. Self-efficacy and health. Behav Res Ther 1985;23:437.

Park DC, Hertzog C, Leventhal H, e.a. Medication adherence in rheumatoid arthritis patients: Older is wiser. J Am Geriatr Soc 1999;47:172-83.

Psaty BM, Koepsell TD, Wagner EH, e.a. The relative risk of incident coronary heart disease associated with recently stopping the use of beta blockers. JAMA 1990;263:1653-7.

Reuben DB, Posey E, Hays RD, e.a. Predictors of patient refusal to participate in ambulatory-based comprehensive geriatric assessment. J Gerontol 1994;49:M209-M15.

Rich MW, Beckham V, Wittenberg C, e.a. A multidisciplinary intervention to prevent the readmission of elderly patients with congestive heart failure. N Eng J Med 1995;333:1190-5.

Rogers PG & Bullman R. Prescription medicine compliance: a review of baseline of knowledge. A report of the National Council on Patient Information and Education. In: Fincham J (ed). Advancing prescription medicine compliance: new practices. Binghamton, NY: Harworth Press. 1995.

Rosenberg M & Waugh MS. Causes and consequences of oral contraceptive noncompliance. Am J Obstetr Gynecol 1999;180(2 Pt 2):276-9.

Roth HP. Problems with adherence in the elderly. In: Shumaker SA, Schron EB, Ockene JK (eds). The handbook of health behavior change. New York: Springer Publishing Comp,1990.

Rubenstein LZ, Wieland D & Bernabei R. Geriatric assessment technology: the state of the art. Milaan: Editrice Kurtis 1995.

Salzman C. Medication compliance in the elderly. J Clin Psychiatr 1995;56(Suppl 1):18-23.

Schneider MS, Friend R, Whitaker P, e.a. Fluid noncompliance and symptomatology in end-stage renal disease: cognitive and emotional variables. Health Psychol 1991;10:209-15.

Schwed A, Fallab CL, Burnier M, e.a. Electronic monitoring of compliance to lipid-lowering therapy in clinical practice. J Clin Pharmacol 1999;39:402-9.

Slymen DJ, Drew JA, Elder JP, e.a. Determinants of noncompliance and attrition in the elderly. Int J Epidemiol 1996;25:411-9.

Steiner JF, Koepsell TD, Fihn SD, e.a. A general method of compliance assessment using centralized pharmacy records: description and validation. Medical Care 1988;26:814-23.

Stewart RB & Cooper JW. Polypharmacy in the aged: practical solutions. Drugs Aging 1994;4:449-61.

Stewart S, Marley JE & Horowitz JD. Effects of a multidisciplinary, home-based intervention on unplanned readmissions and survival among patients with chronic congestive heart failure: a randomized controlled study. Lancet. 1999;354:1077-83.

Stuck AE, Siu AL, Wieland GD, e.a. Comprehensive geriatric assessment: a meta-analysis of controlled trials. Lancet 1993;342:1032-6.

Sullivan SD, Kreiing DH & Haziet TK. Noncompliance with medication regimens and subsequent hospitalizations: a literature analysis and cost of hospitalization estimate. J Res Pharmaceut Econom 1990;2:19.

Swafford S. Older patients take too many drugs. BMJ 1997;314:1369.

Sweetman L, Howard D & O'Neill D. Once-daily medications for older patients in the general hospital. J Am Geriatr Soc 1999;47:629.

Tamblyn R. Medication use in seniors: challenges and solutions. Therapy 1996;51:269-82.

Thwaites JH. Practical aspects of drug treatment in elderly patients with mobility problems. Drugs Aging 1999;14:105-14.

Turner RJ & Marino F. Social support and social structure: a descriptive epidemiology. J Health Soc Behav 1994;35:193-212.

Urquhart J. Patient compliance with prescribed drug regimens: overview of the past 30 years of research. In: Nimmo WS & Tucker GT (eds). Clinical measures in drug evaluation. New York: John Wiley & Sons 1995.

Urquhart J. Pharmacoeconomic impact of variable compliance. In: Métry JM & Meyer UA (eds). Drug regimen compliance. Issues in clinical trials and patient management (pp 119-46). Chichester: John Wiley & Sons 1999.

Vinson JM, Rich MW, Shah AS, e.a. Early readmission of elderly patients with congestive heart failure. J Am Geriatr Soc 1990;38:1290-5.

Von Renteln-Kruse W. Drug regimen compliance. In: Crome P & Ford G (eds). Drugs and the older population. London: Imperial College Press 2000.

Waeber B, Burnier M & Brunner HR. Compliance with antihypertensive therapy. Clin Experiment Hypertension 1999;21:973-85.

Webb Y, Chifford PI & Graham P. A simple method of evaluating patients' perceptions of their treatment and care. Bull Menninger Clinic 1999;63:401-12.

Williams MV, Parker RM, Baker DW, e.a. Inadequate functional health literacy among patients at two public hospitals. JAMA 1995;274:1677-82.

Wood A. The nurse's drug handbook. Cambridge MA: Harvard University Press 1989.

Wright EC. Noncompliance: or how many aunts has Matilda? Lancet. 1993;342:909-13.

Zubenko GS & Sunderland T. Geriatric psychopharmacology: why does age matter? Harvard Rev Psychiatr 2000;7:311-33.

14 Verpleegkundige zorg voor ouderen op een spoedgevallenafdeling

Ph. Moons, H. Arnauts, H. Delooz

Samenvatting

Dringende geneeskundige hulpverlening is een belangrijke schakel in de zorgverlening voor geriatrische patiënten. Door de specifieke fysiologische, psychologische en sociale behoeften van ouderen blijkt zowel aard als omvang van spoedgevallenzorg voor deze patiëntengroep te verschillen van andere leeftijdscategorieën, waardoor ze een belangrijke impact hebben op het gezondheidszorgsysteem. Artsen en verpleegkundigen die werkzaam zijn op een spoedgevallenafdeling moeten zich bewust zijn van deze specificiteit en dienen hun zorg hierop af te stemmen. Een adequate communicatie tussen hulpverlener en patiënt, een gedegen beoordeling van de functionele status en het cognitief vermogen van de patiënt, alsmede voldoende aandacht voor mondelinge en schriftelijke ontslagrichtlijnen zijn hierbij onontbeerlijk.

Leerdoelen

Na bestudering van dit hoofdstuk heeft de lezer inzicht in:
- het gebruik van dringende geneeskundige hulpverlening bij ouderen;
- de specifieke kenmerken en zorgbehoeften van ouderen op een spoedgevallenafdeling;
- het assessment van ouderen op een spoedgevallenafdeling;
- aanbevelingen die de zorg voor ouderen op een spoedgevallenafdeling meer accuraat en patiëntgericht kunnen maken.

14.1 INLEIDING

Wegens het toenemende aantal ouderen in onze samenleving neemt het aantal geriatrische patiënten dat gebruikmaakt van dringende geneeskundige hulpverlening stelselmatig toe (Dove & Dave 1986; Lowenstein e.a. 1986; Eliastam 1989). De spoedgevallenafdeling neemt hier een belangrijke plaats in. In de Verenigde Staten is naar schatting 15% van de patiënten die zich presenteren op de spoedgevallenafdelingen 65 jaar of ouder (Strange, Chen & Sanders 1992). Dit cijfer ligt ongeveer 3% hoger dan de proportionele verhouding van deze leeftijdsgroep in de algemene bevolking (Lowenstein e.a. 1986; Strange, Chen & Sanders 1992).

Acute geneeskundige hulpverlening voor ouderen verschilt zowel in aard als in omvang van de hulpverlening aan andere leeftijdscategorieën (Ettinger e.a. 1987; Sanders 1992). De specifieke fysiologische, psychologische en sociale behoeften van geriatrische patiënten vergen een aangepaste benadering door de gezondheidswerkers en een accurate organisatie van de hulpverlening, waarbij wordt ingespeeld op de individuele behoeften van de patiënt. Wetenschappelijk onderzoek is nodig om het gebruik van acute geneeskundige hulpverlening door ouderen en de specifieke problemen waarvoor zij beroep doen op deze hulpverlening in kaart te brengen. Dit is des te belangrijker omdat projecties van de demografische ontwikkelingen aangeven dat de proportie ouderen in onze samenleving gedurende de volgende decennia nog sterk zal toenemen (Clark & FitzGerald 1999).

Nadat Lowenstein e.a. (1986) hadden gesignaleerd dat er in de onderzoeksliteratuur weinig aandacht werd geschonken aan de zorg voor ouderen op een spoedgevallenafdeling, is het aantal medische en verpleegkundige publicaties op dit domein toegenomen. Toch kon er medio jaren negentig een terugval in het aantal onderzoeken op dit domein worden vastgesteld. De meerderheid van de beschikbare artikelen richtte zich op het gebruik van een spoedgevallenafdeling, de specifieke behoeften van ouderen op een spoedgevallenafdeling en het gebruik van ziekenwagenvervoer. De behoefte aan meer onderzoek werd ook aangegeven door de 'Society of Academic Emergency Medicine' (saem). Deze organisatie richtte dan ook de 'Geriatric Emergency Medicine Task Force' op, van waaruit begin jaren negentig de aanzet werd gegeven tot grootschalige studies en overzichten naar het gebruik van dringende geneeskundige hulpverlening door geriatrische patiënten en de zorg die deze patiëntenpopulatie op de spoedgevallenafdeling ontvangt (Sanders 1992). Dergelijke studies maken het mogelijk om een schatting te maken van de impact die deze patiëntengroep in de toekomst op de dringende geneeskundige hulpverlening zal hebben en de spoedeisende zorg voor deze kwetsbare patiëntengroep verder te optimaliseren.

Het is voor verpleegkundigen die in de klinische praktijk of vanuit het verpleegkundig management betrokken zijn bij de zorg voor geriatrische patiënten op een spoedgevallenafdeling uitermate belangrijk om inzicht te hebben in de zorgverlening voor deze patiëntengroep, zowel op zorginhoudelijk als financieel-organisatorisch terrein. Doelstellingen van dit hoofdstuk zijn dan ook een overzicht te bieden van de specifieke kenmerken van ouderen die zich op een spoedgevallenafdeling presenteren, het gebruik van dringende geneeskundige hulpverlening door ouderen in kaart te brengen en een aantal belangrijke aandachtspunten in de zorg voor geriatrische patiënten op een spoedgevallenafdeling te bespreken.

14.2 KENMERKEN VAN OUDEREN

De normale veroudering maakt dat een aantal fysiologische processen bij ouderen anders verlopen. Dit heeft gevolgen voor de diagnostiek en het instellen van een behandeling bij geriatrische patiënten. Beide zijn de speerpunten van een adequate spoedgevallenzorg. Eliastam (1989) haalt daarom een aantal aspecten aan die in de spoedgevallenzorg voor ouderen van groot belang zijn.

■ Bij geriatrische patiënten zijn veel minder aandoeningen louter toe te schrijven aan het ouder worden dan men aanvankelijk aannam. Probleem hierbij is dat sommige fysiologische veranderingen zich op dezelfde wijze presenteren als een aantal aandoeningen. Een voorbeeld hiervan is de gedaalde sensitiviteit van de weefsels voor insuline, waardoor vaak (onterecht) de diagnose diabetes wordt gesteld.

■ Er bestaat bij ouderen zowel een onder- als een overrapportering van klachten en symptomen omdat patiënten bepaalde klachten verkeerdelijk toeschrijven aan het verouderingsproces, of omdat bepaalde gevolgen van het verouderingsproces worden geïnterpreteerd als een ziekte. Onder- en overdiagnosticering van ziekten door artsen komt ook voor: enerzijds doordat sommige aandoeningen zich atypisch manifesteren en de diagnose ook veel moeilijker maken, anderzijds omdat een aantal tijdelijke fenomenen zoals cognitieve stoornissen of een tijdelijke verhoging van de bloeddruk, foutief als een permanent probleem c.q. dementie en hypertensie worden gediagnosticeerd.

■ Iatrogene aandoeningen, voornamelijk geïnduceerd door geneesmiddelengebruik, komen vaker voor dan men in het algemeen denkt. Dit komt voort uit het feit dat nieuwe geneesmiddelen in klinische studies niet worden getest bij ouderen, aangezien de farmacokinetiek bij deze patiëntengroep verschilt van die bij jongere volwassenen. De bij veel ouderen voorkomende polyfarmacie kan ook een verhoging van het aantal iatrogene aandoeningen met zich meebrengen als gevolg van interacties tussen de geneesmiddelen. Zo werd aangetoond dat 10% van de patiënten die één geneesmiddel nemen een nevenwerking vertoont, terwijl dit cijfer bij patiënten die zes geneesmiddelen nemen reeds 27% bedraagt (O'Malley & Meagher 1985). Deze studie haalde tevens aan dat 10% van alle ziekenhuisopnamen een direct gevolg was van nevenwerkingen van de medicatie (O'Malley & Meagher 1985). Een probleem dat ook iatrogene gevolgen kan hebben is de therapieontrouw met betrekking tot het voorgeschreven medicatieregime. Het verminderde zintuiglijk vermogen, de gedaalde fijne motoriek, maar vooral het complexe medicatieschema maken dat ouderen het moeilijk hebben om de voorgeschreven medicatie correct in te nemen (De Geest e.a. 1998). Zo blijkt dat slechts 50% van de patiënten de medicatie correct inneemt indien zij drie geneesmiddelen moeten innemen (Everitt & Avorn 1986) (zie ook hoofdstuk 13 over therapieontrouw).

■ Multipathologie bij geriatrische patiënten is er de oorzaak van dat de typische presentatie van sommige aandoeningen wordt gemaskeerd. Zo blijkt bijvoorbeeld dat het gemiddelde aantal ziekten bij ouderen 3,5 bedraagt. Indien men alleen de gehospitaliseerde ouderen beschouwt, loopt dit aantal op tot zes per patiënt (Eliastam 1989). Dit heeft tot gevolg dat de interpretatie van technische onderzoeken zoals laboratoriumuitslagen uitermate moeilijk is, doordat deze beïnvloed kunnen zijn door onderliggende aandoeningen. Daarnaast wordt ook vastgesteld dat de diagnosestelling meer technische onderzoeken noodzakelijk maakt. Voor oudere patiënten worden anderhalf tot drie keer vaker laboratorium- en radiologische onderzoeken aangevraagd (Lowenstein e.a. 1986; Baum & Rubinstein 1987; Ettinger e.a. 1987; Singal e.a. 1992). Dit getal blijkt te stijgen naarmate de leeftijd van de patiënt toeneemt (Lowenstein e.a. 1986; Singal e.a. 1992). Vanzelfsprekend lopen de kosten van de spoedgevallenzorg voor ouderen dan ook hoger op dan die voor jongere patiënten: bij ouderen worden ongeveer 30% meer kosten gegenereerd (Singal e.a. 1992).

14.3 GEBRUIK VAN DRINGENDE GENEESKUNDIGE HULPVERLENING DOOR OUDEREN

De literatuur geeft aan dat ouderen een hoger gezondheidszorggebruik hebben dan andere leeftijdscategorieën wegens de hogere prevalentie van chronische aandoeningen (Fuchs 1999; Hodgson & Cohen 1999). Ook het gebruik van spoedgevallenafdelingen, de duur van het verblijf op de spoedgevallenafdeling, het gebruik van ziekenwagenvervoer en de ziekenhuisopnamen vanuit de spoedgevallenafdeling werden onderzocht.

14.3.1 Gebruik van een spoedgevallenafdeling

Ongeveer 15% van de patiënten op een spoedgevallenafdeling zijn 65 jaar of ouder. De redenen waarom deze patiënten een beroep doen op spoedeisende zorg zijn zeer divers. Wel kan men vaststellen dat cardiovasculaire en pulmonale aandoeningen, en letsels ten gevolge van valaccidenten bij deze leeftijdsgroep het meest frequent voorkomen (Ettinger e.a. 1987; Lowenstein e.a. 1987; Singal e.a. 1992). Myocardinfarcten en femurhalsfracturen zijn dan ook de meest in het oog springende aandoeningen die bij geriatrische patiënten op een spoedgevallenafdeling worden vastgesteld (Dove & Dave 1986).

Het aandeel van sociale of verzorgingsproblemen waarvoor ouderen een beroep doen op een spoedgevallenafdeling blijkt echter ook niet te verwaarlozen (Dove & Dave 1986). Zo zijn problemen in verband met mobiliteit en zelfzorg voor 19% van de ouderen de voornaamste reden van opname op een spoedgevallenafdeling (Lowenstein e.a. 1986). Tevens blijkt sociale isolatie een belangrijke factor te zijn die de beslissing van de oudere beïnvloedt om een beroep te doen op dringende geneeskundige hulpverlening (Dove & Dave 1986). Let wel, ook de aard van het ziekenhuis (openbaar of particulier) en de geografische ligging ervan (stedelijk of platteland) blijkt hierbij een belangrijke rol te spelen, waardoor niet in alle studies deze bevinding wordt ondersteund (Ettinger e.a. 1987).

14.3.2 Duur van het verblijf op de spoedgevallenafdeling

De tijd die wordt gespendeerd aan de zorg en behandeling van geriatrische patiënten op een spoedgevallenafdeling is beduidend langer dan bij andere patiënten. Studies toonden aan dat ouderen 19% tot 58% langer op de spoedgevallenafdeling verblijven dan patiënten uit de andere leeftijdsgroepen (Baum & Rubinstein 1987; Lowenstein e.a. 1987; Singal e.a. 1992). Zelfs voor ouderen die na verzorging of behandeling naar huis konden ontslagen worden, bleef dit verschil bestaan (Lowenstein e.a. 1987; Singal e.a. 1992). De lengte van het verblijf van ouderen op een spoedgevallenafdeling wordt voornamelijk bepaald door het afnemen van de anamnese, de wachttijden voor laboratoriumuitslagen en radiologische onderzoeken, moeilijkere diagnostiek, de wachttijden om naar de verpleegafdeling te worden gebracht en de wachttijden om naar huis te worden vervoerd.

Een en ander betekent dat de zorg voor geriatrische patiënten een belangrijke impact heeft op de werkbelasting en personeelsbezetting van een spoedgevallenafdeling (Dove & Dave 1986). Lineaire berekeningen in functie van het aantal patiënten, zonder dat daarbij rekening wordt gehouden met het groeiende aantal ouderen, kunnen een onderbezetting op de spoedgevallenafdeling met zich meebrengen.

14.3.3 Gebruik van ziekenwagenvervoer

Uit verscheidene studies blijkt dat 20% tot 55% van de ouderen die op een spoedgevallenafdeling terechtkomen, per ambulance zijn binnengebracht (Dove & Dave 1986; Baum & Rubinstein 1987; Ettinger e.a. 1987; Singal e.a. 1992; Stathers e.a. 1992; Strange, Chen & Sanders 1992). Dit percentage ligt twee tot 4,4 keer hoger dan bij de andere leeftijdscategorieën (Gerson & Shvarch 1982; Baum & Rubinstein 1987; Ettinger e.a. 1987; Singal e.a. 1992; Strange, Chen & Sanders 1992; McConnel & Wilson 1998). Het gebruik van ziekenwagenvervoer blijkt te stijgen naarmate de leeftijd toeneemt (Béland e.a. 1991; Singal e.a. 1992). Dit wordt bevestigd in een recente grote populatiestudie (Clark & Fitzgerald 1999) waarbij een exponentiële toename van urgent en niet-urgent ziekenwagenvervoer wordt vastgesteld vanaf de leeftijd van zestig jaar (figuur 14-1). De grootste stijging wordt geobserveerd voor niet-urgent vervoer. De patiënten van 65 jaar of ouder staan respectievelijk in voor 35,6% en 64,5% van het urgente en niet-urgente ziekenwagenvervoer (Clark & Fitzgerald 1999). Dit is voornamelijk het gevolg van de beperkte mobiliteit van ouderen (Dove & Dave 1986) en chronische aandoeningen die een langdurige ambulante behandeling noodzakelijk maken (bijvoorbeeld nierdialyse). Door het kleiner wordende sociale netwerk rondom ouderen zal het gebruik van ambulances in de toekomst naar alle waarschijnlijkheid nog toenemen (Clark & Fitzgerald 1999).

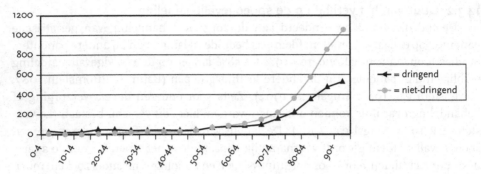

Figuur 14-1 Gebruik van ziekenwagenvervoer per 1.000 inwoners voor de verschillende leeftijdscategorieën

14.3.4 Ziekenhuisopnamen vanuit de spoedgevallenafdeling

Van de geriatrische patiënten op een spoedgevallenafdeling, wordt 32% à 68% opgenomen in het ziekenhuis (Lowenstein e.a. 1986; Baum & Rubinstein 1987; Ettinger e.a. 1987; Singal e.a. 1992; Stathers, Delpech & Raftos 1992; Strange, Chen & Sanders 1992; Eagle e.a. 1993; Gerson e.a. 1994). Dit is twee- tot drieënhalf maal zoveel als volwassenen die jonger zijn dan 65 jaar (Lowenstein e.a. 1986; Baum & Rubinstein 1987; Ettinger e.a. 1987). De opnameratio hangt nauw samen met de ernst van de aandoening. Zo behoren ouderen significant vaker tot een hogere urgentieklasse dan de volwassenen onder de 65 jaar (Lowenstein e.a. 1986; Singal e.a. 1992). Dit maakt ook dat ouderen die via de spoedgevallenafdeling worden opgenomen vaker worden gehospitaliseerd op een Intensieve Zorgafdeling (circa 10%) dan patiënten die jonger zijn dan 65 jaar (4%) (Singal e.a. 1992; Strange, Chen & Sanders). Ook de hospitalisatieduur is positief gecorreleerd met de leeftijd. Uit onderzoek blijkt dat oudere patiënten voor de behandeling van een trauma in het algemeen een langere verblijfsduur kennen dan patiënten uit jongere leeftijdscategorieën (Weingarten, Wainwright & Sacchetti 1988).

14.3.5 Gepast gebruik van dringende geneeskundige hulpverlening

In het algemeen kan worden gesteld dat ouderen meer gepast gebruikmaken van dringende geneeskundige hulpverlening dan andere leeftijdscategorieën (Lowenstein e.a. 1986; Ettinger e.a. 1987). Geriatrische patiënten behoren bijvoorbeeld vaker tot een hogere urgentieklasse, onder meer door de hogere prevalentie van cardiale en neurologische aandoeningen die acuut ingrijpen vereisen (Lowenstein e.a. 1986; Ettinger e.a. 1987; Eliastam 1989; Singal e.a. 1992). Verder blijkt dat slechts een zeer gering aantal ouderen herhaaldelijk een beroep doet op de spoedgevallenafdeling (Dove & Dave 1986). Niettegenstaande het feit dat geriatrische patiënten grotere gebruikers zijn van ziekenwagenvervoer (Clark & Fitzgerald 1999) ligt het gepast gebruik bij ouderen (59,3%) hoger dan bij jongeren (35,4%), omdat de toestand van de patiënt vaker cardiale monitoring, immobilisering of 'advanced-life-support' nodig maakt (Ettinger e.a. 1987). Indien ouderen beroep doen op een ziekenwagen voor niet-dringende redenen komt dit meestal doordat de patiënt geen andere vervoersvorm ter beschikking heeft (Ettinger e.a. 1987).

De subjectieve perceptie van de gezondheidstoestand blijkt een uitermate belangrijke determinant van gebruik van spoedgevallenzorg te zijn, zowel bij ouderen (Ginsberg e.a. 1996) als bij de andere leeftijdscategorieën (Gill & Riley 1996). Uit onderzoek blijkt dat meer dan de helft van de geriatrische patiënten vond dat hun toestand urgent was (Lowenstein e.a. 1996), driekwart van de patiënten vond dat ze te ziek waren om een afspraak met de huisarts te maken (Hedges e.a. 1992) en 8,6% dacht dat hun toestand een ziekenhuisopname noodzakelijk maakte (Lowenstein e.a. 1986). Toch dient te worden opgemerkt dat de urgentiegraad die de patiënt zelf toekent aan zijn aandoening slechts in 17% van de gevallen overeenkomt met de inschatting van de behandelend artsen (Lowenstein e.a. 1986).

14.4 ZORG VOOR OUDEREN OP EEN SPOEDGEVALLENAFDELING

14.4.1 Specifieke behoeften

Naast de fysiologische veranderingen die gepaard gaan met het verouderingsproces hebben geriatrische patiënten ook specifieke psychologische en sociale behoeften. De zorgverlening aan ouderen vraagt een gespecialiseerde kennis van artsen en verpleegkundigen die werkzaam zijn op een spoedgevallenafdeling om aan deze behoeften te kunnen voldoen (Fulmer & Degutis 1992). Verder dient de spoedgevallenafdeling ook architectonisch en organisatorisch te zijn ingesteld op een adequate zorgverlening voor geriatrische patiënten. Tot op heden blijken de opleiding van verpleegkundigen en artsen, de personeelsbezetting en de omgeving van een spoedgevallenafdeling nog onvoldoende tegemoet te komen aan de specifieke behoeften van deze patiëntengroep (Eliastam 1989; Baraff e.a. 1992; Hedges e.a. 1992).

Geriatrische patiënten op een spoedgevallenafdeling blijken bijzonder angstig te zijn. Dit komt meestal omdat de patiënten hun toestand als ernstig percipiëren, omdat ze bang zijn voor de evolutie van hun aandoening, omdat ze onzeker zijn over de gevolgen van de ziekte of de letsels op hun dagelijks leven en omdat de spoedgevallenafdeling voor hen een onbekend terrein is (Baraff e.a. 1992). Hierdoor wordt het verblijf op een spoedgevallenafdeling voor oudere patiënten een stressvolle gebeurtenis. Een uitgebreide en degelijke informatieverstrekking over de aard van de aandoening en de gevolgen ervan kan een belangrijk deel van de angst bij de oudere wegnemen en op die manier de stress reduceren (Baraff e.a. 1992). Een adequate communicatie tussen hulpverleners en oudere is hierbij van essentieel belang. De drukte, de hectische omstandigheden en het lawaai op een spoedgevallenafdeling laten een optimale communicatie echter niet altijd toe (Baraff e.a. 1992).

Iets minder dan de helft van de geriatrische patiënten kan na verzorging of behandeling op een spoedgevallenafdeling naar huis worden ontslagen, omdat de ernst van de letsels of aandoeningen meevalt (Rowland e.a. 1990; Stathers, Delpech & Raftos 1992). Van deze patiënten blijkt ongeveer eenvierde onzeker te zijn of zij thuis de activiteiten van het dagelijks leven wel kunnen uitvoeren (Farnsworth e.a. 1995). Het is van belang dat bij de patiënten naar deze onzekerheid wordt gevraagd. De verpleegkundige kan adviezen geven om de zelfzorg van de patiënten te verhogen. Zo nodig kan samen met de patiënt worden bepaald of er hulpverlening vanuit de extramurale sector, bijvoorbeeld thuisverpleging, nodig is om de nazorg te verzekeren. In het algemeen wordt aan dit aspect door het verpleegkundig personeel op spoedgevallenafdelingen onvoldoende aandacht besteed (Farnsworth e.a. 1995).

Triage van patiënten volgens urgentiegraad is nodig om ervoor te zorgen dat patiënten in een levens-, orgaan- of extremiteitbedreigende situatie de hoogste prioriteit krijgen in de behandeling op de spoedgevallenafdeling. Het gevolg hiervan is dat patiënten met minder urgente aandoeningen of kwetsuren moeten wachten tot er verpleegkundigen en artsen beschikbaar zijn om de zorg op zich te nemen. Dit resulteert soms in lange wachttijden. Patiënten zijn niet vertrouwd met het principe en de noodzaak van triage, waardoor zij moeilijk kunnen begrijpen waarom patiënten die na hen zijn binnengekomen op de spoedgevallenafdeling toch eerder worden onderzocht en behandeld (Fulmer & Degutis 1992).

Verpleegkundigen op een spoedgevallenafdeling dienen dan ook de patiënten goed in te lichten over de reden waarom zij moeten wachten en hoe lang het vermoedelijk nog zal duren voordat zij door een arts gezien kunnen worden. Ook is het van belang over een comfortabele accommodatie te beschikken waar geriatrische patiënten kunnen wachten (Fulmer & Degutis 1992). De stoelen in de wachtkamers zitten vaak niet gemakkelijk of de onderzoekstafels zijn te smal en te hard, hetgeen de lange wachttijd voor de oudere patiënt nog onaangenamer maakt. Er moet dus worden gezorgd voor comfortabel meubilair en bedden.

Verpleegkundige hulpverlening beperkt zich niet tot de problematiek van de patiënt, maar houdt ook rekening met de omgeving. Zo blijkt de draagkracht van mantelzorgers een uitermate belangrijke factor te zijn bij een succesvolle thuiszorg voor chronisch zieke patiënten. De leeftijd van de mantelzorgers neemt almaar toe en het sociale netwerk rondom de oudere patiënt wordt steeds kleiner, waardoor het risico van overbelasting van de mantelzorgers groter wordt. Recent onderzoek bij gehospitaliseerde, geriatrische patiënten in Belgische ziekenhuizen heeft aangetoond dat de gemiddelde leeftijd van de centrale verzorger c.q. de mantelzorger die de meeste tijd in de zorg van de patiënt investeert, 61 jaar bedraagt. Een aanzienlijk deel van hen is zelf ook hulpbehoevend (Abraham e.a. 2000). In de zorg voor geriatrische patiënten dienen verpleegkundigen op een spoedgevallenafdeling dus ook aandacht te besteden aan de zorgbelasting en werkdruk die de mantelzorgers ervaren, omdat dit vaak een aanleiding kan zijn voor een acute ziekenhuisopname (Abraham e.a. 2000).

14.4.2 Assessment

Indien geriatrische patiënten op een spoedgevallenafdeling worden opgenomen, beschikken artsen en verpleegkundigen meestal slechts over zeer summiere gegevens waarop zij zich kunnen baseren om de behandeling in te stellen en de zorg te plannen. Een verwijsbrief van een huisarts geeft belangrijke, maar relatief beperkte informatie over de toestand van de patiënt. Gegevens over de voorgeschiedenis, de huidige medicatie, de zorg die de patiënt thuis reeds kreeg, de functionele toestand op fysiek, mentaal en sociaal vlak en de mogelijkheden van het sociale netwerk zijn bij de werkers op een spoedgevallenafdeling vaak onbekend. Opname op een spoedgevallenafdeling houdt dus een groot risico in van discontinuïteit van zorg.

Het eerste 'assessment' op een spoedgevallenafdeling beperkt zich vaak tot de medische anamnese en een klinisch onderzoek. Om echter een goed beeld te verkrijgen van de behoeften, maar ook de mogelijkheden van de oudere patiënt, is een snelle en accurate beoordeling van de functionele toestand en de sociale omgeving uitermate belangrijk (Dove & Dave 1986; Fulmer & Degutis 1992). Deze vindt op een spoedgevallenafdeling echter zelden plaats (Hedges e.a. 1992) wegens de grote werkdruk bij artsen en verpleegkundigen en omdat hulpverleners hieraan een lage prioriteit toekennen. Newbern en Burnside (1994) stellen het gebruik van een checklist voor om de complexe behoeften van ouderen op een spoedgevallenafdeling in kaart te brengen. Vooral de beoordeling van de functionele toestand en het cognitieve vermogen vóór de opname en bij het ontslag is cruciaal, willen verpleegkundigen op een spoedgevallenafdeling hun zorgverlening optimaal afstemmen op het fysiek en mentaal functioneren van de patiënt.

Functionele toestand

Uit onderzoek blijkt dat de functionele toestand van geriatrische patiënten op een spoedgevallenafdeling in de helft van de gevallen lager is dan hun toestand vóór opname (Currie e.a. 1984; Rowland e.a. 1990; Farnsworth, Waine & McEvoy 1995). Zowel met betrekking tot gewone ADL-activiteiten – in het bijzonder aankleden en zich verplaatsen – als voor instrumentele ADL-activiteiten – in het bijzonder boodschappen doen, maaltijden bereiden en huishoudelijke arbeid – werd door 40-60% van de patiënten een hogere afhankelijkheid gerapporteerd. Tevens dient vermeld te worden dat de functionele toestand van de patiënt vóór opname op de spoedgevallenafdeling een belangrijke voorspeller is voor eventuele heropnamen (Rowland e.a. 1990). Vijf (Rowland e.a. 1990) tot 29% (Lowenstein e.a. 1986) van de ouderen die vanuit een spoedgevallenafdeling naar huis worden ontslagen, wordt immers binnen twee weken na ontslag heropgenomen.

Heeft de patiënt hulpmiddelen of hulp nodig bij het wandelen of transfer?	ja/nee
Heeft de patiënt hulp nodig om zich aan te kleden?	ja/nee
Doet de patiënt een beroep op iemand anders om zijn financiën te beheren?	ja/nee
Doet de patiënt een beroep op iemand anders om boodschappen te doen?	ja/nee
Gaat de patiënt naar een dagverzorgingscentrum?	ja/nee
Worden warme maaltijden aan huis geleverd?	ja/nee
Doet de patiënt een beroep op gezins- en bejaardenhulp?	ja/nee

Figuur 14-2 Vragen ter beoordeling van de functionele toestand van geriatrische patiënten op een spoed-gevallenafdeling
Bron: Rowland e.a. 1990.

Ter beoordeling van de functionele toestand van de geriatrische patiënt op een spoedgevallenafdeling hebben Rowland e.a. (1990) een lijst opgesteld met zeven vragen waarop de patiënt met ja of nee kan antwoorden (figuur 14-2). Hiermee kan men op eenvoudige wijze en binnen een relatief kort tijdsbestek een beeld verkrijgen van de functionele capaciteiten van de oudere patiënt.

Indien vier of meer vragen positief worden beantwoord kan heropname voorspeld worden met een sensitiviteit van 85% en een specificiteit van 28% (Rowland e.a. 1990). De betrekkelijk hoge sensitiviteit geeft aan dat deze vragenlijst zinvol kan zijn bij het screenen van ouderen op een spoedgevallenafdeling voor hun functionele status. Andere psychometrische eigenschappen zijn niet bekend. Het gebruik van soortgelijke vragenlijsten wordt sterk aangeraden omdat patiënten zelf vaak moeilijk kunnen inschatten welke hulp of hulpmiddelen zij na ontslag precies nodig hebben (Farnsworth, Waine & McEvoy 1995). Patiënten beoordelen hun zelfzorgmogelijk-heden vaak te optimistisch en ook een betrekkelijk gering letsel kan al belangrijke beperkingen in het zelfzorgvermogen van de oudere patiënt met zich meebrengen (Dove & Dave 1986).

Cognitief functioneren

Veel aandoeningen bij geriatrische patiënten manifesteren zich op een atypische wijze. Een verminderd cognitief functioneren is vaak een indicator voor een onder-liggende somatische problematiek zoals een myocardinfarct of een 'acute buik'. Ook bij het geven van ontslaginstructies is het van belang dat rekening wordt gehouden met het cognitieve vermogen van de patiënt. Een gedegen beoordeling van de cognitie-ve status van elke oudere op een spoedgevallenafdeling is derhalve noodzakelijk. Een voorwaarde waaraan een screeningsinstrument voor cognitief functioneren op een spoedgevallenafdeling moet voldoen is dat het snel kan worden afgenomen en dat er geen 'outside informant' bij nodig is. Vanuit dit oogpunt blijkt de 6-itemversie van de 'Orientation-Memory-Concentration-Test' (Blessed, Tomlinson & Roth 1968) (figuur 14-3) zeer geschikt te zijn, omdat uit metingen blijkt dat de ondervraging van de

Geef een score 1 voor elk foutief antwoord.

Het eerste getal geeft het maximum aantal fouten weer.
1   In welk jaar zijn we nu?   1 ...... × 4 = ...
2   In welke maand zijn we nu?   1 ...... × 3 = ...
Geheugenzin: herhaal de volgende zin:
Jan Theunis, Schoolstraat 42, Beringen
3   Hoe laat is het nu? (marge van 1 uur)   1 ...... × 3 = ...
4   Tel terug van 20 naar 1   2 ...... × 2 = ...
5   Zeg de maanden in omgekeerde volgorde   2 ...... × 2 = ...
6   Herhaal de geheugenzin   5 ...... × 2 = ...
                                                          Totaal ......

Score 0-5:   normaal cognitief functioneren
Score 6-10:   lichte verstoring van het cognitief functioneren
Score 11-21: matige verstoring van het cognitief functioneren
Score ≤22:   ernstige verstoring van het cognitief functioneren

Figuur 14-3 De Nederlandstalige versie van de 'Orientation-Memory-Concentration-Test'
Bron: Blessed, Tomlinson & Roth 1968.

patiënt met dit instrument in slechts twee minuten tijd kan plaatsvinden (McConnel & Wilson 1998). Dit instrument heeft een goede betrouwbaarheid en validiteit (Davis, Morris & Grant 1990), ook voor het gebruik op een spoedgevallenafdeling (Gerson e.a. 1994).

Cognitieve disfunctie is een relatief frequent voorkomend probleem op een spoedgevallenafdeling. Wanneer men dementerende patiënten buiten beschouwing laat, blijkt nog eenderde van de patiënten ouder dan 65 jaar die zich op een spoedgevallenafdeling aanmelden een matig tot ernstig cognitief deficit te vertonen (Gerson e.a. 1994).

14.4.3 Richtlijnen voor ontslag

Ongeveer de helft van de ouderen die zich op een spoedgevallenafdeling aanmelden, kan na verzorging of behandeling naar huis worden ontslagen (Rowland e.a. 1990). Zij dienen duidelijke richtlijnen te krijgen omtrent de nazorg en gezondheidsgedrag. Een belangrijk probleem dat zich hierbij voordoet, is het feit dat artsen en verpleegkundigen van een spoedgevallenafdeling bij het opstellen van deze richtlijnen niet altijd rekening houden met de functionele status en de sociale context van ouderen. Toch is dit aspect van belang wil men recidieven of complicaties – met daaruit voortvloeiende heropnamen – vermijden. Heropnamen zullen het vertrouwen van de patiënt in de hulpverlening aantasten en de gezondheidszorgkosten doen stijgen. Over het opvolgen van de ontslagrichtlijnen door ouderen is weinig bekend (Eliastam 1989). In een onderzoek werd aangegeven dat ongeveer eenvijfde van de patiënten de ontslagrichtlijnen niet opvolgde. De voornaamste oorzaak hiervan was dat de patiënten de richtlijnen niet begrepen (Hedges e.a. 1992).

Na ontslag uit de spoedgevallenafdeling dient voldoende informatie over de desbetreffende patiënt te worden doorgegeven aan de eerstelijnsgezondheidszorg. Huisartsen, thuisverpleegkundigen, apothekers, uitleenbureaus, enzovoort hebben een belangrijke taak in het continueren van de zorg. Toch blijkt uit een Engels onderzoek dat slechts eenderde van de geriatrische patiënten na ontslag uit de spoedgevallenafdeling een beroep doet op de huisarts voor nazorg of follow-up (Rowland e.a. 1990).

14.5 AANBEVELINGEN

Uit het voorgaande blijkt dat de zorg voor geriatrische patiënten op een spoed-gevallenafdeling niet altijd optimaal verloopt. Aangezien de impact van deze bevol-kingsgroep op de dringende geneeskundige hulpverlening nog verder zal toenemen, dient hieraan voldoende aandacht te worden besteed. Eliastam (1989) en Baraff e.a. (1992) geven een aantal belangrijke aanbevelingen die de behandeling en verzorging van ouderen op een spoedgevallenafdeling meer accuraat en patiëntgericht kunnen maken.

■ De attitude van verpleegkundigen en artsen op een spoedgevallenafdeling zou meer gericht moeten zijn op de behoeften van de geriatrische patiënt. Dit betekent dat gezondheidswerkers aandacht en rust dienen uit te stralen, hetgeen een optimale communicatie met de oudere bevordert. De hulpverleners moeten de patiënt regelma-tig informeren over de aard van de aandoening, de wachttijden waarmee gerekend moet worden en de redenen daarvoor. Deze aanpak reduceert in belangrijke mate de angst van de patiënt. Om de expertise van verpleegkundigen die werken op een spoedgevallenafdeling op het domein van geriatrische zorgverlening te verhogen organiseren sommige ziekenhuizen een intensieve didactische en klinische training in verpleegkundige zorg voor ouderen op een spoedgevallenafdeling (Fulmer & Degutis 1992).

■ Er dienen voldoende instructies en informatie, bij voorkeur schriftelijk en monde-ling, te worden gegeven over de ontslagrichtlijnen en het medicatieschema. Bij voorkeur wordt de instructie gegeven op het ogenblik dat er familieleden aanwezig zijn zodat ook zij de relevante informatie krijgen.

■ De communicatie met de eerstelijnsgezondheidszorg dient verbeterd te worden. Een systematisch contact bij opname helpt informatie te verkrijgen over het functio-neren van de patiënt en zijn omgeving, zodat de zorg voor de patiënt hierop kan worden afgestemd. Een communicatieschriftje bijvoorbeeld, waarin alle belangrijke informatie vanuit de thuiszorg staat genoteerd, kan bij binnenkomst op een spoed-gevallenafdeling worden meegebracht. Bij ontslag moeten alle gegevens omtrent de nazorg en follow-up, evenals de impact van de aandoening of de letsels op het dagelijks functioneren, worden doorgegeven. Dit mag niet beperkt blijven tot een ontslagbrief van de behandelend specialist aan de huisarts.

■ De functionele toestand van de oudere op fysiek, mentaal en sociaal vlak dient systematisch te worden beoordeeld. Dit geeft een beeld van de impact van de huidige aandoening op het functioneringsniveau van de patiënt. Naast een beoordeling van het functionele en cognitieve vermogen is ook een adequate sociale anamnese van belang omdat deze informatie kan geven over de reden van opname op de spoedgevallenafdeling.

■ De medicatielijst van de patiënt dient grondig te worden nagegaan op nevenwerkingen en interacties. Bijzondere aandacht moet hierbij worden besteed aan psychofarmaca. Door de verminderde spiermassa en de toegenomen hoeveelheid lichaamsvet bij ouderen zal de dosis van geneesmiddelen dienen te worden aangepast om overdosering te voorkomen. Artsen wordt geadviseerd om geneesmiddelen te vermijden waarmee ze niet vertrouwd zijn.

14.6 BESLUIT

Demografische ontwikkelingen hebben tot gevolg dat het aandeel ouderen in de bevolking sterk zal toenemen. Dit heeft een belangrijke impact op de dringende geneeskundige hulpverlening. De specifieke behoeften, het groter gebruik van gezondheidszorgvoorzieningen en de toenemende kosten die hiermee gepaard gaan, maken dat dringende geneeskundige hulpverlening voor geriatrische patiënten een belangrijk aandachtspunt is. Op zorginhoudelijk gebied zijn een accurate beoordeling van het fysiek, mentaal en sociaal functioneren, een verbetering van de communicatie met de patiënt en zijn familie, een betere samenwerking met de eerstelijnsgezondheidszorg en duidelijke ontslagrichtlijnen de speerpunten voor de optimalisering van de verpleegkundige zorg met betrekking tot deze kwetsbare patiëntengroep.

LITERATUUR

Abraham I, Bollen S, de Froidmont C, Dejace A, De Geest S, Englebert L, Gosset C, Hogge Y, Indenkleef S, Manhaeve D, Milisen K, Moons P, Reginster JY, Rondal P, Steeman E, Tellier V, Wouters B. Ontslagmanagement in Belgische ziekenhuizen. Brussel: Ministerie van Sociale Zaken, Volksgezondheid en Leefmilieu; 2000.

Baraff LJ, Bernstein E, Bradley K, Franken C, Gerson LW, Hannegan SR, Kober KS, Lee S, Marotta M, Wolfson AB. Perceptions of emergency care by the elderly: results of multicenter focus group interviews. Ann Emerg Med 1992;21:814-8.

Baum SA, Rubinstein LZ. Old people in the emergency room: age-related differences in emergency department use and care. J Am Geriatr Soc 1987;35:398-404.

Béland F, Lemay A, Philibert L, Maheux B, Gravel G. Elderly patients' use of hospital-based emergency services. Med Care 1991;29:408-18.

Blessed G, Tomlinson BE, Roth M. The association between quantitative measures of dementia and of senile change in the cerebral grey matter of elderly subjects. Br J Psychiatr 1968;114:797-811.

Clark MJ, FitzGerald G. Older people's use of ambulance services: a population based analysis. J Accid Emerg Med 1999;16:108-11.

Currie CT, Lawson PM, Robertson CE, e.a. Elderly patients discharged from an accident and emergency department: their dependency and support. Arch Emerg Med 1984;1:205-13.

Davis PB, Morris JC, Grant E. Brief screening tests versus clinical staging in senile dementia of the Alzheimer type. J Am Geriatr Soc 1990;38:129-35.

De Geest S, van Renteln-Kruse W, Steeman E, Degraeve S, Abraham IL. Compliance issues with the geriatric population. Nurs Clin North Am 1998;33:467-80.

Dove AF, Dave SH, Gerrard E. The accident department and age concern. Health Trends 1986;18:86-8.

Dove AF, Dave SH. Elderly patients in the accident department and their problems. BMJ 1986;292:807-9.

Eagle DJ, Rideout E, Price P, McCann C, Wonnacott E. Misuse of the emergency department by the elderly population: myth or reality. J Emerg Nurs 1993;19:212-8.

Eliastam M. Elderly patients in the emergency department. Ann Emerg Med 1989;18:1222-9.

Ettinger WH, Casani JA, Coon PJ, Muller DC, Piazza-Appel K. Patterns of use of the emergency department by elderly patients. J of Gerontology 1987;42:638-42.

Everitt DE, Avorn J. Drug prescribing for the elderly. Arch Intern Med 1986;146:2393-6.

Farnsworth TA, Waine S, McEvoy A. Subjective perception of additional support requirements of elderly patients discharged from accident and emergency departments. J Accident Emerg Med 1995;12:107-10.

Fuchs VR. Health care for the elderly: how much? Who will pay for it? Health Aff 1999;18:11-21.

Fulmer T, Degutis LC. Elderly patients in the emergency department. AACN Clin Issues Crit Care Nurs 1992;3:89-97.

Gerson LW, Counsell SR, Fontanarosa PB, Smucker WD. Case finding for cognitive impairment in elderly emergency department patients. Ann Emerg Med 1994;23:813-7.

Gerson LW, Shvarch L. Emergency medical service utilization by the elderly. Ann Emerg Med 1982;11:610-2.

Gill JM, Riley AW. Nonurgent use of hospital emergency departments: urgency from the patient's perspective. J Fam Pract 1996;42:491-6.

Ginsberg G, Israeli A, Cohen A, Stessman J. Factors predicting emergency room utilization in a 70-year-old population. Isr J Med Sci 1996;32:649-64.

Hedges JR, Singal BM, Rousseau EW, Sanders AB, Bernstein E, McNamara RM, Hogan TM. Geriatric patient emergency visits part II: perceptions of visits by geriatric and younger patients. Ann Emerg Med 1992;21:808-13.

Hodgson TA, Cohen AJ. Medical care expenditures for selected circulatory diseases: opportunities for reducing national health expenditures. Med Care 1999;37:994-1012.

Lowenstein SR, Crescendi CA, Kern DC, Steel K. Care of the elderly in the ED. Ann Emerg Med 1986;15:528-35.

McConnel CE, Wilson RW. The demand for prehospital emergency services in an aging society. Soc Sci Med 1998;46:1027-31.

Newbern VB, Burnside I. Needs of older persons in the emergency department. J Gerontol Nurs 1994;20:53-6.

O'Malley K, Meagher F. Pharmacological aspects of therapeutics. In: Exton-Smith A, Weksler ME (eds). Practical Geriatric Medicine. New York: Churchill Livingstone 1985.

Rowland K, Maitra AK, Richardson DA, Hudson K, Woodhouse KW. The discharge of elderly patients from an accident and emergency department: Functional changes and risk of readmission. Age Ageing 1990;19:415-8.

Sanders AB. Care of the elderly in emergency departments: Where do we stand? Ann Emerg Med 1992;21:792-5.

Singal BM, Hedges JR, Rousseau EW, Sanders AB, Berstein E, McNamara RM, Hogan TM. Geriatric patient emergency visits part I: comparison of visits by geriatric and younger patients. Ann Emerg Med 1992;21:802-7.

Stathers GM, Delpech V, Raftos JR. Factors influencing the presentation and care of elderly people in the emergency department. Med J Aust 1992;156:197-200.

Strange GR, Chen EH, Sanders AB. Use of emergency departments by elderly patients: Projections from a multicenter data base. Ann Emerg Med 1992;21:819-24.

Weingarten MS, Wainwright ST, Sacchetti AD. Trauma and aging effects on hospital costs and length of stay. Ann Emerg Med 1988;17:10-4.

15 Mantelzorg voor dementerende ouderen: beleving van de zorgsituatie en predictoren voor institutionalisering

N. Spruytte, Ch. Van Audenhove, F. Lammertyn

Samenvatting

In dit hoofdstuk wordt stilgestaan bij de beleving van mantelzorgers voor dementerende ouderen en hoe deze in het wetenschappelijk onderzoek wordt benaderd. Tevens wordt een beperkt overzicht geschetst van de factoren die een rol spelen bij het al dan niet stoppen met de thuiszorg.

Leerdoelen

Na bestudering van dit hoofdstuk kan de lezer:
- een omschrijving geven van het begrip mantelzorg;
- een beeld schetsen van wie de mantelzorg regelt voor dementerende ouderen;
- aan de hand van het 'Stress Process Model' uiteenzetten waarom mantelzorgers die zorgen voor een dementerende oudere verschillend kunnen reageren en de zorgsituatie anders beleven;
- factoren noemen die een rol kunnen spelen bij de institutionalisering van dementerende ouderen.

15.1 INLEIDING

Verpleegkundigen komen vaak in aanraking met de specifieke problemen van ouderen en niet alleen in de context van de residentiële zorg, maar ook in de thuiszorg is een belangrijke taak weggelegd voor de verpleegkundige. In dit hoofdstuk willen we een beeld schetsen van de mantelzorg bij dementerende ouderen. Met het oog op de bewaking van een goede kwaliteit van de mantelzorg is het van belang inzicht te verkrijgen in die factoren die het welbevinden van de mantelzorger bepalen, alsook om te weten welke factoren kunnen leiden tot institutionalisering van de dementerende oudere. Verpleegkundigen werkzaam in de thuiszorg kunnen door meer oog te hebben voor de risicofactoren op institutionalisering een signaalfunctie vervullen en helpen bij het zoeken naar oplossingen om het welbevinden van de mantelzorger en de continuering van de thuiszorg te garanderen.

15.2 MANTELZORG VOOR DEMENTERENDE OUDEREN IN VLAANDEREN

Hoewel de meeste ouderen tegenwoordig lang valide blijven, neemt de kans op hulpbehoevendheid toe naarmate de leeftijd stijgt. Hoogbejaarde ouderen vormen een kwetsbare groep ten aanzien van chronische ziekten waardoor ze beperkingen ervaren in hun dagelijks functioneren. Ouderen worden ook meestal geconfronteerd met multipathologie en zowel op het fysieke als op het geestelijke vlak kunnen verliezen optreden. Een ernstige chronische ziekte waarbij progressief alle functies worden aangedaan is dementie, met de ziekte van Alzheimer in het bijzonder.

In Vlaanderen is geen systematisch epidemiologisch onderzoek verricht naar dementie. De Stichting Welzijnszorg van de Provincie Antwerpen (Roelands 1992) deed een onderzoek bij 1700 ouderen uit vier leeftijdsgroepen. Men detecteerde 133 matig tot ernstig dementerende personen volgens de DSM-III-R-criteria. De studie leidde tot de volgende leeftijdsspecifieke prevalenties: tussen 65 en 69 jaar 0,6%, tussen 70 en 74 jaar 5,1%, tussen 75 en 79 jaar 7,6%, tussen 80 en 84 jaar 16,2% en boven de 85 jaar 33,6%. Met weglating van de groep licht dementerenden worden de cijfers respectievelijk 0,3%, 3,9%, 4,0%, 11,2% en 25%. Op basis hiervan wordt de prevalentie van dementie bij 65-plussers geschat op 9%. Dit gegeven stemt overeen met internationale epidemiologische studies die bij personen van 65 jaar en ouder een prevalentie tussen 5% en 10% aantonen (Rocca e.a. 1990; Hofman e.a. 1991).

Het merendeel van de dementerende ouderen wordt thuis door familie verzorgd en opgevangen. In de studie van Roelands (1992) verbleef 65% van de dementerende ouderen thuis, terwijl Vanden Boer (1992) schat dat ongeveer driekwart van de dementerende ouderen thuis woont en verzorgd wordt. Het belang van een goed functionerende thuiszorg voor deze groep van ouderen kan bijgevolg niet genoeg worden onderstreept.

Thuiszorg omvat zowel de zelfzorg, de mantelzorg als de professionele zorg (eventueel aangevuld met het georganiseerd vrijwilligerswerk) (De Vré & Geudens 1991). Bij dementie is de capaciteit tot zelfzorg vrij vroeg aangetast, wat betekent dat een dementerende oudere hulp nodig heeft bij het uitvoeren van dagelijkse activiteiten. Op dat moment is er sprake van zorgverlening. Zorgverlening definiëren we conform Zarit en Edwards (1996) als 'die interacties waarbij een persoon een ander individu op regelmatige basis (nagenoeg dagelijks) helpt bij het uitvoeren van taken die noodzakelijk zijn voor een zelfstandig leven'. Deze taken omvatten zowel gewone activiteiten van het dagelijks leven (ADL, bijvoorbeeld: zich wassen, zich aankleden) als de instrumentele activiteiten van het dagelijks leven (IADL, bijvoorbeeld: koken, omgaan met geld, schoonmaken).

De professionele zorg of de formele zorgverlening omvat de hulp en zorg aangeboden door professionele hulpverleners in de thuiszorg, zoals de huisarts, thuisverpleegkundigen, gezins- en ouderenverzorgers, sociaal assistenten, enzovoort. Voor een overzicht van de professionele diensten en voorzieningen gericht op de zorg voor dementerende ouderen in de thuissituatie verwijzen we naar Van Audenhove en Lammertyn (1995).

De informele zorgverlening omvat zowel de zelfzorg, de mantelzorg als de zorg die wordt verleend door vrijwilligers. Mantelzorg wordt door Hattinga-Verschure (1981) gedefinieerd als 'alle zorg die in een klein sociaal netwerk aan elkaar gegeven wordt op basis van vanzelfsprekendheid en bereidheid tot wederkerigheid'. Dooghe (1994) specificeert de mantelzorg tot 'de zorg die verleend wordt door gezins- en familieleden, vrienden, kennissen en buren'. Een mantelzorger kan derhalve worden omschreven als een persoon die vanuit vanzelfsprekendheid en vanuit de bereidheid tot wederkerigheid op regelmatige basis de zorg op zich neemt voor een hulpbehoevende persoon in zijn directe omgeving. Deze mantelzorger is niet professioneel bezig met de zorg en naast een zorgrelatie is er ook sprake van een verwantschaps-, vriendschaps- of buurrelatie tussen de mantelzorger en de zorgontvanger.

Gezins- en familieleden vormen de belangrijkste mantelzorgers voor (dementerende) ouderen. Het is van belang dat een onderscheid wordt gemaakt tussen mantelzorg en normale familie-interacties, waarbij sprake is van 'geven en nemen'. Bij mantelzorg gaat het om een zorgbehoevende persoon die dus in die mate beperkt is in zijn psychisch en sociaal functioneren dat een zelfstandig leven sterk bemoeilijkt of onmogelijk geworden is. Zarit en Edwards (1996) hanteren hierbij het criterium van de frequentie van de verleende zorg: wanneer een familielid nagenoeg dagelijks hulp biedt aan de zorgbehoevende persoon is er sprake van mantelzorg.

In de praktijk blijkt dat de verantwoordelijkheid voor de mantelzorg meestal op de schouders van één persoon terechtkomt. Dit is de primaire of de centrale zorgverlener. Hoewel de mantelzorg stoelt op 'vrijwillige' bereidheid, is er toch een aantal tendensen te onderkennen met betrekking tot wie er als centrale zorgverlener optreedt. Walker (1991; in: Dooghe 1992) ontwikkelde een hiërarchisch beslissingsmodel over de voorkeur voor een bepaalde zorgverlener. In 75% van de gevallen kon een correcte voorspelling worden gedaan over wie de zorg op zich zou nemen. Partners krijgen de grootste voorkeur als centrale zorgverleners. In dalende lijn van voorkeur gaat het daarna om een verwant die levenslang in het gezin heeft gewoond, een dochter, een schoondochter, een zoon, een andere verwant die in de buurt woont en ten slotte niet-familieleden. Het aandeel van de buren, vrienden, kennissen en vrijwilligers in de mantelzorg voor dementerenden blijkt eerder beperkt te zijn. In de praktijk blijkt ook dat bij de mantelzorg voor dementerende ouderen meer vrouwelijke dan mannelijke centrale zorgverleners betrokken zijn. Wanneer mannen de mantelzorg op zich nemen, is dat meestal voor hun hulpbehoevende partner (Janssen & Woldringh 1993; in: De Boer e.a. 1994). Vrouwelijke mantelzorgers zetten zich in voor de opvang van hun partner of hun ouder.

De centrale zorgverlener wordt ook bijgestaan door een aantal 'secundaire' zorgverleners. We denken hier bijvoorbeeld aan een dementerende oudere man die inwoont bij zijn dochter (centrale zorgverlener), maar waar de zoon (secundaire zorgverlener) het regelen van de administratie en financiën op zich neemt.

Soms stelt men zich de vraag naar de toekomstige beschikbaarheid van mantelzorg. Door de daling van het geboortecijfer komen er steeds meer kleinere gezinnen, terwijl het aantal (hulpbehoevende) ouderen toeneemt: het reservoir aan potentiële mantelzorgers wordt dus kleiner. Ook het stijgend aantal buitenshuis werkende vrouwen en de toegenomen mobiliteit worden genoemd als factoren die de beschikbaarheid van mantelzorg onder druk kunnen zetten.

Aan de andere kant hebben volwassen kinderen historisch gezien nog nooit zoveel en zolang zo'n intensieve zorg verleend aan hun ouders als tegenwoordig het geval is (Brody 1985). Voor velen is het opvangen van een hulpbehoevende ouder een normatieve levensgebeurtenis geworden. Bovendien overschrijdt de inbreng van mantelzorgers in de thuiszorg sterk de bijdrage van professionele hulpverleners. Dit mag echter niet ertoe leiden dat beide vormen van thuiszorg tegenover elkaar worden geplaatst. Voor een gestroomlijnd functionerende thuiszorg dienen de mantelzorg en de professionele zorg goed op elkaar afgestemd te zijn en daarbij vervullen ze een complementaire functie.

15.3 DE BELEVING VAN DE ZORG DOOR MANTELZORGERS

Door de veroudering van de bevolking worden steeds meer mensen geconfronteerd met de problematiek van een hulpbehoevend bejaard familielid. Ook het aantal gezinnen en families dat in aanraking komt met dementie neemt toe. Zowel de zorg voor een dementerende partner als voor een dementerende ouder is een zeer complex proces dat meestal vele jaren duurt. Een van de meest opvallende kenmerken in dit kader is dat mantelzorgers heel verschillend kunnen reageren op deze hulpbehoevendheid van een familielid en ook de zorgsituatie heel verschillend beleven. De zorg voor een dementerend familielid is een zware belasting, maar de determinanten van deze belasting zijn niet bij alle mantelzorgers dezelfde.

15.3.1 Het 'Stress Process Model' van Pearlin e.a. (1990)

In het onderzoek naar de mantelzorg bij dementerende ouderen heeft men zich laten leiden door theorieën over stress en adaptatie om inzicht te krijgen in deze grote individuele variatie. Een van de meest invloedrijke modellen is het 'Stress Process Model' van Pearlin e.a. (1990), waardoor inzichtelijk wordt gemaakt hoe mantelzorgers omgaan met het dementeringsproces van een familielid en hoe zijzelf de mantelzorg beleven (figuur 15-1).

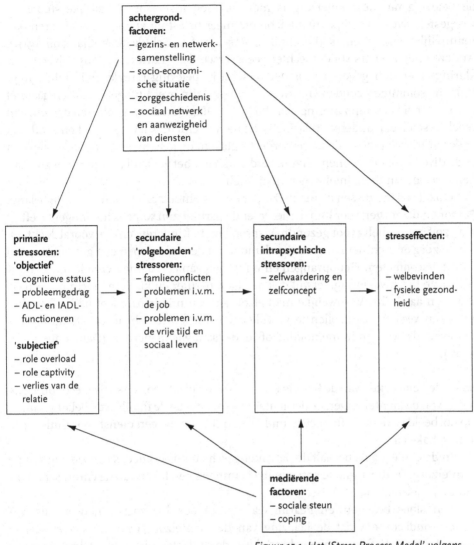

Figuur 15-1 *Het 'Stress Process Model' volgens Pearlin e.a.*
Bron: ten dele overgenomen uit Zarit & Edwards (1996) en Pearlin e.a. (1990).

Achtergrondfactoren

In de eerste plaats bepalen vier groepen van achtergrondfactoren hoe het adaptatieproces kan verlopen. De samenstelling en kenmerken van het familienetwerk (gezinsgrootte, geslacht en leeftijd van de leden, de onderlinge relaties, enzovoort) vormen een eerste factor. Over de rol van het geslacht van de centrale zorgverlener op de beleving van de mantelzorg is men het nog niet eens. In talrijke studies is vastgesteld dat vrouwelijke mantelzorgers meer belasting en depressie ervaren dan mannelijke zorgverleners (Pruchno & Resch 1989; Schulz & Williamson 1991). Andere onderzoekers vonden echter geen verschillen (Zarit e.a. 1986). Diverse verklaringen worden gegeven voor het verschil in beleving (Lutzky & Knight 1994). Volgens sommigen zouden vrouwen meer open zijn over hun gevoelens en gaat het dus eerder om een rapporteringsbias bij het invullen van de vragenlijsten dan om een reëel verschil. Een andere verklaring is dat het verschil in beleving te maken heeft met andere variabelen zoals de uitgevoerde zorgtaken, de gehanteerde copingstrategieën of de diverse rollen die men vervult, eerder dan dat het verschil te wijten zou zijn aan het geslacht van de mantelzorger op zichzelf.

Ook de relatie tussen de mantelzorger en de dementerende oudere is van belang. Personen die zorgen voor hun dementerende partner zijn wegens hun hogere leeftijd vaak zelf ook gevoelig voor gezondheidsproblemen. Kinderen, en dan vooral dochters, die de zorg op zich nemen voor een dementerende ouder lopen een grotere kans op loyaliteitsconflicten. Het opvangen en verzorgen van een dementerende ouder vergt een grote tijdsinvestering, terwijl ook de eigen partner en kinderen recht hebben op steun en aandacht. Vrouwelijke mantelzorgers van middelbare leeftijd hebben dikwijls een veelheid aan rollen te vervullen en worden terecht in de literatuur omschreven als 'women in the middle' ofwel de 'sandwichgeneratie' (Dautzenberg e.a. 1996).

Naast de kenmerken van de familie is in de tweede plaats ook de sociaal-economische status van de mantelzorger, de dementerende oudere en de familie van belang. Zijn er bijvoorbeeld voldoende financiële middelen om af en toe een dienst voor thuisoppas in te schakelen?

In de derde plaats bepaalt de patiëntengeschiedenis eveneens de beleving van de mantelzorg. De duur van de zorgsituatie is immers een teken van de chronische aard van de problematiek.

Ten slotte beschouwen Pearlin e.a. (1990) ook het sociale netwerk als een achtergrondkenmerk dat de beleving van de mantelzorg beïnvloedt. Het sociale netwerk omvat de frequentie en de aard van de contacten die de mantelzorger heeft, zowel informeel (met familieleden, buren, vrienden) als formeel (met professionele hulpverleners). Het sociale netwerk vormt het potentiële reservoir aan sociale steun (zie verder).

Primaire stressoren

De kern van het model bestaat uit de stressoren of de gebeurtenissen, ervaringen of activiteiten die een aanpassing vereisen van het individu. In het model van Pearlin e.a. (1990) wordt een onderscheid gemaakt tussen primaire en secundaire stressoren, die elk op hun beurt ook meerdere concepten omvatten.

Onder primaire stressoren wordt verstaan die acties en gebeurtenissen die rechtstreeks te maken hebben met de beperkingen van de dementerende oudere. Het gaat om wat de dementerende nog kan inzake de (instrumentele) activiteiten van het dagelijks leven (ADL en IADL), of de mate waarin de mantelzorger hulp moet bieden op dat terrein. Ook de aanwezigheid van emotionele en gedragsproblemen bij de dementerende en de ernst van de cognitieve problemen zijn primaire stressoren. De genoemde aspecten vallen in de groep van 'objectieve' stressoren, aangezien in de literatuur vaak een onderscheid wordt gemaakt tussen de 'objectieve' en de 'subjectieve' dimensie van stressoren. De objectieve dimensie van stressoren verwijst dus naar de ziektegebonden kenmerken van de dementerende persoon en de zorgtaken die de mantelzorger effectief uitvoert ter ondersteuning van de dementerende oudere.

De subjectieve dimensie daarentegen heeft betrekking op hoe stressvol de mantelzorger deze patiëntkenmerken en die zorgtaken ervaart (Lazarus & Folkman 1984). Pearlin e.a. omschrijven de subjectieve dimensie van stressoren aan de hand van drie concepten. 'Role overload' verwijst naar het emotioneel en fysiek uitgeput raken door de zorgtaken. 'Role captivity' verwijst naar het zich gevangen voelen door de verantwoordelijkheden in de zorg. De derde component van subjectieve stressoren in het model van Pearlin e.a. (1990) ten slotte is het verlies van de relatie: het dementeringsproces heeft immers tot gevolg dat de relatie van de mantelzorger met de dementerende persoon steeds minder wederkerig wordt.

De objectieve stressoren blijken positief maar tamelijk beperkt samen te hangen met de stresseffecten. Vooral de aanwezigheid van gedragsstoornissen zoals agitatie en repetitief gedrag toont een verband met de belasting en depressie die de mantelzorger ervaart (Donaldson e.a. 1997). Het zijn echter met name de subjectieve primaire stressoren als stresseffect (vooral 'role overload' en 'role captivity') die sterk samenhangen met het welbevinden van de mantelzorger (Aneshensel e.a. 1993).

Secundaire stressoren

Naast de primaire stressoren onderscheiden Pearlin e.a. (1990) de secundaire stressoren. Het gaat om veranderingen in het leven van de mantelzorger die resulteren uit het verrichten van de primaire verzorgingstaken. Het onderscheid tussen primaire en secundaire stressoren ligt in het feit dat de primaire stressoren rechtstreeks betrekking hebben op de beperkingen van de dementerende oudere en dat de secundaire stressoren slaan op de bredere gevolgen die de zorgsituatie heeft op het leven van de mantelzorger. Men differentieert tussen secundaire stressoren verbonden met de rollen die men heeft en intrapsychische secundaire stressoren.

De secundaire rolgebonden stressoren betreffen de problemen die men in drie domeinen kan ervaren: familieconflicten, problemen in verband met het werk en problemen in verband met de vrije tijd en het sociale leven.

In de zorg voor een dementerend familielid is het niet ongewoon dat er conflicten optreden met andere familieleden over de zorg. Semple (1992) wijst drie aspecten van familieconflicten aan: *a* men is het oneens over de definitie van de ziekte van de oudere en over hoe zorg moet worden verleend in respons hierop, *b* er zijn conflicten over de manier waarop en de frequentie van de zorgverlening door familieleden en *c* er is onenigheid over hoe de centrale zorgverlener behandeld en bijgestaan wordt. Niet zelden flakkeren oude conflicten weer op naar aanleiding van de zorgsituatie (bijvoorbeeld rivaliteit tussen broers en zussen). Ook kunnen kinderen die zorgen voor een dementerende ouder relatieproblemen krijgen met hun partner.

Een tweede domein is dat van het werk. Het hebben van een job buitenshuis kan verschillende effecten hebben. Sommige mantelzorgers slagen er goed in hun verschillende rollen en verantwoordelijkheden te combineren. Anderen voelen zich soms genoodzaakt om tegen hun zin hun baan op te geven om beter te kunnen zorgen voor hun dementerende familielid. Enigszins samenhangend hiermee is ook het aspect van verlies op economisch vlak. Een vermindering van inkomsten doordat men minder werkt of stopt met werken buitenshuis kan gepaard gaan met een stijging van de kosten voor de verzorging van de dementerende oudere.

Een laatste domein van secundaire stressoren betreft de vrije tijd en het sociale leven. Een van de meest voorkomende gevolgen van het zorgen voor een dementerend familielid is dat men zijn sociale activiteiten sterk dient te beperken (George & Gwyther 1986). Naarmate men minder ruimte heeft voor sociale contacten en activiteiten wordt ook de kans op sociale steun kleiner. Vooral personen die zorgen voor hun dementerende partner zijn zeer gevoelig voor sociale isolatie (Cantor 1983).

De intrapsychische secundaire stressoren omvatten een belangrijk psychologisch aspect van de zorgverlening. Het verlenen van zorg kan immers zowel positief als negatief bijdragen tot het eigen zelfconcept en het zelfrespect.

Mediërende factoren

Voordat we overgaan tot de bespreking van de stresseffecten als afhankelijke variabelen uit het 'Stress Process Model' moeten we eerst ingaan op enkele mediërende factoren. Hoe mantelzorgers de zorg voor hun dementerend familielid beleven, is sterk individueel gekleurd. Dit heeft niet alleen te maken met de unieke configuratie van achtergrondfactoren, primaire en secundaire stressoren, maar het ervaren van stress wordt ook bepaald door mediërende factoren. Pearlin e.a. (1990) identificeren twee mediërende factoren: de mate van sociale steun en de copingstrategieën die de mantelzorger hanteert.

Sociale steun omvat zowel informele steun (door familie, buren en vrienden) als formele steun (door professionele hulpverleners). Fisher (1982) onderscheidt drie vormen van sociale steun: het bieden van praktisch-instrumentele steun, het geven van emotionele steun en het bieden van gezelschap. Over het effect van sociale steun op de ervaren stress bestaan tegenstrijdige gegevens. Het idee blijft bestaan dat sociale steun door vrienden en familie gerelateerd is aan minder belasting bij de mantel-zorger (Harper & Lund 1990), al werd dit niet in alle studies bevestigd. Over het effect van formele steun op de beleving van de mantelzorg bestaat echter nog minder eenduidigheid. Een van de problemen die zich hierbij voordoen is dat mantelzorgers het gebruik van formele diensten en hulpverleningsvormen soms zolang mogelijk uitstellen. Op die manier worden sommige diensten of hulpverleners eigenlijk te laat ingeschakeld waardoor de mantelzorger er niet langer optimaal van kan profiteren.

Een tweede mediërende factor betreft de copingstrategieën die de mantelzorger hanteert. Traditioneel onderscheidt men drie vormen van coping. Probleemgerichte coping omvat de strategieën die zich richten op het rechtstreeks omgaan met de stressor, of met de situatie die tot de desbetreffende stressor heeft geleid. Een voorbeeld hiervan is een mantelzorger die overal grote stickers op plakt zodat een oudere met een beginnende dementie die oriëntatieproblemen heeft sneller herkent om welke kamer of welk voorwerp het gaat. Cognitieve coping bestaat uit pogingen om de betekenis van de situatie te veranderen, bijvoorbeeld door het probleemgedrag te bekijken vanuit het perspectief van de ziekte ('mijn vader kan er ook niets aan doen dat hij door deze ziekte plots agressieve buien heeft').

Ten slotte bestaat emotionele coping eruit dat men omgaat met de symptomen van de stress, bijvoorbeeld het stellen van vermijdend gedrag of het nemen van kalmerende medicatie om aan de zware druk van de zorg het hoofd te bieden. In het algemeen lijken probleemgerichte coping en cognitieve coping samen te gaan met minder stresseffecten in termen van minder depressie of een hoger welbevinden dan emotionele coping. Een belangrijk aspect is daarnaast nog dat de copingreactie van de mantelzorger op haar beurt een effect zal hebben op het gedrag van de dementerende persoon.

Stresseffecten

De afhankelijke variabelen uit het model worden gedefinieerd als de stresseffec-ten. Meerdere indicatoren worden hiervoor gehanteerd: de mate van depressie, het psychisch welbevinden, de fysieke gezondheid van de mantelzorger. Conceptueel verschillen deze stresseffecten van de ervaren belasting of de 'subjectieve' dimensie van de stressoren (zie onder Primaire stressoren, p. 304). De belasting is rechtstreeks gekoppeld aan de specifieke stressoren, terwijl de ervaren stresseffecten (bijvoorbeeld het welbevinden) niet noodzakelijk alleen totstandkomen op basis van kenmerken van de stressoren.

Mantelzorg is bovendien niet altijd kommer en kwel, maar kan ook leiden tot een gevoel van zelfrealisatie en tevredenheid of bijdragen tot het zelfvertrouwen van de mantelzorger (Kramer 1997). In dat opzicht is het van belang niet enkel oog te hebben voor de stresseffecten, maar ook voor de 'positieve' effecten van het zorg verlenen.

Met dit conceptuele model is het mogelijk zicht te verkrijgen op de onderling

306 VERPLEEGKUNDIGE ZORGASPECTEN BIJ OUDEREN

interagerende factoren in de zorg. Zo kan het gebrek aan sociale steun in de ene situatie heel zwaar doorwegen, terwijl in andere gevallen vooral de aanwezigheid van probleemgedrag bij de dementerende voor meer stress zorgt. Door nauwkeurig die veelheid aan op elkaar inwerkende factoren in kaart te brengen wordt recht gedaan aan de realiteit dat sommige mantelzorgers wél en andere mantelzorgers niet depressief worden bij een 'objectief' zelfde situatie.

Het model biedt tevens aanknopingspunten voor interventies (Zarit & Edwards 1996). Hoewel er tot nu toe relatief weinig te veranderen valt aan het verloop van het dementeringsproces kan men toch ingrijpen op een aantal andere stressaspecten. Interventies zijn alleen zinvol en effectief wanneer de individuele situatie van de mantelzorger en de dementerende persoon grondig in kaart gebracht wordt. Er bestaat immers niet zoiets als dé mantelzorgsituatie voor dementerenden. Bovendien is er ook een grote interindividuele variatie in het ervaren van stress. Voor sommige mantelzorgers vormt de incontinentie van hun dementerend familielid een onoverkomelijk probleem, terwijl anderen daarmee helemaal geen moeite hebben, maar vooral lijden onder bijvoorbeeld de sociale isolatie die de zorgsituatie met zich meebrengt.

Als belangrijkste interventies voor mantelzorgers bij dementerende ouderen wijzen Zarit en Edwards (1996) op:
- het verschaffen van informatie over de ziekte en de mogelijkheden tot professionele ondersteuning en zorg;
- het actief leren omgaan met stressoren zoals probleemgedrag;
- het bieden van emotionele en instrumentele steun, zowel van familie of vrienden als van professionele hulpverleners.

Het is belangrijk te onderlijnen dat de zorgverlening volgens het model van Pearlin e.a. (1990) wordt opgevat als een proces. De configuratie van primaire en secundaire stressoren, van mediërende factoren en stresseffecten zal evolueren over de tijd. Mantelzorg wordt opgevat als een 'carrière' waarin men een drietal duidelijke mijlpalen kan onderscheiden: de start van de mantelzorg, het moment van blijvende opname of institutionalisering van de dementerende persoon en ten slotte het moment van overlijden van de dementerende oudere. Ook al gaan lang niet alle mantelzorgers over tot een blijvende opname van hun dementerende familielid, toch betekenen deze mijlpalen kritische punten in de beleving van de mantelzorg.

15.4 PREDICTOREN VAN INSTITUTIONALISERING

Studies gebaseerd op een stressprocesmodel zijn gericht op het beschrijven en verklaren hoe stresseffecten bij centrale zorgverleners totstandkomen. Door de identificatie van variabelen die gerelateerd zijn aan een lager welbevinden worden aanknopingspunten gevonden voor interventies. Een stap verder dan het zoeken naar factoren die negatief inwerken op de beleving van de centrale zorgverlener is het achterhalen van de determinanten van institutionalisering. In welke gevallen loopt de mantelzorg ten einde en wordt overgegaan tot een definitieve opname van de dementerende oudere in een residentiële voorziening zoals een rusthuis of de combinatie van een verzorgingshuis en een rusthuis? Zijn er mogelijkheden om te interveniëren en hulp te bieden aan de centrale zorgverleners om institutionalisering te vermijden of uit te stellen?

Hierna volgt een beknopte beschrijving van enkele studies naar predictie van institutionalisering bij dementerende ouderen. Onderzoek naar de predictie van institutionalisering is erg gevarieerd van aard en de bevindingen zijn dan ook zeer divers.

Vaak zoekt men vanuit een medisch perspectief naar indicatoren die een blijvende opname van de dementerende oudere kunnen voorspellen. Onderzoekers richten zich daarbij op de ziektegebonden kenmerken van de dementerende persoon en bestuderen het verband met institutionalisering. Zo stelden Knopman e.a. (1988) bijvoorbeeld vast dat institutionalisering van thuiswonende dementerende ouderen werd bepaald door vier aspecten: dementerenden die *a* meer cognitieve beperkingen, *b* meer beperkingen in hun ADL-functioneren, *c* nachtelijke gedragsstoornissen en *d* extreme prikkelbaarheid vertoonden, werden vaker opgenomen in een residentiële instelling dan dementerende ouderen die deze kenmerken niet vertoonden. Geslacht en leeftijd van de dementerende persoon hadden geen invloed en ook de verwantschapsrelatie tussen de mantelzorger en de dementerende persoon bleek niet predictief te zijn met betrekking tot institutionalisering. De redenen die de mantelzorgers bij het follow-uponderzoek aanhaalden voor de blijvende opname bevestigden de bovenvermelde bevindingen. Het meest geciteerd werden de volgende aspecten bij de dementerende persoon: incontinentie, uitgesproken prikkelbaarheid, de onmogelijkheid om zelfstandig te lopen, rondzwerven, nachtelijk storend gedrag en hyperactiviteit.

Ook andere onderzoekers toonden aan dat ziektegebonden variabelen, in het bijzonder de cognitieve, functionele en gedragsmatige beperkingen van de dementerende, gerelateerd zijn met een verhoogd institutionaliseringsrisico (onder anderen Severson e.a. 1994; Heyman e.a. 1997). De evidentie lijkt erop te wijzen dat vooral het vertonen van probleemgedrag, bijvoorbeeld nachtelijke onrust of achterdocht van de patiënt, samenhangt met een grotere kans op institutionalisering (Bianchetti e.a. 1995; Stern e.a. 1997).

Hoewel dergelijke medisch georiënteerde studies ongetwijfeld bijdragen tot een beter inzicht in de determinanten van institutionalisering wordt de potentiële rol van andere factoren in het proces van institutionalisering erin verwaarloosd. Chenoweth en Spencer (1986) behoorden bij de eersten die een breder georiënteerd onderzoek deden naar de redenen van institutionalisering bij gezinsleden van dementerende personen die inmiddels permanent waren opgenomen. Veruit het meest gegeven antwoord betreft het te moeilijk worden om 24 uur per dag zorg te verlenen, een te hoge belasting van de centrale zorgverlener dus. Andere genoemde redenen waren ziekte van de mantelzorger, probleemgedrag van de dementerende persoon, gebrek aan alternatieve mantelzorgers, financiële problemen, enzovoort. Deze studie toonde aan dat niet alleen kenmerken van de patiënt, maar ook kenmerken van de zorgverlener (bijvoorbeeld de belasting) of omgevingskenmerken (bijvoorbeeld de financiële situatie) een rol spelen bij institutionalisering.

In dit verband fungeert het conceptuele model van Pearlin e.a. (1990) ook als een leidraad voor diverse andere studies. De vele factoren die volgens het model leiden tot stresseffecten, zoals het welbevinden van de mantelzorger, zijn immers eveneens van belang in het proces van institutionalisering.

Wat betreft de kenmerken van de centrale zorgverlener is zoals verwacht meermaals een verband aangetoond tussen een hogere belasting van de mantelzorger en een verhoogde kans op institutionalisering van de dementerende oudere (Cohen e.a. 1993; Gold e.a. 1995; Young e.a. 1998). Sterker nog, in sommige onderzoeken bleef het belastingsaspect over als enige significante predictor van institutionalisering (Colerick & George 1986; Zarit e.a. 1986; Aneshensel e.a. 1993). Daarnaast toonden Pruchno e.a. (1990) aan dat mantelzorgers die minder tevredenheid ontleenden aan het zorg verlenen ('fewer uplifts') sneller overgingen tot institutionalisering van hun dementerende familielid dan mantelzorgers die wat het zorgverleningsaspect betreft wél tevreden waren. Er kon geen verband worden aangetoond tussen het gevoel van beheersing bij de mantelzorger ('mastery') of een persoonlijkheidskenmerk als het neuroticisme van de zorgverlener en institutionalisering (Aneshensel e.a. 1993; Gold e.a. 1995). Centrale zorgverleners die zelf te kampen hebben met gezondheidsproblemen blijken ook vaker over te gaan tot feitelijke opname van hun dementerende familielid dan mantelzorgers die er qua gezondheid beter aan toe zijn (Deimling & Poulshock 1985).

Een apart kenmerk van de mantelzorger dat eveneens een belangrijke rol speelt bij institutionalisering is hoe de mantelzorger aankijkt tegen een blijvende opname. De voorkeur voor institutionalisering kwam in verschillende onderzoeken naar voren als een mogelijke voorspeller van institutionalisering (Deimling & Poulshock 1985; Gilhooly 1986; Young e.a. 1998). Morycz (1985) stelde vast dat er een sterk positief verband bestaat tussen de intentie tot institutionalisering en het feitelijke plaatsvinden ervan. De vergelijking tussen de houding van de mantelzorger tegenover institutionalisering en het concreet laten opnemen van een dementerend familielid in een residentiële voorziening vormde ook het kernpunt van het onderzoek van Cohen e.a. (1993). In hun onderzoek verschilde de groep mantelzorgers met een grotere voorkeur voor institutionalisering van de groep mantelzorgers met minder voorkeur voor institutionalisering op negen aspecten. De eerstgenoemde groep bestond voornamelijk uit kinderen en niet zozeer partners van de dementerende oudere: zij maakten meer gebruik van de formele hulpverlening, putten minder tevredenheid uit de zorgverlening, ervoeren meer belasting en waren er wat hun geestelijke gezondheid betreft slechter aan toe dan de mantelzorgers met minder voorkeur voor institutionalisering. Zij waren bovendien van mening dat de dementerende oudere ook meer geheugen- en gedragsproblemen vertoonde en reageerden daarop zelf ook negatiever dan mantelzorgers met minder voorkeur voor institutionalisering. De meeste van deze variabelen bleken ook een rol te spelen bij de feitelijke institutionalisering achttien maanden later. Toch was ongeveer de helft van de groep mantelzorgers met aanvankelijk weinig voorkeur voor institutionalisering ook overgegaan tot permanente opname. Het betrof hier vooral partners van dementerende ouderen en niet zelden was een ziekte van de mantelzorger zelf de oorzaak van een acute blijvende opname van de dementerende persoon.

Deze bevinding wijst er meteen op dat ook sociodemografische factoren een rol spelen bij het al dan niet permanent laten opnemen van een dementerende oudere. Hoewel de bevindingen elkaar vaak tegenspreken lijkt het erop dat noch het geslacht en de leeftijd van de dementerende persoon, noch het geslacht en de leeftijd van de centrale zorgverlener een doorslaggevende rol spelen in het institutionaliseringsproces.

Wat echter wel van belang lijkt is de verwantschapsrelatie tussen de mantelzorger en de dementerende persoon. Zo constateerden Lieberman & Kramer (1991) dat indien de zorg uitsluitend door zijn of haar partner werd uitgevoerd, de dementerende oudere het minst vaak werd geïnstitutionaliseerd. Zodra de informele zorgverlening terechtkwam op de schouders van zowel de partner alsook een tweede persoon steeg de kans op institutionalisering. De hoogste ratio's van institutionalisering werden gevonden indien kinderen, al dan niet bijgestaan door andere familieleden, de zorg voor hun rekening namen. De auteurs concluderen hieruit dat hoe meer familieleden betrokken zijn bij de informele zorg, hoe groter de kans op stopzetting van die mantelzorg. Andere onderzoeksresultaten lijken er echter op te wijzen dat hierbij niet zozeer het aantal betrokken zorgverleners, dan wel de aard van de verwantschapsrelatie de bepalende factor is. Partners van dementerende ouderen blijken hierbij het minst vaak over te gaan tot institutionalisering (Colerick & George 1986; Cohen e.a. 1993; Scott e.a. 1997). Toch bleek er soms ook geen verschil te zijn tussen partners en niet-partners wat betreft de frequentie van institutionalisering (Knopman e.a. 1988; Nygaard 1991; Aneshensel e.a. 1993).

Naast kenmerken van de patiënt, kenmerken van de zorgverlener en sociodemografische kenmerken kunnen ook omgevingskenmerken determinanten zijn bij institutionalisering. De mate van sociale steun die de mantelzorger krijgt is bijvoorbeeld een dergelijke factor. De impact van de formele steun, in de vorm van professionele hulp en dienstverlening, blijft vooralsnog onduidelijk. Er zijn weinig systematische evaluaties van het effect van het zorggebruik op institutionalisering. De resultaten lijken erop te wijzen dat naarmate er meer gebruik wordt gemaakt van professionele dienstverlening de kans op institutionalisering toeneemt (Pruchno e.a. 1990; Cohen e.a. 1993). Vooral het gebruikmaken van dagopvang voor de dementerende oudere lijkt de weg te effenen voor een blijvende opname, eerder dan dat het die opname uitstelt (Nygaard 1991; Zarit e.a. 1998). Anderzijds blijkt een beperkte beschikbaarheid van professionele hulp ter ondersteuning van de mantelzorg institutionalisering in de hand te werken (Biachetti e.a. 1995; Vernooij-Dassen e.a. 1997).

Het gezinsfunctioneren is eveneens een omgevingsvariabele die het institutionaliseringsproces beïnvloedt. Zo toonden Lieberman & Kramer (1991) aan dat gezinnen met financiële en psychologische problemen sneller overgaan tot blijvende opname van een dementerende oudere dan gezinnen die normaal functioneren. Recent bleek dat families gekenmerkt door veel negatieve gevoelens (bijvoorbeeld verdriet, spanningen of woede), door een sterke emotionele hechtheid tussen de gezinsleden en door weinig efficiëntie en organisatie vaker overgingen tot de stopzetting van de mantelzorg (Fisher & Lieberman 1999). Niet de sociodemografische kenmerken, de kenmerken van de patiënt of de kenmerken van de zorgverlener, maar wel deze kenmerken van het gezinsfunctioneren bleven over als enige predictoren van institutionalisering.

Naar de mogelijk predictieve rol van de kwaliteit van de relatie tussen de mantelzorger en de dementerende oudere is nog weinig onderzoek verricht. Men kan hierbij in eerste instantie denken aan de kwaliteit van de premorbide relatie. Mantelzorgers die aangeven dat hun relatie met de patiënt voordat hij begon te dementeren minder goed was, blijken een hogere voorkeur te hebben voor institutionalisering (Gilhooly 1986). Ook partners die een minder goede premorbide relatie hadden met de dementerende persoon gaan sneller over tot een permanente opname (Zarit e.a. 1986). Daarnaast is ook de rol bestudeerd van de kwaliteit van de huidige relatie tussen de mantelzorger en de patiënt. Een betere kwaliteit van de zorgrelatie is gerelateerd aan een minder grote voorkeur voor institutionalisering, maar de bevindingen over het effect op feitelijke institutionalisering zijn tegenstrijdig (Pruchno e.a. 1990; Wright 1994; Young e.a. 1998).

De predictieve rol van de kwaliteit van de huidige relatie tussen de zorgverlener en de zorgontvanger bij institutionalisering vormde precies de centrale hypothese van het LUCAS-onderzoek: 'De kwaliteit van de informele zorg voor dementerende ouderen en voor schizofrene patiënten' (Spruytte e.a. 2000). Geïnspireerd door het werk van onder anderen Pearlin e.a. (1990) werd een onderzoeksmodel ontwikkeld dat de verschillende determinanten van institutionalisering integreert (figuur 15-2). Zeven groepen van variabelen werden opgenomen als mogelijke predictoren. De 'kenmerken van de patiënt' omvatten enerzijds het niveau van functioneren van de patiënt en anderzijds de mate waarin de dementerende oudere probleemgedrag vertoont. De 'aard van de zorgsituatie' verenigt de volgende aspecten: de duur van de zorgsituatie, de zorg voor anderen, de zorgtaken die de mantelzorger verricht en de financiële en de materiële situatie. Onder de 'kenmerken van de mantelzorger' vallen de ziekteperceptie en de perceptie van het probleemgedrag van de dementerende. De 'steun bij de zorg' omvat zowel de formele steun als de informele steun die de mantelzorger ontvangt. De twee andere groepen van variabelen spreken voor zichzelf: 'de belasting en tevredenheid ten gevolge van het zorg verlenen' en 'het welbevinden van de mantelzorger'. De 'kwaliteit van de relatie' fungeert echter als centrale variabele. Drie indicatoren brachten de kwaliteit van de zorgrelatie in beeld: de mate van kritiek van de mantelzorger tegenover de patiënt, de mate van kritiek van de patiënt tegenover de mantelzorger en de mate van conflict, kritiek en warmte in de relatie tussen de mantelzorger en de patiënt. Zowel negatieve (kritiek) als positieve (warmte) aspecten van de kwaliteit van de zorgrelatie zijn gemeten.

Honderdvierenveertig partners en kinderen met hun partners werkten mee aan het onderzoek. Uit de analyse van de onderzoeksgegevens bleek dat een hogere voorkeur voor institutionalisering wordt bepaald door drie variabelen: mantelzorgers die niet samenwonen met de dementerende oudere, mantelzorgers bij dementerende personen die veel probleemgedrag vertonen en mantelzorgers die zichzelf ongelovig noemen, tonen een grotere voorkeur voor institutionalisering. Zoals verwacht werd de feitelijke institutionalisering van de dementerende oudere, zes tot negen maanden later, correct voorspeld door deze voorkeur voor institutionalisering van de mantelzorger.

Daarnaast was ook een hoger niveau van functioneren van de dementerende oudere een significante predictor voor permanente opname. Deze bevinding staat in contrast met de literatuur, waarin institutionalisering vaker plaatsvindt bij dementerende personen met een lager functioneringsniveau. Een mogelijke verklaring kan zijn dat men alleen een blijvende opname overweegt en laat uitvoeren wanneer nog niet alle functies van de dementerende oudere verloren zijn gegaan. De uitvoering van aanpassingen in de woning en een betere kwaliteit van de zorgrelatie bleken beschermend te werken naar institutionalisering toe. De hypothese dat de kwaliteit van de relatie tussen mantelzorger en de dementerende oudere, naast andere factoren, van belang is voor het al dan niet stoppen met de thuiszorg werd dus bevestigd. Voor een uitgebreide bespreking van de bevindingen verwijzen we naar het eindrapport (Spruytte e.a. 2000).

Samengevat kan worden gesteld dat zowel kenmerken van de patiënt, kenmerken van de centrale zorgverlener, sociodemografische kenmerken als omgevingskenmerken een rol spelen in het al dan niet blijvend laten opnemen van een dementerend

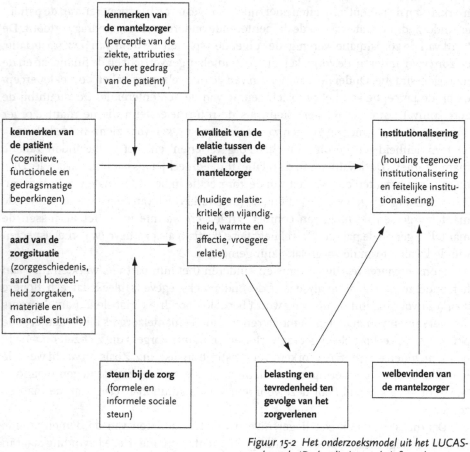

Figuur 15-2 Het onderzoeksmodel uit het LUCAS-
onderzoek: 'De kwaliteit van de informele zorg
voor dementerende ouderen en voor schizofrene
patiënten'
Bron: Spruytte e.a. 2000.

familielid in een residentiële instelling. De vele studies hieromtrent geven vaak
tegengestelde resultaten weer, maar dat is vooral te verklaren vanuit methodologische
verschillen in de onderzoeksopzet. De aard van de selectie van de respondenten
verschilt van studie tot studie en de kernelementen van het stressprocesmodel worden
vaak op een verschillende manier en met verschillende meetinstrumenten in kaart
gebracht. Ook dient men zich te realiseren dat het nagenoeg altijd gaat om correlatio-
neel onderzoek, wat impliceert dat er geen definitief uitsluitsel mogelijk is over de
causaliteit of de richting van de gevonden relaties.

15.5 BESLUIT

In dit hoofdstuk wordt inzichtelijk gemaakt hoe wetenschappelijk onderzoek de beleving van de mantelzorg voor dementerende ouderen benadert. Het merendeel van ouderen met dementie in Vlaanderen wordt thuis opgevangen en verzorgd, vooral door de partner of de kinderen. Wanneer we willen begrijpen hoe deze mantelzorgers de zorgsituatie beleven en welke factoren bijdragen tot een hoger welbevinden van deze mantelzorgers, dient men een veelheid aan factoren in ogenschouw te nemen. Het 'Stress Process Model' van Pearlin e.a. (1990) levert een goed overzicht van de diverse factoren die gerelateerd zijn aan het welbevinden van de mantelzorger. Belangrijk is hierbij dat niet alleen de kenmerken van de dementerende oudere (bijvoorbeeld de functionele capaciteiten van de dementerende persoon, de mate waarin hij of zij agressief gedrag vertoont, of de mate waarin er sprake is van incontinentie) een rol spelen. De manier waarop deze kenmerken worden ervaren door de mantelzorger is eveneens van belang voor de zorgkwaliteit.

Verder is gebleken dat bij institutionalisering eveneens niet louter de kenmerken van de dementerende oudere bepalen of wordt overgegaan tot blijvende opname. Andere elementen, zoals de belasting die de mantelzorger ervaart, de mate van sociale steun die de mantelzorger ontvangt of zijn of haar houding met betrekking tot opname, blijken minstens even belangrijk te zijn. Ook de kwaliteit van de vroegere en huidige relatie tussen de mantelzorger en de dementerende persoon mag niet uit het oog verloren worden als determinant van institutionalisering. Bij het inschatten van de haalbaarheid en wenselijkheid tot continuering van de thuiszorg is het van wezenlijk belang dat met dit genuanceerde geheel van factoren rekening wordt gehouden. Pas dan kunnen doelgerichte interventies, hetzij ter ondersteuning van de mantelzorg, hetzij ter bevordering van een vlotte overgang van thuiszorg naar residentiële zorg, effectief zijn en daardoor de kwaliteit van de zorg voor dementerende ouderen ten goede komen.

LITERATUUR

Aneshensel CS, Pearlin LI, e.a. Stress, role captivity, and the cessation of caregiving. J Health Soc Behav 1993;34:54-70.

Bianchetti A, Scuratti A, e.a. Predictors of mortality and institutionalization in Alzheimer disease patients 1 year after discharge from an Alzheimer's dementia unit. Dementia 1995;6:108-12.

Boer AH de, Hessing-Wagner JC, e.a. Informele zorg. Een verkenning van huidige en toekomstige ontwikkelingen. Sociaal en Cultureel Planbureau: Rijswijk 1994.

Brody E. Parent care as a normative family stress. Gerontologist 1985;25(1):19-29.

Cantor MH. Strain among caregivers: a study of experience in the United States. Gerontologist 1983;23(6):597-604.

Chenoweth B & Spencer B. Dementia: The experience of family caregivers. Gerontologist 1986;26 (3):267-72.

Cohen CA, Gold DP, e.a. Factors determining the decision to institutionalize dementing individuals: a prospective study. Gerontologist 1993;33(6):714-20.

Colerick EJ & George LK. Predictors of institutionalization among caregivers of patients with Alzheimer's disease. J Am Geriatr Soc 1986;34:493-8.

Dautzenberg MG, Diederiks JP, e.a. Vrouwen van een middengeneratie en informele zorg voor ouderen. Tijdschr Gerontol Geriatr 1996;27(4):141-9.

Deimling GT & Poulshock SW. The transition from family in-home care to institutional care. Res Aging 1985;7(4):563-76.

De Vré G & Geudens F. Behoud van autonomie; zelfzorg en mantelzorg. In: Marcoen A & D'Haese I (eds). Gerontologie Deel 3, STOHO. Brussel 1991:45-67.

Donaldson C, Tarrier N, e.a. The impact of the symptoms of dementia on caregivers. Br J Psychiatr 1997;170:62-8.

Dooghe G. Informele zorgverlening aan ouderen. WGK-Kontakt 1994;16:15-20.

Fisher CS. To dwell among friends. Personal networks in town and city. Chicago: The University of Chicago Press 1982.

Fisher L & Lieberman MA. A longitudinal study of predictors of nursing home placement for patients with dementia: the contribution of family characteristics. Gerontologist 1999; 39(6):677-86.

George LK & Gwyther LP. Caregiver well-being: A multidimensional examination of family caregivers of demented adults. Gerontologist 1986;26(3):253-9.

Gilhooly MLM. Senile dementia: Factors associated with caregivers' preference for institutional care. Br J Med Psychol 1986;59:165-71.

Godderis J, Wils V, e.a. Handboek geriatrische psychiatrie. Leuven: Garant 1992.

Gold DP, Feldman M, e.a. When home caregiving ends: A longitudinal study of outcomes for caregivers of relatives with dementia. J Am Geriatr Soc 1995;43:10-6.

Hattinga-Verschure JCM. Zelfzorg, mantelzorg en verzorging van ouderen. Senior 1981;4:78-9.

Harper S & Lund DA. Wives, husbands and daughters caring for institutionalized and noninstitutionalized dementia patients: towards a model of caregiver burden. Int J Aging Human Developm 1990;30:241-62.

Heyman A, Peterson B, e.a. Predictors of time to institutionalization of patients with Alzheimer's disease: The CERAD experience, part XVII. Neurol 1997;48:1304-9.

Hofman A, Rocca WA, e.a. The prevalence of dementia in Europe: a collaborative study of 1980-1990 findings. Int J Epidemiol 1991;20:736-48.

Knopman DS, Kitto J, e.a. Longitudinal study of death and institutionalization in patients with primary degenerative dementia. J Am Geriatr Soc 1988;36:108-12.

Kramer BJ. Gain in the caregiving experience: where are we? what next? Gerontologist 1997; 37(2):218-32.

Lazarus R & Folkman S. Stress, appraisal, and coping. New York: Springer Publishing Comp 1984.

Lieberman MA & Kramer JK. Factors affecting decisions to institutionalize demented elderly. Gerontologist 1991;31(3):371-4.

Lutzky SM & Knight BG. Explaining gender differences in caregiver distress: the roles of emotional attentiveness and coping styles. Psychol Aging 1994;9(4):513-9.

Morycz RK. Caregiving strain and the desire to institutionalize family members with Alzheimer's disease. Res Aging 1985;7(3):329-61.

Nygaard HA. Who cares for the caregiver? Factors exerting influence on nursing home admissions of demented elderly. Scand J Caring Sci 1991;5(3):157-62.

Pearlin LI, Mullan JT, e.a. Caregiving and the stress process: an overview of concepts and their measures. Gerontologist 1990;30(5):583-94.

Pruchno RA & Resch NL. Husbands and wives as caregivers: antecedents of depression and burden. Gerontologist 1989;29(2):159-65.

Pruchno RA, Michaels JE, e.a. Predictors of institutionalization among Alzheimer disease victims with caregiving spouses. Gerontologist 1990;45(6):259-66.

Rocca WA, Bonaiuto S, e.a. Prevalence of clinically diagnosed Alzheimer's disease and other dementing disorders: a door-to-door survey in Appignano, Macerta Province, Italy. Neurol 1990;40:626-31.

Roelands M. Dementie, epidemiologie en mantelzorg. Antwerpen: Stichting Welzijnszorg Provincie Antwerpen 1992.

Schulz R & Williamson GM. A 2-year longitudinal study of depression among Alzheimer's caregivers. Psychol Aging 1991;6(4):569-78.

Scott WK, Edwards KB, e.a. Risk of institutionalization among community long-term care clients with dementia. Gerontologist 1997;37(1):46-51.

Semple SJ. Conflict in Alzheimer's caregiving families: its dimensions and consequences. Gerontologist 1992;32:648-55.

Severson MA, Smith GE, e.a. Patterns and predictors of institutionalization in community-based dementia patients. J Am Geriatr Soc 1994;42:181-5.

Spruytte N, Audenhove Ch. Van, e.a. Als je thuis zorgt voor een chronisch ziek familielid. Onderzoek over de mantelzorg voor dementerende ouderen en voor psychiatrische patiënten. Leuven: Garant, 2000.

Stern Y, Tang MX, e.a. Predicting time to nursing home care and death in individuals with Alzheimer's disease. JAMA 1997;277(10):806-12.

Van Audenhove C & Lammertyn F. De zorg voor dementerende ouderen in Vlaanderen: Realisaties, knelpunten en voorstellen. Leuven: Acco 1995.

Vanden Boer L. Ouderen straks. Scenario's in het zorgaanbod voor ouderen. Brussel: CBGS 1992.

Vernooij-Dassen M, Felling A, e.a. Predictors of change and continuity in home care for dementia patients. Int J Geriat Psychiatr 1997;12:671-7.

Wright LK. Alzheimer's disease afflicted spouses who remain at home: can human dialectics explain the findings? Soc Sci Med 1994;38(8):1037-46.

Young RF, Kosloski K, e.a. Psychosocial factors in institutionalization of Alzheimer's patients. J Clin Gerontopsychol 1998;4(3):241-51.

Zarit SH, Todd PA, e.a. Subjective burden of husbands and wives as caregivers: a longitudinal study. Gerontologist 1986;26(3):260-6.

Zarit SH & Edwards AB. Family caregiving: research and clinical intervention. In: Woods RT (ed.). Handbook of the Clinical Psychology of Ageing (pp 333-58). New York: Wiley 1996.

Zarit SH, Gaugler JE, e.a. Useful services for families: research findings and directions. Int J Geriatr Psychiatr 1998;14:165-81.

16 Decubituspreventie en wisselhouding bij ouderen: theorie en praktijk

T. Defloor

Samenvatting

Uitgaande van de pathofysiologie van decubitus wordt in dit hoofdstuk wisselhouding als preventieve maatregel om decubitus te voorkomen onder de loep genomen. Uitgewerkt wordt hoe wisselhouding effectiever en efficiënter kan plaatsvinden door deze te combineren met drukreducerende maatregelen en materialen. Hierbij komen lighoudingen, zithoudingen, wisselliggingsschema's, matrassen en zitkussens aan bod.

Leerdoelen

Na bestudering van dit hoofdstuk kan de lezer:
- de relatie uitleggen tussen enerzijds druk en schuifkracht en anderzijds het ontstaan van decubitus;
- wisselhouding als preventieve maatregel introduceren vanuit de pathofysiologie van decubitus;
- uiteenzetten en motiveren hoe de effectiviteit van wisselhouding kan worden gemaximaliseerd;
- uiteenzetten en motiveren welke aanvullende maatregelen nodig zijn om de wisselliggingsfrequentie te kunnen verminderen van twaalf naar zes keer per 24 uur.

16.1 INLEIDING

Decubitus is een probleem dat weinig aandacht krijgt. Er wordt relatief weinig over gesproken en decubitusletsels worden vaak beschouwd als een door anderen veroorzaakt probleem waarvoor men niet verantwoordelijk is. Dat is een verrassende bevinding gezien de frequentie waarmee decubitus voorkomt en de hoge kosten waarmee de aandoening gepaard gaat, zowel in termen van pijn berokkend aan de patiënt als in termen van financiële belasting voor de maatschappij en patiënt.

De prevalentie van decubitus in de Belgische ziekenhuizen werd in 1998 geschat op 10,6% (Belgische Werkgroep voor Kwaliteitszorg ter Preventie van Decubitus 1998) en dit ondanks arbeidsintensieve en kostbare preventie. Internationaal worden vergelijkbare cijfers gesignaleerd. In studies waaraan minimaal 20.000 patiënten deelnamen, schommelden de prevalentiecijfers tussen 10,1 en 14% (Meehan 1994; Barczak e.a. 1997; Belgische Werkgroep voor Kwaliteitszorg ter Preventie van Decubitus 1998). In Nederland liggen de prevalentiecijfers van de academische ziekenhuizen binnen dezelfde spreiding. De algemene ziekenhuizen scoren met 23,3% echter hoger (Bours e.a. 1998). In de verpleeghuissector worden cijfers geciteerd tot meer dan 30% (7,3% en 32,4%) (Pinchcofsky e.a. 1986; Brandeis e.a. 1990; Wardman 1991; Burd e.a. 1992, 1994; Belgische Werkgroep voor Kwaliteitszorg ter Preventie van Decubitus 1998). De reeds van 1985 daterende stelling van de Nederlandse decubitusconsensus dat de uitspraak 'bij ons komt bijna geen decubitus voor' bij onderzoek niet blijkt op te gaan, blijft ook nu nog overeind staan.

Volgens het rapport van de Nederlandse Gezondheidsraad (1999) is decubitus verantwoordelijk voor minimaal 1,3% van de totale kosten van de Nederlandse gezondheidszorg en behoort het daarmee tot de eerste vier ziekten qua kosten die ermee gepaard gaan. Voor België zijn geen kostengegevens beschikbaar, maar decubitusprevalentiecijfers zijn in hoge mate vergelijkbaar met de Nederlandse situatie.

16.2 OORZAKEN VAN DECUBITUS

Decubitus is een degeneratieve verandering van het weefsel die wordt veroorzaakt door een zuurstoftekort ten gevolge van het collaberen van bloedvaten door weefselvervorming. Deze vervorming van het weefsel is het gevolg van een combinatie van druk en schuifkrachten (figuur 16-1) (Defloor 2000).

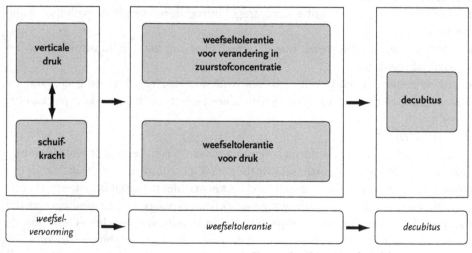

Figuur 16-1 Conceptueel model

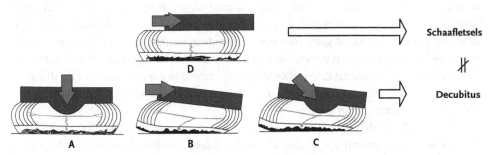

Figuur 16-2 Druk (A), schuifkracht (B), vervorming (C = A + B), frictie (D)

Druk kan worden omschreven als een kracht, een lading die loodrecht op het weefsel wordt uitgeoefend (figuur 16-2A). Welke druk een capillair kan doen collaberen is onduidelijk. Dit is afhankelijk van de druk in het bloedvat, de dikte van de bloedvatwand, de hoeveelheid vetweefsel aanwezig op de plaats waar de druk wordt uitgeoefend en de gezondheidstoestand van de persoon (Guttmann 1976).

Wanneer een kracht parallel aan het weefsel wordt uitgeoefend en deze groter is dan het kleefvermogen van de huid aan de onderlaag, zal de huid schuren over de onderlaag. En wanneer deze kracht – de frictiekracht – groot genoeg is of frequent wordt uitgeoefend, kunnen schaafletsels ontstaan (figuur 16-2B). Deze letsels worden dus niet veroorzaakt door een zuurstoftekort en zijn geen decubitusletsels. Preventieve maatregelen gericht op het opheffen van het zuurstoftekort ter hoogte van het weefsel zullen op dit soort letsels dan ook geen effect hebben. Alleen wanneer de kracht die parallel aan het weefsel wordt uitgeoefend kleiner is dan het kleefvermogen van de huid aan de onderlaag treedt een schuifkracht op (figuur 16-2B): het weefsel zal vervormen en er kan decubitus ontstaan (figuur 16-2C).

Of er al of niet decubitus optreedt is afhankelijk van een reeks van factoren die men kan rangschikken onder het begrip weefseltolerantie. Ze kunnen worden onderverdeeld in weefseltolerantie voor druk en in weefseltolerantie voor verandering in zuurstofconcentratie (Defloor 1996).

In welke mate de uitgeoefende druk decubitusletsels kan bewerkstelligen wordt beïnvloed door de drukverspreidende capaciteit van het weefsel. De vermindering van de drukverspreidende capaciteit van het weefsel wordt in verband gebracht met de toename van de leeftijd, dehydratatie, eiwit- en vitaminetekort en stress. Zolang de toevoer van zuurstof in de weefsels de behoeften dekt, ontstaat geen decubitus. Als echter hetzij de zuurstoftoevoer daalt, hetzij de zuurstofbehoefte van het weefsel toeneemt, kan een zuurstofgebrek ontstaan en neemt de kans op decubitus toe.

De weefseltolerantie voor verandering in zuurstofconcentratie zal medebepalend zijn of het zuurstofgebrek kan worden geneutraliseerd of niet. De weefseltolerantie voor verandering in zuurstofconcentratie omvat factoren als het gebruik van bèta-blokkers, langdurig proteïnetekort met oedeemvorming en tabaksmisbruik. Ook aandoeningen die gepaard gaan met een verminderd zuurstofaanbod, een vertraagde reactieve hyperemie en een versnelde vasculaire occlusie brengen een verhoogd risico van decubitus met zich mee. Voorbeelden van dergelijke aandoeningen zijn diabetes mellitus en pulmonaire aandoeningen. De zuurstofbehoefte van de cellen kan toenemen door temperatuurverhoging.

Het inzicht in de risicofactoren voor decubitus is nog zeer beperkt. De huidige stand van kennis is vooral gebaseerd op cross-sectioneel onderzoek en slechts in beperkte mate op longitudinaal onderzoek. Ook in de longitudinale studies doet zich het probleem voor dat preventieve maatregelen de resultaten beïnvloeden. De kenmerken van patiënten die ondanks preventieve maatregelen decubitus ontwikkelen zijn immers niet noodzakelijk dezelfde als die van patiënten die decubitus zouden ontwikkelen indien geen preventieve maatregelen genomen zouden worden.

16.3 PREVENTIEPRINCIPES

Decubitus voorkómen is belangrijk maar niet steeds eenvoudig te realiseren. De meest effectieve maatregelen beïnvloeden rechtstreeks de oorzaken van decubitus. Dergelijke maatregelen zullen de grootte en/of de duur van de druk en schuifkracht verminderen. Door middel van bijvoorbeeld visco-elastische matrassen, waterbedden, zandbedden, 'low-air-loss'-systemen wordt de grootte van de druk gereduceerd. Alternerende matrassen en wisselhouding daarentegen zijn gericht op het verminderen van de duur van druk (en schuifkracht).

Maatregelen die alleen de weefseltolerantie beïnvloeden kunnen slechts ondersteunende maatregelen zijn. Ze kunnen de kans op decubitus ietwat verminderen, maar het is twijfelachtig of ze bij hoogrisicopatiënten decubitus kunnen voorkomen.

16.4 WISSELHOUDING

Wisselhouding wordt algemeen beschouwd als een van de belangrijkste en meest effectieve maatregelen om decubitus te voorkomen. Door regelmatig patiënten in een andere houding te positioneren worden de punten waarop het lichaam steunt (de drukpunten) gewijzigd. Indien de houding voldoende frequent wordt gewijzigd en het zuurstoftekort ter hoogte van de weefsels dus niet te lang duurt, zal er waarschijnlijk nog geen irreversibele weefselschade optreden en in dat geval ontstaat er ook geen decubitus. Gezien de arbeidsintensieve aard van decubitus wordt wisselhouding aanbevolen als mogelijk preventieve maatregel bij hoogrisicopatiënten.

16.4.1 Historie

Dat wisselhouding belangrijk is in de preventie van decubitus is al lange tijd bekend. Robert Graves (1796-1853) schreef in 1848 in zijn *Clinical Lectures on the Practice of Medicine* dat decubitus kon worden voorkomen door regelmatige houdingsveranderingen (Sebastian 2000).

Reeds in 1955 raadde Guttman wisselhouding om de twee uur aan bij paraplegiepatiënten. Nochtans dateren de eerste onderzoeken naar het effect van de duur en intensiteit van druk op het ontstaan van decubitus pas van 1961 (Kosiak 1961) en de eerste drukmetingen werden uitgevoerd in 1965 (Lindan & Greenway 1965).

16.4.2 Klassieke frequentie van wisselhouding

De frequentie van wisselhouding bepaalt of deze preventieve maatregel effectief is en dus inderdaad leidt tot een daling van het voorkomen van decubitus. Klassiek wordt wisselhouding om de twee uur ('Panel for the Prediction and Prevention of Pressure Ulcers in Adults' 1992) of om de drie uur (Bakker 1992) aanbevolen.

In het internationale onderzoekscircuit naar decubitus circuleert het hardnekkige verhaal dat de keuze voor een 2-uursfrequentie terug te voeren is naar een verpleegeenheid met oorlogsslachtoffers ten tijde van de Tweede Wereldoorlog. De Britten situeren het in het 'East Grinstead Hospital' (Dealey 1997), maar enig Engels chauvinisme is hieraan waarschijnlijk niet vreemd. Op deze eenheid kregen twee militairen de opdracht alle patiënten te draaien. Eenmaal klaar mochten ze opnieuw beginnen. Het nam twee uur in beslag om alle patiënten te draaien. Of deze sage enige grond van waarheid heeft, is niet bekend, maar Xakellis e.a. berekenden in 1995 dat het gemiddeld 3,5 minuten duurt om een patiënt van houding te veranderen. Het draaien van alle patiënten op een afdeling van 32 bedden zou dan twee uur duren.

Over de noodzakelijke en juiste frequentie van wisselhouding bestaat echter zeer weinig onderzoek. Het eerste onderzoek naar wisselhouding dateert van 1962. Hierin vergeleken Norton, McLaren en Exton-Smith de decubitusincidentie tussen twee groepen gehospitaliseerde bejaarde vrouwen. De ene groep bestond uit 100 vrouwen die tijdens hun hospitalisatie gedurende een of meer perioden wisselhouding kregen. Hierbij kon het zowel gaan om wisselligging om de twee à drie uur, om wisselligging om de vier uur, als om wisselligging die twee-, drie- of viermaal per dag plaatsvond. De andere groep van 148 vrouwen ontving standaard preventieve zorg die hoofdzakelijk bestond uit massage met lokale applicaties zoals zeep en zinkcrèmes. De decubitusincidentie in de groep die wisselhouding kreeg bedroeg 9%, terwijl in de controlegroep 26% van de patiënten decubitus ontwikkelde. Op welke basis de verpleegkundigen beslisten welke patiënten voor wisselhouding in aanmerking kwamen, op welk(e) moment(en) tijdens hun hospitalisatie deze werd uitgevoerd en met welke frequentie de patiënten wisselhouding kregen, is helaas onduidelijk.

Een Medline-search voor de periode 1984 tot 1998, waarbij gebruik werd gemaakt van de trefwoorden 'pressure ulcer(s)' of 'pressure sore(s)' in combinatie met 'turn-ing' of 'repositioning', leverde 35 referenties op. In slechts één van deze onderzoeken werd het effect van wisselhouding op het ontstaan van decubitus bestudeerd. Knox, Anderson en Anderson (1994) vergeleken het effect van houdingsverandering na een uur, anderhalf uur en twee uur. Dit onderzoek werd uitgevoerd bij zestien gezonde ouderen, van wie elf met een blank huidtype en vijf met een donker huidtype. Zij werden gedurende twee uur in een houding gepositioneerd, daarna gedurende an-derhalf uur in een andere houding en ten slotte gedurende een uur in nog een andere houding. De gebruikte houdingen, waarvan de volgorde gerandomiseerd werd, waren rugligging, zijligging 90 graden rechts en zijligging 90 graden links. Temperatuur en kleurverandering van het huidoppervlak, contactdruk en pijn werden geregistreerd. De huidtemperatuur was na twee uur immobilisering meer toegenomen dan na een uur of na anderhalf uur. Qua contactdruk en kleur werden geen significante ver-schillen vastgesteld. De proefpersonen vonden het in dezelfde houding blijven liggen gedurende twee uur oncomfortabeler dan gedurende een uur of anderhalf uur. Door het beperkt aantal proefpersonen, de moeilijkheid om huidskleurveranderingen te detecteren bij personen met een donker huidtype en de korte duur van het onderzoek zijn de resultaten moeilijk te generaliseren.

Uit een gerandomiseerd klinisch experiment bij 838 geriatrische patiënten bleek dat het aantal decubitusletsels (blaarvorming, oppervlakkige en diepe decubituswon-den [EPUAP 1998, 1999]) kon worden verminderd door wisselligging om de twee uur en in nog sterkere mate door wisselhouding om de vier uur op een visco-elastische matras in combinatie met drukverlagende houdingen en een zitkussen (tabel 16-1) (Defloor 2000). Wisselligging om de drie uur bleek niet voldoende te zijn om decubitus te voorkomen. Dit heeft belangrijke consequenties voor de verpleegkundige zorg. Wanneer patiënten die op een niet-drukreducerende matras liggen niet om de twee uur wisselhouding krijgen, dag en nacht, zeven dagen op zeven, heeft het weinig zin om te opteren voor wisselhouding als preventieve maatregel. Men kan in dat geval beter kiezen voor andere maatregelen.

Het arbeidsintensieve karakter van wisselhouding maakt dat deze effectieve preventiemethode in de praktijk zelfs bij hoogrisicopatiënten weinig toegepast wordt. Het gemiddeld aantal risicopatiënten in de ziekenhuissector wordt geschat op 26-27% en in de verpleeghuissector 45-50% ('Belgische Werkgroep voor Kwaliteitszorg ter Preventie van Decubitus' 1998; Defloor 2000). Bij onderzoek van de 'Minimaal Verpleegkundige Gegevens' van 1990 bleek dat bij slechts 1,2% van de patiënten opgenomen in ziekenhuizen de houding in de loop van 24 uur minimaal negen keer werd veranderd (Evers 1995). Ook in prevalentiemetingen naar decubitus in het uz Gent (1997, 1998) werden slechts bij 1% van de patiënten wisselliggingen om de twee uur en bij 3,8% van de patiënten om de drie uur toegepast (De Schuijmer & Defloor 1999).

16.4.3 Wisselhouding in combinatie met drukreducerende maatregelen

De frequentie van wisselhouding bepaalt niet alleen of deze preventieve maatregel effectief is, maar ook of deze methode in praktijk haalbaar is en of ze effectief gebruikt zal worden.

Om van wisselhouding een vaker toegepaste methode te maken kan men de frequentie ervan verminderen. Dit kan alleen wanneer wisselhouding wordt gecombineerd met een aantal drukreducerende materialen en lichaamshoudingen (tabel 16-1), anders zou het preventieve effect verdwijnen. Decubitus is immers een functie van duur en grootte van de weefselvervorming: toename van de duur kan slechts worden gecompenseerd door een daling van de grootte van de weefselvervorming.

De grootte van de druk wordt onder andere bepaald door de houding van een patiënt en door de hardheid van de onderlaag. In de ene lichaamshouding is het contactoppervlak veel groter dan in de andere. Hoe groter het contactoppervlak is, hoe meer de druk kan worden verspreid en hoe lager die druk wordt. Ook de dikte en samendrukbaarheid van het weefsel waarop gesteund wordt, verschilt sterk van houding tot houding. De lichaamshouding bepaalt dus in belangrijke mate de mate waarin het weefsel wordt vervormd en dus de mate waarin de zuurstofvoorziening van het weefsel kan worden verstoord.

Tabel 16-1 Wisselhouding al of niet met drukreducerende maatregelen

Wisselligging om de 2 uur	Wisselhouding: * in bed — wisselligging om de 2 uur
of	* in de stoel — frequentere wisselhouding

Wisselligging om de 4 uur
+
Drukreducerende maatregelen
	Wisselhouding:
	* in bed
	— wisselligging om de 4 uur
	* in de stoel
	— frequentere wisselhouding
	
	Drukreducerende maatregelen:
	* in bed
	— lighoudingen
	  ~ semi-Fowler 30°
	  ~ zijligging 30°
	  ~ beperken van rechtopzittende houdingen
	  ~ buikligging
	— aangepast wisselhoudingsschema
	— zwevende hielen
	— visco-elastische matras
	* in de stoel
	— achteroverzittend + voeten op bankje
	— dik luchtkussen

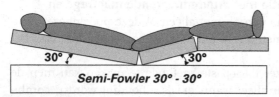

Figuur 16-3 Semi-Fowler-houding 30 graden

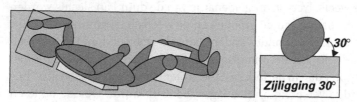

Figuur 16-4 Zijligging 30 graden

Semi-Fowler-houding

In een semi-Fowler-houding van 30° is de druk het laagst en dus het risico van decubitus het kleinst (Defloor 1997). In deze houding worden het hoofd- en het voeteneinde van het bed 30 graden omhoog getild (figuur 16-3). Het is een zeer ontspannende houding waarin de intensiteit van zowel de druk als de schuifkracht minimaal is.

Deze houding verdient in het kader van decubituspreventie dus duidelijk de voorkeur. Indien te verwachten valt dat een patiënt gedurende een langere tijd in dezelfde houding zal moeten blijven liggen, is deze semi-Fowler-houding het meest aangewezen.

Zijligging 30°

Klassiek wordt een patiënt in volledige zijligging (90°) gepositioneerd. Het lichaam steunt dan ter hoogte van het bekken op de trochanter. Het contactoppervlak is klein en de weefselmassa is er beperkt. De hoge druk kan slechts minimaal worden verspreid zodat de kans op decubitus groot is.

De laagste druk in zijligging wordt gemeten in een 30°-houding. Het contactoppervlak ter hoogte van het bekken is dan groter dan in zijligging 90°. De weefselmassa ter hoogte van het contactoppervlak is dikker, waardoor de druk beter kan worden opgevangen en verspreid worden. In zijligging 30° wordt de patiënt gedraaid in een hoek van 30° met de matras en wordt in de rug ondersteund met een kussen dat een hoek van 30° vertoont (figuur 16-4). Belangrijk is dat de bilnaad niet steunt op de matras. Het onderste been wordt minimaal gebogen ter hoogte van de heup en de knie, terwijl het bovenste been achter het onderste wordt gelegd met een flexie van 30°

ter hoogte van de heup en 35° ter hoogte van de knie (Garber, Campion & Krouskop 1982).

Het slechts gedeeltelijk draaien van een patiënt tot een 30°-houding heeft een aantal bijkomende voordelen. Deze handeling kan meestal worden uitgevoerd door één verpleegkundige, terwijl het goed positioneren van een patiënt in 90° vaak twee verpleegkundigen vereist en heel wat inspanning kost. Het comfortabel positioneren kan plaatsvinden door middel van kussens. Essentieel is dat wordt gecontroleerd of het sacrum drukvrij is. De hand moet kunnen worden geplaatst tussen de onderlaag en het sacrum en de bilnaad moet vrij liggen.

Door het gebruik van een afgetopt 30°-zijliggingskussen kan de patiënt de arm iets naar achteren laten steunen op het kussen. Zo kan de schoudergordel in een rechte lijn liggen, waardoor het ligcomfort van de patiënt toeneemt. Het kussen zelf dient een iets grotere hoek (circa 40°) te hebben omdat het wordt ingedrukt door het gewicht van de patiënt. Uiteindelijk moet de patiënt, ondersteund door het kussen, liggen in een hoek van 30° met de matras.

Rechtop zitten in bed beperken

Hoe meer het hoofdeinde van het bed omhoog wordt gebracht, hoe kleiner het contactoppervlak wordt en hoe meer de druk dus toeneemt (Sideranko e.a. 1992). In een 90° rechtopzittende houding is de druk het grootst: het drukoppervlak is dan immers het kleinst, wat resulteert in een hoge druk en dus een grotere kans op het ontstaan van decubitus.

Indien een patiënt in bed rechtop gezet dient te worden – bijvoorbeeld bij de maaltijd – geniet een halfzittende houding (60°) de voorkeur. In een halfzittende en rechtopzittende houding is er gevaar dat grote schuifkrachten optreden. Dit risico kan men beperken door het gebruik van een voetenplank en door een patiënt eventjes links en rechts te kantelen of te liften nadat hij in een dergelijke houding is gezet.

Buikligging: soms een alternatief

In de verpleegkundige praktijk wordt buikligging (figuur 16-5) zelden gebruikt. Toch is de druk in deze houding zeer laag en ongeveer vergelijkbaar met de druk in semi-Fowler-houding. Buikligging wordt als comfortabel ervaren op de nieuwe generatie van zachtere, drukreducerende matrassen. Dit is niet steeds het geval op een hardere ziekenhuismatras. Het positioneren van een patiënt in buikligging vraagt wel een grotere inspanning en vereist vaak de aanwezigheid van twee verpleegkundigen.

Buikligging valt niet alleen te overwegen bij die patiënten die gewoon zijn in buikligging te slapen, maar ook bij die patiënten met decubitus ter hoogte van de drukpunten in rugligging.

Buikligging kan worden gecombineerd met een ventrolaterale vorm van zijligging 30°. Een klein kussen wordt onder de thorax geplaatst. De heupkam komt dan

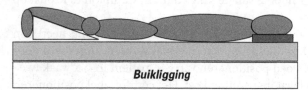

Figuur 16-5 Buikligging

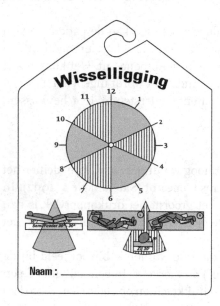

Figuur 16-6 Wisselliggingsklok

drukvrij te liggen. De drukpunten in deze vorm van ventrolaterale zijligging 30° zijn verschillend met die in de hiervoor beschreven dorsolaterale zijligging 30°.

Aangepast wisselliggingsschema

In een traditioneel schema volgt zijligging rechts op rugligging en wordt nadien gevolgd door zijligging links. Dit is geen ideaal schema omdat een patiënt hierbij te vaak in zijligging wordt gelegd terwijl juist in deze houding de druk zeer groot is. Een patiënt zou dus zoveel mogelijk in rugligging moeten worden gepositioneerd.

Een schema dat hiermee rekening houdt is: semi-Fowler 30° – zijligging 30° links – semi-Fowler-houding 30° – zijligging 30° rechts (figuur 16-6).

Een nog nader te onderzoeken idee is om zijligging minder lang te laten duren dan rugligging. Mogelijk kan zo het risico van decubitus verder worden beperkt. Tot op heden zijn hierover nog geen gegevens bekend.

Zwevende hielen

De techniek van 'zwevende hielen' kan decubitus ter hoogte van de hielen in belangrijke mate voorkomen. De onderbenen worden op een kussen gelegd dat reikt van aan de knieholte tot juist voor de hielen en waarbij de hielen de onderlaag niet raken: de hielen zijn dus drukvrij. Het is belangrijk dat het gehele onderbeen wordt ondersteund, anders kunnen knieproblemen ontstaan.

Matras

Drukreducerende matrassen kunnen alleen de druk verminderen door het contactoppervlak (het oppervlak waarop de patiënt ligt) te vergroten. Matrassen die het contactoppervlak verkleinen (bijvoorbeeld door er blokken uit te halen), verkleinen het drukoppervlak waardoor dus de druk toeneemt. Visco-elastische foammatrassen vergroten het contactoppervlak en kunnen de druk reduceren tot 20 à 30% in vergelijking met een standaard niet-drukreducerende matras. Zelfs dan is deze drukreductie echter nog onvoldoende groot om wisselhouding bij risicopatiënten overbodig te maken (Defloor 2000). Wel kan de frequentie waarmee wisselhouding moet worden toegepast worden verminderd.

Het gebruik van een visco-elastische foammatras in combinatie met drukverlagende houdingen maakt het mogelijk de frequentie van wisselhouding te verlagen tot een frequentie van om de vier uur. Zelfs dan is het preventieve effect groter dan bij wisselhouding om de twee uur op een niet-drukreducerende matras. In een onderzoek bij 761 geriatrische patiënten met een hoog decubitusrisico ontwikkelden 14,3% van de patiënten die wisselhouding om de twee uur kregen decubitusletsels, terwijl bij slechts 3% van de patiënten die wisselhouding om de vier uur kregen in combinatie met een drukverlagende matras decubitusletsels ontstonden (Defloor 2000).

Het geven van wisselhouding om de vier in plaats van om de twee uur is minder arbeidsintensief en dus in praktijk veel gemakkelijker te realiseren. Het vergt minder inspanning van de verpleegkundige en belast de patiënt minder. De patiënt wordt minder gestoord in zijn nachtrust. Het om de twee uur van houding moeten veranderen kan immers door sommige patiënten als belastend worden ervaren.

Xakellis e.a. (1995) berekenden de kosten van verschillende preventieve methoden. Wisselhouding kwam naar voren als een arbeidsintensieve en dus kostbare methode. Omdat het gemiddeld 3,5 minuten duurt om een patiënt van houding te veranderen kan men op basis van deze cijfers berekenen dat het overschakelen van wisselhouding om de twee uur naar wisselhouding om de vier uur een dagelijkse tijdsbesparing van 19,5 minuten per patiënt betekent. Voor een afdeling met 30 patiënten van wie 45% risicopatiënten ('Belgische Werkgroep voor Kwaliteitszorg ter Preventie van Decubitus' 1998; Defloor 2000) zou deze overschakeling een dagelijkse besparing van meer dan vier uur betekenen. Een visco-elastische matras van ongeveer

440 euro zou dan op basis van een gemiddeld uurloon van 11,5 euro[1] na minder dan vier maanden gerecupereerd zijn. Bovendien zou het aantal decubitusletsels lager liggen dan voorheen, wat ook een besparing zou betekenen. Haalboom (1991) schatte immers de kosten van behandeling op 60,35 tot 79,41 euro per patiënt per dag.

16.4.4 Wisselhouding en wisselligging

Opvallend is dat wisselhouding zich vaak beperkt tot wisselligging. Patiënten worden van houding veranderd zolang ze in bed blijven liggen. Wanneer ze rechtop in een stoel mogen zitten worden geen verdere maatregelen meer genomen om decubitus te voorkomen. Toch is de druk in zittende houding veel hoger dan in liggende houding en is er een groot decubitusrisico (Defloor & Grypdonck 1998). Bovendien zitten patiënten vaak gedurende lange tijd achtereen in dezelfde stoel.

Wisselhouding dient dan ook plaats te vinden tijdens het zitten, zelfs met een hogere frequentie dan tijdens liggen ('Panel for the Prediction and Prevention of Pressure Ulcers in Adults' 1992). Terwijl tijdens het liggen op een niet-drukreducerende matras wisselhouding om de twee uur wordt aanbevolen, zou wisselhouding frequenter, bijvoorbeeld om het uur, moeten plaatsvinden tijdens het zitten in een stoel. Bij rolstoelpatiënten worden nog hogere frequenties aanbevolen ('Panel for the Prediction and Prevention of Pressure Ulcers in Adults' 1992).

Ook bij de zithouding kan het risico van decubitus worden beperkt door de druk te reduceren door middel van aangepaste zithoudingen en kussens.

Zithouding

De zithouding die gepaard gaat met de laagste druk en dus het geringste decubitusrisico is een achteroverzittende houding met de benen steunend op een bankje (figuur 16-7) (Defloor & Grypdonck 1998). Het contactoppervlak is het grootst en de druk het laagst in vergelijking met andere zithoudingen. Belangrijk is dat de hielen niet steunen op het bankje omdat dan de druk ter hoogte van de hielen zou toenemen waardoor op die plaats decubitus kan ontstaan. Het achteroverkantelen van de rugleuning heeft als nadeel dat patiënten moeilijker zelfstandig uit de stoel op kunnen staan.

Indien de stoel niet achterovergekanteld kan worden is de druk het laagst in een rechtopzittende houding met de voeten op de grond (figuur 16-8) (Defloor & Grypdonck 1998). Een bankje wordt liever niet gebruikt omdat het gewicht van de benen voor een deel wordt overgebracht naar de zitbeenknobbels en de druk daar dus toeneemt. Wel is het risico van onderuitglijden groter in een rechtopzittende houding.

---

1. Bruto-uurloon van een beginnend verpleegkundige in de geriatrische sector, rekening houdend met extra vergoedingen.

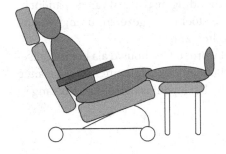

Figuur 16-7 *Achteroverzittende houding met voeten op een bankje*

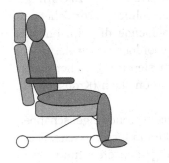

Figuur 16-8 *Rechtopzittende houding met voeten steunend op de grond*

Het gebruik van de armleuningen kan helpen de houding te stabiliseren.

Het minimaal om de twee uur controleren van de zithouding van de patiënt en het corrigeren van schuinzakken en onderuitglijden, zou onderdeel moeten zijn van elk decubituspreventiebeleid: onderuitglijden doet immers de druk erg toenemen. Om onderuitglijden te voorkomen wordt het beste de achteroverzittende houding met bankje gebruikt. Een stoel waarbij de zitting iets naar achteren helt, kan onderuitglijden helpen voorkomen. Bij onvoldoende zitdiepte is er geen aanvullende ondersteuning door de bovenbenen. Hierdoor is er niet alleen een verlies aan stabiliteit en een grotere kans op onderuitglijden of schuinzakken, maar wordt ook het contactoppervlak kleiner en neemt de druk dus weer toe.

Ook schuinzakken gaat gepaard met een verhoogde druk. Om dat te voorkomen kunnen tussen de patiënt en de armleuningen (hoofd)kussens worden geplaatst, of kunnen speciale positioneringskussens (bijvoorbeeld boemerang- of cilindervormig) worden gebruikt. Het gebruik van de armleuningen heeft een zeer beperkt drukverminderend effect maar kan helpen de houding te stabiliseren.

Rechtop zitten op een stoel gaat gepaard met een hoge druk die vergelijkbaar is met de druk tijdens schuinzakken. Het stoeloppervlak is klein en de zitting van de stoel is hard. Het is daarom gewenst dat patiënten zo kort mogelijk op een stoel zitten omdat het decubitusrisico in die periode zeer groot is. Terwijl de zitduur in een fauteuil al korter moet zijn dan die in een lighouding, moet de zitduur op een gewone stoel nog veel korter zijn. Het als vorm van wisselhouding installeren van de patiënt in een leunstoel nadat hij een tijdje op een gewone stoel heeft gezeten, brengt weinig soelaas aangezien de drukpunten ongeveer dezelfde zijn.

Het rechtop laten zitten in een stoel kan niet worden beschouwd als het mobiliseren van de patiënt. Actieve mobilisering waarbij patiënten vanuit zittende in staande houding worden gebracht (of geholpen worden bij het lopen) is dan ook van belang in het kader van decubituspreventie.

Drukreducerende kussens

Bij patiënten die rechtop in een leunstoel zitten reduceren dikke 'zakvormige' luchtkussens (het luchtcompartiment bestaat hierbij uit één volume) de druk het best (Defloor & Grypdonck 1997). Luchtkussens moeten voldoende dik zijn om een 'bottoming-out'-effect te voorkomen. Wanneer dit zich voordoet, wordt de patiënt namelijk niet langer ondersteund door het kussen, maar steunt hij op het onderliggende oppervlak waardoor een hoge maximumdruk kan ontstaan (Krouskop e.a. 1986). Dit risico bestaat vooral bij dunne luchtkussens.

Visco-elastische foamkussens hebben eveneens drukreducerende eigenschappen die bij de rechtopzittende patiënt vergelijkbaar zijn met die van luchtkussens. Foam heeft echter een vormgeheugen en zal dus bij onderuitglijden en schuinzakken proberen zijn oorspronkelijke vorm weer aan te nemen. Hierdoor ontstaan tractiekrachten waardoor de druk en de schuifkracht toenemen. Bij een luchtkussen is dit in veel mindere mate het geval: lucht heeft immers in tegenstelling tot foam geen vormgeheugen. Bij vervorming van het kussen door schuinzakken of onderuitzakken blijft de druk op een luchtkussen laag, dit in tegenstelling tot bij een visco-elastisch kussen. Dit maakt visco-elastische foamkussens alleen bij patiënten die stabiel kunnen zitten een goede keuze.

Het waterkussen heeft ook een drukreducerend effect, maar het veroorzaakt een instabiele zithouding en is daarom een minder goede keuze in het kader van decubituspreventie.

16.4.5 Mechanische wisselligging

Het gebruik van kussens onder de matras die afwisselend worden opgeblazen om op mechanische wijze de patiënt wisselligging te geven, is niet aan te bevelen. Bij het opblazen van een kussen wordt een patiënt in gedeeltelijke zijligging gebracht. Tezelfdertijd ontstaat echter een grote schuifkracht doordat de patiënt wegglijdt naar de zijkant van het bed. Bovendien blijft hierbij het sacrum op de matras steunen en is dus de verticale druk ook niet opgeheven. Het decubitusrisico blijft aanwezig en kan zelfs nog groter worden.

Bij het gebruik van breedcellige alternerende matrassen daalt de incidentie van decubitus. Deze werkwijze is veel minder arbeidsintensief dan wisselhouding. De aanschafkosten bij een alternerende matras zijn veel hoger dan die bij een druk-reducerende matras. Alternerende matrassen zijn minder comfortabel en vereisen regelmatige controle en onderhoud. Of wisselhouding en het gebruik van alterneren-de matrassen de decubitusincidentie al dan niet in gelijke mate reduceren, is niet bekend en is onderwerp van lopend onderzoek.

16.5 BESLUIT

Wisselhouding is een bijzonder effectieve wijze om decubitus te voorkomen. Wisselhouding om de vier uur in combinatie met drukreducerende zit- en lig-houdingen en het gebruik van een visco-elastische matras en een luchtkussen vormen de beste manier om het risico van decubitus te verminderen.

LITERATUUR

Bakker H. Herziening consensus decubitus (1e druk). Utrecht: CBO 1992.

Barczak CA, Barnett RI, Childs EJ & Bosley LM. Fourth national pressure ulcer prevalence survey. Adv Wound Care 1997;10:18-26.

Belgische Werkgroep voor Kwaliteitszorg ter Preventie van Decubitus. Decubitus en zijn kwali-teitsindicatoren. Resultaten nationale audit 4 juni 1998 en vergelijking 1995-'96-'97-'98. Brussel: Belgisch Ministerie van Volksgezondheid en Leefmilieu 1998.

Bours GJJW, Halfens RJG & De Winter A. Landelijk prevalentieonderzoek decubitus. Maastricht: Universiteit Maastricht, sectie Verplegingswetenschap 1998.

Brandeis GH, Morris JN, Nash DJ & Lipsitz LA. The epidemiology and natural history of pressure ulcers in elderly nursing home residents. JAMA 1990;264:2905-9.

Burd C, Langemo DK, Olson B, Hanson D, Hunter S & Sauvage T. Skin problems: epidemiology of pressure ulcers in a skilled care facility. J Gerontol Nurs 1992;18:29-39.

Burd C, Olson B, Langemo D, Hunter S, Hanson D, Osowski KF & Sauvage T. Skin care strate-gies in a skilled nursing home. J Gerontol Nurs 1994;20:28-34.

CBO. Consensus preventie decubitus. Utrecht: CBO 1985.

De Schuijmer J & Defloor T. Vergelijking resultaten prevalentiestudies decubitus 1997-1998. Gent: UZ Gent 1999.

Dealey C. Managing pressure sore prevention. Dinton: Mark Allen 1997.

Defloor T. Weefseltolerantie en het risico op decubitus. Verpleegkunde 1996;11:131-42.

Defloor T. Het effect van de houding en de matras op het ontstaan van drukletsels. Verpleeg-kunde 1997;12:140-9.

Defloor T. Drukreductie en wisselhouding in de preventie van decubitus. Proefschrift Sociale Wetenschappen: Medisch-Sociale Wetenschappen Universiteit Gent. Gent, 2000.

Defloor T & Grypdonck M. Anti-decubituskussens, drukvermindering of toch niet? Hospitalia 1997;41:18-24.

Defloor T & Grypdonck M. Het belang van zithouding en drukreducerende kussen in het ont-staan van drukletsels. Verpleegkunde 1998;13:185-94.

EPUAP. Pressure ulcer prevention guidelines. EPUAP review 1998;1:7-8.

EPUAP. Pressure ulcer treatment guidelines. 1999.

Evers GCM, Pluymers I & Sermeus W. Indicatiecriteria voor wisselhouding ter preventie van decubitus bij Belgische ziekenhuispatiënten. Nieuws over Ziekenhuisregistratiesystemen 1995;2-3.

Garber SL, Campion LJ & Krouskop TA. Trochanteric pressure in spinal cord injury. Arch Phys Med Rehabil 1982;63:549-52.

Gezondheidsraad. Decubitus (1999/23e druk). Utrecht: Gezondheidsraad 1999.

Guttman L. The problem of treatment of pressure sores in spinal paraplegics. Br J Plastic Surg 1955;8:196-213.

Guttmann L. The prevention and treatment of pressure sores. In: Kenedi RM, Cowden JM & Scales JT (Eds). Bedsore Biomechanics (pp 153-9). Baltimore: University Park Press 1976.

Haalboom JR. De kosten van decubitus. Ned Tijdschr Geneeskd 1991;135:606-10.

Knox DM, Anderson TM & Anderson PS. Effects of different turn intervals on skin of healthy older adults. Adv Wound Care 1994;7:48-54.

Kosiak M. Etiology of decubitus ulcers. Arch Phys Med Rehabil 1961;42:19-29.

Krouskop TA, Williams R, Noble P & Brown J. Inflation pressure effect on performance of air-filled wheelchair cushions. Arch Phys Med Rehabil 1986;67:126-8.

Lindan O & Greenway R. Pressure distribution on the surface of the human body. Arch Phys Med Rehabil 1965;46:378-85.

Meehan M. National pressure ulcer prevalence survey. Adv Wound Care 1994;7:27-30-6.

Norton D, McLaren R & Exton-Smith AN. An investigation of geriatric nursing problems in hospital. New York: Churchill Livingstone 1975.

Panel for the Prediction and Prevention of Pressure Ulcers in Adults. Pressure ulcers in adults: prediction and prevention. Clinical practice guideline number 3. Rockville: Agency for Health Care Policy and Research, Public Health Service, US Department of Health and Human Services, AHCPR 1992; Publication No. 92-0047.

Pinchcofsky Devin GD & Kaminski MVJ. Correlation of pressure sores and nutritional status. J Am Geriatr Soc 1986;34:435-40.

Sebastian A. Robert Graves (1796-1853). In: Sebastian A (Ed). A dictionary of the history of medicine. New York: The Partenon Publishing Group, 2000.

Sideranko S, Quinn A, Burns K & Froman RD. Effects of position and mattress overlay on sacral and heel pressures in a clinical population. Res Nurs Health 1992;E15:245-51.

Wardman C, Waterlow N. Nurs Times 1991;87(13):74-8.

Xakellis GC, Frantz R & Lewis A. Cost of pressure ulcer prevention in long-term care. J Am Geriatr Soc 1995;43:496-501.

17 Familiale problematiek in de ouderenzorg

L. Van de Ven

Samenvatting

In een kwalitatief hoogstaande ouderenzorg is een goed uitgewerkte familiebegeleiding noodzakelijk. Hierbij staat het welzijn van de oudere, van zijn naaste familieleden (of andere voor hem belangrijke personen) en ook van de hulpverlener zélf centraal. Om een familie goed te begeleiden is het nodig om belangrijke zaken uit de familiale geschiedenis te kennen. Daarnaast dient de hulpverlener op de hoogte te zijn van de stress die de zorg voor een hulpbehoevende ouder met zich meebrengt, alsook van het feit dat men bij veel familieleden kan spreken van een anticiperend rouwproces. Bij de begeleiding van de familie gaat het – naast het inwinnen van informatie – vooral om het verstrekken van voldoende informatie, het verlagen van de communicatiedrempel, het luisteren naar het verhaal van de familie en het herkennen en opvangen van rouwreacties.

Leerdoelen

De hieronder geformuleerde stellingen geven de teneur van de tekst weer. Leerdoelen zijn in dit kader evenzeer attitudes ten opzichte van familieleden van ouderen:

■ in een goed uitgewerkte ouderenzorg zal de professionele hulpverlener naast de zorg voor de patiënt voldoende aandacht hebben voor het welbevinden van diens familieleden;

■ om te begrijpen wat zich in een familie afspeelt, is voldoende kennis van de familiale geschiedenis noodzakelijk;

■ de stress waaronder familieleden van thuiswonende verzorgingsbehoevende ouderen gebukt gaan, is vaak niet gering en hiermee dient rekening te worden gehouden binnen de discussie omtrent een eventuele institutionalisering;

■ bij familieleden van ernstig zieke ouderen is vaak sprake van een anticiperend rouwproces, waarbij een deskundige begeleiding is aangewezen.

17.1 INLEIDING

Het begeleiden van mensen is in vele gevallen geen eenvoudige opdracht. De kwaliteit van de begeleiding valt bovendien moeilijk te meten: het gaat hierbij vaak om subtiele aspecten van de communicatie. Kleine, nauwelijks meetbare zaken die voor de hulpverlener bijkomstige details lijken, kunnen voor de patiënt en zijn familie een grote betekenis hebben.

Casus

Op de dag dat zijn vader een niet ongevaarlijke chirurgische ingreep heeft ondergaan, vraagt meneer V. aan een verpleegkundige informatie omtrent het verloop van de operatie en de toestand van de patiënt. De jonge verpleegkundige antwoordt vriendelijk dat zij niets kan zeggen omdat ze net terug is na het weekend en gaat vervolgens ijverig verder met haar werkzaamheden. Meneer V., die zelf verpleegkundige is, weet uit eigen ervaring heel goed dat verpleegkundigen op alle mogelijke uren van de week 'uit weekend kunnen komen', maar nu staat hij verbijsterd als aan de grond genageld.

Niemand zal de verpleegkundige uit dit voorbeeld een grove beroepsfout aanrekenen, maar iedereen zal, zeker wanneer hij aan de andere kant van de gezondheidszorg staat, pijnlijk beseffen hoezeer hier de betrokken persoon alleen gelaten wordt met zijn bezorgdheid en angst.

In dit hoofdstuk ligt de klemtoon op het omgaan met en de begeleiding van familieleden van ouderen. In de eerste paragraaf wordt geargumenteerd waarom de familiebegeleiding een essentiële opdracht is voor elke hulpverlener in de ouderenzorg. Vervolgens wordt dieper ingegaan op de familiale geschiedenis en de impact ervan op de actuele verhoudingen. Daarna worden de lotgevallen van families belicht van wie één lid oud en hulpbehoevend is. Ten slotte komt de begeleiding van de familie aan bod, waarbij verschillende aandachtspunten worden besproken die voor de professionele hulpverlener van belang zijn. De meeste van deze aandachtspunten, indien niet uitdrukkelijk anders vermeld, hebben betrekking op alle terreinen waarbinnen de hulpverlener werkzaam is: de thuiszorg, het ziekenhuis (geriatrie en gerontopsychiatrie), het verzorgingshuis en/of verpleeghuis, de serviceflat, het activiteitencentrum, enzovoort.

17.2 DE DRIEHOEK VAN HET WELBEVINDEN

Hulpverlening kan worden gezien als een continue interactie tussen drie partijen: de patiënt (bewoner), de familie en de hulpverlener (de organisatie). De kwaliteit van deze interacties speelt een belangrijke rol in het welbevinden van de betrokken partijen in het kader van de zorg of de begeleiding, hetgeen op een schematische wijze kan worden weergegeven door de 'driehoek van het welbevinden' in figuur 17-1.

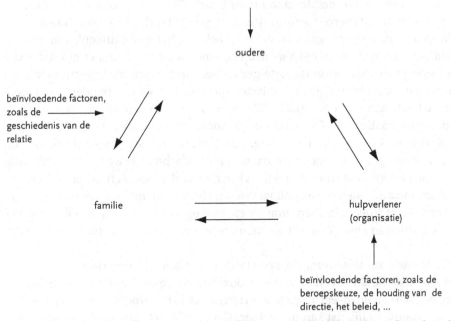

beïnvloedende factoren, zoals levensloop, persoonlijkheid, de aard van de ziekte, omgevingsfactoren, ...

oudere

beïnvloedende factoren, zoals de geschiedenis van de relatie

familie

hulpverlener (organisatie)

beïnvloedende factoren, zoals de beroepskeuze, de houding van de directie, het beleid, ...

Figuur 17-1 De 'driehoek van het welbevinden': de wederzijdse beïnvloeding van oudere, familie en hulpverlener

Terloops kan worden opgemerkt dat het schema in figuur 17-1 ook het belang benadrukt van een goede zorg voor de hulpverlener (waarbinnen ook een goede zelfzorg van deze hulpverlener moet worden begrepen).

Kortom, hoe rigider men stelt dat de oudere en de oudere álléén centraal staat, hoe meer men het risico loopt dat men geen recht doet aan de belangen van deze patiënt of bewoner.

Casus

Meneer M. van 75 jaar oud woont nog alleen. Een beginnende dementering brengt zijn zelfstandigheid evenwel in het gedrang, zodat zijn jongste dochter besluit haar vader bij zich in huis te nemen. De toenemende invalidering van meneer M., met soms uitgesproken gedragsstoornissen, brengt in het gezin van de dochter heel wat spanningen teweeg. De 17-jarige jongste kleinzoon, een veelbelovende leerling, lijdt erg onder deze situatie: terwijl hij voordien bijna in elk vak uitblonk, komt hij nu thuis met drie zware onvoldoendes op zijn rapport. Deze schoolresultaten geven op hun beurt aanleiding tot de nodige spanningen in het gezin... die uiteraard ook hun weerslag hebben op meneer M.

Alle betrokkenen uit bovenstaande casus verdienen onze aandacht: voor de hulpverlener is het welzijn van de kleinzoon even belangrijk als dat van diens grootvader, 'onze' patiënt. Nog scherper geformuleerd: de gehele familie is 'onze' patiënt.

Wanneer we dieper ingaan op de 'driehoek van het welbevinden', kan worden gesteld dat sociale steun in het algemeen en emotionele steun in het bijzonder van groot belang zijn voor het welzijn, de gezondheid en het optimaal functioneren van ouderen. Zo spelen bevredigende contacten met kinderen en kleinkinderen een grote rol in het subjectieve welbevinden. Wanneer er daarentegen vooral sprake is van conflictueuze relaties met de naaste familieleden, ziet men nogal eens een toename van psychische klachten bij de oudere. Een lineaire verklaring voor dit fenomeen (minder bevredigende contacten en daarom meer klachten) is wellicht té eenvoudig en ongenuanceerd. In de meeste gevallen kan men veeleer spreken van een 'circulaire causaliteit', waarbij men in een spiraal van wegebbende steun en toenemende klachten terechtkomt (meer klachten, minder steun, nog meer klachten; minder steun of meer behoefte aan steun of angst om steun te verliezen, meer klachten, nog minder steun).

Emotionele ondersteuning door een familielid of een andere vertrouwenspersoon kan de weerbaarheid van een individu ten opzichte van de confrontatie met stressoren verhogen. Een van de meest uitgesproken stressoren is het overlijden van een geliefde persoon, voornamelijk dat van de partner. Gedurende het rouwproces dreigen heel wat rouwende ouderen, onder meer door depressiviteit, in een sociaal isolement terecht te komen. Het gevaar voor vereenzaming neemt toe, ook omdat de rouwende door sommige mensen uit zijn omgeving meer en meer gemeden wordt. Vooral voor alleenstaande oudere vrouwen lijkt er weinig plaats in onze 'partnermaatschappij'. Weduwen ondervinden nogal eens een duidelijke terugval wat betreft contacten met 'oude vrienden'.

Een adequate sociale steun is in de rouwverwerking derhalve van groot belang. Deze steun is vooral efficiënt als hij wordt gesitueerd binnen een relatie met een vertrouwenspersoon, of binnen het kader van een goede relatie met de kinderen. De houding van de weduwe/weduwnaar zelf speelt hierbij overigens een belangrijke rol. De meest succesvolle aanpassing aan de afwezigheid van de partner wordt gekenmerkt door een actieve houding in het verzorgen van relaties en door een cognitieve herstructurering van idealen rondom intimiteit. Men leert de tederheid en de geborgenheid, die velen voorheen van de echtgenoot ontvingen, in een andere vorm te zoeken bij andere personen. Aan de behoefte aan intimiteit, aan fysieke genegenheid, wordt tegemoetgekomen door het omhelzen van kinderen en vrienden, het knuffelen van kleinkinderen, enzovoort. Het bezitten van een relationele competentie is dus noodzakelijk: het gaat hierbij immers om de vaardigheden van een persoon tot het aangaan, ontwikkelen en onderhouden van wederzijds bevredigende relaties. De geborgenheid van het huwelijk heeft plaatsgemaakt voor een appreciatie van de 'nieuwe' vrijheid en zelfstandigheid.

Ten slotte kan men ook gewag maken van de belangrijke invloed van het sociale netwerk op de gezondheid. Een tekort aan sociale contacten kan een goede indicator zijn voor gezondheidsproblemen bij ouderen. Toch kan het tegenovergestelde niet zonder meer voor waarheid worden aangenomen: een groot aantal contacten is immers geen garantie voor daadwerkelijke ondersteuning. Niet de kwantiteit is immers van belang, maar wel de kwaliteit (vertrouwen, begrip, emotionele warmte). Er is overigens een duidelijk verband tussen subjectieve beoordeling van de gezondheidstoestand en de tevredenheid met de ontvangen sociale steun, ongeacht de mate van deze ondersteuning. Het effect van de steun vermindert als deze de afhankelijkheidsgevoelens bij de oudere doet toenemen. De geschiedenis van de relatie tussen de ondersteuner(s) en de oudere heeft hierop uiteraard een belangrijke invloed.

Wat zich afspeelt in de 'driehoek van het welbevinden' is uiteraard ook belangrijk voor de familieleden. De wijze waarop de zoon afscheid neemt van zijn vader, de manier waarop zij de laatste jaren of maanden met elkaar zijn omgegaan, heeft niet alleen belang voor de actuele gemoedstoestand van de zoon, maar zal ook (soms in grote mate) de herinnering aan zijn vader kleuren. Conflictueuze relaties blijven hun invloed uitoefenen, ook nadat één partij is overleden.

De kwaliteit van de begeleiding van familieleden door de hulpverlener kan voor eerstgenoemden een grote betekenis hebben. Familiebegeleiding is dan ook een vorm van preventieve gezondheidszorg waarbij de professionele hulpverlener, vaak meer dan hij zelf beseft, invloed kan uitoefenen op het toekomstige welzijn (en de toekomstige gezondheid) van de familieleden van de oudere.

17.3 DE FAMILIALE GESCHIEDENIS

Om te kunnen begrijpen wat zich afspeelt in de interactionele driehoek 'ouderefamilie-hulpverlener' is het aangewezen om zicht te verkrijgen op de geschiedenis van de betrokken familie. In deze geschiedenis zijn er gebeurtenissen of perioden aan te duiden die belangrijk zijn om de evolutie van de familie en de huidige toestand (beslissingen, conflicten, knelpunten, enzovoort) te begrijpen. De lijst van deze fenomenen is uiteraard bijzonder lang: soms dient men zelfs enkele generaties terug te gaan om enigszins te begrijpen waarom de dingen nu zijn zoals ze zijn. We beperken ons hier evenwel tot enkele betekenisvolle familiale gebeurtenissen die optreden wanneer kinderen volwassen worden of zijn: deze geven meestal een goed beeld van de onderlinge relaties.

17.3.1 De kinderen gaan het huis uit

Het volwassen zijn van de kinderen weerspiegelt zich in vele gevallen uiterlijk in het weggaan uit het oorspronkelijk gezin. Voor sommige ouderen is dit moeilijk te accepteren omdat zijzelf vroeger (in het driegeneratiesgezin) voor hun ouders (en grootouders) de garantie inhielden van een nabijheid, en eventueel van verzorging, in het eigen huis. Dit weggaan van de kinderen moet ruimer worden gezien dan alleen maar in het kader van de verzorging. Zo is er het wegvallen van de moeder- en vaderrol, wat des te moeilijker is wanneer het zelfbeeld in grote mate door die rol wordt bepaald. De verdere contacten tussen ouders en kinderen die uit huis zijn gegaan worden voor een groot deel bepaald door de vroegere verhoudingen en de betekenis die de kinderen tot dan toe voor de ouders hadden. Zo kan een goede, stabiele en bevredigende relatie worden gecontinueerd wanneer de ouders de zelf- standigheid en de 'eigen weg' die hun kinderen gaan, respecteren en erkennen. Er kan dan ook een zekere (gezonde) afstand tegenover de kinderen ontstaan.

Parallel met de ontwikkelingstaak voor de kinderen (c.q. zelfstandigheid, volwas- senheid) loopt de taak voor de ouders: een evolutie van liefde en zorg in nabijheid, naar betrokkenheid op afstand. Sommigen ondervinden hierbij grote problemen en kun- nen moeilijk afstand nemen van hun rol van vader of moeder. Men ziet dan soms het 'bemoederen op afstand', in een poging om de kinderen dát te laten doen wat de ouders voor zichzelf wensen. Een dergelijke relatie leidt nogal eens tot conflicten tussen ouders en kinderen, soms zelfs tot een breuk tussen hen.

In deze context is de aanvaarding van de partner van het eigen kind betekenisvol: deze 'indringer' brengt de buitenwereld binnen het gezin, met nogal eens andere omgangsvormen, loyaliteiten en waarden. Het 'schoonkind' heeft ook vaak een andere kijk op wat zich binnen de familie afspeelt. Meer in het algemeen kan men spreken over het ontstaan van intergenerationele conflicten en spanningen, waarbij verschillende onderwerpen aan bod komen zoals levensstijl, religie, politiek en het soort communicatie en interactie (Clarke e.a. 1999).

Een ander aspect van deze veranderingen is de evolutie die de ouders kunnen doormaken van zorg voor het kind naar het opnemen van de rol van grootouder. Het besef dat de volgende generatie zich aanmeldt zal voor sommige ouderen beslissend zijn bij het zich verzoenen met het gegeven dat de kinderen het huis uit zijn. Daarnaast kan de mate van tevredenheid waarmee men kijkt naar hoe kinderen en kleinkinderen zich door het leven slaan, een bepalend element zijn in de waarneming van de mate van succes van het eigen leven en meer in het bijzonder van de eigen opvoedingstaak.

17.3.2 De overleden ouder

De meeste volwassen kinderen hebben een idee over de 'meest gewenste' volg- orde van overlijden van hun ouders. Het gebeurt uiteraard vaak dat de meest geliefde ouder het eerst overlijdt. Een enkele keer kan dit ten aanzien van de overgebleven ouder (al dan niet subtiele) wraak- en vluchtreacties tot gevolg hebben.

Casus

Mevrouw P., een 76-jarige vrouw met zeven kinderen, verloor haar man twee jaar geleden. Voor de kinderen was vader een harde werker en een lieve, begrijpende man. Ze waardeerden hem voor zijn soepelheid in het samenleven met moeder, die ze beleefden als een klagerige, veeleisende vrouw met weinig begrip voor anderen.

Haar 'moeilijke karakter' heeft het vader tijdens zijn ziekte zeker niet gemakkelijk gemaakt. Na de dood van vader is het verdriet van de kinderen immens. Bij de meesten van hen staat een grote foto van vader centraal in de woonkamer. Wanneer moeder na een kort ziekenhuisverblijf weer naar huis terugkan, bepleiten de kinderen bij de huisarts en de maatschappelijk werkster een opname in een verzorgingshuis omdat ze de (beperkte) verzorging niet aankunnen.

17.3.3 De erfenis

In de familiegeschiedenis nemen de gebeurtenissen die in verband staan met de erfenis en de verdeling van de bezittingen een belangrijke plaats in. De manier waarop het familiebezit wordt doorgegeven aan de volgende generatie werpt doorgaans een goed licht op de onderlinge verhoudingen, zie de volgende voorbeelden:

■ de oudere man die zijn autoriteit wil handhaven door zich vast te klampen aan zijn bezit;
■ het oude koppel dat vrij snel een groot deel van hun bezit verdeelt om zo de kinderen 'op weg te helpen' naar grotere zelfstandigheid;
■ de zoon die zich in het verleden op affectief vlak tekortgedaan voelde, stelt zich bij de erfenisdiscussie hard op ('ik wil niet nog eens de mindere zijn').

Bij de verdeling van het bezit na het overlijden van de partner zal het gedrag van de kinderen voor de overblijvende ouder een belangrijke test betekenen. 'Hoe is de band tussen de kinderen? Gaan ze ruziemaken om het bezit?' Hoe de verdeling verloopt zal voor menige oudere een vingerwijzing zijn voor de graad van succes waarmee hij of zij in de familie, als belangrijk deel van de opvoedingstaak, een hechte band heeft gesmeed. Bij uitgesproken conflicten komt er ook angst bij: zal de familie na mijn dood uiteenvallen?

17.4 DE FAMILIE EN DE HULPBEHOEVENDE OUDERE

17.4.1 De mythe van de familiale vervreemding

Tot aan het begin van de twintigste eeuw woonden vele ouderen nog samen met hun kinderen en kleinkinderen onder hetzelfde dak: 'het driegeneratiesgezin'. In dit traditionele familiesysteem namen ouderen – en vooral dan op het agrarische platteland – een belangrijke plaats in en vervulden ze specifieke rollen. Wanneer ze ziek of invalide werden was er meestal een maximum aan hulp beschikbaar. Overlevenden van de vierde generatie waren overigens zeldzaam, zodat de meeste families zich niet hoefden aan te passen aan een langdurige ziekte van een ouder familielid. Ouder worden werd niet beschouwd als een probleem: ouderen werden nauwelijks als groep gecategoriseerd.

Door de ingrijpende maatschappelijke veranderingen van de laatste vijftig jaar is het driegeneratiesgezin evenwel zo goed als verdwenen. Met de groeiende industrialisatie en de technologische revolutie heeft er immers een massale migratie plaatsgevonden van het platteland naar de stad. De geografische afstand tussen familieleden is vergroot, men woont doorgaans in kleinere huizen of flats en (van nog recentere datum) vrouwen gaan meer buitenshuis werken. De onderlinge economische afhankelijkheid die tot dan toe als het ware het cement tussen de verschillende generaties vormde, verdwijnt. De familie verliest daarmee een van haar belangrijkste functies en de meergeneratiegezinnen vallen uiteen in verschillende autonoom levende gezinnen.

Gelijklopend met deze evolutie, zeker na de Tweede Wereldoorlog, kent de professionele hulpverlening een explosieve groei. De verschillende functies die de familie vroeger alleen vervulde (bijvoorbeeld de ziekenverzorging) worden nu deels of volledig overgenomen door formele instanties.

De recente socio-economische ontwikkelingen en de groei van de professionele hulpverlening hebben ertoe bijgedragen dat het idee zich heeft verspreid dat er een kloof zou zijn ontstaan tussen de verschillende generaties binnen een familie. Ouderen zouden vervreemd raken van hun jongere familieleden en in het bijzonder van hun volwassen kinderen. Veelgehoorde uitspraken in dit verband zijn: 'Tegenwoordig geven de jongeren niks meer om de ouderen'. 'Eén moeder kan acht kinderen grootbrengen, maar acht kinderen slagen er zelden in om hun bejaarde moeder goed te verzorgen'. 'Ik heb vroeger mijn moeder én mijn grootvader verzorgd, maar nu ik zelf oud ben zorgt niemand voor mij'. 'Ze komen alleen op bezoek als er iets te rapen valt'. In dergelijke uitspraken weerklinkt overigens nogal eens een romantisch idealiseren van het 'oude' driegeneratiesgezin. Het idee van de familiale vervreemding blijkt evenwel voornamelijk een mythe te zijn. Er is immers een nieuwe vorm van familiale solidariteit ontstaan.

■ De meeste volwassen kinderen wonen niet meer bij de ouders, maar in de meeste gevallen is zeker een ervan wel in hun onmiddellijke omgeving gevestigd. Er is een grote bereikbaarheid. Daarnaast dient te worden vermeld dat er nog beduidend meer ouderen bij een van de kinderen inwonen, dan dat er in instellingen verblijven.

■ In de meeste families zijn er frequente contacten tussen de bejaarde ouders en minstens een van de kinderen.

■ Het overgrote deel van de medische, persoonlijke en huishoudelijke zorg wordt uitgevoerd door de kinderen en niet door professionele hulpverleners. Wanneer professionele gezondheidswerkers dan toch een belangrijk deel van de zorg op zich gaan nemen, zal er bij de meeste families een rolverschuiving optreden: de familie wordt intermediair tussen de professionele hulpverlening en de oudere.

■ Het stijgend aantal geïnstitutionaliseerde ouderen heeft vooral te maken met de ingrijpende demografische veranderingen. Proportioneel verblijven er evenveel ouderen in instellingen als enkele decennia geleden. Het is dus een misvatting om te denken dat een familie tegenwoordig meer dan vroeger hun zieke en hulpbehoevende ouderen uitstoot en 'dumpt' in instellingen.

Aan de mythe van de familiale vervreemding kleeft ook een ironisch tintje: vandaag de dag dragen volwassen kinderen immers meer en veeleisender zorg voor meer hulpbehoevende ouderen over veel langere perioden dan vroeger 'in de goede oude tijd' het geval was. De familie zelf is niet het probleem, maar ze hééft een nieuw probleem.

17.4.2 Parentale en filiale maturiteit

Het verwerpen van de mythe van de familiale vervreemding mag niet leiden tot het ontstaan van een andere mythe. Niet elk gezin kan zich inspannen voor de bejaarde ouders en niet elk kind neemt de zorg voor hen op zich: een enkele keer kan men spreken van verwaarlozing. Het volwassen kind ziet zich immers voor een nieuwe taak gesteld die niet iedereen in dezelfde mate en op dezelfde wijze kan vervullen.

In deze context kan het concept 'filiale maturiteit' verheldering brengen. Het gaat hierbij om de wijze waarop de volwassene zich in de relatie met zijn ouders engageert: hij of zij stelt zich in de intergenerationele relatie empathisch en responsief op zonder dat dit een rolomkering tot gevolg heeft. Men neemt de zorgverleningstaak op zich zonder verlies van de eigen autonomie en men respecteert de ouders in hun autonomie en blijvende parentale rol. Welke concrete gedragingen (bijvoorbeeld verzorging) aan de orde zijn is niet doorslaggevend voor (de graad van) filiale rijpheid. Sommige volwassen kinderen kunnen door omstandigheden weinig tastbare zorg bieden, maar toch van filiale maturiteit getuigen, bijvoorbeeld door het weinige dat ze kunnen doen ook effectief uit te voeren, of door de morele steun van broers of zussen (Braeckmans & Marcoen 1998).

Een goede zorgrelatie veronderstelt evenwel ook een rijpheid van de kant van de oudere, de parentale maturiteit, die als volgt kan worden gedefinieerd: een blijvend engagement van de ouder in de relatie met zijn kind, empathisch en responsief, met respect voor de behoeften, beperkingen, mogelijkheden en autonomie van het kind en zonder dat dit respect omslaat in onderdanigheid of ten koste gaat van de eigen autonomie (Mahieu & Marcoen 1999).

17.4.3 De stress van de zorgverstrekker in de thuissituatie

Ook al heeft het volwassen kind een zekere vorm van filiale maturiteit ontwikkeld, toch zal voor velen het langdurig verzorgen van een bejaard en hulpbehoevend familielid heel wat stress met zich meebrengen.

'Stress' kan men omschrijven als een gevoel van onaangename spanning dat voortkomt uit de discrepantie tussen de feitelijke en de gewenste situatie. Janssen (1988) onderscheidt drie soorten stresservaringen: zorgstress, relatiestress en netwerkstress. Ondanks het feit dat er een aantal overlappingen tussen deze drie stressvormen kunnen worden aangeduid en ondanks het feit dat lang niet alle mogelijke stresserende ervaringen in een van deze categorieën kunnen worden ondergebracht, bestrijken ze zeker de belangrijkste spanningsgebieden bij de thuiszorg.

Zorgstress heeft betrekking op de spanning en de belasting die de zorg zelf met zich meebrengt, zoals de psychische druk en de onrust, rugklachten door het veelvuldig tillen, enzovoort. De zorgdrager kan in geval van een grote betrokkenheid gemakkelijk zélf geïsoleerd raken. Men voelt zich aan huis gebonden en men kan sleur en saaiheid ervaren. Vooral wanneer het familielid bij de oudere inwoont ziet men al snel een sterke daling van de sociale contacten. De zorgdrager verlaat het huis meestal uitsluitend voor praktische noodzakelijke activiteiten zoals boodschappen doen of een doktersbezoek. Deelname aan het verenigingsleven dreigt te verdwijnen. Met vakantie gaan is voor velen zo goed als uitgesloten. Het uitnodigen van vrienden wordt moeilijker en bij sommigen blijft dit helemaal achterwege. Dit laatste ziet men wellicht in de meest uitgesproken vorm bij familieleden van demente ouderen, gezien de onvoorspelbaarheid van hun storende gedrag.

In deze context spreekt men wel eens van de 'verborgen patiënt', namelijk de zorgdrager (Zarit e.a. 1985). Vooral wanneer de partner de centrale verzorger wordt, zal deze voor nieuwe eisen en verantwoordelijkheden worden geplaatst. Hierbij zullen vanzelfsprekend de interactiepatronen, die op de traditionele man-vrouwtaken zijn gebaseerd, herzien moeten worden. De partner gaat dan als 'prothese' fungeren en deze rolomkering zal des te moeilijker verlopen wanneer bij de partners decennia lang een strikte scheiding in de taken (huishouden versus administratie, enzovoort) werd aangehouden.

Hierbij moet worden opgemerkt dat de rol van zorgdrager meestal door een of meer dochters wordt overgenomen. Wanneer er in een familie alleen zonen zijn, gaan in dat geval vaak de schoondochters deze rol op zich nemen. Van de zonen wordt dit door de omgeving meestal minder vaak verwacht. Heel wat zorgdragers behoren bovendien tot de tussengeneratie, de groep van volwassenen van middelbare leeftijd. Hun vreugde en opluchting omtrent een goed volbrengen van de eigen opvoedingstaken worden geleidelijk door nieuwe verantwoordelijkheden met betrekking tot de (soms uitputtende) zorg voor de zieke ouder overschaduwd. Veel vrouwen zien zich daarbij voor een moeilijke keuze gesteld: de zorg opnemen voor de hulpbehoevende ouder betekent veelal onder meer dat ze worden beperkt in de mogelijkheden om buitenshuis te werken.

Relatiestress heeft voornamelijk betrekking op de manier waarop de verzorgde persoon zich gedraagt ten opzichte van de verzorger. Zorgdragers worden nogal eens geconfronteerd met veeleisendheid, bevelen, achterdocht en gebrek aan waardering en begrip van de kant van de hulpbehoevende oudere. Spanningen komen voort uit de vaststelling of de veronderstelling dat de oudere de zorg als een vanzelfsprekend feit beschouwt. Ook wat de concrete uitvoering ervan betreft merkt men nogal eens meningsverschillen op tussen de hulpbehoevende oudere enerzijds en de partner of het volwassen kind anderzijds: 'Ik heb dit vijftig jaar lang op die manier gedaan' versus 'mijn werkwijze is toch wel praktischer'.

Deze relatiestress kan in een aantal gevallen bij een bejaard koppel zwaar wegen. Maar ook het volwassen kind kan met deze problemen worden geconfronteerd. De oorspronkelijke ouder-kindrelatie kan immers grondig veranderen. De rolomkering ('parenting one's parent') kan in het kader van de zorgverlening tot tal van conflicten aanleiding geven. In een aantal families ziet men overigens een – soms verborgen, soms nauwelijks verholen – machtsstrijd opduiken. Zorg betekent immers steeds voor een deel afhankelijkheid, waardoor de oudere zich van zijn macht beroofd voelt. Zorg en bezorgdheid betekenen bovendien dat het kind op bepaalde momenten een aantal beslissingen moet nemen, die lang niet altijd de volle goedkeuring van de oudere genieten. (Bijvoorbeeld de oude vader vindt dat hij, ondanks zijn objectief vastgestelde visuele beperkingen, nog wel kan autorijden, maar vanuit haar gevoel van bezorgdheid verzet de dochter zich hiertegen.)

Een derde stresscategorie is de netwerkstress, die wordt uitgelokt door het gedrag van andere familieleden. Wanneer de centrale zorgdrager te weinig steun en begrip krijgt van de andere familieleden geeft dit veelal aanleiding tot gevoelens van teleurstelling, boosheid en verbittering. In het onderzoek van Janssen (1988) vindt men bij echtparen relatief weinig netwerkstress waar het de eigen kinderen betreft. Sommigen klagen evenwel over isolement en onbegrip van de buitenwereld (buren, vrienden, kennissen, professionele hulpverleners).

De belangrijkste netwerkstress doet zich voor in de relaties van de kinderen onderling. Soms ziet men bijvoorbeeld dat vanaf het moment dat één familielid de zorg op zich neemt, de anderen zich terugtrekken. Broers en zussen vinden het vanzelfsprekend dat de belangrijkste inspanningen door een van de kinderen worden gedragen. Meermaals duiken ter verdediging van deze houding dezelfde argumenten op: de centrale zorgdrager moet toch een vrouw zijn, ze woont het dichtst bij vader, ze is ongehuwd of gehuwd maar zonder kinderen, ze werkt slechts parttime. Het gemis aan emotionele ondersteuning en aan steun in het praktische werk dat de zorgdrager ervaart, wordt soms nog versterkt door het feit dat de andere familieleden de belasting die dit werk met zich meebrengt bagatelliseren of zich kritisch uitlaten over de begeleiding van de oudere en de wijze waarop de verzorging is georganiseerd. De verbittering bij de centrale zorgdrager kan daarbij nog toenemen wanneer zij een hechte emotionele band ervaart tussen de ouder en een van haar andere broers of zussen.

Casus

De dochter woont naast haar dementerende moeder. Ze heeft haar parttime baan opgegeven om moeder te verzorgen, een taak die ze overigens als uiterst belastend ervaart. Op een dag vindt moeder het door haar ontvangen en weggestopte pensioengeld niet terug: ze beschuldigt haar dochter onomwonden en op heftige toon van diefstal. Wanneer twee dagen later de zoon, die in een ander deel van het land woont en tweemaal per maand langskomt, haar bezoekt wordt hij door moeder met open armen ontvangen als het betrouwbare kind waarop men trots kan zijn. De dochter ervaart dit gedrag als kwetsend en ze voelt zich niet geapprecieerd voor haar dagelijkse inzet.

Netwerkstress heeft daarnaast ook betrekking op de spanningen die in het gezin van de centrale zorgdrager zelf optreden. Haar echtgenoot en kinderen eisen immers evenzeer de nodige aandacht op en men ziet vaak dat ze protesteren tegen de 'overmatige' investering van hun moeder en echtgenote in de zorg voor de oudere. Dit verzet heeft evenwel lang niet altijd te maken met het opeisen van aandacht voor zichzelf. Het gaat immers in vele gevallen ook om een poging van de andere familieleden om de zorgdrager, bij wie men een toenemende belasting ervaart, te beschermen tegen een dreigende decompensatie.

17.4.4 Opname in een instelling

Het is een nobel uitgangspunt om de zorgbehoevende oudere zolang mogelijk in zijn vertrouwde milieu te laten verblijven. Dit streven wordt gedurende de laatste jaren door de ter zake beleidsverantwoordelijken sterk in de verf gezet. De thuiszorg wordt dan ook gestimuleerd. Deze houding wordt bovendien door een oude volkswijsheid ondersteund: 'oude bomen verplant men niet!' Echter, een mens (ook al is hij zeer oud) is geen boom. In vele gevallen wordt een opname op een bepaald moment om tal van redenen noodzakelijk. Sterker nog, een opname kan dan de beste 'oplossing' of 'uitweg' voor het probleem zijn. Het betreft meestal niet zozeer een verandering in de toestand van de zieke oudere, maar wel een dreigend tekortschieten van de opvangmogelijkheden bij de familie dat maakt dat een opname zich opdringt. Door de dagelijkse omgang met het zieke familielid en de daarmee gepaard gaande verbonden spanningen en frustraties kunnen de naaste familieleden soms 'emotioneel opgebrand' raken. Een opname is dan vaak zowel voor de patiënt als voor de familie de beste oplossing.

Een institutionalisering van de zorgbehoevende oudere kan voor de familie en in het bijzonder voor de centrale verzorger de spanning doen afnemen. Toch ziet men vaak een (veelal tijdelijke) toename van de stress. Het moment van opname of uithuisplaatsing blijft immers, ongeacht de eventuele noodzaak hiervan, een heel pijnlijke aangelegenheid voor de familie. Voor velen betekent dit de laatste stap voor het definitieve afscheid: de dood. Meestal zijn de vragen en twijfels hieromtrent reeds aanwezig. Daarnaast geeft een opname soms ook aanleiding tot aanscherping van familiale conflicten. Familieleden kunnen elkaar een gebrek aan inzet verwijten of schuiven de verantwoordelijkheid voor de opname op elkaar af.

Een opname van een zorgbehoevende oudere in een verzorgings- of verpleeghuis kan als een 'adoptie' worden beschouwd: de familie geeft het grootste gedeelte van de zorg in handen van de professionele hulpverleners (Miesen 1989). Deze adoptie omvat diverse taken voor alle betrokkenen. De oudere wordt bewoner van het tehuis en moet zich, ondanks zijn verminderde mogelijkheden, aan deze nieuwe omgeving trachten aan te passen. De kinderen en de partner moeten de stap zetten van concrete zorg in de onmiddellijke nabijheid naar bezorgdheid op afstand. Men kan vaststellen dat familieleden na het stopzetten van de daadwerkelijke zorg een nieuwe rol op zich nemen, namelijk het bewaken van het welzijn van de patiënt of bewoner (Kelley e.a. 1999). De professionele hulpverlener moet de zorg voor de oudere in alle aspecten (verzorging, voeding, beweging, maar ook emotionele steun) op zich nemen. Bovendien is het zijn taak de familie bij de emotionele verwerking van deze adoptie te ondersteunen.

17.4.5 Rouwen en anticiperend rouwen

Het chronisch en ernstig ziek worden van een geliefde persoon betekent voor de familieleden altijd een situatie van verlies: het verlies van een gezonde partner, van een gezonde ouder. Vele reacties op een verlies kunnen als rouwgedrag worden beschreven. In deze context gaat het enerzijds om rouwen over het verlies van de gezondheid van de partner of de ouder, maar anderzijds ook om rouwen over de dood die in het vooruitzicht wordt gesteld, met andere woorden: een anticiperend rouwen. Elke persoon heeft daarbij ontegensprekelijk zijn eigen manier om een pijnlijk verlies te verwerken. Toch kunnen er, ondanks deze grote verscheidenheid in rouwreacties, dingen worden gezegd die een min of meer algemeen geldend karakter hebben.

Zo vindt men bij de meeste personen die anticiperend rouwen een aantal kenmerken of componenten terug. Vooral in de beginperiode van de ziekte van de oudere kan er sprake zijn van ontkenning: men wil of kan niet onder ogen zien wat zich voordoet en trekt de diagnose in twijfel. Als deze ontkenning (de hoop) afneemt, komt depressiviteit (de wanhoop) ervoor in de plaats en het feit van het onafwendbare verlies beheerst de gedachten. Een diepgaand verdriet maakt zich van de betrokkene meester. Daarnaast ziet men agressieve gevoelens die zich kunnen richten op de professionele hulpverleners ('Ze doen hun werk zonder overgave en genegenheid'), naar het lot of naar God ('Als er een goede God bestaat, waarom laat hij deze ziekte toe?'), maar ook naar de patiënt zélf, die een enkele keer wordt aangewezen als de verantwoordelijke voor al het leed. Bovendien zijn schuldgevoelens bij de meeste rouwenden aanwezig.

De betrokkene heeft de indruk dat hij tekortschiet ten opzichte van de oudere. Men is er bijvoorbeeld van overtuigd dat de arts er té laat is bijgeroepen en dat men de ernst van de ziekte niet tijdig heeft ingezien. Daarnaast kan men zich schuldig voelen over vroegere conflicten en meningsverschillen.

Na verloop van tijd komen de meeste familieleden tot een zekere vorm van acceptatie of aanvaarding van de situatie. Dit betekent dat men het bestaan van de ziekte met al zijn consequenties onder ogen ziet zonder daarom in diepe wanhoop te verzinken. Gevoelens van droefheid zullen evenwel aanwezig blijven, maar de schuld- en agressiegevoelens spelen een minder grote rol. Aanvaarding betekent ook dat men zowel voor de oudere als voor zichzelf als zorgdrager de meest haalbare oplossing kan kiezen, rekening houdend met het welzijn van de patiënt en met de eigen draagkracht. Aanvaarding is echter geen vanzelfsprekend gegeven, iets wat op bestelling komt. Na een periode van relatieve aanvaarding kunnen soms, bijvoorbeeld wanneer er een verandering optreedt in de ziektetoestand van de oudere, andere elementen uit het rouwproces weer aan bod komen.

Bij de meerderheid van de familieleden van zorgbehoevende ouderen verloopt het rouwproces zoals hierboven beschreven: dit is geen ziekelijke toestand, maar een normale reactie op een geleden en te verwachten verlies. Bij een aantal personen kan men evenwel spreken van een moeizaam verlopend of pathologisch rouwproces. Men kan dan spreken van 'overspanning' of decompensatie. De meest voorkomende verschijningsvorm van een gecompliceerde anticiperende rouwverwerking bestaat erin dat bepaalde componenten van het rouwproces in overdreven mate aanwezig zijn. De depressieve reactie kan zo uitgesproken zijn dat er sprake is van een depressief syndroom met een continue ontstemming, een remming in denken en handelen of een verstoring in het lichamelijk functioneren. Bij sommigen kan dit gepaard gaan met zelfdodingsgedachten, -neigingen of -pogingen.

Schuldgevoelens kunnen zo sterk en continu op de voorgrond staan dat ze de betrokken persoon totaal gaan overheersen, hetgeen dan bijvoorbeeld een efficiënt inschakelen van professionele hulpverleners onmogelijk maakt. De agressieve gevoelens ten opzichte van deze beroepskrachten kunnen bij sommigen een paranoïde kleur aannemen: extreme en onredelijke beschuldigingen zijn niet voor nuancering vatbaar, een echt gesprek omtrent de realiteit is onmogelijk en een enkele keer mondt dit uit in een ware kruistocht tegen de hulpverleners of de instelling.

Het is niet eenvoudig uit te maken waarom het ene familielid 'normaal' en het andere 'pathologisch' rouwt. Het gaat hierbij om een combinatie van factoren zoals de wijze waarop de betrokkene in het verleden met gevoelens is omgegaan, het feit dat verlies op diverse fronten toeslaat, de kwaliteit van de sociale contacten en de relatie tussen de oudere en het familielid (hoe complexer de relatie, hoe complexer ook de verliesverwerking).

17.5 BEGELEIDING VAN FAMILIELEDEN

De begeleiding van familieleden is een essentieel deel van de ouderenzorg. In het volgende bespreken we – zonder daarbij evenwel volledigheid na te streven – de aandachtspunten hieromtrent en de acties die eventueel kunnen worden ondernomen.

Als uitgangspunt geldt dat familiebegeleiding een taak is voor elke professionele hulpverlener. Dit sluit uiteraard een pragmatische arbeidsverdeling niet uit (bijvoorbeeld de sociaal werker doet de heteroanamnese), maar hiermee wordt benadrukt dat elke medewerker zijn bijdrage heeft: een begripvol en ondersteunend gesprek door de verpleegkundige (in de gang of bij de ingang van de afdeling) kan voor het familielid van even groot (en soms zelfs van groter) belang zijn dan het contact met de arts, de hoofdverpleegkundige of de directeur van de instelling.

17.5.1 Inwinnen van informatie

Tijdens de heteroanamnese wordt informatie ingewonnen omtrent de patiënt of bewoner (gewoonten, leefstijl, persoonlijkheid, enzovoort). Ook de geschiedenis van de familie en de aard van de interacties komen aan bod. Het spreekt vanzelf dat een dergelijk gesprek tijd vraagt en met voldoende respect voor de betrokkenen moet worden gevoerd.

Bij een opname in het verzorgingshuis (en bij voorkeur voordat de opname plaatsvindt) dienen ook de volgende vragen te worden gesteld. Wie heeft beslist om de stap naar de instelling te zetten en welke omstandigheden hebben die beslissing mede in de hand gewerkt? Welke alternatieven zijn er en waarom heeft de familie er niet voor gekozen, of waarom zijn ze mislukt? Wat vindt de oudere zélf van de opname? Welke verwachtingen hebben de familieleden en de oudere omtrent het verblijf?

17.5.2 Informatie verstrekken

Hoeveel informatie men ook geeft voor of bij de opname in een ziekenhuis of een verzorgingsinstelling, een aantal essentiële punten zal men nadien ten opzichte van de familieleden moeten herhalen of verduidelijken. De opname is immers nogal eens een zeer emotioneel gebeuren en sommige zaken zullen niet voldoende doordringen of men vergeet ze. Informatie verstrekken blijft dan ook een continue opdracht, waarbij men enerzijds openstaat voor vragen van de familie, maar anderzijds ook zélf stappen zet naar hen toe.

De volgende punten komen in elk geval aan bod: opties betreffende het zorg-beleid, bezoekfaciliteiten, financiële regelingen, enzovoort. Ook het verpersoonlijken van het contact speelt hierbij een grote rol. Meestal is immers een groot aantal hulpverleners betrokken bij de zorg voor de oudere. De familieleden hebben het grootste deel van de zorg aan deze vreemden overgegeven. Het vertrouwen dat de familie in de hulpverlening stelt zal toenemen als de hulpverleners zich (met naam en toenaam) kenbaar maken, zichzelf voorstellen en hun taak in de opvang van de oudere toelichten.

17.5.3 Verlaging van de drempel

De frequentie en de kwaliteit van de contacten tussen de familie en de oudere worden mede bepaald door de faciliteiten die de instelling biedt. In de eerste plaats gaat het hierbij om de bezoekuren. In het verleden werd het aantal bezoekuren nogal eens beperkt. Gelukkig zien we wat dit betreft een ontwikkeling ten goede. Binnen de grenzen die gesteld worden door de behoefte aan verzorging en door het collectieve karakter van de instelling, kan er in veel ruimte voor bezoek worden voorzien. Een regel zou kunnen zijn: bezoek is – indien de oudere het wenst – altijd toegestaan, met uitzondering van de momenten waarop de verzorging, de privacy van een andere bewoner of een gemeenschappelijke activiteit van een groep bewoners dit niet wense-lijk maakt.

Daarnaast is uiteraard de accommodatie belangrijk. Aan de ene kant geeft men aandacht aan de privacy: de familie en de oudere moeten ongestoord samen kunnen zijn en aan de andere kant kunnen ook collectieve voorzieningen het bezoek veraan-genamen, bijvoorbeeld kan men de bar of de cafetaria bezoeken of men kan tevens contacten leggen met andere families en (waarom niet) met hulpverleners.

Daarnaast kan men in een verzorgingsinstelling de familieleden betrekken bij het dagelijks leven aldaar, bijvoorbeeld door hen uit te nodigen om mee te helpen in de cafetaria. Men kan de familieleden ook betrekken bij ontspanningsactiviteiten die, oorspronkelijk opgezet voor de recreatie van de bewoners, kunnen uitgroeien tot een familiegebeuren. Ten slotte kan men denken aan een familieadviesraad. Naast de bewonersraad kan een groep familieleden de directie en het personeel adviseren omtrent tal van aangelegenheden die voor zowel de ouderen zelf als de familie en hulpverleners van belang zijn.

17.5.4 Aandachtspunten en valkuilen

Luisteren naar het verhaal van de familie

Het is voor sommige hulpverleners een hele taak om te luisteren naar wat de oudere te zeggen heeft, om hem 'op verhaal te laten komen'. Toch is het soms nog moeilijker om echt te luisteren naar wat de familie te vertellen heeft, vooral in situaties waarin kritische opmerkingen worden geformuleerd of 'lastige' vragen worden gesteld. De hulpverlener, die zich dan soms miskend voelt in zijn inzet en zijn goede bedoelingen, gaat wel eens in de verdediging hetgeen kan uitmonden in een 'welles-nietes' discussie. Het conflict escaleert en er ontstaat een machtsstrijd. Deze situaties zijn niet uitzonderlijk: de wederzijdse achterdocht tussen familieleden en hulpverleners vindt immers een voedingsbodem in de realiteit van de hulpverlening zelf en de geschiedenis die aan een opname voorafgaat: de familie heeft de zorg voor de oudere in handen van vreemden moeten geven, de hulpverleners identificeren zich met hun afdeling en voelen zich erg betrokken bij de oudere, zodat zij op hun beurt de familieleden als onwetende indringers kunnen ervaren.

In dergelijke situaties is het belangrijk dat de hulpverlener het conflict probeert te vermijden en steeds een serieuze poging doet om te luisteren naar wat de familie te zeggen heeft. Een kritische opmerking is voor een familielid immers dikwijls een teken van bezorgdheid voor de oudere: 'Nu ik zelf niet meer voor hem kan zorgen, kan ik toch mijn bijdrage leveren door goed toe te zien op de kwaliteit van de zorg die de professionelen geven'. Dit betekent echter niet dat de hulpverlener slaafs de grillen van de familie (of de oudere) moet volgen. Wanneer men vanaf het moment van opname de familie (en de oudere) aanmoedigt om hun bedenkingen te uiten en zo nodig kritische opmerkingen te formuleren, kan men groeien naar wederzijds vertrouwen en komen tot een samenwerkingsverband: de oudere, de familie en de hulpverlener zijn samen verantwoordelijk voor (een deel van) het welzijn van iedere betrokken persoon.

Niet oordelen

Wanneer een familielid zich ten opzichte van een ouder erg afstandelijk gedraagt, of slechts hoogst zelden op bezoek komt, is het verleidelijk deze persoon negatief te beoordelen. Toch moet men steeds een poging doen om inzicht te verkrijgen in deze fenomenen vanuit de familiale geschiedenis: de oudere en zijn kinderen zijn immers (gedeeltelijk) samen verantwoordelijk voor de manier waarop hun onderlinge contacten zich hebben ontwikkeld. Om tot dit begrip te komen is doorgaans een diepgaand gesprek met de betrokken personen noodzakelijk. Idealiter is een gesprek met de gehele familie samen bijeen een goed uitgangspunt, op voorwaarde dat het gesprek met de nodige deskundigheid wordt geleid. Men kan daarbij ook begrip tonen voor ieders standpunt en – in het gunstigste geval – samen zoeken naar een voor elk familielid aanvaardbaar compromis.

Coalitievorming

Het is een goede zaak wanneer het contact tussen hulpverleners en familie vlot verloopt. Soms schuilt hierin echter ook een gevaar, namelijk wanneer dit contact zo 'vlot' en 'intiem' wordt, dat de oudere hiervoor het gelag betaalt. Dit is bijvoorbeeld het geval als er belangrijke beslissingen over het hoofd van de oudere heen worden genomen, of wanneer een familielid vertrouwelijke informatie aan de hulpverlener doorgeeft met de boodschap dit niet aan de oudere te vertellen.

De algemene regel in dezen kan luiden: bewaar voldoende afstand, vermijd coalitievorming, zodat men nog kan zien wat zich binnen een gezin afspeelt. Het welzijn van alle leden van een familie staat immers centraal.

In deze context dient nog te worden vermeld dat sommige familieleden de verantwoordelijkheid betreffende belangrijke – maar moeilijke of pijnlijke – beslissingen, zoals het al dan niet laten opnemen van de oudere in een verzorgingsinstelling, op de schouders van de hulpverlener willen leggen. Het spreekt vanzelf dat men ook hierbij voldoende afstand in acht moet nemen: de hulpverlener kan adviezen geven en het beslissingsproces begeleiden, maar hij kan in geen geval dergelijke beslissingen nemen in plaats van de familie.

17.5.5 Rouwreacties herkennen en er adequaat mee omgaan

Voorwaarde voor een goede begeleiding van familieleden die anticiperend rouwen is uiteraard de herkenning van de rouwreacties. Sommige gedragingen van familieleden (bijvoorbeeld het zeer frequent, of nagenoeg niet op bezoek komen) nodigen uit deze problematiek eens nader te bekijken. Vooral het omgaan met schuldgevoelens en agressieve reacties is lang niet altijd even gemakkelijk.

Vooral wanneer men overtuigd is van het irreële karakter van de schuldgevoelens heeft men de neiging deze zo snel mogelijk te ontkrachten. Toch is het beter deze gevoelens, zeker in eerste instantie, tot expressie te laten komen en te bespreken zonder daarbij direct te stellen 'dat ze nergens op slaan'.

Daarnaast dient de hulpverlener zich bewust te zijn van het feit dat onmacht vaak aanzet tot agressie en in dit opzicht moet men de rouwende persoon de ruimte geven om dit te uiten. De hulpverlener dient zich daarbij bewust te zijn van bij zichzelf optredende 'tegenoverdrachtgevoelens'. Op beschuldigingen en agressie volgt meestal een verdedigende of agressieve reflexreactie die alleen maar de relatie met de familieleden kan vertroebelen.

17.5.6 Gespecialiseerde vormen van begeleiding

In bepaalde gevallen is de problematiek van een familie of van een van de familieleden zo complex dat gespecialiseerde hulp aangewezen is: gedacht kan worden aan familietherapie of een individuele rouwtherapie. Daarnaast dient te worden gewezen op het belang van onderlinge contacten tussen familieleden van hulpbehoevende ouderen in de vorm van gespreksgroepen (bijvoorbeeld gespreksgroepen van familieleden van demente ouderen) (Wasow 1986).

17.5.7 Familie en stervende oudere

Wanneer de patiënt of de bewoner terminaal wordt, zal de hulpverlener speciale aandacht hebben voor de begeleiding van de familie. In de eerste plaats brengt men de familie tijdig op de hoogte als de oudere ernstig ziek wordt. Daarnaast kan men de bezoekmogelijkheden verruimen: ook 's nachts moet de familie bij de stervende kunnen waken. Zeker op die momenten laat men hen, indien ze dat wensen, een deel van het verzorgingswerk doen: het is immers hun laatste gelegenheid om bezorgdheid en genegenheid te tonen. De hulpverlener tracht in die tijd beschikbaar te zijn om te kunnen ingaan op vragen, opmerkingen en twijfels.

Ook na het overlijden van de oudere is de opvang van de familieleden van groot belang. Men dient hiervoor dan ook extra tijd te nemen waarbij men de familie de mogelijkheid geeft om hun gevoelens te uiten. Wanneer het om een onverwacht overlijden gaat, geeft men de familie zoveel mogelijk informatie over de laatste uren van het leven van de desbetreffende persoon. Wanneer men na het overlijden de familie op de afdeling ontvangt, gaat men mee naar het mortuarium. Men laat hen daar een tijdje alleen om van de overledene afscheid te kunnen nemen.

Door rouwbetuiging steunt men de familie. De aanwezigheid op de begrafenisplechtigheid is niet alleen een teken van medeleven. Het kan ook een teken zijn van appreciatie voor de inzet en de bezorgdheid van de familie. Daarnaast dient men te beseffen dat de familie niet alleen afscheid neemt van de oudere maar, in het geval van een 'home', ook van de instelling. Een enkele keer zal ook dit afscheid moeizaam verlopen. Men verliest immers het contact met de hulpverleners en ook het wegvallen van de jarenlange gewoonte om op vaste tijdstippen op bezoek te komen kan een leegte achterlaten.

17.6 BESLUIT

Begeleiding van familieleden is een essentieel onderdeel van de ouderenzorg. Om deze taak goed te volbrengen is kennis noodzakelijk: omtrent de familiale geschiedenis, het anticiperend rouwen, enzovoort. Even belangrijk is echter de attitude van de hulpverlener en zijn bereidheid om zich ook op het domein van de familiebegeleiding te laten bijscholen.

LITERATUUR

Braeckmans L-A & Marcoen A. Filiale maturiteit. Naar een ontwikkelingspsychologische visie op de relatie tussen volwassen kinderen en hun hulpbehoevende bejaarde ouders. Tijdschr Gerontol Geriatr 1998;29(5):226-36.

Clarke EJ, e.a. Types of conflicts and tensions between older parents and adult children. Gerontologist 1999;29(3):261-70.

Godderis J, Ven L Van de, Wils V. Handboek Geriatrische Psychiatrie. Leuven/Apeldoorn: Garant 1992.

Janssen T. De betekenis van de familie voor de centrale verzorg(st)er van hulpbehoevende oudere mensen. Tijdschr Gerontol Geriatr 1988;19:185-91.

Kelley LS, e.a. Family visitation on special care units. J Gerontol Nurs 1999;14-21.

Mahieu S & Marcoen A. De parentale maturiteit van bejaarde, hulpbehoevende ouders. Bijdrage tot een contextuele definitie. Tijdschr Gerontol Geriatr 1999;30(2):64-72.

Marcoen A & Ven L Van de (red). Bejaarde, Familie, Hulpverlener: Partners in Zorg. Leuven/ Amersfoort: Acco 1993.

Marples M. Helping family members cope with a senile relative. Social Casework 1986;31:490-8.

Miesen B. Als ouders dement worden? Over afscheid en adoptie. Cahiers Ouderdom en Levensloop 27. Deventer: Van Loghum Slaterus 1989.

Van de Ven L. Voortdurend mis ik schakels. De begeleiding van demente bejaarden en hun familie (6e druk). Leuven/Amersfoort: Acco 1998.

Van de Ven L. Verlies en Rouwbegeleiding. Cahier Ouderenzorg. Diegem: Kluwer Editorial 1999.

Wasow M. Support groups for family caregivers of patients with Alzheimer's disease. Social Casework 1986;31:93-7.

Zarit SH, Orr NK, Zarit JM. The hidden patients of Alzheimer's disease: families under stress. New York: The New York University Press 1985.

18 Geweld op ouderen: een onheil met vele gedaanten

S. Opdebeeck

Samenvatting

Geweld op ouderen of ouderenmishandeling omvat alle handelingen die gericht zijn op ouderen met de (welbewuste) intentie om hen te kwetsen. Ouderenmishandeling kan velerlei vormen aannemen (psychisch geweld, fysiek geweld, seksueel geweld of financieel misbruik), ze kan zich in elke relatie voordoen en eenmalig of langdurig plaatsvinden.

In de thuissituatie komen vooral het psychisch geweld en het financieel misbruik veelvuldig voor. Een op tien ouderen weet zich wel eens opzettelijk geïnfantiliseerd, uitgescholden of verwaarloosd. Psychisch geweld wordt vooral toegebracht door mensen die dicht bij de oudere staan en het ontaardt gemakkelijk in een relationeel patroon: het heeft vaak een hoge frequentie en blijft vaak een lange periode duren. Eveneens een op tien thuiswonende ouderen krijgt te maken met diefstal of oplichting. In tegenstelling tot het psychisch geweld is het financieel misbruik meestal het werk van onbekenden, waardoor het ook vaak bij een eenmalige gebeurtenis blijft.

Fysiek en seksueel geweld komen minder vaak voor. Uit onderzoek bij thuiswonende ouderen bleek dat 2,5% van de ouderen met fysiek geweld wordt geconfronteerd en dat ongeveer 1,5% van de oudere vrouwen seksueel geweld ondergaat. Beide typen van geweld kunnen ernstige vormen aannemen.

In instellingen voor ouderen worden de vier hierboven genoemde vormen van geweld eveneens aangetroffen. Het geweld kan zich voordoen in de relatie tussen de oudere en zijn familie, tussen de ouderen onderling, of in de relatie tussen de oudere en zijn verzorgers. Op basis van Belgisch onderzoek (Casman 1998) wordt vermoed dat vooral het psychisch geweld door de verzorgers een probleem vormt. De hoge werkdruk bij het personeel lijkt hierbij een belangrijke rol te spelen.

De specifieke context van het leven in een verzorgingshuis effent het terrein voor een specifieke vorm van geweld: het institutionele geweld. Er is sprake van institutioneel geweld wanneer de organisatorische beperkingen en de regels in het verzorgingshuis de oudere raken in zijn integriteit. Strikt genomen zou men ook hier pas van geweld mogen spreken wanneer de oudere het gevoel heeft dat er sprake is van een bedoeling om te kwetsen. Maar wellicht is het realistischer om van institutioneel geweld te spreken zodra de regels met weinig respect voor de ouderen zijn bepaald en/of zodra de belangen van de instelling altijd voorrang hebben op de belangen van de oudere. Het institutionele geweld kan verschillende vormen aannemen: het kan gaan om een aantasting van de privacy van de oudere, er kan sprake zijn van structurele vormen van vrijheidsbeperking, of er kan sprake zijn van een gebrek aan aandacht voor (de behoeften van) de persoon.

Geweld op ouderen heeft een drietal gevolgen. In de eerste plaats heeft het geweld een negatieve invloed op het welbevinden van de oudere: ouderen die geweld meemaken hebben meer fysieke en psychische klachten dan ouderen die een rustige oude dag zonder geweld beleven. Daarnaast is het ook zo dat geweld op oudere leeftijd leidt tot een toenemend gevoel van onveiligheid: de angst voor een persoonsgericht misdrijf wordt groter. Ten slotte bestaat er – vooral bij vrouwen – een sterke samenhang tussen gewelddadige ervaringen en gevoelens van eenzaamheid.

Leerdoelen

Na bestudering van dit hoofdstuk heeft de lezer:

- inzicht verkregen in de aard, de omvang, de ernst en de gevolgen van de problematiek;
- sensitiviteit ontwikkeld met betrekking tot situaties waarin er sprake is van geweld op ouderen.

18.1 INLEIDING

Geweld in persoonlijke relaties vormt, ook in onze westerse landen, een probleem dat eerder schijnt toe dan af te nemen (Bruynooghe e.a. 1999). De laatste decennia is er in de wetenschappelijke literatuur veel aandacht besteed aan de problematiek, in die mate dat er verschillende gespecialiseerde tijdschriften zijn ontstaan met betrekking tot dit onderwerp, zoals *The Journal of Interpersonal Violence* en *The Journal of Elderly Abuse and Neglect*.

De belangstelling voor de problematiek rond geweld in persoonlijke relaties begon in de jaren 1940 toen radiologen bij sommige jonge patiënten werden geconfronteerd met breuken die niet door een valpartij konden worden verklaard (Kempe 1962). Fysieke kindermishandeling werd aldus de eerste vorm van geweld waarvoor de aandacht van de publieke opinie werd gevraagd. Daarna ging langzaam maar zeker de belangstelling uit naar steeds nieuwe vormen van geweld bij steeds andere risicogroepen: vrouwenmishandeling, verkrachting, incest, ongewenste intimiteiten op het werk, enzovoort. De problematiek rond het geweld op ouderen kan sinds een twintigtal jaren op de aandacht van de hulpverleners rekenen.

In België en Nederland is de aandacht van onderzoekers voor het geweld op ouderen tot nu toe tamelijk beperkt gebleven (Everaerts e.a. 1983; De Lege & Van Weghel 1989; De Jonghe & Steel 1993; Faber & Van Weghel 1994; Correa & Bonjean 1994; Vandenberk e.a. 1998; Casman e.a. 1998). Ouderen vormen nochtans een bijzondere risicogroep voor geweld, aangezien de afhankelijkheid van mensen toeneemt met hun leeftijd en er een duidelijke samenhang bestaat tussen afhankelijkheid en (het voortduren van) geweld (Opdebeeck 1993; Steinmetz 1993; Dooghe 1996).

In dit hoofdstuk willen wij de problematiek van het geweld op ouderen beschrijven, in de verschillende vormen van voorkomen. Het is hierbij de bedoeling om de lezers, en dan vooral de (toekomstige) hulpverleners onder hen, vertrouwd te maken met de aard, de omvang, de ernst en de gevolgen van de problematiek van het geweld op ouderen zodat zij het probleem gemakkelijker herkennen en kunnen inschatten. De hulpverlener, die vaak een vertrouwensrelatie opbouwt met de oudere en die uit hoofde van zijn of haar beroep dingen te zien krijgt die voor de buitenwereld verborgen blijven, kan immers een sleutelrol spelen bij de secundaire preventie van geweld op ouderen.

18.2 WAT IS GEWELD OP OUDEREN?

18.2.1 Definitie van geweld

Noch in de literatuur noch in de publieke opinie is er een algemeen aanvaarde afbakening van geweld te vinden: wat voor de een voorbeeld van duidelijk geweld is, is dat voor de ander helemaal niet. De maatschappelijke discussie over de afbakening van geweld beweegt zich voornamelijk rondom twee vragen, die respectievelijk betrekking hebben op de bepaling van een ondergrens en op de aard van de handelingen.

Wat de ondergrens betreft is er het probleem van de subjectiviteit van de beoordelaar: er zijn in het algemeen ongeveer evenveel ondergrenzen als dat er deelnemers aan de discussie zijn. In het wetenschappelijk onderzoek wordt dit probleem vaak opgelost door de ondergrens zeer laag te houden en vervolgens, via statistische procedures, een onderscheid te maken tussen 'minder', 'matig' en 'zeer' ernstige vormen van geweld (Vandewege e.a. 1988). Het onderzoek kan dan de schadelijkheid nagaan van vormen van geweld die doorgaans als 'minder ernstig' worden beschouwd (bijvoorbeeld een klap met de hand of betastingen boven de kleding).

Met betrekking tot de aard van de handelingen kan een zeer breed gamma van handelingen als gewelddadig worden beschouwd: een klap is een vorm van geweld, maar verkrachting is dat ook en ook een publieke vernedering kan men als een vorm van geweld beschouwen (zie verder). Terwijl sommigen het gebruik van het begrip 'geweld' willen voorbehouden aan het fysieke en eventueel seksuele geweld, zijn anderen meer voor een veel bredere invulling van het concept.

De kwestie van de aard van de handelingen roept opnieuw de vraag op naar wat nu eigenlijk de essentie is van geweld: wat onderscheidt gewelddadige handelingen van niet-gewelddadige handelingen? Gelles en Straus (1979), die men als de pioniers van het onderzoek naar geweld in gezinnen kan beschouwen, omschrijven fysiek geweld ('violence') als de handelingen die worden verricht met de (gepercipieerde) intentie om iemand fysiek te kwetsen. Wanneer we het woord fysiek schrappen of vervangen door seksueel of psychisch, komen we in de buurt van een algemene omschrijving van geweld: geweld omvat alle handelingen die worden verricht met de (gepercipieerde) intentie om iemand te kwetsen. Deze omschrijving geeft ons inziens vrij goed de essentie van 'geweld' weer. Behalve in de meest extreme gevallen zijn het niet de verwondingen op zichzelf die het geweld zo onverteerbaar maken, het is ook het besef dat iemand deze verwondingen bewust heeft willen aanbrengen. Dat is het verschil in de beleving van een toevallig auto-ongeval en van een gewelddadig incident met gelijksoortige fysieke gevolgen.

Opvallend in de omschrijving van geweld is de gelijkschakeling van een 'intentie' en een 'gepercipieerde intentie' om te kwetsen. We komen hier verder op terug.

18.2.2 Geweld op ouderen

In de literatuur over geweld op ouderen zijn specifieke omschrijvingen ontwikkeld voor ouderenmishandeling. Aan het einde van de jaren 1980 heeft men in de Verenigde Staten geprobeerd orde te scheppen in de wildgroei aan omschrijvingen van geweld op ouderen door een panel van 63 experts via de Delphi-methode een taxonomie voor ouderenmishandeling te laten ontwikkelen. Deze taxonomie had de bedoeling een consensus te realiseren rondom de betekenis van ouderenmishandeling en andere, aanverwante begrippen (Hudson 1991). In deze taxonomie worden vijf niveaus onderscheiden (Faber 1994).

1   Op het eerste niveau wordt ouderenmishandeling als een op basis van leeftijd onderscheiden vorm van geweld benoemd. Ouderenmishandeling wordt hier omschreven als destructief gedrag dat gericht is op een oudere volwassene binnen de context van een vertrouwensrelatie, dat in voldoende mate en/of voldoende vaak voorkomt om schadelijke effecten te hebben op fysieke, psychologische, sociale en/of financiële gebieden: hierbij is sprake van onnodig lijden, verwondingen, pijn, verlies en/of schending van grondrechten en een verslechterde kwaliteit van leven voor de oudere (Faber 1994).

2   Op het tweede niveau van de taxonomie gaat men in op de relatie tussen

slachtoffer en dader, waarbij een onderscheid wordt gemaakt tussen zelfmishande-
ling, mishandeling door vreemden en ouderenmishandeling in de thuissituatie.
Alleen geweld op ouderen in de thuissituatie wordt in de taxonomie als ouderenmishandeling omschreven. De thuissituatie wordt wel vrij breed geïnterpreteerd: men
verwijst naar alle personen die een hechte persoonlijke relatie hebben met de oudere
waarbij sprake is van vertrouwen en sociaal gevestigde gedragsnormen. Hieronder
vallen gezinsleden, vrienden, buren en 'belangrijke' anderen, maar ook personen die
een formele relatie met de oudere hebben waarbij sprake is van vertrouwen en te
verwachten dienstverlening (artsen, verplegend personeel, advocaten, enzovoort [Fa-
ber 1994]).

3   Het derde niveau van de taxonomie differentieert tussen actieve en passieve
vormen van geweld. Vormen van verwaarlozing worden dus expliciet als een vorm van
ouderenmishandeling erkend. Ouderenmishandeling kan bestaan uit het plegen van
handelingen: agressief of schendend gedrag/acties of de dreiging daarmee, met
schadelijke effecten voor de oudere, maar ook uit het nalaten van handelingen: het
nalaten van adequate en redelijke hulp door de hiervoor verantwoordelijke partij(en),
zodat niet voorzien wordt in fysieke, psychologische, sociale en/of financiële basisbehoeften, hetgeen resulteert in schadelijke effecten voor de oudere (Faber 1994).

4   Op het vierde niveau van de taxonomie komt de intentionaliteit aan de orde. De
handelingen zijn intentioneel wanneer er sprake is van een intentie om de oudere
volwassene te schaden, te misleiden, te dwingen of te controleren, teneinde voordeel
voor de dader te bewerkstelligen (Faber 1994). De aangebrachte schade is met andere
woorden bedoeld en gewild. De taxonomie stelt voor om zowel de intentionele als de
niet-intentionele handelingen te categoriseren als vormen van ouderenmishandeling.
In Vlaanderen is er naar aanleiding van de studie van Everaerts e.a. (1993) veel verzet
gerezen tegen het gebruik van het begrip ouderenmishandeling in geval van niet-
intentionele vormen van geweld. Om die reden worden de niet-intentionele vormen
van geweld soms omschreven als ouderenmis*be*handeling, een begrip dat minder
'zwaar' klinkt.

5   Het vijfde en laatste niveau van de taxonomie maakt een onderscheid naargelang
het type geweld. Fysieke ouderenmishandeling bestaat uit gedrag/actie(s) waarbij
fysieke middelen worden gebruikt bij de mishandeling; of het nalaten van beschikbare en ten dienste gestelde fysieke assistentie. Het slaan of schoppen van een oudere
of het weigeren van hulp aan een oudere die een pijnlijke val heeft gemaakt, zijn
vormen van fysiek geweld. Bij psychologische ouderenmishandeling zijn de gebruikte
middelen van verbale aard en/of is het de psychologische/emotionele assistentie die
nagelaten wordt. De oudere wordt bijvoorbeeld uitgescholden, gekleineerd of genegeerd. Bij sociale ouderenmishandeling wordt niet voorzien in de sociale basisbehoeften van de oudere, of laat men de middelen die daarvoor nodig zijn achterwege.
Men zorgt er bijvoorbeeld voor dat een oudere niemand meer te zien krijgt. Financieel

misbruik maken van ouderen ten slotte verwijst naar diefstal of misbruik van bezit of financiële middelen van de oudere en naar het achterwege laten van beschikbare en ten dienste gestelde middelen om in materiële basisbehoeften te voorzien (Faber 1994). De oudere wordt bijvoorbeeld systematisch beroofd van (een deel van) zijn of haar pensioen.

18.2.3 Punten van kritiek op de taxonomie voor ouderenmishandeling

In 1998 werd nagegaan in hoeverre de bevolking in het algemeen en de oudere bevolking in het bijzonder de taxonomie, die ten slotte door experts was opgesteld, kon onderschrijven (Hudson 1998): dat bleek in grote lijnen wel het geval te zijn. Er zijn wat verschillen met betrekking tot de handelingen die men al dan niet als gewelddadig beschouwt, maar gezien de verscheidenheid aan visies ter zake is het de vraag of het wel wenselijk is om hierover een consensus na te streven. Een belangrijker verschilpunt heeft betrekking op het eerste niveau van de taxonomie waar gesteld wordt dat het geweld in voldoende mate en/of voldoende vaak moet voorkomen om schadelijke effecten te hebben. Het publiek is het met deze afbakening niet eens en vindt dat men al van ouderenmishandeling kan spreken zodra men een gewelddadige handeling eenmaal heeft ondergaan.

Vanuit onze eigen onderzoekservaring kunnen we deze opmerking ondersteunen: er is geen empirische evidentie om te stellen dat een eenmalige geweldservaring geen gevolgen heeft voor het welzijn van het slachtoffer. Het is wel zo dat geweld de neiging heeft om te gaan escaleren; naarmate het geweld langer duurt, nemen de ernst en de frequentie van het geweld toe en zullen ook de gevolgen van het geweld ernstiger uitpakken. Het lijkt een gevaarlijke keuze om op basis van deze vaststelling te beslissen om een eenmalige gewelddadige handeling niet als zodanig te benoemen: het is even belangrijk om vanaf het eerste optreden van deze ene handeling inspanningen te leveren om te voorkomen dat het geweld zich zal herhalen.

Een ander punt van kritiek bij de taxonomie heeft betrekking op de beperking van het begrip 'ouderenmishandeling' tot het geweld in thuissituaties en dus in vertrouwensrelaties. Zolang geweld op ouderen uitsluitend wordt onderzocht binnen vertrouwensrelaties zal het onduidelijk blijven in welke mate geweld op ouderen door onbekenden of door personen die verder van de oudere afstaan een afzonderlijk te beschouwen probleem vormt.

Een derde bedenking heeft betrekking op de intentionaliteit van het geweld. De auteurs van de taxonomie stellen dat intentionaliteit niet zonder meer kan worden gebruikt als criterium om een gewelddadige van een niet-gewelddadige handeling te onderscheiden. Dit is een verdedigbaar standpunt, aangezien een gewelddadige intentie gemakkelijk te ontkennen valt wegens de onzichtbaarheid ervan. Bovendien bestaat er niet zoiets als 'de' intentie. Eenzelfde handeling kan al dan niet gewelddadig bedoeld worden door de mishandelende persoon en kan al dan niet als gewelddadig worden ervaren door de persoon die de handeling ondergaat. De eerste intentionaliteit wordt geformuleerd door de geweldpleger, de tweede door het slachtoffer. Wellicht is het de tweede intentionaliteit die doorslaggevend is voor de beleving van het slachtoffer.

Om echter te vermijden dat het begrip ouderenmishandeling een passe-partout-begrip wordt dat verwijst naar allerlei problemen en daardoor aan inflatie onderhevig, is het wellicht gewenst om het intentionaliteitscriterium niet helemaal van tafel te vegen. Gelles & Straus (1979) beschouwen een handeling als gewelddadig vanaf het moment dat er minstens een gepercipieerde intentie om te kwetsen aanwezig is. Al naargelang de context kan men hierbij uitgaan van de intentionaliteit volgens het slachtoffer, dan wel van de intentionaliteit volgens de dader. Het voordeel van een benadering waarbij men de gepercipieerde intentie om te kwetsen als criterium hanteert, is dat onmiskenbare ongelukken of door beide partijen als zodanig erkende misverstanden niet meer onder de noemer 'geweld' kunnen vallen, waardoor het begrip toch een stuk zuiverder wordt.

Een laatste opmerking heeft betrekking op de onderscheiden soorten van geweld. Aangezien het in het algemene onderzoek naar geweld niet gebruikelijk is om een onderscheid te maken tussen psychologisch en sociaal geweld zullen wij in het volgende beide vormen van geweld samen benoemen als psychisch geweld. Daarnaast willen wij ook expliciet aandacht besteden aan het seksueel geweld, omdat het risico bestaat dat het taboe op seksualiteit bij ouderen deze problematiek onzichtbaar of onbespreekbaar zou maken.

In de volgende paragraaf wordt ingegaan op de vraag naar de aard en de omvang van het geweld op ouderen.

18.3 AARD EN OMVANG VAN HET GEWELD OP OUDEREN

Bij de bespreking van de aard en de omvang van het geweld op ouderen maken we een onderscheid tussen enerzijds het geweld op ouderen die gewoonlijk in een thuissituatie verblijven en anderzijds het geweld op ouderen die in een verzorgingshuis wonen. Beide groepen ouderen bevinden zich immers in een sterk verschillende leefsituatie, wat met zich meebrengt dat ook de aard van het geweld dat zij ondervinden kan verschillen. Eind jaren 1990 gaf de Belgische minister voor Arbeid en Tewerkstelling belast met het gelijke kansenbeleid, mevrouw Miet Smet, de opdracht voor twee onderzoeken: een eerste over het geweld op ouderen in thuissituaties (Vandenberk 1998) en een tweede over het geweld op ouderen in ouderencentra (Casman 1998). In het volgende zullen wij ons voornamelijk baseren op de resultaten van deze beide onderzoeken.

18.3.1 Geweld op ouderen in thuissituaties

Het geweld op ouderen in thuissituaties werd onderzocht door een representatieve steekproef van Belgische thuiswonende ouderen (65 jaar en ouder) te ondervragen in een persoonlijk gesprek aan de hand van een gestructureerde vragenlijst. De onderzoeksresultaten geven naar alle waarschijnlijkheid een onderschatting van het werkelijke voorkomen van het geweld, omdat dementerende en zwaar zorgbehoevende ouderen moeilijk(er) bij het onderzoek konden worden betrokken, terwijl uit internationale literatuur blijkt dat nu juist deze groep ouderen de grootste kans op geweld loopt. In het onderzoek naar geweld op thuiswonende ouderen kwamen achtereenvolgens fysiek, seksueel en psychisch geweld en financieel misbruik aan de orde.

Psychisch geweld

Psychisch geweld werd bestudeerd door de respondenten een lijst met relationele klachten voor te leggen. Zo werd bijvoorbeeld gevraagd of de oudere wel eens belachelijk gemaakt werd ten opzichte van derden, of er controle werd uitgeoefend op de post en telefoontjes, of men het verbod kreeg om met bepaalde mensen om te gaan, of men genegeerd werd en of er wel eens hulp geweigerd werd bij ziekte. Alleen de relationele klachten waarbij de oudere het gevoel had dat de betrokken handelingen duidelijk waren bedoeld om hem of haar te kwetsen, werden beschouwd als psychisch geweld.

Opvallend is dat de ouderen aangeven dat zij veel meer relationele klachten ondervinden ná, dan vóór hun zestigste verjaardag. Ruim eenvierde van de respondenten heeft na de zestigste verjaardag met relationele klachten te maken gehad en slechts half zoveel respondenten voor de zestigste verjaardag.

Zo'n 10% van de ouderen heeft na de zestigste verjaardag relationele klachten ervaren waarbij er volgens hem of haar sprake was van een intentie om te kwetsen. Een op tien ouderen heeft dus psychisch geweld meegemaakt. Oudere vrouwen worden bijna dubbel zo vaak met psychisch geweld geconfronteerd (12%) als oudere mannen (6,5%).

Er kunnen vier verschillende vormen van psychisch geweld worden onderscheiden: actieve verwaarlozing, passieve verwaarlozing, verbaal geweld, infantilisering en controle.

1   Bij actieve verwaarlozing worden de essentiële behoeften van de oudere niet vervuld ten gevolge van een actieve handeling. Men weigert bijvoorbeeld expliciet om hulp te bieden aan een door ziekte aan bed gebonden oudere. We spreken pas over psychisch geweld wanneer de oudere de indruk heeft dat de weigering de bedoeling heeft om hem te kwetsen.

2   Bij passieve verwaarlozing is het onvervuld blijven van de behoeften van de

oudere het resultaat van het nalaten van bepaalde handelingen. Er is bijvoorbeeld sprake van passieve verwaarlozing wanneer men een zieke oudere zonder meer aan zijn lot overlaat, of wanneer men geen rekening houdt met het feit dat de oudere ziek is. Ook bij passieve verwaarlozing spreken we alleen van psychisch geweld wanneer de oudere het gevoel heeft dat er sprake is van een bedoeling om hem te kwetsen.

3 Bij verbaal geweld wordt de oudere bedreigd, uitgescholden of belachelijk gemaakt.

4 Infantilisering wil zeggen het behandelen van de oudere alsof hij weer een klein kind is dat niet zelf kan beslissen over zijn eigen doen en laten: de levenservaring en de levenswijsheid van de oudere worden genegeerd. Controle gaat nog een stapje verder: hierbij gaat men daadwerkelijk de post, de telefoon, de vrijetijdsbesteding, de uitgaven en de sociale contacten van de oudere controleren en regelen.

De eerste en de derde vorm van psychisch geweld komen het meest voor: 5% van de respondenten is na hun zestigste actief verwaarloosd en een even grote groep wordt geconfronteerd met verbaal geweld. Met passieve vormen van verwaarlozing en met infantilisering en controle krijgt telkens 2% van de ouderen te maken. Uit deze cijfers blijkt dat combinaties van verschillende typen psychisch geweld niet uitzonderlijk zijn.

Wat de context van psychisch geweld betreft zien we dat psychisch geweld doorgaans plaatsvindt in nabije relaties: hoe dichter mensen bij elkaar staan, hoe groter de kans wordt op psychisch geweld. In 61,5% van de gevallen wordt het psychisch geweld gepleegd door familieleden, voornamelijk eigen gezinsleden. Na de eigen familieleden worden voornamelijk goede vrienden (26,5%) en vervolgens verre kennissen (9%) genoemd, terwijl onbekenden slechts voor een zeer kleine fractie (2%) van het psychisch geweld verantwoordelijk gesteld worden.

Het psychisch geweld is in regel vast aan de relatie gekoppeld. Meestal sleept het psychisch geweld al een hele tijd en komt het ook vrij geregeld voor. In de helft van de gevallen van psychisch geweld kan men zelfs niet eens spreken van echte ouderenmis-(be)handeling, omdat het psychisch geweld een voortzetting is van voorvallen die reeds voor de zestigste verjaardag begonnen.

Fysiek en seksueel geweld

Naar fysiek geweld werd gevraagd door aan de ouderen een lijst van achttien vormen van fysiek geweld voor te leggen. Bij elke vorm van geweld werd gevraagd of de oudere dit wel eens had meegemaakt en of dat ook na de zestigste verjaardag was voorgekomen. Er werd bijvoorbeeld gevraagd of zij wel eens werden geslagen of geschopt en getrapt, of ze bedreigd werden met een mes of een ander voorwerp en of ze wel eens brandwonden opliepen.

Zo'n 3% van de vrouwen en 2% van de mannen gaven te kennen dat zij inderdaad na hun zestigste verjaardag met fysiek geweld geconfronteerd werden. Meestal ging het om tamelijk ernstig geweld en meestal waren het familieleden die voor dit geweld verantwoordelijk waren.

Seksueel geweld werd onderzocht door aan de ouderen 22 vormen van seksueel geweld voor te leggen, met de vraag of zij deze handelingen ooit tegen hun zin hadden ondergaan en of dat (ook) na hun zestigste verjaardag was voorgevallen. Alleen vrouwen (1,5%) maakten melding van seksueel geweld na hun zestigste verjaardag. Dit betekent dat seksueel geweld op oudere mannen zo zeldzaam is dat het moeilijk meetbaar wordt. Bij de meeste slachtoffers ging het om een zeer ernstige vorm van seksueel geweld, gepleegd door een familielid of een andere bekende.

Financieel misbruik

Financieel misbruik verschilt van de andere vormen van geweld omdat het louter tot genoegdoening van de dader kan plaatsvinden zonder dat het slachtoffer er zich zelfs maar van bewust is. Financieel misbruik is vaak in eerste instantie gericht op het materiële gewin van de misbruiker, terwijl psychisch, fysiek en seksueel misbruik veel vaker en explicieter gericht zijn op de integriteit van het slachtoffer zelf. Toch wordt financieel misbruik meestal meegenomen in onderzoek naar geweld op ouderen. De reden hiervoor is aan de ene kant dat ouderen een verhoogde financiële kwetsbaarheid hebben omdat zij voor de regeling van hun financiële zaken vaak afhankelijk zijn van anderen. Aan de andere kant is het niet duidelijk of financieel misbruik, evenals de andere vormen van geweld, maakt dat de oudere zich hierdoor in zijn persoonlijke integriteit voelt aangetast.

Financieel misbruik werd onderzocht door aan de oudere te vragen of het wel eens was voorgekomen dat iemand persoonlijke voorwerpen meenam zonder ze terug te geven, of iemand geld van zijn rekening afhaalde zonder toestemming, of iemand (een deel van) zijn inkomen of pensioen opeiste en of iemand al eens van hem of haar had gestolen. De verschillende vragen werden door respectievelijk 3,5%, 1%, 0,5% en 8,5% van de ouderen bevestigend beantwoord. Globaal heeft 10% van de ouderen een of meer vormen van financieel misbruik meegemaakt.

Hoewel de omvang van het financieel misbruik dus vergelijkbaar is met die van het psychisch geweld is de context ervan totaal verschillend. Psychisch geweld komt, zoals gezegd, vooral voor in nabijere relaties, maar bij financieel misbruik is dat net andersom. Drievierde van alle meldingen omtrent financieel misbruik kunnen worden toegeschreven aan onbekende daders. Verre bekenden worden in ongeveer 10% van de meldingen van financieel misbruik genoemd, familieleden en buren elk in ongeveer 8% van de meldingen. Terwijl psychisch geweld vaak kenmerkend is voor de aard van een bepaalde relatie is financieel misbruik meestal eenmalig voorkomend.

Alle vormen samen

Wanneer we het financieel misbruik samen met het psychisch, het fysiek en het seksueel misbruik samenvatten onder de noemer 'geweld', dan heeft een op vijf ouderen na de zestigste verjaardag een of meer vormen van geweld ondervonden. Alle vormen worden vaker door vrouwen dan door mannen ondergaan, maar alleen bij seksueel en bij psychisch geweld is dit sekseverschil significant. De cijfers uit het hier aangehaalde onderzoek zijn hoger dan die uit ander onderzoek (Pillemer 1988; De Lege 1989; Dooghe 1996; Comijs 1998), hetgeen voor een deel te maken heeft met het feit dat er in het voorgestelde onderzoek geen beperking wordt ingebouwd ten aanzien van de relatie waarbinnen het geweld plaatsvindt. Het meeste onderzoek naar geweld op ouderen beperkt zich tot het geweld in verzorgingsrelaties, waardoor blijkbaar een deel van de problematiek van het geweld op ouderen wordt verdoezeld. Toch kan men op grond van de ondervertegenwoordiging van de meest kwetsbare ouderengroepen in het hier voorgestelde onderzoek aannemen dat ook de voorgestelde cijfers een geflatteerd beeld geven van het reële voorkomen van geweld op ouderen.

18.3.2 Geweld op ouderen in verzorgingshuizen

De leefsituatie van ouderen die in een verzorgingshuis wonen verschilt vrij sterk van die van een oudere die alleen of in gezinsverband leeft. We zetten enkele verschillen op een rijtje. Vanuit het standpunt van de oudere is het feit dat hij in een verzorgingshuis samenwoont met andere ouderen belangrijk. Dit kan als voordeel hebben dat een eventuele sociale isolatie wordt doorbroken en als nadeel dat de privacy en de autonomie beperkter worden. Ook vanuit het standpunt van de verzorger zijn er belangrijke verschillen. Wie een ouder familielid verzorgt, draagt in het algemeen 'slechts' de zorg voor deze ene oudere. Daar staat tegenover dat de verzorger deze zorg wel permanent en betrekkelijk alleen draagt en dat hij er weinig of geen maatschappelijke erkenning voor terug ontvangt. Het personeel in een verzorgingshuis draagt de zorg voor een groep ouderen, van wie er wellicht sommigen zwaar zorgbehoevend zijn. De werkdruk is voor hen zeer hoog, maar zij worden wel slechts voor een deel van de tijd belast en zij worden (hoewel misschien te weinig) ervoor betaald. Vanuit het standpunt van de relatie tussen de oudere en de zorgverlener kan worden gesteld dat de relatie tussen de oudere en zijn familielid persoonlijker en vertrouwder is, maar ook een (soms pijnlijke) achtergrondgeschiedenis heeft. De relatie tussen de oudere en de professionele zorgverlener is onpersoonlijker van aard en heeft deze geschiedenis niet.

De verschillen tussen de leefsituatie van de oudere thuis en de oudere in een verzorgingshuis maken dat ook de context met betrekking tot het ontstaan of het voortduren van geweld verschilt. In de eerste plaats verandert de relatie tussen de oudere en zijn familie wanneer de oudere verhuist naar een verzorgingshuis, zeker wanneer de oudere hulpbehoevend is. Wellicht wordt het risico van geweld door familieleden kleiner: de zorglast en de hiermee samenhangende stress nemen af en men wordt minder intens met elkaar geconfronteerd, waardoor de voedingsbodem voor conflicten kleiner wordt. Bovendien is er een grotere sociale controle, waardoor bestaande vormen van geweld minder kans krijgen.

Anderzijds brengt opname in een verzorgingshuis een aantal nieuwe kansen op geweld met zich mee. In de eerste plaats wordt de opname in een verzorgingshuis door sommige ouderen op zichzelf reeds als een vorm van geweld ervaren, namelijk wanneer zij niet zelf voor deze opname hebben gekozen. In de tweede plaats gaat het leven in een instelling gepaard met een aantal organisatorische beperkingen die ouderen kunnen ervaren als een aantasting van hun integriteit. Casman (1998) spreekt in dit verband over institutioneel geweld, al hoeft hierbij geen sprake te zijn van een gepercipieerde intentie om te kwetsen. In de derde plaats is het zo dat alle vormen van geweld die zich in andere relaties kunnen voordoen, ook kunnen plaatsvinden in de relatie tussen verzorgenden en oudere enerzijds en anderzijds in de relatie tussen de ouderen onderling. In het volgende wordt het geweld op ouderen in ouderencentra besproken. Deze bespreking is voornamelijk gebaseerd op het desbetreffende Belgische onderzoek (Casman 1998).

De als gedwongen ervaren opname

Sommige ouderen worden door hun familie gedwongen om naar een verzorgingshuis te verhuizen. Deze 'dwang' kan voortkomen uit heel redelijke gronden: wanneer bijvoorbeeld de familie de zorg voor een inwonende oudere niet (meer) aankan, is een opname wellicht te verkiezen boven overbelasting van de familie, die kan ontaarden in ouderenmishandeling. Het kan ook bijzonder moeilijk zijn voor de familie om de keuze van een vader of moeder die op zichzelf wil blijven wonen te ondersteunen, wanneer deze oudere absoluut niet goed meer voor zichzelf kan zorgen. Ongeacht de redelijkheid van de gronden voor een gedwongen opname is de gepercipieerde dwang voor de oudere moeilijk te dragen, hetgeen leidt tot een moeilijker verlopende aanpassing aan het verblijf in het verzorgingshuis (Casman 1998).

Institutioneel geweld

Institutioneel geweld beantwoordt niet altijd aan de omschrijving van geweld zoals die in het begin van dit hoofdstuk werd geformuleerd. Geweld impliceert immers een (gepercipieerde) intentie om te kwetsen en die is lang niet altijd aanwezig bij de vormen van geweld die Casman (1998) als institutioneel geweld omschrijft. Institutioneel geweld heeft te maken met de organisatorische beperkingen en de regels die onvermijdelijk zijn wanneer een groep mensen dient samen te leven. Het gaat hierbij om problemen die voortvloeien uit het wonen in een instelling en die worden ervaren als een aantasting van de integriteit, ongeacht of er een kwetsende intentie aan wordt toegeschreven. Het probleem met het institutionele geweld is echter dat men er als persoon betrekkelijk machteloos tegenover staat, dat men de gegeven beperkingen in de individuele vrijheid en zelfbeschikking noodgedwongen moet accepteren. In het algemeen heeft de oudere immers weinig of geen inspraak bij het totstandkomen van de regels. Voor een volwassen persoon die gewend is voor zichzelf te beslissen is dat niet altijd even eenvoudig. Dit ligt nog moeilijker wanneer ouderen de indruk krijgen dat bepaalde regels niet in hún belang worden doorgevoerd, of dat ze getuigen van weinig respect voor de ouderen.

De door Casman (1998) onderscheiden vormen van institutioneel geweld kunnen als volgt worden samengevat: er kan sprake zijn van een gebrek aan privacy, van vrijheidsbeperking door de opgelegde regels en van een gebrek aan aandacht voor (de individuele behoeften van) de persoon.

Het gebrek aan privacy is een belangrijk probleem dat zich al laat voelen in de eigen kamer. Slechts 30% van de door Casman geïnterviewde ouderen zegt dat het personeel aanklopt en wacht op antwoord voordat de persoonlijke leefruimte van de oudere wordt betreden. Meestal gaat men onmiddellijk na het aankloppen naar binnen: 5,5% van de ouderen hoort niet eens dat er wordt aangeklopt. Soms is privacy in de eigen kamer niet mogelijk omdat men wegens financiële redenen de persoonlijke woon- of slaapkamer moet delen met een of meer andere ouderen: eenderde van de geïnterviewde ouderen woont in met meerdere personen gedeelde kamers. Het delen van de kamer wordt door sommige ouderen eerder als geruststellend dan als een inbreuk op hun privacy ervaren, maar dat geldt lang niet voor iedereen. Omstandigheden zoals het plaatsen van de wc-stoelen in de open ruimte tussen de bedden kunnen de situatie wat dit betreft nog verzwaren.

Het gebrek aan privacy wordt ook ervaren wanneer men niet de mogelijkheid heeft om een vertrouwelijk gesprek te voeren. Soms heeft dit met een gebrek aan ruimte te maken, waardoor men nergens met een bezoeker alleen kan zijn. Soms heeft het ook te maken met de aanwezigheid van een intercom, waardoor de oudere zich overal afgeluisterd voelt. Zo'n 2,5% van de ouderen zegt dat er van privacy geen sprake is wanneer zij bezoek ontvangen (Casman 1998).

De behoefte om een eigen plek te veroveren vloeit misschien voort uit het gebrek aan privacy. Omdat men voortdurend in een groep leeft, kan het hebben en behouden van een vaste plaats aan tafel of in de zithoek voor de oudere een symbolische betekenis krijgen. Het is voor sommige ouderen een ramp wanneer 'hun' plaats door iemand anders wordt ingenomen. In het verlengde hiervan ligt de verzuchting dat men niet de mogelijkheid heeft om de eigen bezittingen te beschermen: 39% van de geïnterviewde ouderen heeft geen sleutel van de eigen kamer.

Een tweede vorm van institutioneel geweld kan worden omschreven als structurele vrijheidsbeperking. De regels in een verzorgingshuis kunnen soms zeer letterlijk de vrijheid van de ouderen aan banden leggen. Zo zegt minder dan eenvierde van de ouderen dat zij volledig vrij zijn om te gaan en staan waar zij willen en bijvoorbeeld het huis te verlaten. Veel ouderen mogen alleen weg na verwittiging (39,5%), of mogen alleen weg wanneer ze op een bepaald uur terug zijn (33,5%), of mogen hoe dan ook niet naar buiten gaan (3,5%). Een tamelijk grote groep ouderen (18,5%) kan niet zelf kiezen in welke ruimte binnenshuis zij hun tijd doorbrengen: zij moeten of in hun eigen kamer of in een bepaalde gemeenschappelijke ruimte blijven.

De redenen voor deze vrijheidsbeperkingen kunnen verschillend zijn. In sommige gevallen mogen de ouderen het huis niet verlaten omdat men denkt dat zij hiervoor te ziek zijn. In andere gevallen krijgt de organisatorische efficiëntie voorrang op de vrijheid van de bewoners, bijvoorbeeld wanneer de bewoners hun dag in een gezamenlijke ruimte moeten doorbrengen omdat dit het toezicht vereenvoudigt, of wanneer zij met de deur dicht op hun kamer moeten blijven omdat men bang is dat het personeel in de gang anders te veel zou worden aangesproken. Door de ouderen wordt ook geklaagd over een overdreven gebruik van kalmeermiddelen om oneigenlijke redenen.

Gebrek aan aandacht voor de persoon en voor de individuele behoeften is een derde vorm van institutioneel geweld. Zo wijst Casman (1998) op het feit dat er soms een eenzijdige aandacht is voor de lichamelijke verzorging, waarbij de sociale en de emotionele behoeften van de oudere uit het oog verloren worden. Er zijn ouderen die erover klagen dat zij nooit iemand van het personeel te zien krijgen omdat zij nog geen lichamelijke verzorging nodig hebben. Een algemeen gebrek aan vriendelijkheid en respect wordt in dit verband ook genoemd. In sommige ouderencentra beperkt de opnameprocedure zich bijvoorbeeld tot het aan de oudere laten zien van de kamer.

De gestandaardiseerde aanpak van problemen die zich nu eenmaal moeilijk laten standaardiseren kan men ook zien als een gebrek aan individueel gerichte aandacht. Zo is er in sommige verzorgingshuizen bijvoorbeeld sprake van vaste uren voor het toiletbezoek of (bij incontinentie) voor het vervangen van de pampers. Zo'n 5,5% van de ouderen geeft te kennen dat zij op een vastliggend uur moeten gaan slapen. Organisatorische overwegingen kunnen ook tot gevolg hebben dat de ouderen op een bijna nog nachtelijk uur worden gewekt, opdat het personeel tijdig klaar kan zijn met de verzorging.

Psychisch, fysiek en seksueel geweld en financieel misbruik

Tot slot kunnen ouderen in ouderencentra te maken krijgen met de vormen van geweld die men ook bij nog thuiswonende ouderen kan zien. Psychisch, fysiek en seksueel geweld en financieel misbruik kunnen zowel plaatsvinden in de relatie tussen de oudere en de verzorgers als in de relatie tussen de ouderen onderling. Ook familiale vormen van geweld kunnen in het verzorgingshuis (blijven) voorkomen.

Voorzover we kunnen nagaan, liggen de cijfers voor psychisch geweld in ouderencentra iets hoger dan die voor thuissituaties werden aangetroffen. Er is bijvoorbeeld tamelijk vaak sprake van verbaal geweld: 10% van de ouderen maakt melding van scheldpartijen en beledigingen, hetzij door andere ouderen, hetzij (in tweederde van de gevallen) door leden van het personeel. Infantilisering wordt door 14% van de ouderen gemeld, een gebrek aan respect door 6%. Personeelsleden melden soms zelf hoe ze ouderen 'objectiveren', ze als 'dingen' gaan zien. Een schrijnend voorbeeld is dat van de 'car wash', waarbij ouderen aan de lopende band ingezeept en, na een wachtpauze, in het bad gezet worden, waarna ze naakt naar hun kamer moeten teruglopen.

Ook verwaarlozing komt voor. Zo wordt bijvoorbeeld melding gemaakt van een eenzijdige voeding, die kwalitatief onvoldoende of onvoldoende hygiënisch is toebereid en van onvoldoende hulp bij de maaltijd. Ook Aziz (1999) wijst op de risico's van dergelijke praktijken die tot ondervoeding en versnelde aftakeling kunnen leiden. Verwaarlozing treedt soms ook op bij de verzorging zelf: er wordt geklaagd over een gebrek aan hygiëne en over een gebrek aan preventieve maatregelen ten aanzien van decubitus. Vrij veel ouderen zeggen dat er onvoldoende gereageerd wordt op de bel: 5% meldt langer dan een kwartier te moeten wachten voordat er iemand langskomt. In sommige gevallen wordt de bel zelfs afgezet.

Het regelmatig op bezoek komen van de kinderen lijkt protectief te werken wat betreft verwaarlozing. Casman (1998) stelt dat meer rekening wordt gehouden met de behoeften van ouderen die beschikken over een omgeving die de zorg kan controleren. Een oudere die in het weekend geen bezoek krijgt zou in sommige ouderencentra geen verzorging krijgen tijdens het weekend...

Fysiek geweld lijkt vaak voort te vloeien uit overbelasting van het personeel. Verzorgenden raken bijvoorbeeld geïrriteerd door het gedrag van de oudere en reageren door de oudere te slaan, door iemand die niet wil eten aan de haren te trekken, of door een onwillige oudere door de gang mee te slepen. Fysiek geweld maakt soms ook deel uit van de lichamelijke verzorging, die bruut en heel onzacht kan zijn. Ook vastbinden en opsluiten wordt door de ouderen vaak als een vorm van geweld ervaren. Dergelijke fysieke immobiliseringen worden soms gelegitimeerd door te stellen dat de oudere zich anders zou bezeren, maar ze blijken vaak voor te komen bij een (te) lage personeelsbezetting.

Met betrekking tot seksueel misbruik wordt vooral verwezen naar problemen tussen ouderen onderling, waarbij er sprake kan zijn van ongewenste aanrakingen, vormen van exhibitionisme en dergelijke. Seksueel misbruik door personeelsleden komt voor, maar dit lijkt eerder uitzonderlijk te zijn.

Financieel misbruik komt voor in allerlei variaties. Zo zouden er in sommige verzorgingshuizen overdreven hoge kosten worden berekend, bijvoorbeeld door meer pampers te factureren dan er eigenlijk gebruikt werden of door de ristorno's (kortingen op de apotheekrekening) van de apotheker niet uit te keren. Ook Chambers (1999) verwijst naar financieel misbruik op basis van het medicatiebeleid. Behalve deze vormen van structureel financieel misbruik wordt er ook door veel ouderen geklaagd over diefstal: 16,5% van de geïnterviewde ouderen werd hiermee reeds geconfronteerd.

18.4 GEVOLGEN VAN HET GEWELD

Geweld heeft ingrijpende gevolgen voor wie ermee wordt geconfronteerd. In de eerste plaats is het zo dat geweld ook op langere termijn zorgt voor een afname van het welbevinden van het slachtoffer. Daarnaast heeft geweld ook een aantal specifieke gevolgen: geweld lijkt bijvoorbeeld problemen zoals eenzaamheid en een gevoel van onveiligheid te bevorderen.

18.4.1 Een afnemend welbevinden

Wat reeds bleek uit onderzoek bij andere doelgroepen (Vandewege 1988) blijkt ook te gelden bij ouderen: wie geweld meemaakt formuleert beduidend meer klachten dan wie geen geweld meemaakt. Geweld heeft, met andere woorden, een negatieve invloed op het welbevinden. Belangrijk is de vaststelling dat geweld op oudere leeftijd ondergaan zeker niet minder ernstig moet worden genomen dan geweld meegemaakt op jongere leeftijd. Het is goed mogelijk dat ouderen, misschien ten gevolge van een afnemende weerbaarheid, gevoeliger zijn voor de impact van geweld: wie geweld meemaakt op oudere leeftijd lijdt meer onder de gevolgen ervan dan wie alleen geweld meemaakte op jongere leeftijd. De invloed van geweld op het gevoel van welbevinden geldt voor alle vormen van geweld, met uitzondering van financieel misbruik. Wie meerdere typen van geweld meemaakte, is er slechter aan toe dan wie slechts één vorm van geweld onderging. Ook naarmate het geweld frequenter voorkomt, worden de gevolgen van het geweld ernstiger. De relatie tussen dader en slachtoffer heeft echter geen invloed op de gevolgen.

Hoopgevend is het feit dat de meeste mensen die op oudere leeftijd geweld ondergaan een grote bereidheid tonen om er met iemand uit de eigen omgeving over te praten, iets wat men veel minder waarneemt bij jongere geweldsslachtoffers (Vandewege 1988). Daarnaast doet ongeveer de helft van de slachtoffers ook een beroep op een hulpverlener (meestal de politie of een arts) – tenminste wanneer het geweld niet door een familielid werd gepleegd. Wanneer het de gewelddadigheid van de eigen familie betreft, is men minder geneigd om een beroep te doen op de hulpverlening, wellicht omdat men de eigen familie in bescherming wil nemen. Praten over het geweld is voor de meeste slachtoffers een positieve ervaring, al leidt het niet tot een afname van de gevolgen van het geweld. De meeste ouderen melden ook dat zij op eigen houtje iets hebben ondernomen om het geweld te beëindigen. Deze pogingen lijken wel te helpen bij het reduceren van de gevolgen van het geweld.

18.4.2 Gevoelens van onveiligheid

Ouderen die na hun zestigste jaar met geweld werden geconfronteerd blijken meer onveiligheidsgevoelens te hebben dan ouderen die voor geweld gespaard bleven. Van de personen die geen geweld meemaakten op oudere leeftijd voelt 10% zich onveilig, terwijl hetzelfde geldt voor 25% van diegenen die wel geweld meemaakten op oudere leeftijd (Vandenberk 1998). De relatie met de geweldpleger speelt hierbij geen rol en ook de aard van het geweld is onbelangrijk, al leidt financieel misbruik alleen bij oudere vrouwen tot een toename van onveiligheidsgevoelens. De ervaring met geweld leidt vooral tot een toename van de angst om lijfelijk te worden aangevallen. De angst voor eigendomgerelateerde misdrijven zoals diefstal neemt niet toe ten gevolge van de geweldservaring.

18.4.3 Sociale isolatie en eenzaamheid

Ook het verband tussen ervaring met geweld en eenzaamheid werd nagegaan omdat de diepe betekenis van het ondergaan van ervaring met geweld dermate moeilijk communiceerbaar is dat men er vaak alleen mee blijft zitten. Ervaring met geweld hangt inderdaad sterk samen met gevoelens van eenzaamheid, vooral bij vrouwen, maar ook bij mannen. Bij de vrouwen kan gerust worden gesproken van een verdubbeling van de eenzaamheidsproblematiek: slechts 30% van de vrouwen die na hun zestigste jaar geweld ondervonden, heeft geen last van eenzaamheidsgevoelens, terwijl dit opgaat voor bijna 60% van de vrouwen die na hun zestigste niet met geweld zijn geconfronteerd. Ongeveer 40% van de vrouwen die na hun zestigste jaar een ervaring met geweld ondergingen, voelt zich zeer eenzaam, terwijl dit slechts opgaat voor 25% van de vrouwen die geen geweld meemaakten (Vandenberk 1998). Vooral psychisch geweld, en dan in het bijzonder verwaarlozing, leidt tot een toename van eenzaamheidsgevoelens zonder dat daarbij sprake is van een verschil in het functioneren van het sociale netwerk.

18.5 BESLUIT

Geweld op thuiswonende ouderen betreft een problematiek die zeker de nodige aandacht van het beleid en de hulpverlening bij ouderen verdient. Een reden hiervoor is het feit dat een aanzienlijke groep ouderen met deze problematiek wordt geconfronteerd. De omvang van het geweldsprobleem is echter bij alle leeftijdsgroepen hoog en behalve wat betreft het psychische geweld is er nauwelijks reden om aan te nemen dat ouderen meer risico zouden lopen dan andere leeftijdsgroepen.

De belangrijkste reden om van de geweldsproblematiek bij ouderen een prioriteit vragend aandachtspunt te maken is het feit dat ouderen nu eenmaal een bijzonder kwetsbare groep vormen. Ouderen zullen bij eenzelfde gewelddadige handeling hiervan ernstiger fysieke gevolgen ondervinden dan jongere mensen en er is reden om aan te nemen dat ook het welbevinden van de oudere sterker wordt aangetast door de gewelddadige ervaring. Ouderen zijn echter ook kwetsbaar omdat het voor hen vaak zeer moeilijk is om aan het geweld een einde te maken. De afhankelijkheid van de oudere van zijn of haar verzorgers kan immers vrij absoluut zijn wanneer de oudere niet meer in staat is zelf de eigen dagelijkse verzorging uit te voeren. Daarnaast zijn voor ouderen in de regel de mogelijkheden gering om hun leven in deze fase nog een nieuwe wending te geven.

De geweldsproblematiek bij de oudere leeftijdsgroepen verdient dus inderdaad specifieke aandacht. Professionals die met ouderen werken, moeten hierin worden getraind zodat ze in staat zijn om gewelddadige situaties te begrijpen en te herkennen en om de nodige stappen te zetten. Voor wie ondersteuning wil geven aan een oudere die met geweld werd geconfronteerd, is het belangrijk inzicht te verkrijgen in het functioneren van geweldsslachtoffers, in de verwachtingen van geweldsslachtoffers wanneer zij over het geweld praten en in de valkuilen die zich kunnen voordoen in de (in)formele hulpverlening aan geweldsslachtoffers. De opleidingsbrochures die in dit kader in Nederland zijn ontwikkeld, kunnen ook in Vlaanderen van dienst zijn (Van der Veen 1996). Daarnaast zou het een goed idee zijn dat er een centraal telefoonnummer komt waar hulpverleners terecht kunnen voor ondersteuning bij de opvang van mis(be)handelde ouderen in thuissituaties. De 'verzorgingshuis-infofoon' van het ministerie van de Vlaamse Gemeenschap is in dit verband zeker een waardevol initiatief.

Tot slot nog de volgende overweging ter reflectie. In dit hoofdstuk werd ouderenmishandeling besproken vanuit het standpunt van de oudere. Wij hebben vastgesteld dat ouderen die geweld ondergaan daaronder ernstig lijden en we zijn, zoals eerder gezegd, de mening toegedaan dat deze ouderen ondersteuning nodig hebben en verdienen. Dat is één, belangrijke, kant van de zaak. Met deze vaststelling is nog niets gezegd over de personen die gewelddadig optreden. Vaak wordt aangevoerd dat de zorg voor ouderen een zware opdracht is. Dat is ongetwijfeld het geval en het zou jammer zijn indien de personen die deze zorg opnemen, zich aangevallen voelen door deze tekst. Toch moeten er twee kanttekeningen worden geplaatst.

In het onderzoek naar geweld bij thuiswonende ouderen (Vandenberk 1998) werd geen verband gevonden tussen de mate van hulpbehoevendheid van de oudere en het risico dat hij loopt op geweld. Ook wanneer het te wijten zou zijn aan de ondervertegenwoordiging van de zware zorgbehoevende ouderen in de onderzoeksgroep, geeft deze vaststelling toch aan dat ouderen niet alleen in zorgsituaties geweld ondervinden en dat het geweld op ouderen dus niet alleen voortvloeit uit verzorgingsstress.

In de tweede plaats willen we graag wijzen op het risico van secundaire 'victimisering', waarbij slachtoffers van geweld ook nog eens het slachtoffer worden van een vijandige reactie op hun ervaring met geweld. Een tiental jaren geleden was het nog gebruikelijk om bijvoorbeeld slachtoffers van verkrachting zelf de schuld te geven voor wat hen overkwam. De campagnes van de afgelopen jaren rond seksueel geweld hebben de reacties op geweldsslachtoffers positief beïnvloed, waardoor deze tegenwoordig op veel meer begrip en ondersteuning kunnen rekenen. Dat is een goede zaak want de beschuldigingen waren voor de slachtoffers een traumatiserende ervaring, die het initiële trauma van het geweld nog verergerde.

Tegenwoordig horen we in de context van geweld op ouderen vaak de opmerking 'dat ouderen zelf toch ook vaak geen doetjes zijn' en 'dat het toch wel begrijpelijk is wanneer een zorgverlener doordraait'. Het lijkt alsof de problematiek van secundaire 'victimisering' geruisloos is verschoven naar de problematiek van ouderenmishandeling. Dergelijke uitspraken leggen immers een belangrijk deel van de verantwoordelijkheid voor het geweld bij de ouderen zelf en bagatelliseren op die manier de ernst van het probleem.

Vreemd genoeg worden dergelijke vergoelijkingen nooit aangehaald wanneer het om kindermishandeling gaat. De zorg voor kinderen is nochtans ook een bijzonder zware taak en kinderen zijn ook niet altijd even gemakkelijk in de omgang. Het feit dat het problematische gedrag van de potentiële slachtoffers bij ouderen wel en bij kinderen niet als een legitimering voor geweld wordt aangevoerd, wijst er wellicht op dat de relatie met onze kinderen van een andere orde is dan de relatie met bijvoorbeeld onze ouders, met wie wij immers een – vaak beladen – geschiedenis hebben.

Teneinde geweld te voorkomen of te beëindigen is het zinvol dat wordt voorzien in de nodige ondersteuning van de personen die garant staan voor de verzorgende taken. Deze ondersteuning is nodig, of het nu om de zorg voor kinderen, de zorg voor chronisch zieken of de zorg voor ouderen gaat en of de zorgverstrekkers nu professionals, dan wel mantelzorgers zijn. De verzorgers zijn zwaar belast, zij hebben behoefte aan ondersteuning en het is wellicht de taak van de samenleving om aan deze behoefte tegemoet te komen. Om vanuit deze behoefte de incidentie van geweld op ouderen te vergoelijken gaat echter een grote stap te ver.

LITERATUUR

Aziz SJ & Campbell-Taylor I. Neglect and abuse associated with undernutrition in long-term care in North America: causes and solutions. Journal of Elderly Abuse and Neglect 1999;1(2):91-117.

Bruynooghe R, Noelanders S & Opdebeeck S. Vreedzame samenleving nog niet in zicht. Geweld als een maatschappelijk probleem voor mannen en vrouwen. In: De Bruyne C, Frans E, Hooghe M, e.a. CGSO Jaarboek 2000. Gent: CGSO 1999: 119-33.

Casman MT, Lenoir V & Bawin Legros B. Oud worden in een rusthuis: rust of onrust? Brussel: De Minister van Tewerkstelling en Arbeid en Gelijke-kansenbeleid 1998.

Chambers R. Potential for the abuse of medication for the elderly in residential and nursing homes in the UK. Journal of Elderly Abuse and Neglect 1999;1(2):79-89.

Comijs HC, Smit JH, Pot AM, e.a. Risk indicators of elder mistreatment in the community. Journal of Elderly Abuse and Neglect 1998;4:67-76.

Correa F & Bonjean J. Violence, mauvais traitement et négligence à l'égard des personnes âgées au sein des institutions. Liège: Rapport de Recherche FPS 1994.

De Jonghe L & Steel J. Mishandeling van zorgafhankelijke bejaarden in de gezinssituatie: een exploratief onderzoek. Brussel: licentiaatsverhandeling VUB 1993.

De Lege W & Weghel J van. Mishandeling van ouderen. Utrecht: NcGv 1989.

Dooghe G & Vanden Boer L. Violence à l'égard des personnes âgées en milieu familiale. Strasbourg: Conseil de l'Europe – Colloque sur la violence au sein de la famille 1987:95-109.

Dooghe G. Ouderenmishandeling. Welzijnsgids 1996;20:15-36.

Everaerts N, Peeraer J & Ponjaert-Kristoffersen I. Zorg om zorg. Misbehandelen van ouderen. Leuven: Garant 1993.

Faber E & Van Weghel J. Melding van ouderenmishandeling: een onderzoek naar werkwijze en resultaten van twee meldpunten. Utrecht: Nederlands Centrum Geestelijke Volksgezondheid 1994.

Gelles RJ & Straus MA. Determinants of violence in the family. Toward a theoretical integration. In: Burr WR, Hill R, Nye FI, e.a. Contemporary theories about the family (Vol 1). New York: Free Press 1979.

Hudson M. Elder mistreatment: a taxonomy with definitions by Delphi. Journal of Elderly Abuse and Neglect 1991;2:1-20.

Hudson M & Carlson JR. Elder abuse: expert and public perspectives on its meaning. Journal of Elderly Abuse and Neglect 1998;4:77-97.

Kempe CH. The battered child syndrome. JAMA 1962;7:17-24.

Opdebeeck S. Afhankelijkheid en het beëindigen van partnergeweld. Leuven: Garant 1993.

Pillemer K & Finkelhor D. The prevalence of elder abuse: a random sample survey. Gerontologist 1988;1:51-7.

Steinmetz SK. The abused elderly are dependent. In: Gelles RJ & Loseke DR. Current controversies on family violence. London: Sage 1993: 222-36.

Vandenberk A, Opdebeeck S & Lammertyn F. Geweld en onveiligheidsgevoelens bij ouderen. Prevalentie en gevolgen. Brussel: De Minister van Tewerkstelling en Arbeid en Gelijke-kansenbeleid 1998.

Vandewege R, Bruynooghe R & Opdebeeck S. Ervaringen van vrouwen met fysiek en seksueel geweld. Prevalentie en gevolgen. Brussel: Inbel 1988.

Veen R van der (red). Signalement: oud en mishandeld. Handleiding voor training van wijkverpleegkundigen en wijkziekenverzorgenden. Utrecht: NIZW 1996.

Veen R van der (red). Signalement: oud en mishandeld. Handleiding voor training van gezinsverzorgenden. Utrecht: NIZW 1996.

Veen R van der (red). Signalement: oud en mishandeld. Handleiding voor training van maatschappelijk werkers. Utrecht: NIZW 1996.

19 Het gebruik van fixatiemiddelen bij ouderen

A. Van Wesenbeeck, I. De Becker, B. Man, K. Milisen

Samenvatting

Literatuurgegevens wijzen op het te veel en vaak onterecht gebruik van fixatie-materiaal in de zorg voor ouderen. Voornamelijk ouderen met lichamelijke en cognitieve stoornissen lopen een verhoogde kans om te worden gefixeerd. De voordelen van het gebruik van fixatiemateriaal wegen echter niet op tegen de nadelen ervan. Onderzoek toont aan dat fixatiemateriaal op een veilige manier uit de zorg geweerd kan worden door een alternatieve manier van zorg verlenen: in het bijzonder geïndividualiseerde zorg.

Leerdoelen

Na bestudering van dit hoofdstuk kan de lezer:
- een begripsdefinitie formuleren waarmee het onderwerp 'fixatie bij ouderen' kan worden afgebakend;
- een beeld schetsen van de intensiteit van fixatie binnen de gezondheidszorg en de middelen die daartoe worden gebruikt;
- de redenen en de risicofactoren beschrijven die bepalen waarom een geriatrische patiënt of bewoner wordt gefixeerd;
- de basisprincipes van fixatiearme zorgverlening in praktijk brengen.

19.1 INLEIDING

Het gebruik van fixatiemiddelen is een algemeen bekende en vaak toegepaste techniek zowel in de acute gezondheidszorg als in de residentiële zorgsector, maar de fysieke, psychische en sociale problemen die dit gebruik met zich meebrengt worden maar al te vaak onderschat. Reeds in de jaren 1960 uitte Gerdes (in: Sullivan-Marx, Strumpf & Evans 1999) dat fixeren storend gedrag versterkt. Cubbin (in: Sullivan-Marx, Strumpf & Evans 1999) gaf als eerste in 1970 zijn bezorgdheid weer over het overdadig gebruik van fixatiemiddelen binnen de geriatrische zorgverlening. Het onderzoek wordt stelselmatig opgevoerd en er treedt stilaan een grotere bewustwording op van de negatieve effecten en beperkte doeltreffendheid van het gebruik van fixatiemateriaal. Dit resulteert in een toenemende aandacht voor en discussies over het gebruik van fixatiemateriaal in onder meer de geriatrische zorgverlening (Sulli-van-Marx, Strumpf & Evans 1999).

Het in dit hoofdstuk gebruikte cijfermateriaal is voornamelijk van Amerikaanse oorsprong en beschrijft de evolutie van het gebruik van fixatiemateriaal vanaf halverwege de jaren 1980 tot eind 2000, met bijzondere aandacht voor de evolutie van het gebruik van fixatiemiddelen in verpleeghuizen. In dit hoofdstuk wordt onder meer een overzicht gegeven van de definities, de gebruikte middelen en de motivatie tot fixeren. De medicamenteuze fixatiemiddelen worden hierbij buiten beschouwing gelaten en het optreden van valpartijen komt niet uitgebreid aan bod. Wel wordt ingegaan op de wettelijke bepalingen die in de Verenigde Staten werden uitgevaardigd, samen met de daaropvolgende reductieprogramma's om het overdadig gebruik van fixatiemateriaal aan banden te leggen of zelfs helemaal uit te sluiten. Tot slot komt de geïndividualiseerde zorg aan de orde als alternatief voor fixatie en wordt een aantal praktische richtlijnen geformuleerd.

19.2 DEFINITIE EN SOORTEN FIXATIEMIDDELEN

In de literatuur vindt men een grote verscheidenheid aan definities met betrekking tot fysieke fixatiemiddelen. Uit de geraadpleegde artikelen wordt niet altijd duidelijk op welke definitie de auteurs zich baseren en welke middelen zij als fixatiemateriaal beschouwen, hetgeen interpretatie en vergelijking van de gegevens niet gemakkelijk maakt. Uit de diversiteit van definities worden twee groepen onderscheiden.

Een eerste groep omschrijft fixatiemateriaal als elke handelingsmethode, menselijk of mechanisch toegepast, materiaal of uitrusting aan of in de buurt van het lichaam van de oudere dat deze niet eenvoudig kan verwijderen en dat zijn bewegingsvrijheid of normale toegang tot zijn lichaam beperkt (Evans & Strumpf 1989; Burton e.a. 1992a, 1992b; Graber & Sloane 1995; Dunbar e.a. 1996; Evans e.a. 1997).

De tweede groep van definities deelt het fixatiemateriaal in als één middel met twee mogelijke functies: enerzijds wordt het menselijk functioneren belemmerd (overeenkomstig bovenstaande definitie) en anderzijds wordt het functioneren bevorderd. Denk bijvoorbeeld aan een rolstoel of geriatrische stoel (Folmar & Wilson 1989; Cohen e.a. 1996).

De volgende fixatiemiddelen worden het meest frequent in de verschillende onderzoeken geciteerd: pols- en enkelbandjes, vestjes, handschoenen, riemen en zachte gordels (Burton e.a. 1992a/b; Dunbar e.a. 1996; Evans e.a. 1997; Sullivan e.a. 1999). Andere fixatiemiddelen zijn: rolstoelen, gewone stoelen en geriatrische stoelen met aangepaste veiligheidsgordels en/of voorzettafels, harnas, sluitlakens en gesloten afdelingen of kamerdeuren (Tinetti, Liu, Marottoli & Ginter 1991; Dunbar e.a. 1996; Evans e.a. 1989; Sullivan-Marx e.a. 1999). Bedsponden worden pas in 1992 als fixatiemateriaal aan de definities toegevoegd (Ryden e.a. 1999).

19.3 HOE VAAK WORDT ER GEFIXEERD?

De incidentie- en prevalentiecijfers over het gebruik van de verschillende fixatiemiddelen variëren sterk afhankelijk van de onderzochte populatie, ze staan in verband met de lichamelijke en cognitieve status van de betrokken persoon en worden beïnvloed door de gehanteerde definitie (Evans e.a. 1989). Bovendien wordt de inclusie van onrusthekjes, vaak systematisch toegepast in vele verpleeghuizen, niet altijd als fixatiemiddel beschouwd. Gelijksoortige onenigheid bestaat over het gebruik van een geriatrische stoel. Exact cijfermateriaal voor ieder type van fixatiematerialen zijn niet terug te vinden.

Verder zijn de meeste gegevens die in de literatuur worden weergegeven gebaseerd op Amerikaans onderzoek en ze variëren afhankelijk van de periode vóór of na de invoering van de 'Omnibus Budget Reconciliation Act' (OBRA 1987) (Sullivan-Marx, Strumpf & Evans 1999). In de periode vóór de invoering van deze federale richtlijnen voor onder andere een beter en doordachter gebruik van fixatiemiddelen in de verpleeg- en verzorgingshuizen varieerden de prevalentiecijfers van 25% tot 85% (Hantikainen 1998).

Na invoering van de OBRA kon men het Amerikaans nationale prevalentiecijfer terugdringen tot 40% en zelfs 25% (Ejaz, Jones & Rose 1994b) en in sommige studies zelfs tot 4% (Dunbar e.a. 1996 1997; Frank, Hodgetts & Puxty 1996; Evans e.a. 1997). Maar het nationale gemiddelde bleef steken op 22,5%, een cijfer dat waarschijnlijk een onderschatting is van de reële situatie gezien het een zelfrapportage van de verpleeg- en verzorgingshuizen betreft.

In een recente Vlaamse studie bij dementerende verzorgingshuisbewoners bedroeg het gemiddelde prevalentiecijfer voor de drie participerende instellingen 75,9% (alle mogelijke fysieke fixatiemiddelen, inclusief gebruik van onrusthekjes en geriatrische stoel) en 45,5% (exclusief gebruik van onrusthekjes en geriatrische stoel) (Vanwesenbeeck e.a. 2001).

Het cijfermateriaal voor de acute ziekenhuizen situeert zich tussen de 6% en de 17%, onafhankelijk van de leeftijd. Het gebruik van fixatiemateriaal in deze setting neemt echter toe met de leeftijd, namelijk van 18% tot 22% indien de leeftijd van 65 jaar wordt overschreden (Mion & Strumpf 1994). Bij dementerende of delirante ouderen of bij een toegenomen valrisico wordt zelfs meer dan 50% van de ouderen gefixeerd (Frengley & Mion 1986; Sullivan-Marx e.a. 1999).

19.4 BEWEEGREDENEN TOT FIXEREN

Ouderen worden vaak om onduidelijke redenen en zonder overleg met en toestemming van een arts, een familielid en henzelf gefixeerd. De relatieve zelfstandigheid van de verpleegkundige en/of verzorgende in het verlenen van zorg zou hiervan de oorzaak kunnen zijn (Evans e.a. 1989; Werner e.a. 1989; Liukkonen & Laitinen 1994).

Na ondervraging van verpleegkundigen blijken de meest aangehaalde redenen om over te gaan tot fixeren zich te bundelen tot veiligheidsoverwegingen voor de patiënt zelf en/of die van anderen en om storend gedrag te onderdrukken.

Voorbeelden van veiligheidsoverwegingen zijn het voorkomen van verwonding, zelfverwonding, vallen, of het verwonden van anderen. Hieronder valt ook fixatie ter bescherming van de therapeutische middelen, bijvoorbeeld wanneer ouderen tubes, sondes of andere leidingen proberen uit te trekken en hierbij letsels zouden kunnen oplopen.

Fixatie bij storend gedrag wordt voornamelijk gebruikt bij een gewijzigde cognitieve status zoals delirium, agitatie en rusteloos, depressief, storend, zwervend of agressief gedrag (Strumpf e.a. 1988; Macpherson e.a. 1990; Magee e.a. 1993; Cohen e.a. 1996; Hantikainen 1998).

Minder frequente indicaties zijn het positioneren van de oudere, smering bij defecatie, routine van het personeel, op aanvraag van de familie of de oudere zelf of een te lage personeelsbezetting. Vaak is het echter een combinatie van bovenstaande beweegredenen waardoor men overgaat tot fixatie bij ouderen (Evans e.a. 1989; Cohen e.a. 1996; Hantikainen 1998).

19.5 ANDERE DETERMINANTEN VOOR FIXATIE

Uit het voorafgaande is reeds duidelijk geworden dat ouderen met functionele beperkingen, grote lichamelijke afhankelijkheid, mobiliteitsproblemen, een verleden met veelvuldige valpartijen, cognitieve stoornissen of gedragsproblemen, een verhoogde kans lopen om te worden gefixeerd (Evans e.a. 1989; Burton e.a. 1992a/b; Kane, Williams & Kane 1993; Phillips e.a. 1996; Castle e.a. 1997).

Over de determinant leeftijd bestaat vaak onenigheid. Sommige onderzoekers tonen wel een significant verband aan tussen een toegenomen leeftijd en gefixeerd worden (Werner e.a. 1989; Cohen-Mansfield, Marx & Werner 1993; Liukkonen e.a. 1994) terwijl anderen deze bevinding tegenspreken (Sullivan-Marx e.a. 1999). Evans (1996) is echter van mening dat toegenomen leeftijd voornamelijk een rol speelt zolang er geen sprake is van cognitieve stoornissen.

Verder leiden gebrek aan opleiding zoals kennis over de negatieve gevolgen van fixatiemateriaal en mogelijke alternatieven, alsook het beperkte vermogen van het personeel om met probleemgedrag om te gaan, tot veelvuldig gebruik van fixatiemateriaal in de ouderenzorg.

Ook wat betreft personeelsbezetting vindt men in de literatuur duidelijke tegen-strijdigheden. Burton e.a. (1992a) is van mening dat de grootte van het verpleeg-kundig team geen invloed heeft op het fixeren. Phillips e.a. (1996) daarentegen tonen aan dat er minder fixatiemiddelen gebruikt worden bij een hogere personeelsbezet-ting. Hierbij dient echter te worden opgemerkt dat de samenstelling van het personeel eveneens van invloed kan zijn. Hooggekwalificeerd personeel zou minder fixatiemid-delen gebruiken in vergelijking met lagergeschoolde zorgverleners (Castle e.a. 1997).

Ten slotte zullen de aanwezigheid en beschikbaarheid van fixatiemateriaal binnen de instelling en de macht der gewoonte de verpleegkundige sneller overtuigen om in een bepaalde situatie bij een bepaalde bewoner routinematig fixatiemateriaal te gebruiken (Evans e.a. 1989).

19.6 FIXEREN, EEN INTERDISCIPLINAIRE BESLISSING

Niettegenstaande verpleegkundigen op een relatief zelfstandige wijze zorg ver-lenen, mag de beslissing om tot fixeren over te gaan geen individuele beslissing zijn, maar dient ze in interdisciplinair overleg genomen te worden (Cohen-Mansfield e.a. 1993; Hardin e.a. 1994).

Hoe meer overleg er is, hoe hoger de kans op een positieve houding van de verpleegkundige ten aanzien van deze beslissing (Hardin e.a. 1994). Uit de literatuur destilleren we dat in slechts 4% van de gevallen de verpleegkundige dit besluit alleen neemt. Bij 6% gebeurt het in overleg met een medecollega en 58% van de personeels-leden overlegt met de hoofdverpleegkundige of met de teamleiding. De overblijvende 32% pleegt overleg met de behandelende arts (Hardin e.a. 1994). In het onderzoek van Hantikainen (1998) beraadslaagt 66% van het personeel frequent tot zeer frequent met teamleden over deze beslissing.

Het informeren van de bewoner daarentegen vindt niet altijd correct plaats. Ongeveer 64% van de verpleegkundigen geeft uitleg bij het uitvoeren van de hande-ling, van wie 66% steeds de reden voor fixatie aangeeft. Dit wijst er inderdaad op dat de informatieverstrekking van de verpleegkundige aan de bewoner kan worden verbeterd (Hantikainen 1998; Liukkonen e.a. 1994). Interdisciplinariteit betekent in dit kader dan ook het betrekken van de oudere en zijn familie bij het nemen van zorgbeslissingen.

19.7 'THE OMNIBUS BUDGET RECONCILIATION ACT 1987'

Dit betreft een federale wetgeving in de Verenigde Staten en het nationaal reductieprogramma. In de jaren 1980 kwam er in de Verenigde Staten een bewust-wording op gang van de beperkte doeltreffendheid en het overdadig gebruik van fixatiemateriaal waardoor de behoefte aan federale wetgeving hieromtrent groeide. In 1987 ontstond, zoals reeds in het voorgaande aangegeven, 'The Omnibus Budget Reconciliation Act' (OBRA), bedoeld om de kwaliteit van zorg in verpleeghuizen te verbeteren. Het omvatte verscheidene patiëntenrechten en was specifiek gericht op het verminderen van het gebruik van fixatiemateriaal tot onder de 5% (Sullivan-Marx e.a. 1999).

De wet was een eerste poging om een reductiebeweging te introduceren en om geschikt gebruik te omschrijven (OBRA 1987). Ondanks de nieuwe wetgeving werden nog te veel bewoners gefixeerd (Cohen-Mansfield e.a. 1993; Graber e.a. 1995). Om een verdere reductie van het fixatiemateriaal te verkrijgen werd in juli 1991 een nationaal reductieprogramma 'Retrain, don't restrain' opgestart. Educatie van en communicatie tussen alle personeelsleden zijn de twee bouwstenen waarop de reductieprogramma's zijn gebaseerd (Strumpf e.a. 1998). De inhoud van deze programma's is gericht op het verstrekken van meer individuele zorg en om de beslissing die leidt tot fixatie bij een bewoner door een multidisciplinair team te laten nemen, met als einddoel het herstel van de functionele onafhankelijkheid van de oudere (Ejaz, Jones & Rose 1994b; Cohen e.a. 1996; Dunbar e.a. 1996, 1997; Evans e.a. 1997). De voornaamste basis-principes worden in de volgende paragraaf weergegeven.

19.7.1 Opleiding en een duidelijke instellingsfilosofie

De overgang naar een fixatiearme zorgverlening vraagt om een goed georga-niseerd en gepland werkprotocol. Om het fixeren in een bepaalde instelling veilig en succesvol te laten plaatsvinden moeten alle personeelsleden van die instelling op de hoogte zijn van de mythen en waarheden over en de gevolgen van fixatie (Strumpf e.a. 1992; Dunbar e.a. 1997). In tabel 19-1 wordt een aantal mythen naast hun waarheden geplaatst en in tabel 19-2 worden de in de literatuur meest vermelde negatieve gevolgen beschreven.

Aangezien de veiligheid van de bewoner gewaarborgd moet blijven, kan het gebruik van fixatiemateriaal niet zomaar worden uitgebannen. Fixatiemateriaal moet op een veilige manier uit de zorgverlening geweerd worden (Werner e.a. 1994; Strumpf e.a. 1999). Voor het aanreiken van alternatieven moet op het vlak van het instellingsmanagement voldoende actie worden ondernomen die een bijdrage tot een fixatiearm werkprotocol met zich meebrengt. Er dient een filosofie van fixatiearme zorgverlening te worden geformuleerd waarbij het personeel een gevoel van be-trokkenheid en steun van het instellingsmanagement ontvangt.

Verder is een opleiding van het verzorgend personeel noodzakelijk om de mogelij-ke alternatieven te kennen en de therapeutische communicatietechnieken aan te leren. Eveneens vraagt een fixatiearme zorgverlening een groot vertrouwen vanuit het perso-neel en de familie. Allereerst zal een aantal routinehandelingen binnen de instelling moeten worden gecontroleerd en zo nodig aangepast voor zowel het verplegend/ verzorgend als het niet-verzorgend personeel. De opleiding, het interdisciplinaire overleg en een nauwe samenwerking met de familie zullen vanzelf ertoe leiden dat individuele alternatieven worden opgestart (Cohen e.a. 1996; Dunbar e.a. 1997).

Tabel 19-1 Mythen en waarheden

Mythen	Waarheden
Ouderen moeten worden gefixeerd omdat ze meer risico lopen om te vallen en omdat bij hen meer kans bestaat dat zij zichzelf ernstige letsels toebrengen.	Fixatie vermindert niet de kans op letsels en vallen.
De morele verplichting om mensen tegen schade te beschermen vereist fixeren.	Fixatie als veiligheidsmaatregel heeft geen therapeutische voordelen en veroorzaakt zelfs schade. Ouderen beschermen door middel van fixatiemateriaal resulteert op korte en lange termijn in negatieve lichamelijke, psychische en sociale gevolgen (tabel 19-2).
Het niet gebruiken van fixatiemateriaal brengt zowel personen als instellingen in gevaar om juridisch te worden vervolgd.	Wetgeving (tenminste in de Verenigde Staten) vereist beperking van het gebruik van fixatiemateriaal in verpleeghuizen, ziekenhuizen of andere gezondheidsinstellingen.
Het stoort oudere mensen niet wanneer zij gefixeerd worden.	Interviews met gefixeerde ouderen tonen de volgende gevoelens: woede, angst, vernedering, weerstand, ongemak, ontmoediging en gelatenheid.
Patiënten moeten worden gefixeerd omdat er onvoldoende personeel op de afdeling is.	Veel instellingen hebben fixatie afgeschaft zonder toename van het aantal personeelsleden: verzorging van een gefixeerde persoon vraagt meer tijd dan die van een niet-gefixeerde persoon.
Er bestaan geen andere interventies dan gebruik van fixatiemateriaal om tegemoet te komen aan de behoeften van de bewoners.	Er bestaan interventies voor eliminatie van fixatiemateriaal in vier categorieën: lichamelijke en psychosociale benaderingen, bezigheidstherapie en inspelen op omgevingskenmerken.

Bronnen: OBRA 1987; Evans e.a. 1989; Tinetti e.a. 1991; Burton e.a.. 1992a; Miles & Irvine; 1992; Ejaz e.a. 1994a/b; Kane e.a. 1993; Magee e.a. 1993; Liukkonen e.a. 1994; Graber & Sloane 1995; Phillips e.a. 1996; Dunbar e.a. 1997.

19.7.2 Evaluatie van gedrag en geïndividualiseerde zorg

Een fixatiearme verzorging staat symbool voor individuele kwalitatieve zorg. Iedere persoon staat centraal en wordt als individu benaderd. Dit vraagt van de personeelsleden enerzijds een grondige kennis van de problematiek en een groot inlevingsvermogen met betrekking tot de oudere. Anderzijds moet er een geïndividualiseerd zorgprogramma worden opgesteld waarbij communicatie en interactie tussen de zorgverleners, de oudere en de familie een belangrijk aspect vormen voor het welslagen ervan. Een goed begrip van de betekenis van individueel gedrag speelt hierbij een belangrijke rol en vereist een proces van zorgvuldig onderzoek en analyse, dat verloopt via de volgende drie stappen (Werner e.a. 1994; Evans 1996; Happ e.a. 1996; Strumpf e.a. 1998; Sullivan-Marx e.a. 1999).

In de eerste plaats moet de zorgverlener de oudere leren kennen. Via de oudere

Tabel 19-2 Lichamelijke en psychosociale gevolgen van het gebruik van fixatiemateriaal

Lichamelijke gevolgen:
- huidletsel
- decubitus
- longontstekingen en respiratoire complicaties
- incontinentie
- constipatie
- abnormale wijzigingen in elektrolytenbalans, metabolisme en bloedvolume
- orthostatische hypotensie
- oedeem aan het uiteinde van de onderste extremiteiten
- verminderde spiermassa, spierspanning, spierkracht, uithoudingsvermogen
- demineralisatie van het skelet: wekere botten, meer kans op botbreuken
- veranderd voedingspatroon: weigeren om te eten of afhankelijkheid bij het eten
- nosocomiale infecties zoals pneumonie, urineweginfecties door verminderde mobiliteit
- cardiale stress door wijzigingen in bloeddruk en polsslag
- overlijden door wurging of aspiratie

Psychosociale gevolgen:
- toegenomen strijdlustigheid en agressiviteit (verbaal en lichamelijk)
- woede
- verlatingsangst
- toenemende verwardheid
- sociale isolatie
- afhankelijkheid
- algemene achteruitgang
- terugtrekking
- verlies van zelfrespect

Bronnen: Strumpf e.a.. 1988; Evans e.a. 1989; Lofgren e.a. 1989; Werner e.a. 1989; Tinetti e.a. 1991; Burton e.a. 1992a; Kane e.a. 1993.

zelf, familie of vrienden kan men informatie verzamelen over levenservaringen, interesses, sociale en gedragspatronen. Collega-zorgverleners en ook die uit andere disciplines kunnen hier eveneens een bijdrage leveren. Ook het doornemen van het patiëntendossier en het vergelijken van de huidige en vroegere gezondheidstoestand brengen u als zorgverlener een stap dichter bij de oudere. Dit betekent onder andere het regelmatig evalueren van diens functionele en cognitieve toestand.

In de tweede stap van de evaluatie is het van belang nuttige gegevens te verzamelen over activiteiten en omstandigheden waarin bepaald gedrag optreedt. Deze stap is in dit opzicht even belangrijk als pakweg het vaststellen van de vitale parameters bij een postoperatieve evaluatie. De volgende zeven vragen vormen samen het 'gedragsoverzicht' en kunnen hier als leidraad fungeren. Wanneer treedt het gedrag op? Welke specifieke acties, interacties, reacties karakteriseren het gedrag? Waar heeft het gedrag de neiging te ontstaan? Wie of wat is er in de buurt aanwezig wanneer het gedrag ontstaat? Wat kan er zich bij de oudere afspelen waardoor het gedrag ontstaat? Wat kan er in de omgeving/buurt van de oudere aan de hand zijn waardoor het gedrag ontstaat? Welke interventies zijn voor deze oudere zinvol? (zie ook figuur 19-1).

Specifiek gedrag te observeren: ....

Naam van de bewoner: ....

Kamernummer: ....

Wanneer?	Wat?	Waar?	Wie?	Waarom?	Hoe?
Datum plus uur	Wat is er gebeurd? Objectieve omschrijving	Waar vond het gedrag plaats?	Wie was er nog meer in de buurt en wat waren zij aan het doen?	Wat kan bij of buiten de oudere hebben geleid tot dit gedrag?	Welke interventies werden uitgeprobeerd? Hoe reageerde de oudere hierop?

Figuur 19-1 Observatielijst voor gedrag

In de derde en laatste stap wordt de betekenis van het gedrag vastgesteld. Via observatie van de hiervoor vermelde items kunnen gedragspatronen worden gedetecteerd om op die manier redenen voor de gedragingen en de ervaren gevoelens die de oudere wil communiceren vast te stellen en gericht te kunnen starten met interventies.

Een juiste toepassing van deze strategie zal resulteren in een fixatiearme geïndividualiseerde zorg. Het helpt het gedrag van de ouderen beter te begrijpen en te interpreteren. Afhankelijk van de onderliggende oorzaak van het gedrag zullen fysieke, psychosociale of organisatorische wijzigingen worden aangebracht en dienen allerhande alternatieven te worden uitgeprobeerd waardoor men dus op een gepaste en adequate manier zorg kan verlenen (Morrison e.a. 1987).

19.8 BESLUIT

Samengevat komt fixatiearme zorgverlening neer op een interdisciplinaire (oudere, familie, zorgverleners) benadering met een nauwkeurig in kaart brengen van gedrag en ontwikkeling van pasklare interventies om tegemoet te komen aan de specifieke behoeften van de individuele oudere. Verder dient er aandacht te zijn voor de omgeving en het algemene zorgkader. Reductie in het gebruik van fixatiemateriaal kan daarbij enkel en alleen worden bereikt wanneer het personeel hiertoe wordt bijgeschoold. Het is noodzakelijk dat verpleegkundigen op de hoogte zijn van de negatieve gevolgen die fixatie met zich meebrengt.

Daarnaast moet een verpleegkundige fixatie niet enkel kunnen weren, maar dient eveneens in staat te zijn om, indien toch noodzakelijk, de juiste fixatiemiddelen correct toe te passen en de noodzaak tot het gebruik hiervan regelmatig te herevalueren. Vrij regelmatig worden dodelijke ongevallen vermeld ten gevolge van ondeskundig gebruik van fixatiemateriaal. Niettegenstaande dat instellingen waar men in een opleiding voorziet om een fixatiearme zorg te stimuleren, positieve resultaten boeken en het merendeel van de alternatieven niet zo moeilijk te implementeren zijn, gebeurt dit nog onvoldoende. Verpleegkundigen en verzorgenden in instellingen hebben daarbij behoefte aan een protocol omtrent de toepassing van fixatiemiddelen en het aanwenden van alternatieven. Niet zelden ontbreekt het hierbij vooral aan een duidelijke instellingsfilosofie hieromtrent en ondersteuning door het management voor het gebruik van deze alternatieven.

Tevens dient aandacht te worden gegeven aan een eenduidige definitie van het begrip fixatie en moet verder worden ingegaan op wat men als fixatiemiddelen omschrijft en toepast. De materialen die worden gebruikt bij het fixeren vertoonden de afgelopen jaren immers een belangrijke evolutie wat betreft het minimaliseren van het negatieve beeld van de gefixeerde patiënt, met het gevolg dat bepaalde vormen van fixatie veel meer als acceptabel worden aanvaard. Denk bijvoorbeeld aan het gebruik van geriatrische stoelen waarbij de toepassing van een eettablet een verborgen vorm van fixatie inhoudt. De waarneming door ouderen en de impact op zowel fysiek als psychisch vlak blijven echter dezelfde. Een consensus met betrekking tot definitie en materiaal is derhalve noodzakelijk.

Tot slot worden in de literatuur weinig tot geen Belgische of Nederlandse onderzoeken naar dit onderwerp gevonden. Onderzoek in deze setting zoals een accurate rapportage omtrent fixeren, de hierbij gevolgde procedure, de evaluatie van de ervaring en de interpretatie van nieuw fixatiemateriaal bij ouderen is dan ook aangewezen.

LITERATUUR
Burton LC, German PS, Rovner BW, Brant LJ, Clark RD. Mental illness and the use of restraints in nursing homes. Gerontologist 1992a;32(2):164-70.
Burton LC, German PS, Rovner BW, Brant LJ. Physical restraint use and cognitive decline among nursing home residents. J Am Geriatr Soc 1992b;40:811-16.
Castle NG, Fogel B, Mor V. Risk factors for physical restraint use in nursing homes: pre- and post-implementation of the nursing home reform act. The Gerontologist 1997;37(6):737-47.
Cohen-Mansfield J, Marx MS & Werner P. Restraining cognitively impaired nursing home residents. Nurs Management 1993;24(9):112Q-112W.
Cohen C, Neufeld R, Dunbar J, Pflug L & Breuer B. Old problem, different approach to physical restraints. J Gerontol Nurs 1996;22(2):23-9.
Dunbar JM, Neufeld RR, White HC & Libow LS. Retrain don't restrain: the intervention of the national nursing home restraint removal project. Gerontologist 1996;36(4):539-42.
Dunbar JM, Neufeld RR, Libow LS, Cohen CE & Foley WJ. Taking charge: the role of nursing administrators on removing restraints. J Nurs Adm 1997;27(3):42-8.
Ejaz FK, Folmar SJ, Kaufman M, Rose MS & Goldman B. Restraint reduction: can it be achieved. Gerontologist 1994a;34(5):694-9.
Ejaz FK, Jones JA, Rose MS. Falls among nursing home residents: an examination of incident reports before and after restraint reduction programs. J Am Geriatr Soc 1994b;42(9):960-4.
Evans LK & Strumpf NE. Tying down the elderly: a review of the literature on physical restraint. J Am Geriatr Soc 1989;37:65-74.
Evans LK. Knowing the patient: The route to individualised care. J Gerontol Nurs 1996;22(3):15-9.
Evans LK, Strumpf NE, Allen-Taylor SL, Capezutti E, Maislin G & Jacobsen B. A clinical trial to reduce restraints in nursing homes. J Am Geriatr Soc 1997;45:675-81.
Folmar S & Wilson H. Social behaviour and physical restraints. Gerontologist 1989;29(5):650-3.
Frank C, Hodgetts G & Puxty J. Safety and efficacy of physical restraints for the elderly. Can Fam Physician 1996;42:2402-9.
Frengley JD & Mion LC. Incidence of physical restraints on acute general medical awards. J Am Geriatr Soc 1986;34:534-65.
Graber DR & Sloane PD Nursing home survey deficiencies for physical restraint use. Med Care 1995;33(10):1051-63.
Hantikainen V. Physical restraint: a descriptive study in Swiss nursing homes. Nurs Ethics 1998;5 (4):330-46.
Happ MB, Williams CC, Strumpf NE & Burger SG. Individualized care for frail elders: theory and practice. J Gerontol Nurs 1996;22(3):6-14.
Hardin SB, Magee R, Stratmann D, Vinson MH, Owen M & Hyatt EC. Extended care and nursing home staff attitudes toward restraints. J Gerontol Nurs 1994;20(3):23-31.
Kane RL, Williams TF & Kane RA. Restraining restraints: changes in a standard care. Ann Rev Public Health 1993;14:545-84.
Liukkonen A & Laitinen P. Reasons for uses of physical restraint and alternatives to them in geriatric nursing: a questionnaire study among nursing staf. J Adv Nurs 1994;19:1082-7.

Lofgren RP, MacPherson DS, Granieri R, Myllenbeck S & Sprafka MJ. Mechanical restraints on the medical wards: are protective devices safe? Am J Publ Health 1989;79(6):735-8.

Macpherson DS, Lofgren RP, Granieri R, Myllenbeck S. Deciding to restrain medical patients. J Am Geriatr Soc 1990;38:516-20.

Magee R, Elizabeth C, Sally B, Stratmann D & Owen M. Institutional policy: use of restraints in extended care and nursing homes. J Gerontol Nurs 1993;19(4):31-9.

Miles SH & Irvine P. Deaths caused by physical restraints. Gerontologist 1992;32(6):762-6.

Mion LC, Strumpf NE & the NICHE Faculty. Use of physical restraints in the hospital setting: implications for the nurse. Geriatr Nurs 1994;15:127-31.

Morrison J, Crinklaw-Wiancko D, King D, Thibeault S & Wells DL. Formulating an restraint use policy. J Nurs Adm 1987;17(3):39-42.

Omnibus Budget Reconciliation Act (OBRA) of 1987. PL 100-203. Sections 4201(a), 4211(a).

Phillips CD, Hawes C, Mor V, Fries BE, Morris JN, Nennstiel ME. Facility and area variation affecting the use of physical restraints in nursing homes. Med Care 1996;34(11);1149-62.

Ryden MB, Feldt KS, Oh HL, Brand K, Warne M, Weber E, Nelson J & Gross C. Relationships between aggressive behaviours in cognitively impaired nursing home residents and the use of restraints, psychoactive drugs and secured units. Arch Psychiatr Nurs 1999;13(4):170-8.

Strumpf NE & Evans EK. Physical restraint of the hospitalised elderly: Perceptions of patients and nurses. Nurs Res 1988;37(3):132-7.

Strumpf NE, Evans FL, Wagner J & Patterson J. Reducing physical restraints: Developing an educational program. J Gerontol Nurs 1992;18(11):21-7.

Strumpf NE, Robinson JP, Wagner JS & Evans LK. Restraint-free care: individualized approaches for frail elders. New York: Springer Publishing Comp Series on Geriatric Nursing 1998.

Sullivan-Marx EM, Strumpf NE, Evans LE, Baumgarten M & Maislin G. Predictors of continued physical restraint use in nursing home residents following restraint reduction efforts. J Am Geriatr Soc 1999;47:342-8.

Sullivan-Marx EM, Strumpf NE & Evans LE. Restraint-free care. Clin Gerontol Nurs: a guide to advanced practice 1999; 2nd edition, ch 25:573-88.

Tinetti ME, Liu WL, Marottoli RA & Ginter SF. Mechanical restraint use among residents of skilled nursing facilities. JAMA 1991;265(4):468-71.

Van Wesenbeeck A, Milisen K, Godderis J. Het gebruik van een beslissingsboom voor fixatie bij dementerende rusthuisbewoners, Projectthesis. Leuven: Katholieke Universiteit Leuven, 2001.

Werner P, Cohen-Mansfield J, Braun J & Marx MS. Physical restraints and agitation in nursing home residents. J Am Geriatr Soc 1989;37:1122-6.

Werner P, Koroknay V, Braun J & Cohen-Mansfield J. Individualised care alternatives use in the process of removing physical restraints in the nursing home. J Am Geriatr Soc 1994;42:321-5.

20 Palliatieve zorg bij ouderen

N. Cannaerts, I. Bossuyt

Samenvatting

Palliatieve zorg richt zich in het bijzonder op het maximaliseren van de kwaliteit van leven van de patiënt. In de geriatrie, bij de behandeling van de chronisch zieke patiënt in de eindfase van de ziekte en van de terminaal zieke kankerpatiënt, wordt de levenskwaliteit een zeer belangrijke parameter in de te nemen beslissingen. Niet meer het verlengen van het leven staat centraal, maar wel het ondersteunen van de ouderen om hun leven nog zo zinvol mogelijk te ervaren voor de tijd die hun nog rest. Een adequate symptoom- en pijncontrole is de eerste stap die dient om de aandacht van het zieke en aftakelende lichaam af te leiden, waardoor ook ouderen de laatste fase van hun leven nog goed kunnen meemaken.

Ondanks de specifieke kenmerken van ouderen die van groot klinisch belang zijn, blijft onderzoek naar pijn- en symptoomcontrole bij geriatrische patiënten een verwaarloosd gebied. Er is ontegenzeggelijk weinig wetenschappelijke evidentie beschikbaar die zorgverleners kan ondersteunen in de klinische praktijkvoering, hetgeen een inadequate pijn- en symptoomcontrole bij ouderen tot gevolg heeft. Een groeiend bewustzijn van de problematiek omtrent pijn- en symptoomcontrole moet leiden tot verder onderzoek, waarin men zich niet alleen beperkt tot een inventarisering van het probleem maar tevens op zoek gaat naar meer aangepaste interventies.

Leerdoelen

Na bestudering van dit hoofdstuk heeft de lezer inzicht in:
- het belang en in het toepassingsdomein van palliatieve zorg in de ouderenzorg;
- het zorgconcept met betrekking tot palliatieve zorg om het te kunnen toepassen in de geriatrische zorgverlening;
- de belangrijkste basisprincipes en aandachtspunten van de pijncontrole bij ouderen.

20.1 INLEIDING

Het is een meer en meer geaccepteerd feit dat palliatieve zorg zich niet alleen beperkt tot terminaal zieke oncologische patiënten. Ook al heeft palliatieve zorg zich in eerste instantie binnen deze patiëntengroep ontwikkeld, toch verruimt het toepassingsdomein zich tot patiënten met andere chronische ongeneeslijke aandoeningen in de laatste fase van hun leven. In de eerste paragraaf wordt duidelijk gemaakt dat de palliatieve zorg binnen de geriatrie een groot toepassingsdomein vindt. In de tweede paragraaf wordt het zorgconcept van de palliatieve zorgverlening beschreven. Essentiële strategieën en processen in de palliatieve zorg worden besproken, alsook hun specifieke bijdrage en betekenis voor de patiënt en de familie.

Omdat het onmogelijk is binnen dit bestek alle klinische processen en strategieën te bespreken, en omdat bovendien wetenschappelijke evidentie omtrent klinische aspecten als leidraad voor het palliatieve zorgproces in de geriatrie zeer schaars is, wordt in de derde paragraaf slechts één belangrijke strategie apart besproken: pijncontrole bij ouderen. Deze paragraaf dient te worden gelezen als aanvulling op hoofdstuk 4 over postoperatief pijnmanagement bij ouderen. Aangezien in dat hoofdstuk de oorzaken van ineffectief pijnmanagement en het onderwerp pijnmedicatie uitgebreid aan de orde komen, wordt in deze paragraaf enkel dieper ingegaan op specifieke principes van palliatieve pijncontrole en op verschilpunten tussen palliatief pijnmanagement en postoperatieve pijncontrole.

20.2 PALLIATIEVE ZORG IN DE GERIATRIE

De verhoogde incidentie van kanker en van andere ongeneeslijke en chronische aandoeningen bij ouderen leidt tot een verruimd toepassingsdomein van de palliatieve zorgverlening. Het fenomeen van de ouderdom als een natuurlijk proces met vaak klachten van pijn en beperkingen die niet te genezen zijn en de beperkte levensduur van ouderen plaatst de behandeling van maligne en chronische aandoeningen bij ouderen in een ander perspectief dan bij een jongere populatie: genezing en herstel worden in de ouderenzorg vervangen door kwaliteit van leven en comfort als primaire doelstelling. Toch blijkt in de praktijk van de ouderenzorg dat de beslissing tot een palliatieve behandeling gericht op comfort en levenskwaliteit nog steeds moeilijk is (Temmerman 1999).

Kanker is voornamelijk een aandoening van ouderen. Meer dan 50% van de maligne aandoeningen komt voor bij personen ouder dan 65 jaar (Cartwright 1993; Dunstan 1996; Cleary & Carbone 1997). Bovendien worden deze maligne aandoeningen bij ouderen vaak pas in een vergevorderd stadium ontdekt. Ze vereisen dan ook agressieve therapievormen die ouderen niet meer verdragen. Begg en Carbone (1982) concluderen in hun onderzoek naar de toxiciteit van chemotherapie dat ouderen in het algemeen chemotherapie evengoed verdragen als jongere patiënten met hetzelfde ziektebeeld. Wel werd vastgesteld dat er bij ouderen een grotere vatbaarheid was voor neuropathie ten gevolge van de chemotherapie. Onderzoek heeft echter uitgewezen dat ouderen zelf comfortzorg prefereren boven curatieve behandelingen in de laatste fase van hun leven (Somogyi-Zalud e.a. 2000). Het centrale punt van de behandeling bij de diagnose van de aandoening is daarom dan ook zelden alleen gericht op genezing of levensverlenging. Het verbeteren van de kwaliteit van leven van de patiënt door adequate symptoomcontrole en comfortzorg is een even belangrijke doelstelling. Een palliatieve benadering is bij een grote groep ouderen vanaf het begin van de aandoening aangewezen.

Bovendien verruimt het toepassingsdomein van de palliatieve zorgverlening zich in de geriatrie tot een veel breder spectrum van aandoeningen dan de maligne aandoeningen waarin de specialiteit zich heeft ontwikkeld. Palliatieve zorg richt zich uiteraard niet alleen op oncologische patiënten maar evenzeer op zieke ouderen met niet-oncologische aandoeningen die uiteindelijk allemaal naar een eindfase evolueren: patiënten met hart-, vaat- en longziekten, nierinsufficiëntie, neurologische aandoeningen (CVA, Parkinson, ALS, dementie, multiple sclerose, en andere). Door de vergrijzing van de bevolking en door de evolutie van de medische kennis en de technologische mogelijkheden neemt het aantal ouderen met een chronische aandoening toe en overleven deze ouderen ook langer in vaak minder goede omstandigheden.

Een grote moeilijkheid bij chronische aandoeningen is het voorspellen van een juiste prognose, zeker wanneer de onderliggende toestand chronisch doch stabiel is, of wanneer de prognose wel slecht maar niet met zekerheid te voorspellen is op korte termijn. De prognose bij chronisch zieke ouderen wordt vaak overschat. Daardoor blijft de behandeling vaak te lang curatief georiënteerd en worden deze ouderen soms pas in de laatste dagen van hun leven doorverwezen naar de palliatieve zorgverlening. Palliatieve zorg kan dan ook niet meer echt bieden wat ze te bieden heeft (Schonwetter 1996; von Gunten & Twaddle 1996).

In de ouderenzorg dienen de begrippen prognose en genezing in een ander begrippenkader te worden geplaatst dan in de curatieve zorg. Men kan immers bij ouderen niet meer het criterium van de 5- of 10-jaarsoverleving hanteren waarna men in een jongere populatie van genezing kan spreken. De behandeling moet op dusdanige wijze plaatsvinden dat ze niet interfereert met de normale verwachte levensduur van de patiënt of met de kwaliteit van leven van de patiënt (Eckhardt 1990). Daar waar deze twee aspecten, levensduur en kwaliteit van leven, niet meer hand in hand gaan, zoals vaak bij geriatrische patiënten het geval is, dient de focus van de behandeling zich in eerste instantie te richten op symptoomcontrole en comfort (Dunstan 1996). Wanneer het ziektebeeld irreversibel ongunstig evolueert, de lijdensdruk groot wordt en de levenskwaliteit bedreigd wordt, beantwoordt de doelstelling van curatieve therapie niet meer aan de behoeften van de chronisch zieke oudere patiënt. In deze fase doet men er beter aan het naderend sterven als realiteit te aanvaarden en het lijden te verzachten. Er zijn dus voldoende redenen om chronisch zieke en hulp-behoevende ouderen op een andere manier te benaderen dan andere leeftijdsgroepen en de curatieve en probleemgeoriënteerde gezondheidszorg in de geriatrie te ver-schuiven in de richting van een doelgeoriënteerde zorg die steunt op waarden als autonomie, waardigheid en respect en die gericht is op een maximale kwaliteit van leven (Temmerman 1999).

De huidige onbegrensde medische mogelijkheden maken ouderen vaak ongerust en bang voor het verlies van controle, voor een eindeloze lijdensweg en een pijnlijk stervensproces. Temmerman (1999) stelt dat deze onrust niet helemaal onterecht is omdat artsen soms vergeten dat ouderdom onoplosbaar is, dat het leven zijn in-herente grenzen heeft en dat bij zieke hoogbejaarde personen de dood hoe dan ook onafwendbaar is. Een belangrijk gegeven voor zorgverleners in de geriatrie bij het nemen van beslissingen is dat het natuurlijk proces van veroudering niet mag worden gezien als een falen van de medische diagnostiek. Een palliatieve benadering kan de oudere patiënt ruimte bieden om te leven en om ervan afscheid te nemen op een waardige en zinvolle manier.

Ondanks de hierboven beschreven noodzaak tot een palliatieve oriëntatie in de chronische ouderenzorg blijkt de besluitvorming tot een palliatieve benadering niet gemakkelijk te zijn. Het niet aanvaarden van ouderdom als een natuurlijk proces dat niet te behandelen is en het gebrek aan wetenschappelijke evidentie omtrent palliatie-ve zorgverlening aan ouderen zijn aspecten die zeker bijdragen tot deze moeizame besluitvorming.

Bovendien moet bij een dergelijke beslissing rekening worden gehouden met tal van elementen die niet eenduidig en objectief te beoordelen zijn. Temmerman (1999) beschrijft de volgende factoren die bij deze beslissing een rol spelen en die elke situatie specifiek maken:

1 de aard van de medische problematiek, maar evengoed de weerslag ervan op het lichamelijk en geestelijk functioneren van de patiënt en dus de impact ervan op de levenskwaliteit;

2 de overlevingsprognose;

3 de balans tussen belasting en de negatieve effecten van interventies en de te verwachten resultaten: de resultaten worden hier niet hoofdzakelijk geëvalueerd vanuit het standpunt van de arts en vanuit klinisch-wetenschappelijke gegevens, maar evenzeer of vooral vanuit het standpunt van de patiënt;

4 de wens van de patiënt;

5 de visie van de familie.

Bij de beoordeling van deze gegevens en vooral van de gegevens die afkomstig zijn van de patiënt kunnen verpleegkundigen wegens hun veelvuldig contact met de patiënt in belangrijke mate informatie geven waarop de beslissing om over te gaan tot een palliatieve benadering kan worden gebaseerd. Het behoort dan ook tot hun taken deze informatie na te vragen bij patiënt en familie en te rapporteren aan andere betrokken disciplines.

Ondanks de vele geriatrische aandoeningen waarbij een palliatieve benadering aangewezen is, komt palliatieve zorg in de geriatrische literatuur zeer weinig aan bod. Toch wordt in diezelfde schaarse literatuur wel aangegeven dat geriatrische zorgverlening primair een palliatieve benadering vereist. Zoals reeds gesteld bestaat er weinig wetenschappelijke evidentie om als leidraad te fungeren bij de klinisch-palliatieve zorgverlening in de geriatrie. Vaak worden ouderen uitgesloten van onderzoek wegens de complexiteit van deze patiëntengroep. Bovendien richt de aandacht zich voornamelijk op oudere patiënten met maligne aandoeningen. Het schaarse onderzoek dat is verricht naar zorgverlening aan terminale patiënten in de geriatrie komt niet verder dan een signalering van het probleem dat de huidige medische en verpleegkundige zorgverlening niet tegemoetkomen aan de specifieke behoeften van de chronisch 'terminaal' zieke ouderen. Ouderen hebben grotere behoefte dan jongere patiënten en ontvangen minder steun van verwanten en minder medische en verpleegkundige zorg in verhouding tot hun behoeften (Cartwright 1993). Geconcludeerd kan worden dat het gebrek aan wetenschappelijke evidentie waarop zorgverleners hun beslissingen kunnen baseren, mede oorzaak is van een onaangepaste zorgverlening aan terminaal zieke ouderen.

20.3 HET PALLIATIEVE ZORGCONCEPT

Zoals hierboven reeds beschreven kan het zorgconcept van palliatieve zorg dat zich richt op kwaliteit van leven in zeer belangrijke mate tegemoetkomen aan de specifieke behoeften van chronisch zieke ouderen. Voordat nader wordt ingegaan op het concept van de palliatieve zorg is het van belang om eerst de definitie van palliatieve zorg onder de loep te nemen waarin reeds de basisoriëntatie van palliatieve zorg wordt verduidelijkt.

20.3.1 Definitie van palliatieve zorg

Er bestaan talrijke definities van palliatieve zorg. Toch beperken wij ons hier tot één ervan aangezien andere omschrijvingen steeds componenten bevatten van de meest gebruikte omschrijving zoals gegeven door de Wereldgezondheidsorganisatie (who 1990). Zij omschrijft palliatieve zorg als:

'de continue, actieve en integrale zorg voor patiënten op het moment dat medisch gezien geen genezing meer wordt verwacht. Pijncontrole, controle van andere symptomen en van psychische, sociale en psychologische problemen zijn hierbij belangrijk. De doelstelling van palliatieve zorg is de hoogst mogelijke kwaliteit van leven, zowel voor de patiënt als voor zijn familie, waarbij de patiënt wordt benaderd als een gelijkwaardige en medeverantwoordelijke partner. Vele aspecten van palliatieve zorg zijn ook van toepassing in een vroeger stadium van de ziekte. Palliatieve zorg bevestigt het leven en beschouwt het sterven als een natuurlijk proces,... vertraagt noch versnelt de dood,... controleert de pijn en andere storende symptomen,... integreert de psychologische en de spirituele aspecten van de zorg,... ondersteunt de patiënt om zo actief mogelijk te leven tot aan de dood,... ondersteunt de familie tijdens het ziekteproces van de patiënt en ook nadien' (WHO 1990).

De Wereldgezondheidsorganisatie geeft hier een tamelijk uitgebreide definitie van palliatieve zorg waarin naast de doelgroep en de doelstelling een aantal activiteiten en processen en achterliggende grondideeën van palliatieve zorg worden weergegeven. Twee belangrijke aspecten springen in het oog. Ten eerste stelt de WHO dat palliatieve zorg ook van toepassing is in een vroeger stadium van de ziekte. Deze definitie beperkt de doelgroep niet door een prognose voorop te stellen, zoals andere auteurs soms wel doen, bijvoorbeeld door palliatieve zorg te beperken tot patiënten met een prognose van maximaal drie of zes maanden. De definitie doet veronderstellen dat een palliatieve benadering zinvol kan zijn bij alle patiënten bij wie de resultaten van de behandeling niet meer in verhouding staan tot de levenskwaliteit en de levensduur van de patiënt, zo ook dus bij chronisch ongeneeslijk zieke ouderen. De levenskwaliteit van de patiënt op het moment zelf wordt dan de belangrijkste doelstelling.

Ten tweede is het opvallend dat de definitie begint met te stellen dat het gaat om actieve zorg. De verschuiving van 'cure' naar 'care' die bij de overgang naar een palliatieve benadering plaatsvindt, kan bij sommigen het idee oproepen dat het accent verschuift van een meer actieve behandeling naar een meer passieve begeleiding van de (oudere) patiënt en zijn familie. Deze actieve zorg schuilt in het feit dat de palliatieve zorgverleners niet ophouden met zoeken naar mogelijkheden om de kwaliteit van leven van de patiënt te bevorderen en hem of haar in staat te stellen nog zoveel mogelijk zinvolle ervaringen mee te maken in de laatste fase van het leven (Cannaerts e.a. 2000). Op deze wijze kunnen chronisch zieke ouderen nog genieten van het leven, ook al is de tijd die hun rest kort.

20.3.2 Het concept van palliatieve zorg (Cannaerts e.a. 2000)

Uit onderzoek blijkt dat dit zorgconcept wordt gerealiseerd door een samenspel van strategieën en voorwaarden. Deze strategieën en voorwaarden zijn in eerste instantie gericht op het leven en niet op de dood zoals men in deze fase van het leven zou verwachten. Dit sluit aan bij wat Cicely Saunders (1993) in haar voorwoord in het *Oxford Textbook of Palliative Medicine* beschrijft als zijnde essentieel voor palliatieve zorg: 'Al de inspanningen van het professionele team zijn erop gericht om de terminaal zieke persoon in staat te stellen zo optimaal mogelijk te leven tot aan zijn dood, volgens zijn eigen mogelijkheden'. In de ziekenhuiszorg blijken palliatieve patiënten nog te vaak benaderd te worden als stervende patiënten en niet als levende patiënten die tot aan het einde nog een zekere autonomie bewaren en mogelijkheden bezitten om nog optimaal te leven. Het beschouwen van de patiënt als levende persoon met een – zij het korte – toekomst, in plaats van als stervende die wacht op de dood, is een belangrijke voorwaarde om het de patiënt mogelijk te maken zo optimaal mogelijk te leven tot aan het einde (Holmes e.a. 1997).

Deze gerichtheid op het leven vereist meer dan alleen medische zorg. Deze visie komt in de palliatieve zorgverlening tot uiting in een geheel van strategieën en voorwaarden die zich enerzijds richten op het scheppen van ruimte voor de patiënt om nog te leven en anderzijds op het invullen van die ruimte met leven. Vooreerst wordt alles in het werk gesteld om de ziekte en haar gevolgen naar de achtergrond te brengen zodat de patiënt en zijn familie ruimte krijgen om hun aandacht te richten op het leven in al zijn facetten. Onder andere een adequate symptoomcontrole en een goede lichaamsverzorging zijn voorbeelden van strategieën die vanuit dit perspectief ruimtescheppend kunnen zijn.

Daarnaast worden de patiënt én zijn familie aangemoedigd om het leven dat hun samen nog rest zo actief en zinvol mogelijk in te vullen. Het invullen van de gecreëerde ruimte met leven vormt de tweede pijler in het palliatieve zorgconcept. Veel aandacht voor de lichamelijke verzorging, de interdisciplinaire samenwerking, het actief op zoek gaan naar een positieve invulling van die ruimte en aandacht voor de persoon van de patiënt in zijn totaliteit zijn strategieën die bijdragen tot een goed invullen van die ruimte. Door deze twee processen, het creëren van ruimte en het invullen van die ruimte, wordt het leven als het ware boven de ziekte uitgetild. Zo kan het stervensproces, als een inherent aspect van het leven, zo positief mogelijk worden ervaren.

Voor de realisering van dit zorgconcept is geen evidentie: het is slechts mogelijk dankzij een complex samenspel van strategieën en voorwaarden, die elk op zichzelf essentieel zijn om het zorgconcept zoals hierboven beschreven tot stand te brengen (Cannaerts e.a. 2000).

Strategieën

Creëren van ruimte

Het scheppen van zekerheid, het controleren van storende verschijnselen, het meedelen van de waarheid en het wegnemen of verminderen van angst zijn strategieën die ervoor zorgen dat de patiënt zijn energie niet meer hoeft te richten op het omgaan met angst, pijn, discomfort en onzekerheid. Hierdoor komen energie en ruimte vrij voor de patiënt om zijn aandacht te richten op die zaken die nog belangrijk zijn in het leven dat hem nog rest. Hierna wordt aangegeven op welke wijze elk van deze strategieën bijdraagt tot het creëren van ruimte tot leven voor de patiënt.

1 Scheppen van zekerheid

Terminaal zieke patiënten worden vaak geconfronteerd met angst en onzeker-heid: angst ten gevolge van een onzekere diagnose, onzekerheid over het effect van de behandeling en angst ten gevolge van gebrekkige informatie. In de palliatieve zorgver-lening wordt een aantal strategieën gehanteerd die de angst en de onzekerheid bij de patiënt verminderen. De wetenschap dat er steeds iemand beschikbaar is om te helpen (Raudonis & Kirschling 1996), de continue aanwezigheid van zorgverleners, de bereidheid van zorgverleners om op elk moment de patiënt te helpen, de des-kundigheid, de directheid waarmee een antwoord gegeven wordt op de hulpvraag van de patiënt en de niet-afwachtende houding dragen bij tot dit gevoel van zekerheid bij patiënten en hun familie. Onderzoek heeft immers uitgewezen dat de zekerheid die de patiënten in de palliatieve zorgverlening ervaren niet in eerste instantie gebaseerd is op effecten die zij ervaren, maar vooral op het zeker weten dat alles gebeurt zoals het zou moeten gebeuren en dat er goede zorg wordt verleend die tegemoetkomt aan hun behoeften (Athlin e.a. 1993; Kellar e.a. 1996).

2 Adequate symptoomcontrole

Storende symptomen zoals pijn beheersen vaak het leven van ernstig zieke ouderen. Ze beïnvloeden in belangrijke mate de levenskwaliteit negatief. Dankzij een adequate symptoomcontrole hoeven de patiënten zich niet meer onnodig zorgen te maken over storende symptomen. Adequate symptoomcontrole vereist een grondige kennis van fysiopathologie en van alle mogelijke interventies. Tevens vereist een goede symptoomcontrole een grote mate van luisterbereidheid van de kant van de zorgverleners om klachten van patiënten tijdig te herkennen. Het veronderstelt eveneens een niet-afwachtende houding en de bereidheid om telkens opnieuw te blijven zoeken naar mogelijkheden om de symptomen van de patiënt zo snel en efficiënt mogelijk aan te pakken. Basisprincipe hierbij is dat men de klachten van de patiënt ook serieus neemt, waardoor de angst van de patiënt vermindert.

3 Spreken van de waarheid

Ook al is de prognose bij oudere patiënten vaak niet goed te voorspellen, toch blijkt het van belang te zijn de patiënt op de hoogte te brengen van de waarheid omtrent prognose en diagnose. Dan pas is hij in de mogelijkheid om waarachtige relaties aan te gaan en oprecht te communiceren met familieleden en zorgverleners wat betreft het nemen van de juiste beslissingen in het aanschijn van de dood. Uit onderzoek blijkt dat het spreken van de waarheid als een stapsgewijs proces plaats-vindt (Cannaerts e.a. 2000). De snelheid waarmee dit proces verloopt, wordt door de patiënt zelf aangegeven: namelijk door de vragen die hij stelt. Zorgverleners dienen een waarachtige houding aan te nemen: zij moeten een eerlijk antwoord geven op de vragen van de patiënt. Deze houding van waarachtigheid moet een unanieme keuze zijn van het gehele team.

4 Wegnemen of verminderen van angst

Patiënten die leven in het aanschijn van de dood worden vaak geconfronteerd met angst: existentiële angst maar ook angst ten gevolge van zaken die zij in de loop van hun leven nog niet hebben kunnen voltooien. Twee strategieën zijn essentieel bij het verminderen van deze angst: het geven van medicatie zodat de angst van de patiënt tot een aanvaardbaar niveau wordt teruggebracht en communicatie weer mogelijk wordt, alsmede het laten uitspreken van de angst zodat men eventuele oorzaken van de angstgevoelens kan achterhalen. Een belangrijk aandachtspunt hierbij is dat zorgverleners zich ervoor moeten hoeden niet te snel medicatie te geven en zeker niet uit onmacht.

Invullen van ruimte met leven

De ruimte die door de hierboven genoemde processen wordt gecreëerd, wordt opgevuld. Patiënten verblijven in de palliatieve zorgverlening niet in de wachtkamer van de dood, maar worden ondersteund om het leven dat hun nog rest zo zinvol mogelijk te ervaren, sterker uitgedrukt: om er nog zoveel mogelijk van te genieten. Het centraal stellen van de patiënt, de respectvolle verzorging van het lichaam, de zorg voor de familie van de oudere en andere actieve vormen van zorg zijn strategieën die hiertoe bijdragen.

1 Centraal stellen van de patiënt

De heroriëntatie van de palliatieve zorg naar maximale kwaliteit van leven impliceert dat niet langer de arts het beste weet wat bijdraagt tot de levenskwaliteit van de patiënt. De patiënt is hier de expert. Hij weet het beste wat bijdraagt tot de bevordering van de kwaliteit van zijn leven (James & Macleod 1993; Sheldon & Smith 1996; Van Orshoven & Menten 1996). De wens van de patiënt is een fundamentele parameter die door de zorgverleners als uitgangspunt moet worden genomen bij het nemen van beslissingen. Zorgverleners dienen ervoor te waken een bevoogdende houding aan te nemen, zij moeten ervoor oppassen niet uit te gaan van eigen principes en opvattingen over wat naar hun mening het beste is voor de patiënt maar moeten onderkennen wat de werkelijke behoeften zijn van de patiënt en daarnaar handelen (Hull 1991; Sheldon 1993; Faulkner & Regnard 1994). Deze aanpak vooronderstelt een onvoorwaardelijke acceptatie van de patiënt.

2 Zorg voor het lichaam

De zorg voor het lichaam krijgt een bijzondere betekenis in de palliatieve zorgverlening. De respectvolle zorg voor het lichaam wordt door de patiënt als heilzaam ervaren. Zorgverleners dienen de vaardigheid te bezitten om via een optimale lichamelijke zorg de persoonlijke integriteit van de patiënt te handhaven in een situatie waarbij het zelfbeeld van de patiënt sterk aangetast is door de aftakeling van zijn lichaam.

3 Zorg voor de familie

De familie wordt door de zorgverleners actief ondersteund. Deze ondersteuning vindt plaats in het kader van de bevordering van de kwaliteit van leven van de patiënt én zijn familie en in het kader van een betere rouwverwerking. De zorg voor de familie maakt integraal deel uit van de zorgopdracht van de hulpverleners (Davies 1994; Rousseau 1995).

4 Actieve zorg

Uit de omschrijving van de WHO (1990) blijkt ook dat palliatieve zorg actieve zorg is. Zorgverleners houden immers niet op met zoeken naar aangepaste mogelijkheden om het leven van de patiënt nog zo aangenaam mogelijk te maken. Hierbij maken zij gebruik van een heel arsenaal aan middelen die het louter medisch-verpleegkundige domein overstijgen. Zij trachten te ontdekken en te realiseren wat het leven van de patiënt nog zo zinvol en aangenaam mogelijk kan maken. Het beschikken over een grote dosis creativiteit is hierbij gewenst.

Voorwaarden

De hierboven vermelde strategieën kunnen niet worden gerealiseerd als de volgende essentiële voorwaarden niet aanwezig zijn.

1 Tijd

Tijd is nodig om goede palliatieve zorg te kunnen bieden. Tijd is een noodzakelijke voorwaarde opdat de hulpverlener beschikbaar kan zijn voor de patiënt zonder te worden afgeleid door andere taken. Slechts wanneer de hulpverlener voldoende tijd heeft, kan hij de kwaliteit van het moment zelf voor alle patiënten waarborgen. In de palliatieve zorgverlening kan immers niets meer worden uitgesteld naar later. Door continu beschikbaar te zijn draagt de zorgverlener bij tot het voor de patiënt zo fundamentele gevoel van zekerheid.

2 Deskundigheid

De deskundigheid die de palliatieve hulpverlener aan de dag legt, onderscheidt zich in wezen niet van de deskundigheid van een goede verpleegkundige. Deze deskundigheid kenmerkt zich door een integratie van kennis, vaardigheden en een attitude van zorgzaamheid. Het toepassingsdomein van de palliatieve deskundigheid verschilt echter wel van dat van de gebruikelijke ziekenhuiszorg. In de palliatieve zorg gaan de zorgverleners op een zeer intensieve wijze om met een kwetsbare patiëntenpopulatie. Deze kwetsbaarheid ontstaat doordat het hierbij gaat om de persoonlijke integriteit van de patiënt en de kwetsbaarheid wordt nog vergroot door het wegvallen van toekomstperspectieven. Fouten van de kant van de zorgverlener met betrekking tot de verzorging van de patiënt kunnen niet meer worden hersteld of gecompenseerd.

Een hoog niveau van deskundigheid is noodzakelijk omdat elk moment voor de patiënt kostbaar is en dus niet mag worden verknoeid door tekortkomingen bij de hulpverlener. De zorgverlening vindt plaats in vaak zeer complexe omstandigheden, gekenmerkt door een interferentie van fysieke, psychologische, sociale en geestelijke problemen. Hierdoor wordt in de palliatieve zorg een hoog niveau van deskundigheid vereist van iedere zorgverlener.

3   Het teamconcept

Het teamconcept dat men hanteert in de palliatieve zorgverlening is een vrij nieuw en specifiek concept op basis van interdisciplinariteit. Het kenmerkt zich door een goede harmonie tussen enerzijds een sterke eenheid in het team met betrekking tot de houding en het engagement van de teamleden en de nagestreefde doelstelling en anderzijds een individuele diversiteit. Het concept onderscheidt zich door de combinatie van drie essentiële aspecten:

1   De gemeenschappelijke doelstelling – bevordering van de kwaliteit van leven van de patiënt en zijn familie – wordt door ieder teamlid, zonder uitzondering en zonder onderscheid tussen de disciplines, nagestreefd. Ieder teamlid situeert en stuurt zijn bijdrage in functie van die doelstelling.

2   Ieder teamlid, zonder uitzondering, legt eenzelfde engagement aan de dag om met de inzet van zijn gehele persoon steeds opnieuw het beste te willen en te realiseren voor de patiënt.

3   Individuele verschillen tussen hulpverleners in de benadering van de patiënt, gebaseerd op verschillen in persoonlijkheid, ervaring, achtergrond, opvoeding, opleiding en dergelijke, worden aanvaard en zelfs aangemoedigd (West 1993). Dit is alleen mogelijk omdat de zorgverleners hun individuele capaciteiten steeds aanwenden ter bevordering van de kwaliteit van leven van de patiënt.

4   Infrastructuur

Een huiselijke en gezellige inrichting van de afdeling, toegankelijk voor de patiënt en zijn familie, is noodzakelijk. Op deze wijze geeft de inrichting van de afdeling uitdrukking aan centrale concepten van palliatieve zorg, namelijk de aandacht voor het leven en voor de persoon van de patiënt.

20.4 PIJNCONTROLE

Reeds eerder in dit boek kwam de behandeling van postoperatieve pijn bij ouderen aan de orde. In hoofdstuk 4 wordt onder meer toegelicht waarom pijncontrole bij ouderen nog steeds op een inadequate wijze plaatsvindt en hoe men deze tekortkomingen kan aanpakken (Ferrel 1991). Opvallend is dat de principes van Ferrel inhoudelijk in belangrijke mate overeenkomen met de basisconcepten van palliatieve zorg. Voor een beschrijving van deze aspecten verwijzen wij daarom graag naar hoofdstuk 4. Toch dienen enkele belangrijke accenten en verschilpunten tussen postoperatieve pijnbehandeling en de pijncontrole in de palliatieve zorg te worden benadrukt. Drie aspecten komen hierbij aan bod: *a* dosering van de pijnmedicatie; *b* toedieningswijze van de pijnmedicatie; *c* behandeling van de neveneffecten van pijnmedicatie.

20.4.1 Dosering van pijnmedicatie in de palliatieve zorg

Er zijn verschillende analgetica beschikbaar voor een adequate pijncontrole. De farmacologische werking van deze analgetica werd reeds beschreven in hoofdstuk 4. Een belangrijk principe in de behandeling van oncologische pijn is dat de pijncontrole dient plaats te vinden volgens de principes van de ladder van de WHO (figuur 20-1) (WHO 1990).

De pijnmedicatie moet steeds worden afgestemd op de ernst van de pijn (WHO 1990). Kankerpatiënten hebben bijvoorbeeld niet altijd sterke opioïden nodig om hun pijn onder controle te krijgen. Milde pijn kan men behandelen met niet-opioïden (trap 1). Hiertoe behoren NSAID's ('non-steroidal anti-inflammatory drugs') (bijvoorbeeld

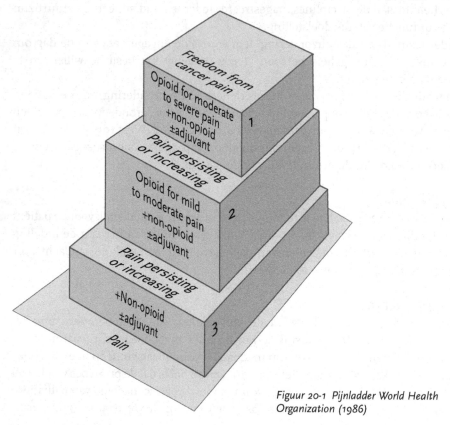

Figuur 20-1 Pijnladder World Health Organization (1986)

Voltaren®), aminofenolen (bijvoorbeeld Dafalgan®) en salicylaten (bijvoorbeeld Aspirine®). Matige pijn wordt gecontroleerd door zwakke opioïden (trap 2) (bijvoorbeeld Dafalgan Codeïne®, Contramal®). Indien deze middelen onvoldoende pijnstilling geven, moet worden overgeschakeld naar trap 3, de sterke opiaten zoals morfine en fentanyl (bijvoorbeeld Durogesic®). Trap 2 en trap 3 kunnen beter niet worden gecombineerd omdat ze dezelfde receptoren bezetten, waardoor niet meer duidelijk is te onderscheiden welke dosis nodig is om tot een goede pijncontrole te komen. De middelen van trap 1 mogen als co-analgetica gebruikt worden bij trap 2 en trap 3. Co-analgetica hebben zelf geen direct pijnstillende werking, maar ze versterken de werking van het analgeticum. Dit resulteert in een lagere dosis morfine met een hoger analgetisch effect en minder nevenwerkingen. Het tijdstip waarop men begint met opioïden hangt af van de pijnintensiteit en niet van het ziektebeeld. Een patiënt hoeft dus niet terminaal te zijn om een behandeling met morfine te krijgen.

Andere belangrijke co-analgetica zijn corticosteroïden (bijvoorbeeld Medrol®): deze zijn bruikbaar wanneer pijn mede wordt veroorzaakt door oedeem of ontsteking. Langdurig gebruik kan echter spieratrofie tot gevolg hebben (Osborne e.a. 2000). Ook antidepressiva (bijvoorbeeld Redomex®), anti-epileptica (Tegretol®) en spierrelaxantia (bijvoorbeeld Lioresal®) kunnen worden gebruikt als co-analgetica. De eerste twee middelen worden toegediend bij neuropathische pijn.

Een belangrijk aandachtspunt bij ouderen is dat de dosisopbouw voorzichtig moet plaatsvinden. Er bestaat evidentie dat het metabolisme bij ouderen verlaagd is, waardoor de werkingsduur van de analgetica bij ouderen langer is (Owen e.a. 1993). Bijgevolg dient men ofwel lagere doses te geven ofwel langere intervallen aan te houden om bij ouderen hetzelfde analgetische effect te bereiken als bij jongere patiënten. De algemeen geldende regel bij ouderen luidt: 'start low and go slow'.

Een tweede belangrijk principe is dat de medicatie op regelmatige tijdstippen moet worden gegeven om de patiënt in een pijnvrije toestand te houden. Medicatie dient dus niet alleen te worden gegeven wanneer de patiënt pijn heeft. Bovendien moet er een 'rescue' of 'zo nodig'-medicatie achter de hand worden gehouden bij doorbraakpijn. Immers op sommige tijdstippen is de onderhoudsdosis onvoldoende en dan breekt de pijn door. Daarvoor moet er in een bolusdosis worden voorzien, die evenwel de normale onderhoudsdosis niet vervangt. Deze 'rescue'-medicatie bedraagt 10% van de totale dagdosis (Devulder e.a. 1999). Wanneer de patiënt meer dan drie 'zo nodig'-doses per dag nodig heeft, moet de totale dagdosis worden aangepast.

20.4.2 Toedieningswijze

In tegenstelling tot de behandeling van postoperatieve en acute pijn bij ouderen, waarbij intraveneuze of intramusculaire toediening van analgetica de gouden standaard is, wordt in de palliatieve zorgverlening, met het oog op een zo groot mogelijk comfort voor de patiënt, steeds gekozen voor de minst invasieve toedieningswijze voor de patiënt. Bij voorkeur is dat een perorale toedieningswijze zolang dit mogelijk is: ze is goedkoop, effectief en kan door de patiënt zelf worden gecontroleerd. Indien orale inname niet meer mogelijk is, wordt gekozen voor transdermale (Durogesic®) of een continue subcutane toediening van analgetica en co-analgetica door middel van een spuitdrijver. Transdermale toediening is ook goed mogelijk bij patiënten met slikproblemen en met een gebrekkige therapietrouw (Devulder e.a. 1999).

20.4.3 Behandeling van neveneffecten

Analgetica kunnen ernstige neveneffecten hebben. Bovendien blijkt een hogere incidentie van deze neveneffecten op te treden bij ouderen. De twee belangrijkste neveneffecten zijn nausea en constipatie.

Nausea

Nausea zal meestal verminderen zodra er een gewenning ontstaat aan de opioïden. Zo nodig kan de arts een anti-emeticum voorschrijven in een lage dosis, hierbij ook lettend op bijkomende sedatie. De belangrijkste mogelijke medicamenten zijn chloorpromazine (bijvoorbeeld Largactil®) en metoclopramide (bijvoorbeeld Primperan®).

Constipatie

Narcotica verminderen de gastro-intestinale motiliteit. Daarom is bij het starten van pijnmedicatie preventie van constipatie zeer belangrijk en dient men steeds gelijktijdig te beginnen met een strikt anticonstipatiebeleid. Dit is bij ouderen des te belangrijker aangezien vele ouderen vaak reeds vroeger bestaande constipatieproblemen hebben door onder andere verminderde mobiliteit en verminderde vochtinname (Sheehan & Forman 1997). Men kan het beste stimulerende middelen (bijvoorbeeld Laxoberone®) of fecesverzachters (bijvoorbeeld Duphalac®) geven. De voeding van de patiënt kan worden aangepast en zo mogelijk dient de patiënt te worden gestimuleerd om meer vocht in te nemen. Eventueel kan men ook overschakelen op fentanyl of hydromorfon (Osborne e.a. 2000). De verpleegkundige dient meermaals per dag de stoelgangfrequentie en fecesconsistentie na te gaan en te registreren. Heeft de patiënt enkele dagen geen stoelgang dan kan een enema of disempactie worden toegediend (Fleet®, glycerinelavement). Bij een fecale obstructie mogen geen stimulerende middelen worden gegeven wegens het risico van darmperforatie (Kenis e.a. 2000).

20.5 BESLUIT

De zorg voor terminaal zieke geriatrische patiënten is een nog onontgonnen onderzoeksdomein. Er is momenteel weinig onderzoek beschikbaar dat de basisconcepten en de klinische zorgaspecten van de zorgverlening aan terminaal zieke oudere patiënten in beeld brengt. Door gebrek aan wetenschappelijke evidentie extrapoleert men de kennis omtrent pijn- en symptoomcontrole bij patiënten jonger dan 65 jaar naar de geriatrische patiënten. Dat is echter geen correcte handelwijze. Bij geriatrische patiëntenpopulaties zijn immers zeer specifieke kenmerken aanwezig, zoals multipathologie, polyfarmacie en andere fysiologische veranderingen die van groot klinisch belang zijn.

Twee onderzoeksterreinen zijn van primair belang met betrekking tot de palliatieve zorg in de geriatrie. Daarbij rekening houdend met de specifieke kenmerken van de geriatrische patiëntenpopulatie is het nodig het voorkomen van symptomen en de behandelingen ervan in kaart te brengen, alsook de (neven)effecten van deze behandelingen bij ouderen te bestuderen. Door de aanwezigheid van multipele aandoeningen bij ouderen zijn de symptomen immers veel gevarieerder hetgeen een aangepaste behandeling vereist. Om de zorg beter te kunnen afstemmen op de behoeften van de geriatrische terminaal zieke patiënt is het noodzakelijk deze behoeften in beeld te brengen: wat wensen ouderen nog aan behandelingen en interventies in hun laatste levensjaren? Hoe moeilijk het ook is om bij geriatrische patiënten onderzoek te doen, bijvoorbeeld wegens communicatieproblemen en cognitieve stoornissen, toch mogen geriatrische patiënten zeker niet worden uitgesloten van verder onderzoek, ook al kan de regel van de productiviteit hierbij in het gedrang komen.

LITERATUUR

Athlin E, Furaker C, Janson L, e.a. Application of primary nursing within a team setting in the hospice care of cancer patients. Cancer Nurs 1993;16(5):388-97.

Begg CB, Carbone PP. Clinical trials and drug toxicity in the elderly. Cancer 1982;52:1986-92.

Cannaerts N, Dierckx de Casterlé B, Grypdonck M. Palliatieve zorg: zorg voor het leven. Gent: Academia Press, 2000.

Cartwright A. Dying when you're old. Age Ageing 1993;22:425-30.

Cleary JF, Carbone PP. Palliative medicine in the elderly. Cancer 1997;80(7):1335-47.

Davies B, Reimer JC, Martens N. Family functioning and its implications for palliative care. J Palliat Care 1994;1:29-36.

Devulder J, Ghys L, De Laat M. Symptoomcontrole in de palliatieve zorg bij ouderen. Tijdschrift voor Geneeskunde 1999;55(8):568-72.

Dunstan E. And a time to die: the medicine of old age. Br Med Bull 1996;52(2):255-62.

Eckhardt S. Diagnosis, staging and principles of management. D.K. Hossfeld. International Union Against Cancer Manual of Clinical Oncology. Berlin: Springer Verlag 1990.

Faulkner A, Regnard C. Handling difficult questions in palliative care. Palliat Med 1994;8:245-50.

Ferrell BA. Pain management in elderly people. J Am Geriatr Soc 1991;39(1):64-73.

Gunten CF von, Twaddle ML. Terminal care for non-cancer patients. Clin Geriatr Med 1996;20:349-58.

Holmes S, Pope S, Lamond D. General nurses' perceptions of palliative care. Int J Palliat Nurs 1997;3(2):92-9.

Hull MM. Hospice nurses. Caring support for caregiving families. Cancer Nurs 1991;3(2):63-70.

James RC, Macleod RD. The problematic nature of education in palliative care. J Palliat Care 1993;9(4):5-10.

Kellar N, Martinez J, Finnis N, e.a. Characterization of an acute inpatient hospice palliative care unit in a U.S. teaching hospital. J Nurs Adm 1996;26(3):16-20.

Osborne C, Soefje S, Mathew P. The rational use of opioids in the elderly cancer patients. Annals of Long Term Care 2000;8(8):49-55.

Owen JA, e.a. Age related morphine kinetics. Clin Pharmacol Ther 1993;34:364-8.

Raudonis BM, Kirschling JM. Family caregivers perspectives on hospice nursing care. J Palliat Care 1996;12(2):14-9.

Rousseau P. Hospice and palliative care. Disease Management 1995;774-842.

Saunders C. Foreword. In: Doyle D, e.a. Oxford Textbook of Palliative Medicine. Oxford: Oxford University Press 1993.

Schonwetter RS. Care of the terminally ill patient. Clin Geriatr Med 1996;12(2):253-65.

Sheehan DC, Forman WB. Symptomatic management of the older person with cancer. Clin Geriatr Med 1997;13(1):203-19.

Sheldon F. Communication. In: Saunders C, Sykes N. The Management of Terminal Malignant Diseases. London: Edward Arnold 1993.

Sheldon F, Smith P. The life so short, the craft so hard to learn: a model for post basic education in palliative care. Palliat Med 1996;12:99-104.

Somogyo-Zalud E, Zhong Z, Lynn J, e.a. Elderly persons' last six months of life: findings from the hospitalized elderly longitudinal project. J Am Geriatr Soc 2000;48:131-9.

Temmerman B. Palliatieve benadering en specifieke zorg bij bejaarden in de laatste levensfase. Tijdschr Geneeskd 1999;55(8):558-63.

Van Orshoven A, Menten J. Palliatieve zorg, stervensbegeleiding, rouwbegeleiding. Handboek voor deskundige hulpverlening in de thuiszorg en in het ziekenhuis. Leuven: Acco 1996.

West T. The work of the interdisciplinary team. In: Saunders C, Sykes N. The management of terminal malignant diseases. London: Edward Arnold 1993.

World Health Organization. Cancer Pain Relief and Palliative Care: Report of a WHO Expert Committee. Geneva, Switzerland: World Health Organization 1990.

21 Hygiënische zorg bij ouderen: een ethische interpretatie

C. Gastmans

Samenvatting

In dit hoofdstuk analyseren we het fenomeen van de hygiënische zorg bij ouderen vanuit een verpleegkundig-ethisch perspectief. We beginnen met de vraag welke plaats de hygiënische zorg inneemt binnen de verpleegkundige traditie. Daarna staan we stil bij de ethische betekenis van hygiënische zorg. De ethische geladenheid van het begrip hygiënische zorg wordt geïllustreerd aan de hand van de beschrijving van de betekenissen die ouderen en verpleegkundigen verlenen aan het wasgebeuren en die hen in staat stellen om dit gebeuren in een zinvolle humane context te integreren. Vervolgens wordt een aantal zorg-ethische oriëntaties ontwikkeld die het menswaardig karakter van de hygiënische zorg in zorginstellingen kunnen bevorderen. Speciale aandacht gaat hierbij uit naar de groep zorgafhankelijke dementerende ouderen. Ten slotte wordt opnieuw de vraag gesteld of hygiënische zorg nog wel een centrale plaats verdient in de verpleegkundige praktijkvoering.

Leerdoelen

Na bestudering van dit hoofdstuk heeft de lezer:
- inzicht verworven in de terminologie en de methodologie van de verpleegkundige ethiek;
- inzicht verworven in de ethische betekenis van de verpleegkundige praktijkvoering in het algemeen en van de hygiënische zorg in het bijzonder;
- genuanceerd leren nadenken over autonomie en de manier waarop dit concept wordt gehanteerd in de ethische discussie omtrent ouderenzorg;
- kritisch leren nadenken over de essentie van de verpleegkundige beroepsuitoefening.

21.1 INLEIDING

Het thema dat we in dit hoofdstuk behandelen klinkt misschien wat ongewoon. Hygiënische zorg is een van die onderdelen van de verpleegkundige praktijkvoering die tot nu toe weinig onderzocht zijn. Een verkennende zoektocht in de internationale wetenschappelijke literatuur van de laatste vijftien jaar met de trefwoorden 'bathing' en 'nursing' levert, in vergelijking met de literatuur omtrent andere verpleegkundige thema's zoals wondzorg, medicatiebedeling, zelfzorgondersteuning, een bijzonder klein aantal referenties op. De schaarse onderzoeksgegevens betreffen bijna uitsluitend de zuiver klinische aspecten van de hygiënische zorg bij zeer specifieke patiëntengroepen (bijvoorbeeld prematuur geboren kinderen) of bij specifieke aandoeningen (bijvoorbeeld huidziekten). Slechts een zeer klein aantal auteurs bespreekt de psychosociale problemen (afhankelijkheidsgevoelens, intimiteit, agressiviteit) die bij het toedienen van hygiënische zorg kunnen optreden. In slechts één artikel (Lakeman 1996) wordt het hoofdthema uitdrukkelijk gevormd door de ethische spanningsvelden (autonomie, lichamelijke integriteit, privacy) omtrent hygiënische zorg, zij het dat een diepgaande analyse ontbreekt.

Mogen we uit deze beperkte verpleegwetenschappelijke interesse afleiden dat hygiënische zorg slechts een marginale plaats bekleedt in de verpleegkundige praktijkvoering? We denken van niet. Integendeel, in het Beroepsprofiel van de verpleegkundige (Leistra e.a. 1999), opgesteld door het Nederlands Instituut voor Zorg en Welzijn en het Nederlands Landelijk Centrum Verpleging en Verzorging wordt uitdrukkelijk gesteld dat de verpleegkundige moet 'verzorgen'. Hieronder wordt verstaan 'het geheel of gedeeltelijk overnemen van de zorg die de zorgvrager anders zelf zou hebben uitgeoefend om in zijn persoonlijk functioneren te kunnen voorzien'. Persoonlijke verzorging (wassen, aan- en uitkleden, tandenpoetsen, haren kammen en dergelijke) vormt een essentieel onderdeel van deze basiszorg. Wanneer we de feitelijke praktijkvoering van verpleegkundigen bekijken, zien we dat de hygiënische verzorging een groot gedeelte van de tijd in beslag neemt (De Baeremaeker 1995). Het is niet toevallig dat het wassen van een patiënt of bewoner een van de eerste verpleegkundige vaardigheden is die studenten verpleegkunde moeten leren en oefenen.

Zou het ontbreken van ethische literatuur omtrent hygiënische zorg zijn oorzaak kunnen vinden in het feit dat het om een weinig ethisch relevante praktijk gaat? Gaat het niet eerder om gewone technische vaardigheden waarbij niet al te veel kritische vragen moeten worden gesteld? We menen deze vraag ontkennend te moeten beantwoorden. Hygiënische zorg verdient volgens ons grote ethische aandacht, aangezien hierin een kruising van belangrijke ethische waarden kan plaatsvinden. We denken op de eerste plaats aan de belangrijke ethische waarden van autonomie, lichamelijke integriteit en privacy, maar daarnaast is er ook de zorg voor het lichamelijke welzijn, het relationele karakter van bijvoorbeeld het wasgebeuren, de psychische beleving en de specifieke inbedding van de hygiënische zorg in een culturele traditie waarvan zowel zorgverlener als zorgontvanger deel uitmaken.

Onder hygiënische verzorging verstaan we in dit hoofdstuk het zich wassen aan de wastafel/lavabo, in de douche, in bad of op bed. Daaronder wordt ook begrepen het wassen van de haren, de verzorging van nagels, oren, neus, mond, navel, tepels, geslachtsdelen, het scheren van de baard bij mannen, het poetsen van tanden en het aan- en uittrekken van nachtkleding (Evers 2000).

21.2 HYGIËNISCHE ZORG EN VERPLEEGKUNDIGE TRADITIE

Water en baden werden voor het eerst uitdrukkelijk in verband gebracht met gezondheid en hygiëne in de negentiende eeuw. Vanuit medische hoek werd aangemaand tot een goede hygiënische verzorging van de uitscheidingsorganen. Belangrijk is ervoor te zorgen dat handen, voeten, oksels, liezen en genitaliën worden schoongehouden (Corbin 1986). Verpleegkundigen werden in die tijd beschouwd als experts in hygiëne. Zo leerden zij bijvoorbeeld aan jonge moeders hoe ze hun kind moesten wassen. De hygiënische zorg begon een essentieel deel uit te maken van de professionele identiteit van verpleegkundigen. Het dagelijks bad werd reeds heel vroeg door verpleegkundigen als zeer belangrijk beschouwd. Het dagelijks baden oefende immers een positieve invloed uit op de gezondheidstoestand van de huid, de bloedcirculatie en de spijsvertering. Huidziekten werden in vele gevallen toegeschreven aan een gebrek aan baden. De opvatting bestond dat het reinigen van de huid het gevaar van infecties gevoelig zou doen dalen (Wolf 1993). Florence Nightingale (1992) beschouwde het niet-wassen van een patiënt als een verstorende inbreuk in het natuurlijke gezondheidsproces die even nefast is als de toediening van vergif.

De zorg voor de hygiëne van de patiënt ging hand in hand met de ijzeren discipline omtrent de eigen hygiëne van de verpleegkundige. Verpleegkundigen moesten functioneren als modellen van properheid. Onberispelijke persoonlijke hygiëne garandeerde in hoge mate het succes als verpleegkundige. Zonder deze scrupuleuze zorg voor de eigen hygiëne zouden verpleegkundigen het verspreiden van infectieziekten in de hand werken (Wolf 1993).

Het geloof in hygiënische praktijken en meer in het bijzonder het geloof in de waarde van het dagelijks bad kan men als essentieel beschouwen voor de ontwikkeling van de professionele identiteit van de verpleegkundige zoals die zich in de tweede helft van de negentiende eeuw manifesteerde. Door herhaling en routine werden verpleegkundigen opgeleid om technische vaardigheden te ontwikkelen in verband met het wassen van patiënten (Walsh & Ford 1989a). In verpleegkundige handboeken werd gedetailleerd ingegaan op 'de kunst van het baden'. Deze kunst kon volgens Florence Nightingale (1992) enkel aan het bed van de patiënt worden onderwezen. Specifieke adviezen werden gegeven in verband met het handhaven van de veiligheid, privacy en het comfort van de patiënt, alsook in relatie tot de weerslag van het baden op de vermoeidheid van de patiënt en op de toestand van de huid (Wolf 1993). De ervaring die in deze periode werd opgedaan met het baden werd van generatie tot generatie overgedragen: het baden kreeg de status van een onaantastbaar ritueel. Het eigene aan een verpleegkundig ritueel is dat het een herhalend (bijvoorbeeld elke dag) en onveranderlijk (steeds dezelfde procedure) karakter heeft. De legitimatie van het ritueel ligt niet in de wetenschappelijke onderbouwing (die is tot op heden grotendeels afwezig gebleven), maar in de autoriteit van de traditie: 'wij hebben het altijd op deze manier gedaan' (Walsh & Ford 1989b).

Doordat het baden al vrij vroeg in de ontwikkeling van de professionele verpleegkunde de status van verpleegkundig ritueel heeft verworven, is het grotendeels buiten de wetenschappelijke discussie gebleven en wordt het vandaag nog vaak op dezelfde wijze uitgevoerd als tientallen jaren geleden. Daarbij komt dat de gehoorzaamheidsattitude die tot het einde van de jaren zestig van de vorige eeuw de beroepsethiek van verpleegkundigen domineerde, als een ideale voedingsbodem kan worden beschouwd voor het blijven voortbestaan van verpleegkundige rituelen. Experimenteerdrang, zin voor vernieuwing en creativiteit werd ondergeschikt geacht aan gehoorzaamheid en discipline (Ashley 1976; Walsh & Ford 1989b).

Enigszins nieuw is evenwel het feit dat de verpleegkundige professie de laatste jaren signalen afgeeft die erop wijzen dat men de hygiënische zorg wil overlaten aan lager gekwalificeerd personeel (bijvoorbeeld verpleegassistenten, verzorgenden). Men beschouwt de hygiënische zorg (onder andere het wasgebeuren) blijkbaar steeds minder als een essentieel deel van de verpleegkundige identiteit (Van der Arend 1992; Wolf 1993; Bjork 1995). Deze evolutie vormt een goede aanleiding om ons te bezinnen over de essentie van de hygiënische zorg en hoe deze zich verhoudt tot de essentie van de verpleegkundige beroepsuitoefening. Hoe wordt de hygiënische zorg door de zorgverlener en door de zorgontvanger beleefd en welke betekenissen worden er door hen aan verbonden? Hoe kan de uitvoering van hygiënische activiteiten (onder andere het geven van een wasbeurt) in een zorginstelling uitgroeien tot een bewoners/ patiëntgericht zorggebeuren? En kan er aan het 'rituele karakter' van de hygiënische zorg een dynamische invulling worden gegeven? We zullen al deze vragen benaderen vanuit het perspectief van de ethiek van de zorg. De eerste vraag die we hierbij moeten stellen, is dan ook: wat heeft hygiënische zorg met ethiek te maken?

21.3 ETHISCHE BETEKENIS VAN HYGIËNISCHE ZORG

21.3.1 'Is dat ook ethiek?'

De zorg voor de hygiënische situatie van de patiënt/bewoner behoort van oudsher tot de verpleegkundige verantwoordelijkheid en is stilaan deel gaan uitmaken van de verpleegkundige identiteit, zo werd in de vorige paragraaf betoogd. Net zoals bij vele andere vormen van verpleegkundige arbeid hangen de ethische aspecten van de hygiënische zorg in hoge mate samen met de context waarbinnen dit soort van verzorgend handelen gestalte krijgt. Zo kan tijdgebrek er de oorzaak van zijn dat bij het wassen het ritme van de oudere niet wordt gerespecteerd, waardoor kansen op zelfredzaamheid en zelfzorg wegvallen. Deze feitelijke organisatorische gang van zaken oefent mogelijk een negatieve invloed uit op de kwaliteit van de verleende zorg. Door hun samenhang met contextuele factoren worden de ethische aspecten van de dagelijkse zorgarbeid niet altijd als zodanig herkend. 'Is dat ook ethiek?' is in dit verband een veelgehoorde opmerking die het verborgen karakter van de zorg-ethische problematiek illustreert. Door zijn verborgen karakter doet deze zorg-ethische problematiek spontaan denken aan een mijnenveld: bekeken vanuit het perspectief van de buitenstaander lijkt alles rustig. In vele gevallen is men zich zelfs niet bewust van het bestaan van verborgen spanningsvelden die een explosief karakter kunnen hebben.

De schaarse aandacht voor de ethische betekenis van hygiënische zorgtaken die dagelijks moeten worden verricht, heeft ongetwijfeld ook te maken met het feit dat het om weinig spectaculaire zaken gaat. Ethiek – medische ethiek in het bijzonder – wordt ten onrechte nog altijd haast uitsluitend in verband gebracht met 'beslissingen rond leven en dood'. Wanneer een verpleegkundige een bewoner/patiënt een wasbeurt geeft en daarbij de bedgordijnen heeft dichtgetrokken, zal men zich nauwelijks realiseren dat door deze handeling belangrijke ethische waarden worden beschermd, namelijk het respect voor de lichamelijke integriteit van de bewoner/patiënt en diens privacy. Het gebruik van bedgordijnen behoort zozeer tot de 'regelen der verpleegkunst' dat men zich van de achterliggende ethische betekenis nauwelijks nog bewust is.

Dergelijke gewoontehandelingen en vooral ook de achterliggende overtuigingen die eraan ten grondslag liggen behoren tot de zogenoemde 'ethische intuïties' (Bishop & Scudder 1990; Van der Arend & Gastmans 2002). Een ethische intuïtie is een in de praktijk verworven overtuiging van wat goede zorg is. Zo kan men als verpleegkundige ervan overtuigd zijn dat goede hygiënische zorg slechts gerealiseerd wordt wanneer men de bewoner/patiënt niet alleen in zijn lichamelijke (hygiënische) noden tegemoetkomt, maar hem ook laat meebeslissen over de wijze waarop hij gewassen wil worden en respect toont voor zijn lichamelijke privacy en voor zijn eigen gewoonten op het vlak van hygiënische zorg. Deze ethische intuïties hoeven niet het resultaat te zijn van theoretische studie. De verpleegkundige verwerft een idee van wat goede hygiënische zorg is door velerlei praktijk- en levenservaringen, de eigen opvoeding inzake hygiëne, de opleiding, de ontmoeting met modelverpleegkundigen, enzovoort. Zonder veel nadenken doet de verpleegkundige een beroep op de waarden en de normen die met haar visie op 'goede hygiënische zorg' verbonden zijn om haar handelen, vooral in eenvoudige situaties, te sturen. Ethische intuïties bieden een perspectief op de situatie waaruit blijkt wat er gedaan moet worden. Dit perspectief geeft greep op de situatie. Deze praktische 'intuïtieve' kennis kan worden beschouwd als een soort van 'tacit knowledge', kennis die niet gebaseerd is op beredenering, maar op een verworven vaardigheid om 'het goede te doen'. Een verpleegkundige die dergelijke praktische kennis en intuïtie voor goede zorg bezit, noemt men een expert-verpleegkundige: zij is in staat om meteen te zien wat er moet gebeuren (Benner 1991; Widdershoven 2000).

21.3.2 Ethische overweging

Zorg verlenen is steeds ook een intermenselijk gebeuren. Er is niet alleen de verpleegkundige. Ook de bewoner/patiënt, zijn familie en andere hulpverleners spelen een essentiële rol in het zorggebeuren. Hygiënische zorg is niet iets wat een persoon zomaar passief ondergaat. Integendeel, de oudere speelt bij de interpretatie en de beoordeling van de gegeven zorg een belangrijke rol. Het perspectief van de oudere maakt een oordeel mogelijk over de vraag of de verleende hygiënische zorg adequaat is en aansluit bij een behoefte. Concreet betekent dit dat rekening moet worden gehouden met het aanvoelen van de bewoner/patiënt en zijn omgeving omtrent goede hygiënische zorg. Zo is het mogelijk dat de ethische intuïties van de verpleegkundige op de proef worden gesteld wanneer de oudere hierover vragen gaat stellen: 'Waarom moet ik elke dag grondig gewassen worden?' of 'Waarom moet ik me helemaal zelf wassen?' Het kan zelfs voorkomen dat de zorg wordt geweigerd, zoals in het volgende voorbeeld.

Casus

Het gaat om een geriatrische afdeling met een capaciteit van 32 bedden. De verpleeg-doelstelling is om therapeutische relaties op te bouwen en te vergemakkelijken, daarbij gebruikmakend van het stramien van de psychodynamische theorie van Hildegard Peplau. Twee weken geleden werd meneer T. opgenomen op de afdeling met symptomen van kortademigheid bij het leveren van inspanningen. Het zorgplan bestond uit het verlenen van hulp met bepaalde aspecten van het dagelijks leven, pulverisators om te helpen bij het ademen en herhaalde zuurstoftherapie. Op een morgen vroeg de verpleegkundige meneer T. om zich te wassen, maar hij weigerde en zei dat hij zich later die voormiddag zou wassen. Dit gebeurde echter niet. Nadat hij zich ook op de tweede en derde dag weigerde te wassen, sprak de verpleegkundige met zijn dochter en vertelde haar dat haar vader al drie opeenvolgende dagen weigerde zich te wassen. De bedoeling van dit gesprek was dat de dochter haar vader ertoe zou brengen om zich te wassen: de volgende namiddag deed ze dat ook. De volgende morgen kwam de verpleegkundige erachter dat het zelfrespect van meneer T. in het gedrang was gekomen omdat hij nogal van streek was door deze dwangmati-ge aanpak. Hij zei dat hij zich zou wassen wanneer hij dat zelf wilde (Jones 1995).

De zorgsituatie blijkt niet aan te sluiten bij de vanzelfsprekende intuïties van waaruit de verpleegkundige haar benadert. Terwijl zij dacht dat de situatie vertrouwd was (en wist wat te doen), blijkt ze vreemd te zijn (en loopt haar handelen spaak). De ervaring van het niet-passen, het niet-lukken, confronteert de verpleegkundige met de grenzen van haar intuïties. Wanneer het zorg verlenen niet meer vanzelf gaat, wanneer het spaak loopt, worden de ethische intuïties opengebroken (Widdershoven 2000). De verpleegkundige wordt op dat ogenblik uitgedaagd haar basisvisie omtrent 'goede hygiënische zorg' kritisch te bezien en te rechtvaardigen naar anderen toe. Zo moet bijvoorbeeld worden nagegaan of het strikte wasschema niet eerder tegemoetkomt aan de behoefte van de verpleegkundige om 'weer eens iedereen te hebben gewassen', dan wel aan de hygiënische behoefte van de oudere. In het geval van meneer T. is het incident minstens voor een deel te wijten aan een gebrekkige communicatie tussen de verpleegkundige en meneer T. en aan een onvolledig besef bij de verpleegkundige van diens perceptie van zijn lichamelijke en geestelijke gezondheidstoestand (Jones 1995). In het geval dat de verpleegkundige bereid is de grenzen van haar eigen ethische intuïties te erkennen kan de botsing van ethische intuïties zeer productief zijn.

Het stellen van vragen – ook buiten de context van conflictsituaties – behoort tot de taak van de ethisch invoelende expert-verpleegkundige. Men kan er immers van uitgaan dat het intuïtieve 'inzicht' van de expert-verpleegkundige niet als een vast gegeven kan worden beschouwd maar iets dat in het praktisch handelen moet worden opgebouwd. Zorgverlening is een proces van zoeken naar wegen om de situatie te verbeteren in het besef dat die altijd voorlopig zijn en dat het definitieve antwoord niet bestaat (Widdershoven 2000). Het stellen van vragen geeft uiting aan het verlangen om de feitelijke, onvolmaakte toestand waarin de bewoner/patiënt zich bevindt (bijvoorbeeld een dementerende oudere die agressief gedrag vertoont bij hygiënische zorg) zoveel mogelijk te laten evolueren in de richting van het goede. Een ethisch invoelende verpleegkundige gaat op zoek naar nieuwe mogelijkheden om het welzijn van de oudere persoon zoveel mogelijk te bevorderen. Dat zoekproces is niet alleen een kwestie van individuele deskundigheid. Het is veeleer een gezamenlijke onderneming die alleen tot een goed einde kan worden gebracht door de inzet van alle betrokkenen in het zorgproces en de bereidheid om open te staan voor elkaars inbreng (Widdershoven 2000). Men moet bereid zijn te erkennen dat er andere perspectieven bestaan die aanleiding geven tot andere conclusies omtrent wat er te doen staat.

Het stellen van vragen vereist van alle betrokkenen niet alleen veel luisterbereidheid en inlevingsvermogen, maar ook grote verbale en communicatieve vaardigheden. Wanneer deze voorwaarden niet zijn vervuld, wordt het stellen van vragen algauw als een bedreiging beschouwd. De vraag: 'Heb ik het dan niet goed gedaan?' overschaduwt in dat geval de constructieve vraag: 'Wat kan ik uit mijn eigen ervaringen en ervaringen van anderen leren opdat ik in de toekomst de bewoner/patiënt nog beter zou kunnen verzorgen?' Het stellen van vragen staat tevens haaks op het rituele karakter van het wasgebeuren (zie hiervoor), tenminste als men aan dit ritueel een statische invulling geeft. Het eigene van een verpleegkundig ritueel is juist dat het 'zonder vragen' wordt uitgevoerd.

Conflicten tussen ethische intuïties van de betrokkenen in het zorgproces kunnen lange tijd een sluimerend bestaan leiden. We kunnen hier opnieuw verwijzen naar de vergelijking met een mijnenveld: hoewel onder de oppervlakte allerlei explosieve spanningsvelden aanwezig zijn, blijft aan de oppervlakte alles rustig. De beslommeringen van elke dag eisen alle aandacht van de verpleegkundige op en laten weinig ruimte voor bezinning over de menselijke kwaliteit van wat er gedaan wordt. Het gevolg hiervan kan zijn dat de verpleegkundige louter op basis van routine de zorgtaken uitvoert. We kunnen in dat geval spreken van een soort 'eeltvorming': de verpleegkundige wordt gaandeweg onverschillig voor de menselijke component van de zorgverlening. De verpleegkundige heeft tevens altijd de mogelijkheid om het kritische gesprek te ontwijken door zich op te stellen als slachtoffer van externe omstandigheden (c.q. personeelsgebrek), in plaats van als drager van verantwoordelijkheid ten aanzien van de oudere patiënten.

Komt binnen de zorginstelling het gesprek over botsende intuïtieve opvattingen omtrent hygiënische zorg eenmaal op gang, dan kan dat bij een aantal verpleegkundigen resulteren in onbegrip: 'Hoe is het mogelijk dat de bewoner/patiënt er anders tegen aankijkt?' Hopelijk zal na verloop van tijd het onbegrip omgebogen worden tot een constructief denkproces dat uitmondt in het stellen van specifieke vragen zoals: 'Wordt de autonomie van de ouderen voldoende serieus genomen?' 'Hoe wordt omgegaan met klachten van ouderen en familieleden?' 'Wat wordt gedaan met culturele en traditiegebonden gewoonten?' 'Wordt een taakgerichte of een bewoners/patiëntgerichte visie op hygiënische zorg gehanteerd?' 'Wordt voldoende aandacht besteed aan mogelijkheden om de kwaliteit van het wasgebeuren te verbeteren?' 'Hoe kunnen we de reacties van de bewoners/patiënten begrijpen?'

De confrontatie met 'andere ethische intuïties' is op die manier het startpunt van een proces van begrijpen, een poging het perspectief van de ouderen te omvatten (Widdershoven 2000). Door vanuit een houding van betrokkenheid naar elkaar te luisteren en op elkaars vragen te antwoorden kan men gaandeweg een oplossing vinden voor probleemsituaties die zich manifesteren als een botsing van ethische intuïties. Zoeken naar de goede aanpak vindt dan niet plaats via een afstandelijke analyse van individuele waarden, maar via een proces van botsing en versmelting van perspectieven en betekenissen zoals die zich in de vorm van ethische intuïties manifesteren. Met andere woorden: alle betrokkenen moeten bereid zijn zich te engageren in een proces van gezamenlijke exploratie en overweging (Widdershoven 2000).

In paragraaf 21.4 analyseren we enkele belangrijke betekenissen die respectievelijk door ouderen en verpleegkundigen aan hygiënische zorg c.q. het wasgebeuren worden gegeven. We hopen langs deze weg meer inzicht te verwerven in de inhoud van de ethische intuïties van ouderen en verpleegkundigen met betrekking tot hygiënische zorg.

21.4 HYGIËNISCHE ZORG: BETEKENIS VOOR EN BELEVING ERVAN BIJ OUDEREN EN VERPLEEGKUNDIGEN

Hygiënische zorg in de zorginstelling is beladen met een aantal betekenissen en wordt zowel door ouderen als door verpleegkundigen op een bepaalde manier beleefd. Het is van groot belang deze betekenissen en belevingen te expliciteren, omdat ze in belangrijke mate de voedingsbodem vormen voor de ontwikkeling van ethische intuïties. De hierna geformuleerde beschouwingen hebben voornamelijk betrekking op een zeer specifiek onderdeel van de hygiënische zorg, namelijk het wasgebeuren. Hieronder wordt verstaan het wassen van het gehele lichaam (of delen ervan) met water en eventueel zeep: onder de douche, aan de wastafel, in het bad of met behulp van met water gevulde waskommen in bed.

21.4.1 Betekenis voor en beleving van de oudere

Voor een aantal ouderen is de dagelijkse wasbeurt een voorwaarde om de dag te kunnen beginnen ('Ik ben elke morgen al heel vroeg klaar'). Door zich te (laten) wassen zorgt de oudere ervoor dat hij voorbereid is op de dingen die komen of kunnen gaan gebeuren. Dit kan het ontbijt of een stimulerende activiteit zijn, maar het kan ook de mogelijke komst van de huisarts zijn (Rensen 1992). Vanuit dit perspectief kunnen ouderen de wasbeurt beschouwen als een taak die zij zichzelf opleggen. Veel mensen zijn gewend zichzelf dagelijks op een vast tijdstip te wassen. Hierdoor brengt de dagelijkse wasbeurt een bepaalde regelmaat in het leven. Het vaste ritme draagt bij tot structurering van de dag. Op deze wijze heeft de oudere persoon greep op de situatie. Dit verleent hem een gevoel van controle, veiligheid en stabiliteit (Webster e.a. 1988).

Naast de gevoelens van controle, veiligheid en stabiliteit zijn er nog andere positieve gevoelens die de oudere mens kan ervaren als gevolg van het wasgebeuren. We denken bijvoorbeeld aan het gevoel van verfrissing ('Ik voel me toch frisser als ik elke dag gewassen word'), welbehagen ('Ik vind douchen gewoon prettig') en reinheid ('Ik ruik zo fris na het douchen') (Rensen 1992; Sloane e.a. 1995). Angstige, onrustige en depressieve bewoners/patiënten, alsook bewoners/patiënten met communicatie-stoornissen (spraakproblemen, afasie en dergelijke) beleven het wasgebeuren vaak als een angst- en stressreducerende handeling die aanleiding geeft tot een algemene comfortverbetering en een positieve lichaamsbeleving (Barsevick & Llewellyn 1982).

Het wasgebeuren situeert zich in een continuüm van (materiële) autonomie en afhankelijkheid. De mate waarin men zichzelf kan wassen is voor de oudere persoon een graadmeter voor zijn autonomie. De autonomie hangt voor bepaalde ouderen samen met jong en krachtig zijn ('Ik voel mezelf nog te jong om me te laten wassen').

Autonomie betekent ook een zekere mate van hygiënische vrijheid. Een persoon die zelfredzaam is, is min of meer vrij om te bepalen of, wanneer, waar en hoe hij zichzelf wast.

Afhankelijkheid wordt door ouderen niet altijd als iets negatiefs beleefd. Er is bij veel ouderen waardering voor de geboden hulp bij het wassen. Zij kunnen het prettig vinden om te worden geholpen bij de wasbeurt omdat ze niet in staat zijn zich helemaal zelf 'uit de slag te trekken' (Rensen 1992). Ze stellen zich ontvankelijk op voor de zorgverlening. Er is hier dan ook sprake van een positief ontvangen van zorg. De verleende zorg wordt door de bewoner/patiënt geapprecieerd en voltooid.

Helaas wordt het wasgebeuren niet door iedereen altijd als iets positiefs ervaren. Binnen de zorginstelling zijn heel wat factoren aanwezig die maken dat het wasgebeuren in de beleving van heel wat bewoners/patiënten eerder een traumatisch dan wel een therapeutisch karakter heeft (Skewes 1997). Soms moet men zich voor het eerst in zijn leven door iemand anders (een vreemde persoon) laten wassen; zorgverleners staan vaak onder zware druk om 'alles binnen de tijdslimieten te laten verlopen'; de oudere heeft weinig inbreng in het tijdstip waarop, de plaats waar en door wie hij gewassen wordt; lichamelijke en/of psychische beperkingen (onder andere verslechterd oriëntatievermogen en gezichtsvermogen) als gevolg van ziekten of van het verouderingsproces verhinderen een vlotte en comfortabele wasbeurt; een aantal omgevingsfactoren (lawaai, gladde materialen, onaangepaste temperatuur, onvoldoende verluchting, ongezellig kunstlicht, enzovoort) kunnen tot het ongemak bijdragen (Miller 1994). Kortom, het wasgebeuren in een zorginstelling wordt door bewoners/patiënten totaal anders beleefd dan een wasbeurt thuis, wat bij hen 'een ervaring van verschil' oplevert (Webster e.a. 1988). Deze overwegend negatieve ervaringen van ouderen met betrekking tot het wasgebeuren gaan in de meeste gevallen gepaard met gevoelens van schaamte, minderwaardigheid, identiteitsverlies, angst en agressie.

Hygiënische zorg behelst materiële activiteiten. Meestal is daarbij ook sprake van fysiek contact. In de zorg raken mensen elkaar aan, letterlijk. Het wasgebeuren is daarom een delicate, zelfs een intieme vorm van zorg (Webster e.a. 1988; Rensen 1992). De wasbeurt kan bij ouderen bepaalde gevoelens (schaamte, onwennigheid) oproepen die te maken hebben met het intiem contact waartoe de wasbeurt aanleiding geeft. Deze gevoelens kunnen sterker de kop opsteken wanneer men gewassen wordt door een verpleegkundige van het andere geslacht. De confrontatie van een oudere persoon met een hulpverlener van het andere geslacht kan stimulering naar een grotere zelfstandigheid tot gevolg hebben wanneer de oudere deze confrontatie wil vermijden. Ouderen kunnen schaamte tonen om seksuele redenen, maar ook wegens lichamelijke uiterlijke zaken die normaal niet worden getoond (omvang buik, moedervlekken, enzovoort). Vastgesteld wordt dat naarmate bewoners/patiënten zieker zijn, de gevoelens van schaamte ten opzichte van hulpverleners meer naar de achtergrond verdwijnen.

Negatieve belevingen kunnen ook inherent zijn aan bepaalde psychogeriatrische aandoeningen. Zo kan men vaststellen dat dementerende ouderen vaak geagiteerd en storend gedrag vertonen tijdens het wasgebeuren. Vaak voorkomende vormen van negatief gedrag zijn verbaal protest (gillen, schreeuwen, schelden, vloeken, kreunen), fysiek protest (slaan, schoppen, knijpen, krabben, bijten) en niet-agressieve tegenwerking (terugtrekken, wegdraaien, weglopen, vastgrijpen) (Sloane e.a. 1995; Kovach & Meyer-Arnold 1996). We illustreren dit met een voorbeeld.

Casus

Op dinsdag wordt mevrouw P., een verwarde vezorgingshuisbewoonster van 86 jaar, altijd gedoucht. Deze dinsdagochtend zit ze in haar stoel gespannen en handenwringend heen en weer te wiegen, terwijl ze maar blijft herhalen: 'Moet onder de douche, o mijn God, moet onder de douche, zo koud, nee...' Terwijl ze naar de doucheruimte wordt gebracht, begint de patiënte te gillen. Haar schrille stem weergalmt door de doucheruimte en zij verzet zich hevig tegen de verpleegkundige. Na het douchen is ze nog twee dagen van streek en verwarder dan anders. Komende dinsdag moet mevrouw P. opnieuw onder de douche en zal ze weer geagiteerd en van streek raken.

Verondersteld wordt dat deze ouderen ongepast gedrag vertonen omdat hun vermogen om signalen uit de omgeving juist te interpreteren verminderd is, omdat ze sneller gefrustreerd raken en meer ontremd zijn. Zo zou het wasgebeuren door de dementerende oudere kunnen worden geïnterpreteerd als een inbreuk op zijn 'persoonlijke ruimte' terwijl hij de touwtjes in handen tracht te houden (Miller 1994; Sloane e.a. 1995). Storend gedrag kan ook ontstaan wanneer een of meer van de volgende negen behoeften onbevredigd blijven: privacy en territoriumdrift; communicatie; zelfrespect; veiligheid en zekerheid; autonomie; tijd voor zichzelf; eigen identiteit; lichamelijk/emotioneel comfort en cognitief inzicht (Potts e.a. 1996; Boettcher 1983). Storend gedrag is in deze context te beschouwen als een defensieve reactie op een bedreiging, eerder dan doelbewust agressief gedrag.

21.4.2 Betekenis voor en beleving van de verpleegkundige

Ook voor verpleegkundigen brengt de dagelijkse wasbeurt een bepaalde structuur in de dagindeling met zich mee. De wasbeurt kan voor sommige verpleegkundigen functioneren als een soort van dagopening ('Iedereen moet eerst gewassen zijn.'). Mogelijk zou het loslaten van deze dagelijkse frequentie de structuur en daarmee het houvast voor verpleegkundigen in gevaar kunnen brengen, waardoor de kans op chaos toeneemt (Rensen 1992). Deze betekenis heeft ertoe bijgedragen dat het wasgebeuren een ritueel is geworden dat eerder tegemoetkomt aan de behoefte aan een vaste structuur van de verpleegkundige dan aan de therapeutische behoeften van de oudere.

Het wassen van zorgafhankelijke ouderen geeft aan dat men als verpleegkundige iets voor hen kan betekenen. De wijze waarop sommige verpleegkundigen praten over de wasbeurt wekt de indruk van een prettige, aangename gebeurtenis. Er spreekt iets uit van het kunnen vertroetelen van iemand die dit nodig heeft. De wasbeurt geeft ook een onmiddellijk en zichtbaar resultaat, wat een zekere bevrediging inhoudt. Wanneer bewoners/patiënten er weer lekker fris gewassen bijzitten geeft dit de verpleegkundigen een goed gevoel ('Het geeft mij wel voldoening als ik achteraf zie dat de mensen er weer lekker fris bij zitten.'). Hoe meer de bewoner/patiënt de wasbeurt als comfortabel ervaart, hoe meer de verpleegkundige het wasgebeuren als voldoeninggevend ervaart (Rensen 1992; Spiller 1992).

Voor veel verpleegkundigen vormt het wasgebeuren een onderdeel van een groter totaalzorgpakket en staat het ook niet los van die totale zorg (Wagnild & Manning 1985; Rensen 1992). Zo wordt de wasbeurt bijvoorbeeld gebruikt als meetinstrument om het zelfzorgvermogen vast te stellen en zo mogelijk te verbeteren. Bovendien wordt het wasgebeuren aangegrepen om controle uit te oefenen op de toestand van de huid (opsporen van infecties, controle van drukpunten bij wijze van decubituspreventie, inspectie van huidplooien enzovoort).

Tevens wordt de wasbeurt aangewend om sociaal contact met de oudere te onderhouden (Webster e.a. 1988). Veel verpleegkundigen vinden het gemakkelijker om tijdens het wassen met de oudere te praten dan erna. Deze gesprekken vormen een ideale gelegenheid om de oudere persoon beter te leren kennen. Bedoeld wordt dat de verpleegkundige meer inzicht verwerft in de wensen en de behoeften van de bewoner/patiënt, hetgeen kan bijdragen tot het verlenen van 'zorg op maat' (Spiller 1992; Freeman 1997). Via het sociale contact tijdens het wasgebeuren kan de verpleegkundige onder meer de volgende doelen nastreven: individualiseren van zorg, communicatie bewerkstelligen, een vertrouwensklimaat creëren, persoonlijke identiteit herwinnen (Belmeli 1998).

De wasbeurt wordt door verpleegkundigen ook ervaren als een bepaalde vorm van ordehandhaving. Ouderen worden onderworpen aan een tamelijk rigide routine van slapen, wassen, aankleden en eten. De verpleegkundige stimuleert de oudere een aantal hygiënische regels en de daarbijbehorende omgangsvormen in acht te nemen. Opvallend is dat sommige verpleegkundigen hierbij gebruikmaken van een taal, waarin concepten van kind en kindertijd worden gebruikt om de ervaringen van en met ouderdom te structureren. Een dergelijke aanpak kan weliswaar de emotionele druk van lichamelijke afhankelijkheid verzachten, maar wordt door ouderen vaak als vernederend ervaren ('infantilisering') en is vaak bedoeld om de bestaande machtsrelaties te behouden (Van Dongen 1997).

De rol van 'ordehandhaver' is onder meer van toepassing wanneer de verpleeg-kundige wordt geconfronteerd met cultureel en sociaal gekleurde houdingen ten aanzien van urine en feces (bijvoorbeeld in geval van incontinentie) en vuil in het algemeen (Van Dongen 1999). Hoewel de confrontatie met vuil bij verpleegkundigen vaak aanleiding geeft tot gevoelens van afkeer, schaamte en ongemak hebben de meesten van hen dit aspect van de zorg noodgedwongen een betekenis gegeven waarover zij verder zo weinig mogelijk praten ('Het is niet iets om vrolijk van te worden, maar ik moet het doen, het behoort nu eenmaal tot mijn werk'; 'De ouderen kunnen er niets aan doen, het zijn ongelukjes'). Als gevolg van hun plichtsbewuste en verontschuldigende houding nemen verpleegkundigen meestal geen aanstoot aan het uitvoeren van basale lichaamszorg zoals het verschonen van incontinente ouderen. 'Ongelukjes' zijn ongewilde grensoverschrijdingen en hebben geen morele conse-quenties. Schoonhouden is bovendien een positieve zaak: dit organiseert de omgeving en het voorkomt besmetting door vuil (wanorde) (Van Dongen 1997). Deze positieve houding wordt evenwel verlaten wanneer verpleegkundigen voelen dat hun persoon-lijke manier van omgaan met vuil op opzettelijke wijze door de oudere wordt ver-stoord. Dan wordt het beeld van het 'lieve, kwetsbare oudje' of 'wijze, maar hulpeloze oudere' aangetast. De gevoelens van walging en afkeer maken in deze situaties aan de verpleegkundige duidelijk dat 'grenzen werden overschreden' en dat dergelijk gedrag niet kan worden getolereerd (Van Dongen 1997 1999).

Het waarde- en normenkader van verpleegkundigen beïnvloedt ook hun beleving van intimiteit bij het wasgebeuren (Webster e.a. 1988; Wolf 1997). Via zijn li-chamelijke verschijning, lichaamsgeur, lichaamstemperatuur, ademhalings- en hart-ritme en ademgeur geeft de oudere zich haast volledig over aan de zintuiglijke waarneming van de verpleegkundige. De verpleegkundige kan het moeilijk hebben met het binnengaan van de intieme wereld van de oudere. De oudere persoon is hoe dan ook een individu met persoonlijke waarden en normen en grenzen, die telkens opnieuw moeten worden afgebakend en ingeschat. Sommige verpleegkundigen ne-men hun toevlucht tot het ouder-kindmodel om intimiteiten en seksueel gekleurde zaken te voorkomen. De conversatie tussen verpleegkundigen en ouderen in zo'n situatie lijkt dan op die van een moeder of een vader die het kind in bad doet ('Ik zal u eens even lekker wassen.') (Van Dongen 1997).

Uit het overzicht van enkele betekenissen en ervaringen van ouderen en verpleeg-kundigen met betrekking tot het wasgebeuren blijkt dat het hier niet zomaar gaat om een louter technische aangelegenheid. Integendeel, de aanwezige betekenisstructuur illustreert de sterke humane verankering van de praktijk van de hygiënische zorg in het algemeen en van het wasgebeuren in het bijzonder. Uit de ervaringen van ouderen en verpleegkundigen blijkt dat het wasgebeuren een sterke interpersoonlijke context heeft gekregen, waarbinnen humane betekenissen zich manifesteren. Voor de verpleegkundige impliceert deze persoonsgerichte benadering van het wasgebeuren de ontwikkeling van specifieke competenties. Hiermee worden niet alleen praktische vaardigheden bedoeld, maar ook de cultivering van menselijke omgangsvormen die recht doen aan de waardigheid van de oudere persoon, hoe gekwetst deze zich ook in concrete zorgsituaties mag manifesteren. De ethiek van de zorg biedt ons inziens bruikbare interpretatiekaders aan de hand waarvan humaan-ethische oriëntaties voor de hygiënische zorg aan ouderen kunnen worden ontwikkeld.

21.5 HYGIËNISCHE ZORG IN DE ZORGINSTELLING: ZORG-ETHISCHE ORIËNTATIES

21.5.1 Algemeen-ethische oriëntaties

Het behoort tot de verpleegkundige taak de oudere te ondersteunen bij onvoldoende of slecht functioneren in verband met hygiënische zorg, zo stelden we aan het begin van dit hoofdstuk. We uitten ook onze verbazing over de zo schaars aanwezige literatuurgegevens met betrekking tot de mogelijkheden om de menselijke kwaliteit van de hygiënische zorg in de zorginstelling te verhogen. De hygiënische zorg is echter een belangrijk zorgdomein waarin verpleegkundigen zich volledig kunnen ontplooien als zorgdeskundigen, dat wil zeggen zorgverleners die hun deskundige aanpak (kennis en vaardigheden) weten te combineren met een authentieke menselijke betrokkenheid op het welzijn van ouderen. Deskundigheid is vereist, onder meer omdat de verpleegkundige voor iedere bewoner/patiënt een hygiënisch zorgplan moet kunnen opstellen, waarin de functie (doel), de vorm en de vereiste frequentie van de hygiënische verzorging nauwkeurig beschreven staan (Badger e.a. 1989; Rader e.a. 1996).

De functie (het doel) van hygiënische verzorging moet in de eerste plaats van therapeutische aard zijn. Het therapeutisch karakter van de hygiënische zorg kan liggen op zowel een lichamelijk (vermijden van infecties), psychisch (verhogen van alertheid, ontspannende werking) als een sociaal (vermijden van onaangename lichaamsgeuren) vlak. Wat de vorm betreft dient de verpleegkundige af te wegen welke hygiënische zorgprocedure (bad, douche, bedbad, enzovoort) het best geschikt is om het vooropgestelde therapeutische doel te bereiken én bovendien het meest aangepast is aan de wensen en de noden van de oudere.

Ten slotte moet ook de frequentie van de hygiënische verzorging worden vastgesteld in het licht van de therapeutische behoeften en de wensen van de oudere. Het verdient sterke aanbeveling dat het hygiënisch zorgplan zoveel mogelijk in overleg met de oudere wordt opgesteld (Lindgren & Linton 1991). Indien dit overleg met de bewoner/patiënt niet plaatsvindt en de individuele behoeften en voorkeuren van de oudere ondergeschikt worden gemaakt aan de eisen of de gewoonten van de verpleegkundige of van de instelling, loopt men het gevaar de identiteit en het zelfrespect van de oudere persoon ernstige schade te berokkenen.

Naast deskundigheid is cr bchoefte aan een respectvolle attitude bij hulpverleners. Een respectvolle benadering van de oudere kan tot uitdrukking komen in de mate waarin en de wijze waarop men hem motiveert tot deelneming aan een proces van gezamenlijke exploratie van mogelijkheden met betrekking tot hoe, wanneer, hoe vaak en waar hij wordt gewassen (Declercq 1988, 1989; Widdershoven 2000). Respect wordt in deze context opgevat als respect voor iemands eigen keuzes en de plicht deze keuzes zoveel mogelijk te honoreren (Bauduin 2000). De vraag: 'Wenst u nu gewassen te worden?' stelt de oudere in staat zijn toestemming te verlenen aan de verpleegkundige om hem te helpen bij de uitvoering van deze persoonlijke en zelfs intieme zorg. Na het verkrijgen van zijn toestemming kan de verpleegkundige polsen naar de voorkeuren van de oudere wat betreft watertemperatuur, gebruik van zeep, shampoo, enzovoort (Freeman 1997). Het doel van deze interactie is te komen tot samenwerking op basis van overeenstemming.

Het is belangrijk dat de verpleegkundige toegankelijke informatie over alternatieve mogelijkheden aan de bewoner/patiënt aanbiedt zodat deze ook werkelijk een reële keuze kan maken. Hierbij is niet zozeer de hoeveelheid van de informatie van belang, maar wel wat de bewoner/patiënt met de informatie kan doen. De verpleegkundige moet de oudere in staat stellen grip te krijgen op het besluitvormingsproces (Widdershoven 2000). Het spreekt voor zichzelf dat de verpleegkundige per individuele bewoner/patiënt moet evalueren in hoeverre deelname aan dit keuzeproces een welzijnsbevorderende (onder andere versterking van het gevoel van eigenwaarde) dan wel een welzijnsverlagende (onder andere creëren van extra verwarring) invloed uitoefent. De praktijk van de hygiënische zorg maakt duidelijk dat het respect voor autonomie niet beperkt is tot 'dramatische beslissingen', bijvoorbeeld over nog wel of niet meer behandelen aan het einde van het leven, maar dat het een proces is dat zich voortdurend in de dagelijkse zorg afspeelt. Juist in de gewone dagelijkse omgang en verzorging liggen allerlei mogelijkheden en blokkades voor de ontplooiing van autonomie.

Naast het respecteren van de nog aanwezige graad van beslissingsbekwaamheid van de oudere moet de verpleegkundige al het mogelijke doen om de materiële autonomie (zelfzorg) van de bewoner/patiënt zoveel mogelijk te stimuleren. Van verpleegkundigen wordt verwacht dat zij onafhankelijkheidsbevorderend gedrag aanmoedigen (Declercq 1988, 1989). Hiermee wordt bedoeld dat de verpleegkundige de oudere aanmoedigt of hem prijst wanneer hij iets zelf doet of – omgekeerd – de verpleegkundige de hulpvraag afwijst als het om iets gaat dat de oudere zelf (nog) kan doen. Het hygiënisch zorgplan moet uitgaan van wat de bewoner/patiënt nog kan en waarbij hij hulp nodig heeft. Het is in dit kader belangrijk dat verpleegkundigen niet alleen oog hebben voor de fysische mogelijkheden van de bewoner/patiënt om aan de hulpbehoevendheid iets te doen: ook de kennis, de psychische mogelijkheden en de motivatie van de oudere persoon moeten meetellen (Declercq 1988, 1989).

Behalve respect voor de autonomie van de oudere kunnen verpleegkundigen via de hygiënische verzorging uitdrukking geven aan hun onvoorwaardelijk respect voor de oudere persoon, die ook als zodanig (ongeacht zijn capaciteiten) waardevol is (Wagnild & Manning 1985; Bauduin 2000). Vanuit dit perspectief bekeken kan het menswaardige karakter van de hygiënische zorg voor een groot deel worden gegarandeerd door heel gewone menselijke vanzelfsprekendheden zoals een respectvolle en vriendelijke omgang, zorgzame houding, spontaniteit en authenticiteit (Lindgren & Linton 1991). Andere menswaardigheidbevorderende aspecten die men tijdens de hygiënische zorgverlening kan aanwenden zijn bijvoorbeeld de ruimte (tijd en plaats) die men voorziet voor het wassen, de aandacht voor het comfort (onder andere het plezieraspect) tijdens het wassen, de aandacht voor lichamelijke privacy, het bespreekbaar maken van positieve en negatieve gevoelens van de oudere, de wijze van aanraken van de oudere (onder andere aandacht voor niet-instrumentele aanrakingen), de verbale en non-verbale communicatie tijdens de hygiënische verzorging, enzovoort (Gibb & O'Brien 1990).

Het bevorderen van menswaardigheid in de hygiënische zorg vraagt van de verpleegkundige een grote flexibiliteit en een 'open houding'. Er zijn niet alleen de vele variërende contextuele factoren (personeelsbezetting, badkamerinrichting, enzovoort), ook de specifieke individualiteit van de oudere (qua karakter, sociaal-cultureel, pathologie, enzovoort) maakt dat hygiënische zorg een geïndividualiseerde aanpak vereist (Sloane e.a. 1995). Verpleegkundigen doen er daarom goed aan aandachtig te luisteren naar de oudere en zijn familie teneinde 'zorg op maat' te kunnen aanbieden. In sommige gevallen kan men zelfs denken aan de inschakeling van familieleden bij het verrichten van eenvoudige hygiënische activiteiten (knippen van nagels, haarverzorging, scheren, enzovoort) bij ouderen.

De verpleegkundige zal een menswaardige hygiënische zorg alleen dán kunnen realiseren wanneer daarvoor op instellingsniveau de nodige structurele ruimte wordt geboden (Rader e.a. 1996). We denken daarbij niet alleen aan een voldoende personeelsbezetting, maar ook aan architectonische en andere omgevingsfactoren die de hygiënische zorg een menselijk karakter kunnen geven. In plaats van een 'steriele' en uitsluitend functionele badkamer kan men bijvoorbeeld in een verzorgings- of verpleeghuis een badkamer kiezen waarvan de inrichting huiselijk overkomt: kledinghaakjes, voldoende handvatten, gekleurde handdoeken met een aardig dessin, gebruik van ontspanninggevende producten zoals prettige aroma's, enzovoort. Door te zorgen voor een aangenaam geluidsniveau, de verlichting aan te passen en de bewoner/patiënt warm te houden kan men een goede sfeer creëren. Beperking van geluidsoverlast kan plaatsvinden door geluiddempende oppervlakken en het vermijden van lawaaierig materiaal. Het geluid van stromend water kan bijvoorbeeld sommige dementerende ouderen in de war maken. Dan helpt het om het bad te laten vollopen net voordat de oudere de badkamer binnenkomt. Er kan ook voor muziek worden gezorgd indien dit een rustgevend effect heeft op de oudere. De verlichting moet bij voorkeur gedempt zijn en helder oplichtende reflectie moet zo mogelijk worden vermeden (Rommel e.a. 1998).

De hierboven beschreven zorg-ethische oriëntaties kunnen alleen de beoogde menswaardigheid dichterbij brengen indien de verpleegkundige zich diepgaand laat inspireren door de authentiek menselijke betekenis van het hygiënisch zorggebeuren bij ouderen. Een oudere persoon wassen is iets heel anders dan zomaar een lichaam wassen. Het aanraken van het lichaam van de bewoner/patiënt, tot zelfs in zijn meest persoonlijke en intieme delen, maakt een zeer specifiek onderdeel uit van de hygiënische zorg. Ter onderscheid van de arts, die de bewoner/patiënt meestal aanraakt via medisch-technologische instrumenten, is de aanraking van de bewoner/patiënt door de verpleegkundige bij het wassen rechtstreeks. De aanraking wordt in de relatie tussen verpleegkundige en bewoner/patiënt niet 'gecamoufleerd' via ingewikkelde medische apparatuur. De verpleegkundige kijkt bijvoorbeeld niet via de monitor naar het lichaam van de oudere. Bovendien zijn in onderscheid met de meeste medische handelingen die lichaamscontact vereisen (hart en longen beluisteren, lichaamsdelen onderzoeken, bloeddruk meten en dergelijke) de verpleegkundige handelingen bij de hygiënische zorg niet voorbehouden aan een professionele beroepsgroep. Integendeel, handelingen zoals tandenpoetsen, geslachtsdelen wassen en dergelijke worden in normale omstandigheden door de personen zelf in een strikte privé-context uitgevoerd. Het is mede door dit rechtstreeks contact van de verpleegkundige met de bewoner/patiënt dat de hygiënische zorgtaak van de verpleegkundige een kwetsbaar maar tegelijk ook zeer menselijk karakter heeft (Malmsten 1999).

De verpleegkundige kan via een behoedzame en respectvolle omgang met het lichaam van oudere personen getuigenis afleggen van haar gevoeligheid voor de ethische waarde die eigen is aan elk mens, hoe kwetsbaar hij ook mag zijn. De ethische opdracht van de verpleegkundige bestaat erin via een zorgzame omgang met de oudere respect te tonen voor zijn menselijke waardigheid, ook al is de oudere zelf zich niet langer bewust van zijn menselijke waardigheid, of heeft hij elk zelfrespect verloren. De primaire ethische verantwoordelijkheid van de verpleegkundige houdt verband met de aanvaarding van de kwetsbaarheid, de weerloosheid van de oudere mens, met de aanvaarding dat hij kan verschijnen in situaties en gedaanten die veeleer uitnodigen tot veronachtzaming en misbruik dan tot waardering en ontzag. De ethische verantwoordelijkheid van verpleegkundigen treedt het meest op de voorgrond wanneer zij worden geconfronteerd met de weerloze en (soms letterlijk) glansloze mens die ondanks alles toch geëerbiedigd moet worden. In dit opzicht stelt de hygiënische zorgverlening bij dementerende ouderen de verpleegkundigen voor een ware ethische uitdaging.

21.5.2 Specifiek-ethische oriëntaties met betrekking tot hygiënische zorg bij dementerende ouderen

Wil men interventies ontwikkelen om het risico van storend gedrag bij de uitvoering van hygiënische zorgtaken te verminderen, dan zal men eerst moeten nagaan in hoeverre omgevingsfactoren hierbij een positieve rol kunnen spelen. In het algemeen kan men stellen dat in de context van de hygiënische verzorging de hulpverlener als een belangrijke – zo niet de belangrijkste – omgevingsfactor kan worden beschouwd. In die zin zijn de algemene beschouwingen uit de vorige paragraaf betreffende de respectvolle houding van de hulpverlener evenzeer toepasbaar op de hygiënische zorg bij dementerende ouderen. Uit onderzoek is gebleken dat agressief gedrag bij dementerende ouderen tijdens het wasgebeuren in een bepaalde mate kan worden teruggedrongen of zelfs voorkomen wanneer de verzorger een ontspannen, rustgevende, vriendelijke, empathische houding aanneemt die rekening houdt met het eigen ritme van de oudere persoon (Lindgren & Linton 1991; Burgener e.a. 1992; Sloane e.a. 1995; Kovach & Meyer-Arnold 1996). Een verpleegkundige zegt hierover:

> De eerste minuten van het wassen begin ik met de oudere te praten over relatief onbelangrijke zaken. Dit moment is voor mij heel belangrijk. Ik probeer langzaam en niet te luid te spreken, waardoor ik de bewoner tracht duidelijk te maken dat ik tijd voor hem heb. Deze momenten van contact en rust zijn voor de bewoner en voor mij cruciaal voor de kwaliteit van het wasgebeuren. Het geeft mij de gelegenheid mij te concentreren op de oudere als persoon.

Helaas komt het nog vaak voor dat de hulpverlener haast heeft en de oudere weinig keuze laat en hem nauwelijks de gelegenheid geeft om te participeren in de zorg, waardoor de behoefte van de persoon aan communicatie, autonomie en cognitief inzicht in wat er gebeurt onbevredigd blijft. Opnieuw een voorbeeld.

> Ik ontdekte dat, vanuit het perspectief van een persoon lijdend aan apraxie, agnosie, afasie en een beperkt inzicht, de standaardprocedure van een zorginstelling wat betreft het wassen kan worden geïnterpreteerd als een fysieke aanval. Een persoon die de bewoner niet herkent, komt haar kamer binnen, maakt haar wakker, zegt haar iets dat ze niet begrijpt, haalt haar uit bed en ontkleedt haar. De bewoner wordt door een publieke gang geleid. Als ze roept om hulp, wordt dat genegeerd of ze krijgt een 'goedemorgen' als antwoord. Dan wordt ze meegenomen naar een vreemde kamer. Het laken dat haar lichaam bedekt, wordt weggetrokken en ze krijgt water in haar gezicht gesproeid dat koud aanvoelt. Ze blijft maar roepen om hulp, maar er wordt geen acht op geslagen. Haar meest intieme delen worden aangeraakt door een onbekende. In een andere context zou dit een aanranding zijn: het blijft echter de behandelstandaard in vele zorginstellingen (Rader 1994).

Een efficiënte aanpak is weliswaar een noodzakelijke, maar ruim onvoldoende voorwaarde om de hygiënische zorg bij dementerende ouderen op een menswaardige wijze te laten verlopen. Bescherming van de lichamelijke privacy en integriteit (bewoner/patiënt gefaseerd en slechts gedeeltelijk uitkleden), een respectvolle bejegening (angstgevoelens ernstig nemen), een op maat van de dementerende oudere afgestemde informatievoorziening (dementerende bewoners/patiënten vergeten soms dat ze al een hele tijd niet meer gewassen zijn) en verantwoordelijkheidszin ('moeilijke bewoners/patiënten' niet mijden) zijn waarden die het humaan karakter van de hygiënische zorg in deze uiterst complexe zorgcontext tot uitdrukking kunnen brengen (Sloane e.a. 1995).

Het vraagt een bijzondere aandacht om bij dementerende ouderen de realisering van deze waarden nadrukkelijk na te streven. De claim van mensen die zeer kwetsbaar zijn, die zichzelf niet poneren, niet assertief zijn, niet duidelijk laten merken dat ze er zijn of geen enkel zelfrespect meer lijken te hebben, is immers zachter en geluidlozer en dus gemakkelijker te negeren. Bij hen moet de aandacht bewuster en actiever worden gericht op dat ene kenmerk dat in ieder geval ons respect verdient, namelijk het feit dat ze medemensen zijn (Bauduin 2000). In een aantal gevallen zal evenwel ook deze humane aanpak niet leiden tot een feilloos zorggebeuren, zoals blijkt uit de volgende casus.

Casus

Bij mevrouw E. is de dagelijkse wasbeurt en het aankleden een ramp. Het begint al bij het uittrekken van de nachtkleding. Haar gezicht vertrekt in een angstige grimas en zij spant alle spieren van haar lichaam. Het wassen ontaardt in een gevecht. Sommige zorghandelingen, zoals het wassen van de oksels, laat zij niet toe. Zij gilt en knijpt de verpleegkundige als deze aandringt. Na de verzorging is mevrouw E. nog zeker een halfuur van streek. Veel afdelingsverpleegkundigen zien ertegenop haar elke dag zo te moeten 'plagen' (Hoogeveen e.a. 1998).

Net als bij wilsbekwame bewoners/patiënten moet de beslissing tot het verlenen van hygiënische zorg bij wilsonbekwame bewoners/patiënten gebaseerd zijn op de therapeutische waarde ervan (cf. therapeutisch doel van hygiënische zorg). Bij storend gedrag moet men zich afvragen of de hygiënische zorg niet op een of andere manier aangenamer kan worden gemaakt voor de oudere (cf. vorm van hygiënische zorg). Als het storend gedrag dan nog niet verdwijnt, moet de vraag gesteld worden of de toegepaste frequentie wel is aangepast aan de specifieke situatie waarin de dementerende oudere zich bevindt (Sloane e.a. 1995; Rader e.a. 1996). Zorg op maat betekent hier dat zoveel mogelijk rekening wordt gehouden met de wensen van de bewoner/patiënt met betrekking tot het tijdstip waarop, de plaats waar en door wie hij gewassen wil worden. De bewoner/patiënt moet zoveel mogelijk de indruk hebben dat hij controle uitoefent op de situatie. Dit controlegevoel kan zijn basis vinden in de ervaring gerespecteerd te worden als unieke persoon, met een eigen geschiedenis, een eigen verhaal, eigen verlangens en eigen mogelijkheden en beperkingen (Bauduin 2000).

In de context van dementerende ouderen kan men de besluitvorming met betrekking tot hygiënische zorg niet zien als een eenmalige actie van een geïsoleerd individu, maar wel als een proces van intersubjectieve overeenstemming. De opvattingen van de wilsonbekwame oudere kunnen niet worden beschouwd als een vastliggend gegeven, maar als onderwerp van gezamenlijke exploratie en overleg. Wat de bewoner/patiënt zelf wil moet zoveel mogelijk worden nagegaan en geconstrueerd (Widdershoven 2000). In dit verband is het aan te raden zo vroeg mogelijk het hygiënisch profiel (voorkeuren, bezwaren, gewoonten, aversies en dergelijke) van de dementerende oudere in kaart te brengen. Een dergelijk profiel is zeer belangrijk, zeker op het ogenblik dat de bewoner/patiënt minder mondig wordt. Met een op zijn voorkeuren afgestemde werkwijze kan grote winst worden geboekt. Zo kan men bijvoorbeeld bij het douchen van bewoners/patiënten hetzelfde type badjas en hetzelfde merk geparfumeerde talkpoeder gebruiken als zij voor de opname altijd gebruikten. Hiermee krijgen bewoners/patiënten twee stimuli aangeboden waardoor zij beter begrijpen dat zij onder de douche moeten en daarom eerder zullen meewerken tijdens zorgtaken, bijvoorbeeld het uitkleden. Wanneer de dementerende oudere de situatie niet begrijpt zal hij deze taak als ongepast ervaren en zich er daarom tegen verzetten. Het onvoorwaardelijk respect dat wij aan de dementerende medemens verschuldigd zijn gebiedt ons creatief te zijn bij het zoeken naar oplossingen die zoveel mogelijk tegemoetkomen aan zijn actuele situatie en context, zijn actuele wensen en behoeften, kortom: oplossingen die een bijdrage leveren aan de verwerkelijking van zijn persoonlijkheid (Sloane e.a. 1995; Bauduin 2000). Het uitoefenen van dwang moet worden beschouwd als een uitzonderlijke noodmaatregel die alleen geoorloofd is als het niet wassen ernstige gezondheidsproblemen voor de bewoner/patiënt teweeg kan brengen (Sloane e.a. 1995).

Bij elke besluitvorming met betrekking tot hygiënische zorg bij ouderen zijn altijd meerdere partijen betrokken. Naast het verpleegkundig team en de bewoner/patiënt speelt ook de familie een belangrijke rol (Mailhé 1998; Widdershoven 2000). Door de frequente contacten tijdens het wassen kan een vertrouwensrelatie groeien tussen oudere, verpleegkundigen en familie. De rechtstreekse betrokkenheid van familieleden in het zorgproces kan zeer zinvol zijn. Door een intenser contact met zijn vertrouwde omgeving, met personen die hem na aan het hart liggen, kan de dementerende oudere cognitief gestimuleerd worden waardoor desoriëntatie en agressief gedrag soms afnemen. Familieleden moet er bijvoorbeeld op worden gewezen dat meehelpen bij het wassen een grote symbolische betekenis kan hebben, aangezien ze zo de liefde voor hun dierbare tot uitdrukking kunnen brengen. Familieleden kunnen dit ervaren als te veel gevraagd of kunnen ook blij zijn met dit aspect: ze kunnen zo nog iets doen, ze kunnen nog iets betekenen, het draagt bij aan een gevoel dat de situatie zinvol is. De liefde jegens dierbare personen kan ook aan een beschadigd of zelfs geheel mislukt leven waarde verlenen. Hierdoor wordt ons inziens nog het meest recht gedaan aan de eigen aard van ieder individu, namelijk een wezen dat door contacten met medemensen zelf meer mens wordt en blijft.

Ten slotte dienen verpleegkundigen zich te realiseren dat storend gedrag niet altijd helemaal te vermijden is (Sloane e.a. 1995). Verpleegkundigen moeten dan ook geen (grote) schuldgevoelens koesteren als 'het niet goed is gegaan'. Aan de zorgverlening wordt een grens gesteld door de situatie waarbinnen de verpleegkundigen hun taak vervullen. Zij kunnen alleen dát doen waartoe zij bij machte zijn. Zij kunnen slechts die nood lenigen waartoe zij bekwaam zijn. Hun beperkte mogelijkheden stellen een grens, niet aan hun bereidheid om iets te doen aan de behoeften van de bewoner/patiënt, maar aan dat wat zij daaraan kúnnen doen. Een 'gemis aan zorg' is structureel verbonden met onze hoedanigheid als mens: wij zijn wezens die leven vanuit een gemis. Zorg zal altijd in zekere mate onvolmaakt zijn, fragmentarisch, onaf en dus onbevredigend, zowel voor de zorgverlener als voor de zorgontvanger. Er is veel moed nodig om als verpleegkundige de gegeven (onvolmaakte) realiteit te aanvaarden. Ook vraagt het veel moed en doorzettingsvermogen om verder te gaan met de zorg om de kans op positieve ontwikkelingen in de zorg te bevorderen.

21.6 HYGIËNISCHE ZORG: VAN VERPLEEGKUNDIG 'RITUEEL' TOT WETENSCHAPPELIJK ONDERBOUWDE ZORGPRAKTIJK

We begonnen dit hoofdstuk met erop te wijzen dat tot voor kort hygiënische verzorging door velen werd beschouwd als een schoolvoorbeeld van een onaantastbaar verpleegkundig ritueel. Het rituele karakter schuilt volgens deze opvatting in het feit dat het hierbij gaat om een routinematig uitgevoerde zorgtaak met een louter instrumentele functie, die van de verpleegkundige dan ook betrekkelijk weinig wetenschappelijk onderbouwde deskundigheid (kennis en vaardigheden) vereist. In dit opzicht is het verklaarbaar dat de verpleegkundige professie ernaar streeft om het wasgebeuren af te stoten naar niet-verpleegkundig hulppersoneel. De vraag die hierbij moet worden gesteld is of men hierdoor niet het kind met het badwater weggooit.

We hebben in dit hoofdstuk willen verduidelijken dat hygiënische zorg kan worden opgevat als een bewoners/patiëntgerichte zorgpraktijk. De uitvoering van hygiënische zorg in het algemeen, en bij specifieke bewoners/patiëntengroepen (zoals dementerende personen) in het bijzonder, vereist gedegen wetenschappelijk onderzoek over de diverse processen die hier aan de orde zijn. Het is dankzij de uitvoering van dergelijk zorgonderzoek dat een verantwoorde 'goede zorg' tot stand kan komen. Het uitvoeren van hygiënische zorgactiviteiten vereist van de verpleegkundige voldoende theoretisch inzicht, praktische vaardigheden en niet in de laatste plaats een gevormde persoonlijkheid. Het wasgebeuren haakt ook in op een aantal andere essentiële verpleegkundige zorgtaken zoals wondverzorging, zelfzorgmeting, informatievoorziening, aangaan van een intermenselijke relatie, enzovoort (Grypdonck 1996). Kortom, verpleegkundigen die een oudere persoon wassen doen meer dan dat.

Een deskundig uitgevoerde hygiënische zorgpraktijk kan volgens ons dan ook maar beter als een blijvend aspect van de verpleegkundige identiteit worden beschouwd (Nolan 1996). We bedoelen hiermee een identiteit die de verpleegkundige op een positieve wijze profileert als zorgdeskundige: een deskundige in het verlenen van wetenschappelijk verantwoorde en bewoners/patiëntgerichte zorg. Met hygiënische zorg heeft de verpleegkunde een concreet kennis- en praktijkdomein waarin zij het fenomeen zorg als grondslag van haar beroepsbeeld ook wetenschappelijk verder kan uitdiepen. Dit biedt de mogelijkheid om de verpleegkunde te legitimeren zonder terug te vallen op de betekeniskaders van andere beroepen en het vormt volgens ons de kiem voor een eigen positieve identiteit van de verpleegkundige als zorgverlener. Wellicht staan we nog maar aan het begin van een mogelijke evolutie in die richting.

Wanneer men de hygiënische zorg op basis van wetenschappelijke inzichten tot een bewoners/patiëntgerichte (in plaats van taakgerichte) zorgpraktijk laat uitgroeien, is het niet uitgesloten dat zich nieuwe dimensies en betekenissen van de hygiënische zorg kunnen manifesteren. Zo zou men in een bepaalde context kunnen spreken van het wasgebeuren als een therapeutisch, helend ritueel dat stabiliteit, solidariteit, verbondenheid, zuiverheid en zorgzaamheid symboliseert (Wolf 1993; Hektor & Touchy 1997). De hygiënische zorg drukt uit dat de verpleegkunde op de eerste plaats een weldadige invloed wil uitoefenen op de bewoner/patiënt als persoon. In die zin kan het wasgebeuren voor sommige bewoners (zoals chronische en terminale bewoners/patiënten) én voor verpleegkundigen een sterke expressieve in plaats van een louter instrumentele functie vervullen.

Het zal duidelijk zijn dat we hier de term 'ritueel' in een positieve zin invullen: een geheel van steeds op dezelfde wijze uitgevoerde handelingen rond bepaalde symbolen (bijvoorbeeld water als symbool van reiniging), waarbij herhaling een belangrijke rol speelt. Dergelijke rituelen hebben vaak een gemeenschapszinbevorderende werking, zowel wat betreft de verpleegkundige beroepsgroep als 'helende gemeenschap' als wat betreft de relatie tussen de verpleegkundige en de ouderen en hun omgeving. Een wetenschappelijk onderbouwde zorgpraktijk staat een dergelijke ritualisering van het verzorgend handelen niet in de weg, integendeel: ze schept er misschien de noodzakelijke ruimte voor.

21.7 BESLUIT

De praktijk van de hygiënische zorg in zorginstellingen wordt uitgeoefend op verschillende niveaus van complexiteit en onder veel verschillende omstandigheden.

De problemen waarmee verpleegkundigen te maken krijgen zijn dan ook veelsoortig. Ze kunnen van beroepstechnische aard zijn (hoe infecties te voorkomen?), op organisatorisch vlak liggen (hoe de zorgarbeid te verdelen over een beperkt aantal verpleegkundigen?), of de persoon van de verpleegkundige zelf betreffen ('Vanuit welke grondhouding verleen ik hygiënische zorg?'). De problemen zijn tevens verbonden met het functioneren van de verpleegkundige in de context van het ziekenhuis en ten behoeve van bewoners/patiënten van een verzorgings/verpleeghuis. Het verpleegkundig handelen met betrekking tot de hygiënische zorg wordt dan ook gekenmerkt door een voortdurende betrokkenheid op de institutionele verwachtingen en op het wel en wee van anderen. Dit betekent dat behoeften, gewoonten, waarden, visies en denkbeelden van anderen c.q. het instellingsbeleid, alsmede de ouderen en hun familie een belangrijke rol spelen bij de vormgeving van de hygiënische zorg.

De praktijk van de hygiënische zorg toont hoe geriatrisch verpleegkundigen met de ethische aspecten van hun handelen worden geconfronteerd. Het maakt duidelijk dat men in de dagelijkse zorg voor ouderen voor echte, ethisch geladen vragen komt te staan. Zoals uit onze analyse blijkt worden de vragen en problemen die het etiket 'ethisch' meekrijgen niet van buitenaf aan de verpleegkundige beroepsuitoefening toegevoegd, maar wellen ze spontaan op uit de dagelijkse praktijk van de hygiënische zorgverlening zelf. Het is aan de verpleegkundigen om het zorg-ethisch perspectief te expliciteren, te verhelderen en op alle niveaus waar men aan ethische besluitvorming omtrent gezondheidszorg doet, ter sprake te brengen.

LITERATUUR
Ashley J. Hospitals, paternalism and the role of the nurse. New York: Teachers College Press 1976.

Badger F, Cameron E & Evers H. The nursing auxiliary service and the care of elderly patients. J Adv Nurs 1989;14:471-7.

Barsevick A & Llewellyn J. A comparison of the anxiety reducing potential of two techniques of bathing. Nurs Res 1982;31:22-7.

Bauduin D. Respect. In: Graste J & Bauduin D (eds). Waardenvol werk. Ethiek in de geestelijke gezondheidszorg (pp 32-46). Assen: Van Gorcum, 2000.

Belmeli A. La toilette en psychiatrie. De l'acte banalisé au soin individualisé. Soins psychiatr 1998;195:10-1.

Benner P. The role of experience, narrative and community in skilled ethical comportment. Adv Nurs Sci 1991;14(2):1-21.

Bishop AH & Scudder JR. The practical, moral and personal sense of nursing. A phenomenological philosophy of practice. New York: State University of New York Press 1990.

Bjork I. Neglected conflicts in the discipline of nursing. Perceptions of the importance and value of practical skill. J Adv Nurs 1995;22:6-12.

Burgener S, Jirovec M, Murrel L & Barton D. Caregiver and environmental variables related to difficult behaviors in institutionalized, demented elderly persons. J Gerontol 1992;47:242-9.

Corbin A. Pestdamp en bloesemgeur. Een geschiedenis van de reuk. Nijmegen: Sun 1986.

De Baeremaeker A. Indicatiestelling voor het geven van volledige, gedeeltelijke en ondersteunende hulp bij de hygiënische verzorging bij Belgische ziekenhuispatiënten, onuitgegeven licentiaatsverhandeling, Medisch-Sociale Wetenschappen. Leuven: Katholieke Universiteit 1995.

Declercq C. De afhankelijkheid van de patiënt ten gevolge van het verpleegkundig handelen. Verpleegkunde 1988/89;3(1):3-13.

Evers G. De zin en onzin van hygiënische verzorging. Stimulerende en relaxerende aspecten. Niet gepubliceerde lezing. Centrum voor Ziekenhuis- en Verplegingswetenschap. Leuven: Katholieke Universiteit, 2000.

Freeman E. International perspectives on bathing. J Gerontol Nurs 1997;23(5):40-4.

Gibb H & O'Brien B. Jokes and reassurance are not enough. Ways in which nurses relate through conversation with elderly clients. J Adv Nurs 1990;15:1389-401.

Grypdonck M. Samenwerking met anders opgeleide verzorgenden in de zorg voor chronisch zieken en bejaarden. Verpleegkundigen en Gemeenschapszorg 1996;52(2):39-45.

Hektor L & Touhy T. The history of the bath. From art to task? Reflections for the future. J Gerontol Nurs 1997;23(5):7-15.

Hoogeveen F, Koning C & Meerveld J. Wat willen dementerenden? Denkbeeld 1998; oktober:20-3.

Jones A. Reflective process in action. The uncovering of the ritual of washing in clinical nursing practice. J Clin Nurs 1995;4:283-8.

Kovach C & Meyer-Arnold E. Coping with conflicting agendas. The bathing experience of cognitively impaired older adults. Scholarly Inquiry for Nursing Practice 1996;10:23-42.

Lakeman R. The ethics of bathing. Kai Tiaki 1996;2(2):13-5.

Leistra E, Liefhebber S, Geomini M & Hens H. Beroepsprofiel van de verpleegkundige. Maarssen: Elsevier gezondheidszorg en LCVV 1999.

Lindgren C & Linton A. Problems of nursing home residents. Nurse and resident perceptions. Appl Nurs Res 1991;4:113-21.

Mailhé R. Toilette et autonomie. Soins Psychiatr 1998;195:12-4.

Malmsten K. Reflective assent in basic care. A study in nursing ethics. Uppsala: Uppsala University Library 1999.

Miller R. Managing disruptive responses to bathing by elderly residents. Strategies for the cognitively impaired. J Gerontol Nurs 1994;20(11):35-9.

Nightingale F. Notes on nursing. What it is and what it is not. Philadelphia: JB Lippincott Comp 1992.

Nolan M. Is nursing becoming a disembodied profession? Br J Nurs 1996;5:1030.

Potts H, Richie M & Kaas M. Resistance to care. J Gerontol Nurs 1996;22(11):11-6.

Rader J. To bathe or not to bathe. That is the question. J Gerontol Nurs 1994;20(9):53-4.

Rader J, Lavelle M, Hoeffer B & McKenzie D. Maintaining cleanliness. An individualized approach. J Gerontol Nurs 1996;22(3):32-8.

Rensen G. De wereld achter de wasbeurt. Een onderzoek naar de betekenis van de dagelijkse wasbeurt voor patiënten en verpleegkundigen. Niet gepubliceerde verhandeling. Maastricht: Rijksuniversiteit Limburg 1992.

Rommel W, Declercq A, De Clercq J, Van Audenhove C & Lammertyn F. Tussen autonomie en geborgenheid. Dementerende ouderen en hun omgeving. Leuven: Garant 1998.

Sloane P, Rader J, Barrick A-L, Hoeffer B, Dwyer S, McKenzie D, Lavelle M, Buckwalter K, Arrington L & Pruitt T. Bathing persons with dementia. Gerontologist 1995;35:672-9.

Spiller J. For whose sake. Patient or nurse? Ritual practices in patient washing. Professional Nurse 1992;7:431-4.

Skewes S. Bathing. It's a tough job! J Gerontol Nurs 1997;23(5):45-9.

Van der Arend A & Gastmans C. Ethisch zorg verlenen. Handboek voor de verpleegkundige. Baarn: HB uitgevers 2002.

Van Dongen E. It isn't something to yodel about, but it exists! Faeces, nurses, social relations and status within a mental hospital. Medische Antropologie 1999;11(1):68-83.

Van Dongen E. Ongelukjes en niet-ongelukjes. Infantilisering en het oude lichaam. Medische Antropologie 1997;9(1):41-60.

Wagnild G & Manning G. Convey respect during bathing procedures. J Gerontol Nurs 1985;
    11(12):6-10.
Walsh M & Ford P. Rituals in nursing. A day in the ward. Nurs Times 1989;85(43):45-8.
Walsh M & Ford P. Rituals in nursing. We always do it this way. Nurs Times 1989;85(41):26-35.
Webster R, Thompson D, Bowman G & Sutton T. Patients' and nurses' opinions about bathing.
    Nurs Times 1988;84(37):54-7
Widdershoven G. Ethiek in de kliniek. Hedendaagse benaderingen in de gezondheidsethiek.
    Amsterdam: Boom, 2000.
Wolf Z. Nursing students' experience bathing patients for the first time. Nurse Educator 1997;22
    (2):41-6.
Wolf Z. The bath. A nursing ritual. J Holistic Nurs 1993;11:135-48.

Register

Printed in the United States
By Bookmasters

Printed in the United States
By Bookmasters